国家卫生和计划生育委员会 "十三五" 规划教材

全国高等学校教材

供精神医学及其他相关专业用

临床心理学

Clinical Psychology

第 2 版

主 编 王 伟 张 宁

副主编 薛志敏 汤艳清 张 岚

编 者 （以姓氏笔画为序）

王 伟（浙江大学医学院）　　　　　　　　张迎黎（新乡医学院第二附属医院）

王 纯（南京医科大学附属脑科医院）　　　周 莉（大连医科大学）

王 振（上海交通大学医学院附属精神卫生中心）　郑亚楠（赣南医学院）

吉 峰（济宁医学院）　　　　　　　　　　赵阿勐（齐齐哈尔医学院）

朱志先（武汉大学人民医院）　　　　　　　姜长青（首都医科大学）

汤艳清（中国医科大学）　　　　　　　　　秦海兵（长治医学院）

杨艳杰（哈尔滨医科大学）　　　　　　　　彭龙颜（哈尔滨医科大学）

吴金庭（皖南医学院）　　　　　　　　　　鲁燕霞（浙江大学医学院）

沐林林（蚌埠医学院）　　　　　　　　　　童永胜（北京回龙观医院）

沈悦娣（杭州师范大学临床医学院）　　　　薛志敏（中南大学湘雅二医院）

张 宁（南京医科大学附属脑科医院）　　　魏钦令（中山大学附属第三医院）

张 岚（四川大学华西医院）

秘 书 马国荣（浙江大学医学院）

人民卫生出版社

图书在版编目（CIP）数据

临床心理学/王伟,张宁主编.—2版.—北京:人民卫生出版社,2016

全国高等学校精神医学专业第二轮规划教材

ISBN 978-7-117-23522-8

Ⅰ.①临⋯　Ⅱ.①王⋯②张⋯　Ⅲ.①医学心理学-高等学校-教材　Ⅳ.①R395.1

中国版本图书馆 CIP 数据核字(2016)第 244892 号

| 人卫智网 | www.ipmph.com | 医学教育、学术、考试、健康,购书智慧智能综合服务平台 |
| 人卫官网 | www.pmph.com | 人卫官方资讯发布平台 |

临床心理学

第 2 版

主　　编：王　伟　张　宁

出版发行：人民卫生出版社（中继线 010-59780011）

地　　址：北京市朝阳区潘家园南里 19 号

邮　　编：100021

E - mail：pmph @ pmph. com

购书热线：010-59787592　010-59787584　010-65264830

印　　刷：三河市国英印务有限公司

经　　销：新华书店

开　　本：850×1168　1/16　　印张：19

字　　数：562 千字

版　　次：2009 年 6 月第 1 版　　2016 年 12 月第 2 版
　　　　　2023 年 1 月第 2 版第 8 次印刷（总第 10 次印刷）

标准书号：ISBN 978-7-117-23522-8/R · 23523

定　　价：56.00 元

打击盗版举报电话：010-59787491　E-mail：WQ @ pmph.com

（凡属印装质量问题请与本社市场营销中心联系退换）

全国高等学校精神医学专业第二轮规划教材
修订说明

全国高等学校精神医学专业第一轮国家卫生和计划生育委员会规划教材于 2009 年出版,结束了我国精神医学专业开办 30 年没有规划教材的历史。经过 7 年在全国院校的广泛使用,在促进学科发展、规范专业教学及保证人才培养质量等方面,都起到了重要作用。

当前,随着精神卫生事业的不断发展,人民群众对精神健康的需求逐年增长,党和政府高度重视精神卫生工作。特别是"十二五"期间,精神卫生工作作为保障和改善民生及加强和创新社会管理的重要举措,被列入国民经济和社会发展总体规划。世界卫生组织《2013—2020 年精神卫生综合行动计划》中提出:"心理行为问题在世界范围内还将持续增多,应当引起各国政府的高度重视。"

2015 年 6 月,国家卫生和计划生育委员会、中央综治办、国家发展和改革委员会、教育部等十部委联合发布《全国精神卫生工作规划(2015—2020 年)》,为我国"十三五"期间精神卫生工作指明了方向。文件明确提出精神卫生专业人员紧缺的现况,而高素质、高质量的专业人才更是严重匮乏,并要求到 2020 年,全国精神科执业(助理)医师拟从目前的 2 万多名增至 4 万名,要求加强精神医学等精神卫生相关专业的人才培养,鼓励有条件的地区和高等院校举办精神医学本科专业,并在医学教育中保证精神病学、医学心理学等相关课程的课时,为我国精神医学专业教育提出了明确要求。

为此,人民卫生出版社和全国高等学校精神医学专业第二届教材评审委员会共同启动全国高等学校精神医学专业第二轮国家卫生和计划生育委员会规划教材,并针对目前全国已经开展或正在申请精神医学专业办学的 60 余所医学院校的课程设置和教材使用情况进行了调研,组织召开了多次精神医学专业培养目标和教材建设研讨会,形成了第二轮精神医学五年制本科"十三五"规划教材的编写原则与特色:

1. 坚持本科教材的编写原则　教材编写遵循"三基""五性""三特定"的编写要求。
2. 坚持必须够用的原则　满足培养精神科住院医师的最基本需要。
3. 满足执业医师考试的原则　合理的知识结构将为学生毕业后顺利通过执业医师考试奠定基础。
4. 坚持整体优化的原则　不同教材之间的内容尽量避免不必要的重复。将原《老年精神病学》内容合并到《临床精神病学》中;将原《行为医学》内容合并到《临床心理学》中;增加《精神疾病临床案例解析》《会诊联络精神病学》。
5. 坚持教材数字化发展方向　在纸质教材的基础上,配有丰富数字化教学内容,帮助学生提高自主学习能力。

第二轮规划教材全套共 11 种,适用于本科精神医学专业及其他相关专业使用,将于 2016 年年底前全部出版发行。希望全国广大院校在使用过程中提供宝贵意见,为完善教材体系、提高教材质量及第三轮规划教材的修订工作建言献策。

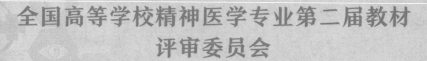

全国高等学校精神医学专业第二届教材评审委员会

全国高等学校精神医学专业第二轮规划教材
目　录

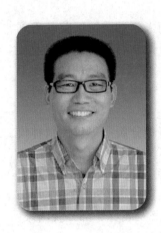

王伟，男，医学博士，教授，博士生导师，精神病与精神卫生学科带头人，首席科学家。主要研究领域为临床精神病的人格、认知与情绪的神经基础与诊治。目前任 *BMC Psychiatry* 和 *Journal of Psychiatry* 国际英文期刊主编，协助多本 SSCI/SCI/ESCI 期刊中有关人格障碍、情感障碍和神经认知方面的主编工作。主持国家级科研课题 4 项，发表 SSCI/SCI 论文 80 余篇，他引 800 余次，H-index 指数 20（Google）/ 16（WoS）。曾获 The H. J. Eysenck Memorial Fund's Award 等多项科技成果奖，为人民卫生出版社主编或主审多部教材。主页 mypage. zju. edu. cn/wangwei。

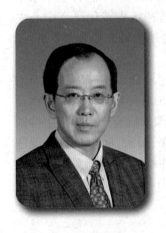

张宁，男，医学博士，主任医师，教授，博士生导师，南京医科大学附属脑科医院副院长，江苏省精神卫生中心副主任，南京神经精神病学研究所所长，国家临床重点专科、江苏省重点学科及江苏省临床重点专科学科带头人。

任中华医学会精神医学分会常委、中国医师协会精神科分会副会长、中国心理卫生协会认知行为治疗专业委员会主任委员、亚洲认知行为治疗协会副主席（候任主席）、中国医师协会精神科分会认知行为治疗工作委员会主任委员、中国研究型医院学会心理与精神病学专业委员会副主任委员、中华医学会精神医学分会民族心理与精神医学学组组长、江苏省医学会（医师协会）精神科学分会主任委员、江苏省心理卫生协会理事长等 30 项国际、国家、省级学会及杂志职务。承担国家、省部各级课题 20 余项，国内外发表论文 200 余篇，主编、参编著作（教材）60 余部。曾获省市科技进步及教学奖 18 项，为江苏省有突出贡献的中青年专家、江苏省优秀科技工作者。

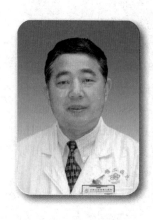

薛志敏，男，主任医师，教授，博士生导师，中南大学湘雅二医院党委副书记。任湖南省心理卫生协会理事长、湖南省心身医学与行为医学专业委员会副主委、中国心理卫生协会心理评估专业委员会委员、海峡两岸医药卫生交流协会精神卫生和精神病学专家委员会委员、中南大学自杀预防研究所副所长、《国际精神病学杂志》编委等职。

长期从事精神科临床及医院管理工作，擅长精神分裂症等重性精神疾病的诊断与治疗模式研究及心理咨询与心理治疗。主持国家自然科学基金项目2项，省部级科研课题3项，参与国家科技攻关、国家科技支撑、"973"等国家及省部级科研课题10余项，发表论文50余篇，其中SCI论文20余篇。获得省部级等科技成果奖5项，主编、参编专著及教材5部。获国家、省部级教学成果奖5次，中南大学校级教学名师。

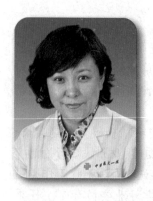

汤艳清，女，主任医师，教授，博士生导师。中国医科大学精神卫生系主任，中国医科大学附属第一医院副院长，辽宁省精神疾病转化研究中心主任。中华医学会精神病学分会委员，中国医师协会精神科医师分会委员，辽宁省医学会精神医学分会主任委员。

从事临床工作20年，接受中德高级心理治疗培训班——认知行为治疗、系统家庭治疗和精神分析治疗的系统培训，擅长各种精神疾病的药物及心理治疗。从事重性精神疾病患者的多模态脑影像学研究十余年。主持国家自然科学基金面上项目、省科技厅及教育厅课题、国家"863"项目子课题等多个项目。以第一作者及通讯作者发表国内外核心期刊论文20余篇，SCI收录8篇，累计IF近50分。曾参编国家卫生计生委规划教材9部和精神病学专著4部。

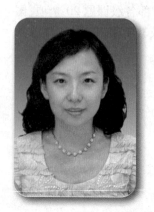

张岚，女，医学博士，主任医师，教授，硕士生导师，四川大学华西医院心理卫生中心心身医学和临床心理学部负责人。兼任中华医学会心身医学分会常务委员、中国心理卫生协会认知行为治疗专委会副主任委员、中国医师协会精神病学分会认知行为治疗工作委员会副主任委员等学术职位。

从事医学心理学和精神医学教学、临床和科研工作20年。已承担国际合作、国家、省部各级课题20余项，发表论文50余篇，主编、参编教材、著作和译著近20部。

前　言

　　鉴于国内临床心理学在自身发展方面的需求,以及对未来精神医学,尤其是临床心理学后备人才培养模式的思考,我们编写团队在第一版的基础上,对本版教材的结构作出了一些调整,力求使其最大化地接近相关专业的培养目标,尽量让读者在接触这门学科时,即能了解到该领域较新的进展。本版教材的编写不仅追求单本教材的系统与全面,同时考虑了整套精神医学教材的整体优化,注意不同系列教材之间的联系与衔接,对各课程内容边界的界定也力求清楚明确,以避免某些遗漏和不必要的重复。

　　本版更加紧扣"临床"与"心理"两个关键词,删减了有关研究方法方面的论述,但对心理治疗理论进行了拓展,旨在加强读者在相关理论背景上的知识储备。有关医患关系的内容被调至后半部分。同时,为了方便读者更加准确地理解相关概念,我们保持第一版的做法,对专有名词进行了统一,如将"性格""个性""气质""人格"等统一为"人格",将"患者""病人""来访者"等统一为"病人",将"××治疗"和"××疗法"统一为"××疗法",及将"干预"与"治疗"统一为"治疗"(但涉及危机干预或非专业人员所做干预时除外),在谈及"医生"或"医师"时,我们统一为"医师"(但在第四至六章中将"咨询师""治疗师""精神科医生"等统一为"治疗师")等。

　　本书在编写过程中得到了蚌埠医学院、北京回龙观医院、长治医学院、大连医科大学、赣南医学院、哈尔滨医科大学、杭州师范大学、济宁医学院、南京医科大学、齐齐哈尔医学院、上海交通大学、首都医科大学、四川大学、皖南医学院、武汉大学、新乡医学院、浙江大学、中国医科大学、中南大学、中山大学等院校的大力支持,第一主编单位浙江大学给予了更多支持,在此一并表示诚挚的谢意。

　　本书在编写的过程中,难免有疏漏之处,诚恳地希望专家及读者提出宝贵意见和建议,以便修改完善。

王　伟

杭州 2016 年夏

目　录

第一章

绪 论

临床心理学的兴起虽然仅有百余年历史,却展现出较快的发展速度。目前临床心理学学会已成为心理学会中最大的组织,在促进人类心理健康中发挥着重要的作用。本章中将介绍临床心理学的概念、学科内容任务、采用的研究方法、与其他学科的边界,并呈现临床心理学的过去、现在的状况和未来的发展方向。

第一节 概 述

一、临床心理学的概念

临床心理学(clinical psychology)是一门将心理学应用于临床领域的学科。不同时期人们对临床心理学定义的侧重点不同。1912 年美国心理学家韦特默(Witmer L,1867—1956)首次提出了关于临床心理学的定义,即通过观察和实验了解个体学习的基本原理,其目的是为了促进个体的发展,但其内容十分局限。1935 年,美国心理学会(American Psychological Association)提出了临床心理学的定义:它是应用心理学的一个分支,通过心理测评、分析、观察等方法,对个体的能力和行为特征加以理解,并通过对个体的身心诊断、生活史了解以及对个体生活状况的观察、分析,以对个体的心理适应问题进行治疗。该提法侧重对临床心理学方法学方面的注解。1991 年美国心理学协会将其修改为:临床心理学是运用心理学的原理、方法和程序来了解、预测和缓解智力、情绪、生理、心理、社会和行为上的障碍、适应不良等,以及从事相关的研究、教学和心理服务的学科。这一提法体现其对心理学研究理论基础方面的注重。2000 年美国心理学协会进一步完善其概念:临床心理学是综合运用心理学的科学理论和实践,来理解、预测和改善人们的适应不良、能力缺乏、情绪不适,并促进人们的适应、应对和个人发展的学科。自此,临床心理学的任务性质和方法得到了较明确完整的阐述,即运用心理学的知识原理来对病人进行评估,帮助其纠正自身的心理和行为问题;通过心理治疗来指导和培养健全的人格,使病人有效地适应环境并更具创造力。

二、临床心理学的内容和任务

临床心理学作为一门实践性学科,主要任务在于运用相关理论方法来解决临床实际工作中遇到的问题,它涵盖了心理访谈、评估与治疗的具体工作。此外,理论基础的不断丰富和诊断治疗技术的开发是其赖以发展的基石。随着人们对心理问题的愈加重视和社会对心理服务需求的日益增大,临床心理方向的专业化人才培养也成了该领域的一个重要方面。

(一)临床服务

美国心理学家松德贝里(Sundberg ND)于 1973 年提出的 Setting-Clint- Ability(SCA)理论指出,临床心理工作者要为病人和心理障碍者提供四种服务:①心理咨询与心理治疗:心理咨询针对有心理问题(如适应性问题、人际关系问题、婚姻问题、职业或学习问题等)的病人,他们主要解决的是心理上的痛苦,使病人获得领悟成长;心理治疗则是针对有精神障碍(如焦虑障碍、人格障碍及重性精神病)的病人,他们是临床心理学的主要服务对象,治疗目的是消除病人的精神症状,重建病人的人格。②心理评估:运用测验、晤谈、观察等方法对病人的心理状态、生活史、疾病史、人格特质进行全面的评估,为心理治疗奠定基础。③社区治疗:包括社区心理健康宣教、普及心理学及精神障碍知识,利用临床心理学理论方法帮助病人改善社会功能。④行为重塑:通过改变病人的问题行为来帮助病人改善心理状态。此外,对处于应激状态病人的心理治疗,帮助其解决心理危机也是临床心理学服务的重要组成部分。

(二) 实验研究

目前临床心理学研究涉及的领域有精神障碍形成和发展的病理心理和生理学机制探索、供临床应用的心理评估量表的编制、心理咨询与治疗技术的开发等。在临床心理学的发展中,临床实践与科学研究紧密相关。临床实践推动科学研究开展的同时,科学研究也在推动临床实践的进步,这使得转化医学的盛行成为必然趋势。此外,对一些在临床治疗中遇到瓶颈难以突破的精神疾病,如精神分裂症、抑郁症、人格障碍等,心理疗法是否能突破药物治疗的局限,不同心理疗法有什么针对性作用仍需要进行循证医学研究的探索。

(三) 人才培养

从事临床心理相关工作的人员队伍在不断扩张,许多综合性大学、医学院校和师范院校都设立了应用心理学硕士点或博士点,招收临床心理学专业的学生。受到系统化理论培训的人越来越多,然而与之相配套的临床实践和胜任力评估工作却仍显不足。2013 年 5 月《中华人民共和国精神卫生法》的正式实施为国内临床心理学今后的发展明确了方向。它规定了开展临床心理实践的机构和入职人员的标准,要求心理治疗人员具备更高的业务素质。这就需要在今后的发展中,建立起一套完善的临床心理人才培养制度和职业准入机制,除了完善专业人员学历学位培养的课程设置外,还需建立专业人员胜任力评估体系,监督其进行规范化的临床实践培训。

三、临床心理学的研究方法

研究方法在临床心理学的发展中占据重要地位。用客观的、发展的观点对心理学研究方法的演化过程进行回顾和比较,对于分析、评价和改进目前在临床心理学研究中所应用的各种方法和提高研究的水平具有积极的意义。临床心理学家正重新思考如何建构一个具有综合性、系统性、可操作性和高预测性的心理学研究方法体系。本章将简述如下。

临床心理学研究的一级方法学:主要目的是收集研究数据和资料。根据控制的不同水平,研究设计方法分为真实验法(实验室实验法)、准实验法(自然实验法或现场实验法)、非实验法(观察法、调查法、测验法、个案法、问卷法、访谈法、活动产品分析法)。非实验法是临床心理学最常用的一类方法。

临床心理学研究的二级方法学:其主要作用是对已获得的数据资料进行处理和统计,并在此基础上对研究中的各种因素和研究结果加以分析、综合、比较和推理,从而获得科学结论的逻辑推理方法。它包括统计方法(描述统计法、推论统计法)、逻辑推理方法(分析和综合法、分类和比较法、归纳和演绎法)。

临床心理学研究的三级方法学:哲学方法论。主要内容包括决定论原则、反映论原则、实践论原则、客观性原则、发展性原则、系统性原则。

四、临床心理学与其他学科的关系

涉及健康和疾病领域的心理行为相关学科有很多,在不同的历史时期,这些学科由于研究者的理论依据、应用的侧重面、甚至地域的差异而相继出现。在这些学科中,有的是临床心理学的基础学科,有的是在内容上与其交叉的学科,有的是研究对象不同或治疗方式有区别的学科。下面简要介绍各个学科与临床心理学的联系和区别。

1. 普通心理学　普通心理学(general psychology)是所有心理学各分支学科的基础,是心理学专业学生接触的第一门专业课程。普通心理学以心理学基本原理与心理现象的一般规律为研究重点,主要包括个体的各个心理过程,包括动机、能力和人格等。

2. 咨询心理学　咨询心理学(counseling psychology)是主要针对正常人处理婚姻、家庭、教育、职业及生活习惯等方面的心理学问题进行帮助的一门学科。临床心理学和咨询心理学有许多共同之处,主要区别是后者更倾向于解决个人困惑和提供职业咨询。它可以被看成是临床心理学的应用分支学科。

3. 异常心理学　异常心理学(abnormal psychology)也称精神病理学(psychopathology),是临床心理学的一门分支学科。它是研究异常心理的发生、发展、变化规律的一门学科,对于临床工作者认识心理障碍的本质具有非常重要的意义。异常心理学和临床心理学关系密切,后者主要服务对象是具体的病人,主要工作是对其进行心理诊断和心理治疗。

4. 精神病学　精神病学(psychiatry)是临床医学的一个分支学科,是研究精神疾病病因、发病机制、临床表现、疾病发展规律以及治疗和预防的一门学科。它主要研究精神疾病,而临床心理学研究和直接解决心理学的临床问题。但是,临床心理学家需要具备精神疾病的鉴别诊断知识,因此,精神病学可以看作临床心理学的基础学科之一。

5. 神经心理学　神经心理学(neuropsychology)主要研究大脑与心理活动的关系,把脑当作心理活动的物质本体,从神经科学的角度来解读心理学的问题,如人脑如何反映外界环境中的事物,如何反映社会现象,如何产生心理活动以及心理活动与大脑生理活动的关系等。神经心理学可分为实验神经心理学和临床神经心理学,其部分内容与临床心理学有交叉,又为临床心理学提供与神经科学相关的基础。

6. 医学心理学　医学心理学(medical psychology)是综合多种与医学有关的心理行为科学理论、知识和技术发展起来的交叉学科,主要研究心理变量与健康疾病之间的关系,解决医学领域中的心理行为问题,与临床心理学在内容上较为接近。在欧美的许多国家,很少提到医学心理学,代之的是临床心理学,同时从临床涉及面和研究深度上说,临床心理学涉及的内容更为宽泛。

7. 生理心理学　生理心理学(physiological psychology)研究心理现象的生理机制,主要包括神经系统的结构和功能,本能、动机、情绪、睡眠等的生理机制。它强调人们所有的行为都是人体内生物过程的综合结果。例如,你能看见颜色是由于光线进入眼睛视网膜,光能被转化成神经冲动,神经冲动再沿着神经通路传递到脑内的特殊区域,这个区域即能够翻译这种冲动,于是我们就"看见"了该种颜色。生理心理学家从事与临床心理学有关的各种活动,如对精神药物的评估,研究精神分裂症脑损害的生物学基础等。因此,生理心理学也是临床心理学的基础学科之一。

8. 心理生理学　心理生理学(psychological physiology)主要研究心理或行为与生理变化的关系,例如心理刺激条件下人体生理功能的改变过程,放松训练对生理功能的影响等。心理生理学为临床心理学中遇到的问题提供理论依据。因此,也可看作临床心理学的基础学科之一。

9. 心身医学　心身医学(psychosomatic medicine)是研究心身疾病的病因、病理、临床表现,以及诊治和预防的学科,为疾病的多因素发病机制提供理论依据。与临床心理学相比,两者同样从心理学角度分析疾病病因,然而前者以心身疾病为研究对象,以药物治疗为主;后者则包括所有心理疾病,以心理治疗为主。因此心身医学可看作临床心理学的一门相关学科。

10. 行为医学　行为医学(behavioral medicine)探究不良生活方式和行为方式与疾病的关系,并研究和发展行为科学中与健康、疾病有关的知识和技术,把这些知识技术应用于疾病预防、诊断、治疗和康复。行为医学也可看作临床心理学的相关学科。

11. 健康心理学　健康心理学(heath psychology)是心理学分支学科,主要研究医学领域内的生物-心理-社会模式,并将心理学的专业知识应用于预防医学,以保持和增进身心健康。健康心理学重视并强调在产生心理疾病之前的预防知识,因此,可以看作临床心理学的互补学科。

第二节 历史与发展

一、历 史

随着近代自然科学的发展,1879 年冯特(Wundt W,1832—1920)在德国建立了世界上第一个心理物理实验室。从此,心理学开始成为一门独立的现代科学。心理学的研究内容随着学科的发展不断变化,19 世纪末至 20 世纪初主要是研究心理活动的科学;20 世纪中期的几十年是研究行为的科学;20 世纪末至 21 世纪初是对行为和心理历程进行研究的科学。这时采用了神经生理和神经影像学的技术,如事件相关电位(event-related potentials)、功能性磁共振(functional magnetic resonance imaging)、正电子发射扫描(positron emission tomography)等。

促使临床心理学出现的社会和历史因素有很多,但主要包括以下三个方面,即在心理学中科学研究方法的使用,对人类个体差异的兴趣,以及对异常行为的看法和治疗。

19 世纪后期,心理科学的地位基本稳定,心理学家已经开始用科学的方法来研究个体差异,而弗洛伊德(Freud S,1856—1939)的精神分析理论又为理解心理异常提供了一种系统的理论方法。在这种背景之下,韦特默(Witmer L)于 1896 年在美国 Bryn Mayr College 建立起实验心理学实验室,并积极参与了 Pennsylvania 低能儿童培训学校的工作。同年在美国宾夕法尼亚大学建立了第一个心理诊所,研究学校儿童的学习困难问题,这是世界上第一个儿童心理指导诊所,也是临床心理学诞生的标志。同时,他在美国心理学会讲授心理学中的"临床方法"时,首次使用了"临床心理学"这一术语。这位用心理学的知识为医学临床服务的心理学家被后人尊称为美国的"临床心理学之父"。

德国临床心理学的工作是由医学家发起推动的,美国主要的推动力量是心理学家,并且一开始他们就使用了"临床心理学"这一术语。临床心理学在美国的发展较具代表性,其在美国的发展大致可分为下述三个阶段。

起步阶段:师从于 Wundt 的美国心理学的先驱者霍尔(Hall GS,1879—1880),卡特尔(Cattell JM,1860—1944),和回到美国后的 Witmer,在他们的推动下,美国心理学得到了迅速的发展。Hall 于 1883 年在 Johns Hopkins University 创立了美国第一个供研究用的实验室,他通过使用大规模的问卷来研究儿童的认知范围。Cattell 在 1890 年首先提出了"心理测验"(mental test)这一术语,用以探查个体之间的差异。他所指的心理测验不仅是智力测验,还包括自我感觉敏锐度乃至解决难题的一切能力的测验,为测定人的能力广度和差异制订了第一套标准化的测验方法。与此同时,法国的比纳(Binet A,1857—1911)于 1889 年在 Université de Paris 创立了法国第一个心理学实验室,1905 年他与西蒙(Simon T)根据当时法国教育部的要求编制了一份测定智力年龄(mental age)的测验量表,用来鉴别小学生留级的原因是先天智力不足,还是后天习惯不良。这一测验得到广泛流传。戈达德(Goddard H)于 1908 年将此量表引进美国,并加以修订和推广。1916 年 Stanford 大学将 Binet-Simon 量表修订成为 Stanford-Binet 量表。这一方法是当时公认的最佳心理测验,它第一次应用智商(Intelligence Quotient,IQ),即心理年龄与时序年龄的比率这一概念来反映一个儿童的智力发展在同龄儿童中所处的位置,在临床上颇具使用价值。

在 20 世纪最初的 30 年,临床心理在心理学中还是一个较小的发展较慢的领域。尽管有一些临床心理学家受聘于儿童行为指导诊疗所、州立精神病院,以及精神发育迟滞和身体残疾儿童的治疗机构,但由于当时对临床心理学家的职能没有法定标准或要求,即使在大学里也没有特别的或有组织的训练计划,临床心理学家的基本任务只是从事心理测验的工作。在第一次世界大战时,心理学家制定的心理测验被用来鉴定应征入伍者,而且对数百万的人进行了测验,因此人们对测验有了进一步的了解,使心理测验得到重视。这时临床心理学家主要负责心理测验和人事教育及其他治疗辅导工作,心理治疗从业人数很少。

规范化阶段:第二次世界大战发生后,心理学家的工作不再仅限于协助部队各兵种筛选合格的服役人员。部队中有不少服役的士兵攻读过心理学课程,其中一些经短期特殊训练后被提升为军官,派到部队医院和其他医疗单位工作,成为临床心理学工作者。他们不仅要对伤残士兵进行测验,而且进行个别或集体的心理治疗和康复处理。心理治疗逐渐成为他们的主要工作。在战后复员时,他们多数申请继续攻读临床心理学博士学位。

与此同时,战后美国退伍军人管理局(Veterans Administration)发现为数众多的情感受困扰的退伍人员需要给予门诊或住院治疗,因而为临床心理学工作者提供了许多新的、酬劳优厚的岗位。尽管当时并不要求他们具备博士学位的资格,但是实际工作中逐渐发现受过训练能被聘用的临床心理学工作者仍然太少。退伍军人管理局为此与有相应资格的大学商定了一个合作训练计划——那些参与训练计划的大学毕业生必须每周有一半时间在退伍军人管理局所属各种医院或门诊进行临床训练。这一措施每年都会培养一批临床心理学工作者,于是退伍军人管理局成为临床心理学工作者的最大雇主。1951年退伍军人管理局开始要求凡担任临床心理学职务者必须具有博士学位。继而美国心理学会也提出临床心理学家需同时接受心理学家和临床治疗师的训练。即临床心理学家必须具有心理学理论知识和从事研究工作的基础,能够对心理卫生领域作出独特的贡献,同时还要接受一年实习医师的训练以获得临床医师所必备的工作技能。这种训练模式被称为Boulder培养模式,它也是美国培养训练临床心理学家的主要方式。

快速发展阶段:20世纪50年代,临床心理学家的地位比第二次世界大战前有了明显的提高,有其特殊的训练要求,训练范围也得到充分的扩展。20世纪50年代美国每年授予心理学博士学位的总数中有一半是授予临床心理学专业的。在这一时期,临床心理学家从事的心理测验工作也与30年代以前明显不同。测验的种类和范围都大大扩展,涵盖了新颖的投射测验技术和成套测验,所做的测验报告不仅包括心理诊断,还要对治疗的最佳方案提出具体建议,临床心理学家不再单纯是向上级报告心理测验结果的技术员。当涉及心理治疗领域时,当时流行的Freud心理动力学说成为了他们工作的指导理论,集体和家庭心理治疗还未涉及。

20世纪50年代以后,临床心理学的发展十分迅速。由于临床心理学家学术地位的提高,队伍的扩大,他们不再局限于心理测验和心理动力学的观点,开始从心理生理、行为、人本主义、社会的观点进行探索,从而大大推动了心理测验和治疗技术的发展,并对学术和实践作出了较多贡献。临床心理学领域不断扩大,心理学专业毕业的学生有半数到医院从事专职或兼职的临床心理工作。由于越南战争和通货膨胀引起的社会动荡、犯罪、吸毒和性暴力造成了许多人尤其是青年一代的心理障碍,需要更多临床心理学家投入心理卫生工作中来。20世纪后30年,鉴于心理治疗方法流派众多,无论哪一种方法都无法凭借自身的独特优势而独领风骚,多数临床心理学家逐渐摒弃门户之见,形成了心理治疗方法整合的趋势;此外,各国的临床心理学家也先后开始探讨心理治疗的本土化问题。

中国临床心理学发展可以追溯到我国古代医书中曾有关于"七情"等心身关系的论述,然而西方心理学思想在中国的初步介入,是始于明末耶稣会传教士利玛窦著的《西国记法》(1595)、艾儒略著的《性学确述》(1623)等。20世纪20年代初,Freud学说已传播到我国。1921年中国心理学会成立,次年创办《心理学杂志》。50年代出现对神经症快速综合治疗的探索。然而此后心理学研究进入了停滞时期,直至80年代再度发展。因此,我国临床心理工作虽起步不算很晚,但中途停顿,恢复此工作的时间不过30余年。

近年来我国临床心理专业得到较快发展,国内的医学类、师范类及综合性大学都开始招收应用心理学或临床心理学的学生,不同流派的心理疗法培训也相继开展。不断汲取西方国家知识经验的同时,学者与临床工作者也开始探索适合本民族自身的发展模式,这对于我国临床心理学的学习、研究和发展具有划时代的意义。

二、现　状

在西方国家,临床心理学经过百余年的发展,已成为当今心理学科中最庞大的分支,从业人员占心理学家一半以上,其学科研究和临床服务已渗透到社会生活的各个侧面,显示出旺盛的生命力。临床心理学家的职业培训问题关系到临床心理学学科发展的后劲与主导方向,纵观西方临床心理学的发展,虽然也有一些挫折,但总的来说仍是相当顺利,与其他学科一样,经历了从学科早期建立到目前基本成熟的过程,现在对于心理咨询和心理治疗的认证体系已经基本完善。

在西方如英国、美国、加拿大、澳大利亚和新西兰等国家以及中国香港和澳门地区,从事心理治疗或咨询工作的主要由下列几类专业人员构成:精神医学家、临床心理学家、辅导或咨询心理学家和社会工作者等。这些专业人员各有自己的专业学会,每一专业学会制定自己会员的资格认定标准,通常以"标准学历"(在学会认可的大学里取得临床心理学硕士或博士学历)为准则。其中,心理咨询的专业背景主要是心理咨询专业或社会学专业;心理治疗的从业者则主要是精神科治疗师和临床心理学家。心理疗法的培训较为严格,一般从业者除了必须具备心理学和医学背景外,还应具有文学、哲学、社会学等相关领域学位或培训记录。临床心理学家一般需要在精神科学习理论知识和为期一年的实践学习。在德语国家(主要指德国、奥地利和瑞士),心理治疗师的培训一般在获得一定的学位,如社会学、哲学、神学、心理学和医学等基础上,完成与心理治疗相关的正规培训,包括:①心理疗法的理论;②精神病学诊断;③医患关系:包括小组督导和以行为治疗为导向的案例督导;④自我分析或自我体验;⑤治疗实践:精神分析取向和行为疗法取向的培训。以上各项都有一定的学时要求,例如,精神分析师的培训,要求 600 小时左右的自我分析等。美国治疗师的资格认证制度包括两个层次,第一个层次是认证治疗师培养机构和培养课程,第二个层次是认证某个申请者是否达到了治疗师的特定标准。

国外的临床心理人员的执业胜任力,主要通过相当完备的职业化培训体系来保证,包括在学校心理专业知识的学习,还要在学校进行一些心理咨询实习,只有通过认证考试,并且具备了从业者的品质才可以拥有执照。此外,系统化培训还要求掌握规定科目和理论学习中所涉及的技术,如暗示、澄清、解释、模仿等,以及在治疗中建立良好的医患关系;培训中还强调,督导对于治疗师治疗过程的评估是保证治疗师正确治疗的一个有效手段。需要指出的是对治疗师的一般品质要求,如较为年长、经验多一些、温情、真诚信任、关心病人等。

作为一名临床心理学家,执照虽然不是胜任能力的保证,但它向公众表明了这个职业入门的最基本胜任特征。在北美,执照申请者要完成规定的连续教育和培训,并获得相关的学位(如 PhD、PsyD)然后通过心理学专业的国家执业资格考试,该考试的范围涵盖心理学的各个领域,内容全面。在美国有些州还要参加面试,以考查报考者的临床操作技能。同时,执照的申请者还应该熟悉当地的法律法规及伦理学规范,也要通过这些法律知识及其应用的笔试或口试。

国内心理治疗的职业化建设起步较晚,21 世纪初刚刚开始,由于缺乏连续性的教育和培训体系,整体专业水平与美国、德国等专业发展较快的国家相比还存在较大差距。首先我国的临床心理学教育学科体系还不够完善,临床与咨询心理学专业的工作是在应用心理学专业下进行实际操作的,需要学习许多其他心理学分支学科,导致在教学目标、课程设置、师资队伍等方面无法按照专业需求进行系统的课程建设和人才培养。其次,开展心理治疗的工作者普遍缺乏专业的培训和督导,市场化的心理咨询培训课程不少,但其培训项目的质量很难辨别和保证,致使受训人员专业词汇虽知道不少,心理治疗最基本的训练却仍远远不够。此外,具有研究生水平的临床心理学专业队伍规模很小,目前从业人员主要来源为医院的医务人员,多为精神科、神经科及普通内科医师背景;学校的教育工作者,多为教育或心理学背景;以及对心理学感兴趣的其他专业背景人员。

2001 年根据国家人事部、卫生部《关于加强卫生专业技术职务评聘工作的通知》等文件精神出台的心理治疗师统一考试制度,作为职称考试(而且该职称系列属于技师,最高只设副高级职称),对报考者的专业化教育程度要求并不高,但由于缺乏系统的理论教育与实践培训,能通过考试并真正达到专业标准的寥寥无几。近几年来,随着工作压力加大及心理知识获得途径的增多,国民对心理保健、心理疾病预防与治疗的认识不断提高,对心理健康的需求增强,国家对心理卫生领域的发展也愈加重视。因此做好职业规范化以及心理行业管理的规范化仍是目前这个行业步入正轨的重点。

三、发展前景

进入 21 世纪以后,临床心理学的领域仍然在不断地发展和扩大,并且与其他相关学科建立了越来越广泛的联系,当然,伴随而来的问题和面临的挑战也会越来越多。

在美国,不管是何种疾病或障碍,也不管问题属于身体上还是心理上的,只要涉及开处方药,都必须转诊到医生那里。现在,临床心理学家要求拥有对某些精神活性药物处方权的呼声越来越高。随着卫生保健模式的出现和发展,以及它在人们生活中所处地位的提高,美国的卫生保健模式已经发生了很大的变化,个人的健康问题出现了多种管理模式:可以由负责医疗保健的公司提供卫生服务,也可以由保险公司支付医疗服务费,这种管理制度的推行,使得个人获得心理卫生保健服务的方式也受到很大影响,因此,临床心理学家所提供的服务也在面临极大的挑战。

在我国,临床心理学走过了一段断断续续的发展之路,近 30 年来心理健康服务体系虽然已经开始建立并有了一定的发展,但仍然远不能满足社会对心理健康服务的需求。2013 年《中华人民共和国精神卫生法》的颁布对今后临床心理学的发展提出了更高的要求,主要体现在如下几个方面。

第一,临床心理工作者的专业化在职培训模式和在校临床心理学专业方向学生的学科培养将得到发展。目前国内的临床心理学工作者的培训方式以专题培训班为主,很难系统地提高培训者水平。2015 年我国第四届心理学会临床与咨询心理学分会首次提出了要建立实习咨询师制度,这与中国心理咨询和治疗专业化人才培养的要求相契合,但具体实施和普及还需要国家政策和法规的支持,当然这些都离不开临床心理学工作者的呼吁和努力。长远来看,高校临床心理学专业的发展将是提高从业人员学科素质的又一有效方法,其中以硕士和博士教育为最理想的发展途径。我国高等医学院校刚刚设立数年的应用心理学专业(四年制本科,授理学学位),其毕业生缺乏临床实践经历,且没有资格参加执业医师考试。而与此同时,有些医学院校临床医学专业中设立临床心理学方向(五年制本科,医学学位),这可能将是一个切实可行的发展选择。

第二,科研工作的重点将是解决临床实践所面临的问题。对心理疾病的病理生物学基础的研究将是临床心理学发展的重点,尤其认知神经科学领域的研究,有助于加深对精神障碍和行为问题神经生理和心理机制的认识,这将为探索有效的心理治疗手段奠定坚实基础。此外,临床心理学工作如何趋向职业化、心理治疗与评估过程中的督导以及伦理问题,互联网时代心理治疗与咨询工作的适应问题相关的理论研究也是目前急需探索的领域。

第三,心理测量量表在临床实践中的应用将发生重大变化。以往的心理评估都是主要依据问卷所作的测试。近年来的调查显示,大部分临床心理学家都大大减少了 20 世纪经典心理测验的使用,尤其像 Rorschach 墨迹测验(Rorschach Test)、主题统觉测验(thematic apperception test)、明尼苏达多相人格量表(Minnesota Multi-Phasic Inventory)、韦氏智力量表(Wechsler Intelligence Scale)等较为费时的测验。我国 20 世纪 90 年代的两项有关心理测验使用频率的调查也显示了同样的趋势。因此,临床工作中对新开发的、具有良好结构信、效度的测量工具确有着大量的需求。

第四,诊断与治疗并重。过去很多人以为临床心理学只是一系列测验和检查工作,其实,临床心理学并不是以测定和诊断为最后目的,它的最终目的是通过各种治疗手段,使心理学的原则在个人具体问题上见到实效。实际上,就连某些诊断的正确与否,也是在逐步治疗过程中渐渐明确并被证实的。在临床实践中,任何病人都是生物、心理、社会相互作用的统一体,因此治疗包括了药物治疗与心理治疗两个层面。药物治疗可以纠正神经化学的异常,使严重的认知、情感和行为异常得到控制。但是,事实上没有一种心理障碍是单纯药物治疗可以完全治愈的。通过药物改善了神经化学的紊乱,却并未触及心理治疗的领域,如个体自我的功能、人格特质、自我与环境的相互作用、心理社会因素的作用等。这些因素对心理障碍的复发、长期疗效和社会功能的康复具有重要的作用,需要通过心理治疗来达到效果。

第五,本土化现代化的趋势。在不同的国家、社会和地区,由于人们所生长的环境不同,所面临的问题也各有所异。中国当今社会更具独特性,一方面是社会的快速变化和市场经济风险带给人们前所未有的巨大压力,另一方面是传统的道德观和价值观已被摧毁,新的道德观和价值观体系尚未形成,许多人的理想和信念处于真空状态。因此,临床心理学家必将结合中国的实际情况,认真调查我国心理健康服务及其需求现状,了解、检验和总结适合不同类别民众的治疗方法,通过循证医学检验已有的西方心理治疗理论和方法,与实际问题及需求相结合,并着力开发与互联网时代相契合的诊疗技术。这是临床心理学在中国发展的必由之路。

第六,普及化是社会需求发展的必然。目前越来越多的人开始面临工作和生活中各种心理问题的困扰,因此,临床心理学知识和专业人士帮助的可获得性和普及尤为关键。另外,不同的人群应选择不同的帮助途径。例如,一般心理问题应主要通过社区心理健康服务来解决;大、中、小学将系统地对学生提供心理辅导与心理健康教育;易感人群和亚健康人群需要预先根据心理普查进行筛选和分类,然后对其施以由临床心理专家设计,社区心理健康服务机构具体执行的预防服务;对于达到临床诊断水平的心理疾病病人,其救治必须由专业化程度较高的心理健康服务人员和机构负责,其中对于一般病人,我们也应尽量发挥社区心理健康服务的辅助作用,帮助其更好地恢复社会功能。

因此,我国的临床心理学尽管发展起步较晚,目前实施中面临诸多问题,但是在社会需求的促进下必将逐步规范起来。

(王　伟)

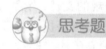 **思考题**

一、选择题

1. 临床心理学是由以下哪位心理学家首先提出的
   A. Witmer L　　　　　　B. Freud S　　　　　　C. Erikson EH
   D. Skinner BF　　　　　E. Maslow A

2. 根据 Sundberg 提出的 SCA 理论,临床心理工作者为病人提供的服务不包括
   A. 心理治疗　　　　　　B. 心理评估　　　　　　C. 社区治疗
   D. 行为重塑　　　　　　E. 药物治疗

3. 下列哪项不属于临床心理学的研究对象
   A. 动物的心理发育　　　B. 病人的焦虑　　　　　C. 人际关系紧张
   D. 人的不良行为　　　　E. 人群心理健康水平

4. 通过交谈或问卷的方法了解一些人对某一事件的感受、态度和行为,在临床心理学的研究方法中属于
   A. 调查法　　　　　　　B. 临床观察法　　　　　C. 个案法
   D. 实验法　　　　　　　E. 心理测验法

5. 某医生,多年来从事有关心理学相关学科的临床和研究工作,以下哪项学科不是他所从事的工作范围
   A. 异常心理学　　　　　B. 心理卫生　　　　　　C. 精神病学
   D. 行为医学　　　　　　E. 教育心理学

二、填空题

1. 临床心理学在美国的发展大致可分为_____、_____、_____等三个阶段。

2. 临床心理学的非实验法包括_____、_____、_____、_____、_____、_____、_____等。

三、问答题

1. 临床心理学是一门什么样的学科?

2. 临床心理学的内容和任务主要有哪些?

3. 简述临床心理学的主要研究方法。

4. 简述临床心理学与其他相关学科的关系。

5. 我国临床心理学发展过程中面临哪些问题?今后的发展趋势如何?

第二章

临床访谈与评估

临床心理评估技术主要包括访谈法、测验法和观察法，其中访谈法和测验法是心理评估的两大主要技术。通常在使用各种心理测验进行评估之前都会配合访谈法，以收集病人的家庭背景、成长经历、当前生活状况等基本信息。由于访谈法所收集的信息具有开放性，因而可以成为其他评估技术的有力补充。同时，访谈法也是临床诊断和治疗的基本手段。本章将详细阐述临床访谈和临床心理评估的概念、类型、基本过程与技巧，及其在临床中的应用。

第一节 临床访谈概述

临床访谈是大多数临床工作的核心，也是心理学家、精神病学家和其他精神卫生方面的专家经常使用的评估手段。参与访谈的人员可分为访谈者（interviewer）和受谈者（interviewee）两方面。在临床工作中前者可能是医师或临床心理学家，后者称为病人（patient）或来访者（client）。

一、临床访谈的概念

（一）定义

临床访谈（clinical interview） 是访谈者或医师与病人之间有目的地进行信息沟通的手段之一，通过访谈来收集病人的问题或感受、生活方式、人际关系、个人史、对治疗的期望以及寻求治疗的动机等多方面的信息。

在临床访谈中，访谈者使用的主要技术是言语沟通。言语沟通是以双方的听与谈来了解病人的信息，并增进彼此的理解和关系。听时访谈者既要细心、耐心、抓重点，又要积极引导、注意中心内容和细节问题，进行分析、综合与判断，使病人做到自由倾诉，无拘无束。谈话时访谈者的语量要少于病人，只在关键时刻作相应的提示即可。

在言语沟通的同时还需要运用非言语沟通技术，即观察病人表情、动作、手势以及无意的言语形式（如语速的变化、声调的高低）等方面的信息；这些信息可为访谈者提供关于病人兴奋或抑制、主动或被动、积极或消极、傲慢或沮丧、松弛或紧张、有好感或无兴趣等方面的心理特征。

（二）特点

其一，作为临床沟通的专门技术，临床访谈与日常交谈有本质的差别。

首先，临床访谈是一种专业性互动，交谈双方的地位和权利并不一样，通常是访谈者依据专业技巧和规则向病人发问，挑起新的话题，而且经常会要求病人说明细节，以了解病人问题的本质及来龙去脉。

其次，临床访谈是有目标的，有特定的情景，规定了谈话的目标和范围，例如谈话的中心是针对病人的问题，目的是了解病人，帮助其认识问题和解决问题。在访谈过程中，访谈者有目的地控制谈话的进程，时刻注意把握谈话的方向朝着原本的目标推进。

此外,访谈者需要遵守职业伦理的要求,接纳病人的情感表达和事实描述,不进行价值判断,而且需要为访谈资料保守秘密。

其二,与其他评估手段相比,临床访谈更加深入、灵活。

与观察法相比,临床访谈可以进入病人的内心世界,了解病人的所思所想和情绪反应,及其生活中曾发生的重大事件以及行为背后的意义。而观察往往只能看到病人的外显行为和躯体反应,很难准确地探究他们的内心世界。

与问卷调查相比,临床访谈具有更多的灵活性以及对问题或症状进行解释的空间。问卷调查常常使用的是研究者自己的语言,来调查研究者认为重要的问题;而访谈可以直接询问病人的看法,允许访谈者采用个性化的方法来收集资料,对问卷中没有涉及或者没有详细说明的一些话题可以进行深入探讨,甚至可以用举例叙事的方式进一步详细阐述。

在实际临床工作中,为了扬长避短,通常鼓励访谈者将访谈资料与观察、测验等其他评估方法获得的资料结合使用,这样才能收集到病人更全面的信息。

二、临床访谈的类型与特征

依据不同的分类方法,临床访谈可以划分为不同的类型。

(一) 依据访谈的目的分型

1. 收集资料访谈 主要是对病人的生活以及他和社会的关系作出全面的和尽可能详尽的估计,通常按编年史顺序收集(精神分析学派特别重视早年历史;行为与认知学派则偏重现在)。内容主要涉及本人体验、父母、同胞、教育、喜爱的活动、工作史、婚姻史等,尤其要着重记述那些有意义的回忆和客观报告的事件。由于这种访谈的内容非常广泛,所以在记录时,要对其内容加以选择。

为了使访谈有效,通常参照下列提纲进行(表 2-1)。

2. 心理评估访谈 是心理评估的基本方法之一。在心理评估中,为了得到被试者的"第一印象",建立相互协调的和睦关系,以及收集其他方法难以获得的信息,均要通过访谈。

3. 心理诊断访谈 一般是结构化或半结构化的,如 DSM-4 临床定式访谈(structured clinical interview for DSM-4)、复合性国际诊断访谈表(composite international diagnostic interview)、简明国际神经精神访谈(mini-international neuropsychiatric interview)等。要做好这种访谈,需按一定的精神状况检查提纲进行,一般按照认知、情感、意志行为及自知力等顺序进行。对于这些内容可直接观察,也可提出问题让病人回答,或按某一诊断评定量表来进行诊断访谈。

4. 心理治疗访谈 指对病人问题进行治疗的谈话,如认知治疗时常用的诘问技术等。具体内容参见心理治疗技术相关章节。

(二) 依据访谈的结构化程度分型

1. 结构式访谈(structured interview) 又称为标准化访谈,这种访谈按照预先确定的统一标准程序进行。访谈中询问哪些内容,按照怎样的次序提问,使用怎么样句子提问,都应依据访谈的提纲或手册进行。结构式访谈的优点在于它使用标准化的程序,不同的访谈者(或医师,下文关于访谈的内容中统一使用访谈者)只要经过适当的培训,其进行的访谈方式和获得的访谈结果具有可比性。但由于访谈者需要严格依据程序,不能随意调整顺序或对某些问题作解释,也有不灵活、费时、不能针对病人某个问题进行深入了解等缺点。

2. 非结构式访谈(unstructured interview) 又称为非标准化访谈,这种访谈预先需要确定访谈的主题或大纲,但无需确定严格的提问方式和程序。与结构化访谈不同,这种访谈弹性大,访谈者具有更多自主性,可以根据访谈中的具体状况来调整如何提问、追问等优点。其缺点在于不同的评估者涉及的评估内容和获得的结果不一致,缺乏可比性。实际上,完全非结构化的访谈在临床上也是很少的,通常访谈者预先都会有所设计。

表 2-1　收集个案史内容访谈提纲

领域		具体内容		
一、问题的历史	1	问题的描述	5	强度和时间长度
	2	最初出现	6	以往的处理(治疗)
	3	在频度上的变化	7	试图解决
	4	事前/随后	8	正式处理(治疗)
二、家庭背景	1	社会经济水平	6	文化背景
	2	父母职业	7	父母现在健康状况
	3	情绪的/医学史	8	家庭关系
	4	在婚/分居/单居	9	儿童期在成市/农村
	5	家庭形式		
三、个人史	**婴儿期**		**成人早期和中期**	
	1	家庭里程碑	14	生涯/职业
	2	家庭气氛	15	人际关系
	3	与父母接触的量	16	对生活目标的满意
	4	早年医学史	17	爱好/兴趣/活动
	5	二便训练	18	婚姻
	儿童早年和中期		19	医学/情绪史
	6	学校适应	20	与父母的关系
	7	学业成绩	21	经济的稳定性
	8	爱好/活动/兴趣	**成人晚期**	
	9	同辈关系	22	医学史
	10	与父母的关系	23	Ego 完整性
	11	生活中的重要改变	24	对能力下降的反应
	少年期		25	经济的稳定性
	12	外显表现(法律的,食物的,性的)		
	13	早年对发情期的反应		
四、综合	1	自我概念(喜爱/不喜爱)	5	经济的稳定性
	2	最快乐/最忧愁的记忆	6	身体的关怀(头痛、胃痛等)
	3	早年的记忆	7	造成快乐/忧愁的事件
	4	恐惧	8	反复的/难忘的梦

3. 半结构式访谈(semi-structured interview)　也是常用的访谈方式。它有预先确定的访谈提纲,但询问的方式和次序可以灵活进行,因此可以说是介于结构化和非结构化之间的一种访谈方式。

4. 计算机辅助临床访谈(computer assisted clinical interview)　计算机辅助临床访谈的最早提议者之一是格瑞斯特(Greist JH,1984),他注意到在计算机辅助访谈和访谈者访谈所做比较研究的每个例证中,就完整性与准确性而言,计算机均超过了访谈者。目前已出版了很多计算机辅助访谈的软件,其中应用较广的是《诊断性访谈时间表》(diagnostic interview schedule),它是一个完全结构化的访谈方案,这种方案能使访谈者作出一致精确的 DSM-4 精神障碍诊断。

（三）依据访谈的人数分型

1. 个别访谈(individual interview)　是指访谈者对每位病人逐一进行单独访谈的方法。这种个别访谈的形式使得访谈者与病人之间易于沟通,在访谈过程中,访谈双方也便于根据具体情况灵活地处理问题。这种面对面的、直接的言语与非言语交流有助于在访谈双方之间建立友好关系。

2. 团体访谈(group interview)　是指一名或多名访谈者同时对一组病人进行访谈的方法。相对于个别访谈而言,团体访谈不仅节约访谈时间,而且由于团体中每位成员的经历与观点不尽相同,还可以引发出更丰富的潜在反应,获得更为多样、全面的资料。然而,也必须认识到团体访谈的局限所在。首先,由于团体访谈具有相对的公开性,匿名程度低,致使一些病人不愿表露自己的意见和看法。其次,团体访谈中容易出现冷场,即病人均三缄其口,不愿发表意见。有时却又议论纷纷,莫衷一是,致使讨论偏离访谈方向。成功的团体访谈需要有高水平的访谈者,既能够激发大家思维,又能够左右局面。

（四）依据访谈的次数分型

1. 一次性访谈(once only interview)　指在一个时段内,每位病人只接受一次访谈。尽管一次性访谈具有可以在较短时间内获取大量信息的优点,但也不能忽视它所获取的结果多为横断面或局部的信息,不易了解心理现象变化过程与发展趋势的局限。

2. 重复性访谈(repeated interview)　也称纵向访谈(longitudinal interview),是指在较长时间内对同一病人进行多次访谈,即每位病人要接受多次访谈。例如,在进行心理治疗时,就需要在每次治疗时进行访谈。重复性访谈可以获取动态信息,有助于了解事物变化的内在过程和规律。

另外依据访谈的沟通方式,还可将访谈分为直接访谈和间接访谈等。

需要注意的是,在实际工作中,访谈不可能严格按照以上分型的某一种进行,而是根据访谈目的的不同,各种访谈方式同时、交叉进行。

三、临床访谈的影响因素

临床访谈受到很多因素的影响,其中主要包括病人因素、访谈者因素及访谈关系等因素。

（一）病人因素

1. 病人的动机　病人的动机被认为是影响访谈或治疗有效性的关键要素。在临床访谈中,如果病人缺乏动机,就可能会由于阻抗或缺乏动力而降低临床访谈的有效性,因而如何理解病人的阻抗并针对病人的动机进行工作成为临床访谈及心理治疗中非常关键的技术。

然而,不同理论流派对病人动机的看法不完全一致,认知行为学派通常会把病人的动机当作治疗开始的先决条件,并特别重视在治疗的开始阶段去促进病人的求治动机;精神分析学派则将病人的动机看作病人问题的一部分,在治疗的开始阶段并不急于解决病人动机不足这一问题。

2. 病人自我报告的准确性　自我报告通常是建立在病人智能正常且有充分自我觉察能力的基础上,那些精神发育迟滞者、智力衰退者以及处于严重抑郁症状之中的病人,通常不能给出准确的自我报告。即便是有足够的智能和充分的自我观察能力,对于大多数人而言,提供关于自己行为的客观和理性的报告也是有困难的。另外,还有一类病人在临床访谈中故意地表现出其精神的不正常,这些病人也可能会提供不准确的信息,这种现象被称作诈病(malingering)。因此,访谈者要尽可能使用观察数据来获得更多有效的信息。

3. 病人角色缺失　角色缺失(role scarcity)　指未能正常进入病人角色,病人意识不到有病或者对疾病持否定态度,对自己疾病的严重程度过于忽视,拒绝按病人角色行事。有的人可能因为对突然患病缺乏心理准备,不相信自己会患病,满不在乎;也有的人认为疾病会影响就业、升迁、入学或婚姻等,或由于人格因素使病人处于某种现实矛盾中而不愿轻易扮演病人角色。对这类病人,访谈者应多介绍一些有关医学的知识,使其正视自身的疾病及其后果,尽快进入病人角色以获取及时的治疗。

4. 病耻感 戈夫曼(Goffman E)于1963年首先提出病耻感的概念,并用"stigma"一词来表示病耻感。一项对强迫症病人的案例研究认为,病耻感是病人心理认知的中介评价系统中一种较为固定的观念,它对强迫症的产生有关键性的作用,并且认为病人焦虑的情绪可能源于病耻感。

病人的病耻感也会反映在临床访谈中,大多数病人在接受临床访谈时或多或少都会感到焦虑,他们担心临床访谈中透露的信息会被他人知道,还有些病人会因为自己不理解临床访谈程序而感到羞耻,担心访谈者认为自己是愚蠢的,或者害怕被诊断为"精神病人"。这些病耻感可能会使病人在临床访谈中有所保留,或对临床访谈十分抵触,从而降低临床访谈的有效性,并成为心理治疗依从性的阻碍。

（二）临床治疗师因素

1. 信息简单化 由于临床访谈时接受信息的容量和复杂性,很难快速地将它们整合在一起,访谈者必须警惕将信息简单化的倾向。对于少量"引人注目"的信息,访谈者很容易过度反应,而忽视那些似乎与访谈目标无关的信息。

2. 先入为主的观念 所谓"先入为主"的观念就是访谈者习惯寻找证据来证实他们的偏见,甚至忽略与之不相符的信息。那些只注意病人消极方面的访谈者,很容易把一些细枝末节当作心理病理的证据,而那些可以注意到病人积极方面的访谈者更少宣称病人是适应不良的或者是功能受损的。

3. 晕轮效应 所谓晕轮效应(halo effect) 即"根据一般性印象判断具体特征的倾向"。在会谈中,当访谈者形成了喜欢或者不喜欢的早期印象时,晕轮效应就出现了。这样,带着喜欢的早期印象(或称正性晕轮),访谈者将难以看到消极的方面。同样,带着早期的负性晕轮,访谈者将难以看到积极的方面。简言之,晕轮效应影响了客观性,必须有意识地加以避免。

4. 刻板印象 "刻板印象"也称"定型化效应",是指个人受社会影响而对某些人或事持有固定的印象。在一个经典实验中,研究者注意到访谈者往往会根据一个人的外表作出不可靠推断的倾向。一个修饰整洁的、有吸引力的人可能会在智力方面得到较高的评价,而一个衣饰不整的、没有吸引力的个体,即使智力水平较高,也会得到较低的评价。

5. 偏见引起的偏差 访谈者很难避免自身的偏见。首先,访谈者的理论取向会影响临床访谈的进程、问题的类型,以及访谈者如何分析和解释病人的回答。其次,访谈者的人格、兴趣、价值观、文化背景等因素也会影响他们对临床访谈的实施和对数据的推论。

（三）访谈关系因素

访谈关系可以被定义为"与病人建立的和谐、共情、和善的关系"。良好的访谈关系可以为临床访谈创造和谐融洽的气氛,使得病人愿意主动积极地参与讨论,是临床访谈成功的基础。尽管访谈关系不是影响访谈效果的唯一因素,但良好的访谈关系确实能推进临床访谈的顺利进行,并最终实现临床访谈的目标。

在临床访谈中,访谈者对病人接纳、理解和尊重的态度有助于形成良好的访谈关系。尽管会谈的目的和类型有所不同,当病人把会谈看作温和的、开放的、关注的、感兴趣的,会谈就会得到病人的正性评价。相反,无论其他因素如何,如果病人把会谈看作冷淡的、防御的、不感兴趣的、疏离的、厌倦的,会谈就会得到很差的负性评价。

另外,在临床访谈中出现适当哭泣、愤怒或敌意的情绪也被认为是良好访谈关系的象征,但是访谈者需要对访谈情境加以控制,不能让情境失控或让病人变得太过于焦虑或抑郁,否则会对访谈关系造成不利的影响。

第二节　临床访谈的基本过程

临床访谈的基本过程可以划分为若干个阶段,这便于初学者在适当的时间采取适当的步骤。谢伊(Shea MD,1988)将临床访谈划分为以下五个阶段:①介绍阶段:适当称呼,表示关注;②开始阶段:初步询问,建立关系;③主体阶段:深入交流,评估问题;④结束阶段:总结问题,给予指导;⑤终止阶段:明确约定,友好告别。Shea 五分法的特点在于其通用性和非理论流派性,它适用于所有的访谈而不涉及访谈者的背景。

一、介　绍　阶　段

病人和访谈者初次接触,宣告访谈的开始。在此阶段,应让病人感受到访谈者的平和、热情,使病人放松,解除戒备心理。同时,应该向病人介绍保密原则及其局限性,如果需要录音,应在开始时就对病人说明,并征得病人的同意。

以下做法可以作为见面时的一种基本仪式:

(1)招呼,适当的称呼和握手。

(2)自然地引导病人坐下。

(3)询问病人是否需要茶水或饮料。

(4)访谈者进行自我介绍,并可进行简单的闲谈,如谈谈天气、道路或如何来此等,目的是使病人放松。另外,简单介绍一下咨询的过程,使病人对咨询有所了解。

(5)引导病人介绍他的一般情况,如年龄、工作、家庭基本状况等。

(6)按照会话程序开始会谈。

这种访谈者可以让病人放松,同时由于不需要过多思考就可以完成,也可以让访谈者有更多的时间去观察。

在介绍阶段,对所有病人尽量使用统一的标准化介绍。但是,作为一名访谈者,也不能对所有的病人都采用一成不变的应对,这可能使病人觉得疏远。因此,应采取符合人性的反应方式,注意病人的人格特质、文化背景等。

当在介绍中需要变化表达时,应该遵循以下几条准则:

第一条准则是根据通常的习惯(如病人所属人群的统一称呼)来称呼病人。例如,当接待一位中老年的男性病人,称呼他为"某某先生"就比较合适。在就座以后,如果不能确定该怎样称呼对方,应该主动询问对方喜欢如何称呼他。

第二条准则是在不确定该怎么做时,使用最不会冒犯病人的选择。例如,在握手的时候,是应该等着病人先伸出手还是站起来直接走向门口。建议先看病人是否伸出手,这样做可以避免同那些原本不想握手的病人握手。

第三条准则是访谈可以从闲谈和简单对话开始。有很多简单对话的主题是相对不敏感、不作出任何判断,又能使病人放松的。例如天气、最近的新闻、比赛的结果等。

总的来说,医生和病人的初次接触宣告了访谈的开始,进入介绍阶段。对于医生来说,事先准备好如何与病人进行第一次接触是很重要的。一些医生习惯按照某种固定的方式,这也许会让病人感到牵强、不自然。因此,在保持一贯的稳定性的同时也要注意适度的灵活性。

二、开　始　阶　段

开始阶段以访谈者就病人目前所关注的焦点提出问题作为开始标志。开始阶段大概持续 5~8 分钟。在这一过程中,访谈者主要运用基本的关注技巧和非指导性倾听来鼓励病人诉说,其主要任务就是让病人自由表达,关注病人对于问题的看法。开始访谈的问话有多种方式,通常可以通过开放式问题(如关于"什么""如何"的问题)开始,或是以比较温和的命令句(如请告诉我你这次来的原因)开始。

开始阶段始于访谈者就病人的情况提出开放式的问题。开始阶段一般包括以下几项任务:访谈者的开场白、病人对开放式问题的反应以及访谈者对病人表述能力的评估。在不需要访谈者给出太多提示的情况下,当病人已经充分地表达了他寻求专业人士帮助的原因之后,开始阶段就终止了。

在访谈的开始阶段,需要注意以下问题:

其一,对开始阶段所做的说明会直接影响到病人讲述他们所遇问题的方式,因此,一定要慎重地作出说明、引导。例如,"我能为你做什么"这样的问题事先假设病人需要帮助,而且暗示着你将以一个帮助者的身份出现。

其二,一般在开场白中应该给出明确的方向,否则有些病人会不知道该怎么回答,有的病人也许会陷入沉默,一副无助的表情,并且问道"我该讲什么呢?"或者"我不知道你想让我说什么。"

其三,当访谈进入开始阶段后,应该及时评估病人的反应,根据这种反应相应地调整自己的反应。例如,对于滔滔不绝、跑题的病人,就要把握住每个能够插入的机会。在开始阶段的结尾,应该考虑如何才能对病人的长篇大论取得控制权。对于过分好讲的病人应该使用较多的封闭式问题。

三、主 体 阶 段

主体阶段是临床访谈最重要的阶段,主要是收集信息的过程。收集什么样的信息取决于访谈的目的和在访谈中表现出的临床状况。如果访谈的目的是为了评估病人情绪、身体不适的程度和状况,以便确定适当的治疗方案,那么就应该将收集信息的重点集中在具有诊断价值的症状方面。临床心理访谈中的重要成分应该是对心理问题或障碍的评估与诊断。

在此阶段,作为一个访谈者,必须获取足够的信息来分析案例并提出建议。心理访谈则需要询问一些深入的问题,以下是临床访谈在此阶段的主要内容和问题举例。

1. 解释访谈的目的　"我将比平时多提些问题,以便知道究竟发生了什么。准确描述出你的问题有助于我们决定帮助你的具体内容。你所提供的信息会很重要。"注意病人是否明确理解了访谈的目的。

2. 确定问题的范围　"今天你想谈些什么?""你怎么描述现在困扰着你的事情?""是什么事情烦扰着你?""现在有什么特殊的原因使你去见什么人吗?""你有什么事情不顺心吗?""有什么其他的问题你还没有提到吗?"……注意病人是否说出其他的问题。

3. 发现最主要的或最迫切的问题,以便优先解决　"你来这里最主要的原因是什么?""在所有的这些担心中,什么使你最紧张或痛苦?""从你认为应解决的最重要的一个开始,最后是最不重要的那一个,将所有这些问题按级排序。""在我们讨论的所有问题中,哪个问题的解决会对其余问题产生最大影响?"注意病人是否选择了焦点问题。

4. 明确目前的问题,主要关注以下组成部分。

(1)问题的情感方面:感受、情绪、心态。"这些发生时你有何感受?""这个问题掩盖了什么样的感觉?""你与此人在一起时安全感如何?""你对你的人际关系感觉如何?"注意病人是否能明确其感受。

(2)问题的躯体方面:包括躯体感觉、生理性反应、障碍和疾病。"你身体有何变化?""问题发生时,你发现自己的身体有何不适?""这事发生时你感觉到了什么?""这事发生时,你感到身体不舒服或难受吗?"注意病人是否能明确躯体感觉。

(3)问题的行为方面:外显行为、活动(过度或不足)。"这事发生时你在做什么?""你说'没有交流'指什么?""描述一下最近几次事情发生时你在做什么?"注意病人是否明确其外显行为。

(4)问题的认知方面:包括自动的、有帮助的、没帮助的、理智合理的或非理智的想法和信念;内心独白;知觉和错觉。"当这件事发生时,你对自己说什么?""当这件事发生时,你通常想些什么?""那时你头脑中充斥着什么?""什么样的想法会使你有这种感觉?""你持有什么想法(或意向),它们对问题有什么影响?"注意病人是否明确其想法、信念。

(5)问题的关联情境:时间、地点或引发事件。"请描述一下这个问题发生时的一些情境。你在哪里? 那是什么时候?""这通常发生在什么时候?""在什么地方发生?""是一直持续还是在某段时间内发生?""同样的事有无在其他时间或地点发生?""在什么时候它不会发生? 或其他地点、其他情况下不发生?""你的文化、民族背景对这个问题有何影响?""你所处的社会对其有何影响?"注意病人是否明确事情发生的时间、地点、其他关联事件。

(6)问题的人际关系:其他人。"这个问题对你身边关系亲密的人有何明显影响?""关系亲密的人对这个问题有何影响?""还有其他人涉及这个问题吗?""此人如何影响到你的生活?""你认为你是从谁哪里学会以这种方式行动或反应的?""你现在共有几位至亲?"注意病人是否能明确人物。

5. 问题出现后的反应

(1)情感方面:"这件事之后你感觉如何?""它如何影响着这个问题?""你何时不再有这种感觉?""在问题发生之后,你有无任何特殊的感觉或反应会加强或削弱它?"

(2)躯体感觉方面:"在此发生之后你体内有何感觉?""它对问题有何影响? 在发生之后你有无任何特殊的感觉强化或削弱了问题?""你有无任何身体感觉、疾病等似乎出现在问题发生之后? 如果有,它如何影响着这个问题?"

(3)行为反应方面:"在此问题发生之后你做了什么? 你做的事情是如何使问题缓和或加重的?""在此问题发生之后你通常有何反应?""你的反应以何种方式使这个问题进行下去? 或使之削弱或停止呢?""你是否发现在此之后自己有何特殊行为方式发生?""这种方式如何使问题继续进行? 或使之停止?"

(4)认知方面:思想、信念、内心活动。"在此问题发生之后你有何想法? 这对问题有何影响?""此后你如何看待它?""在此问题发生之后你对自己说了什么?""你能找出有何特殊想法(信念、自言自语)会使这个问题好些或变糟吗?""之后你有无某种想法或想象使问题加重或削弱吗?"

(5)关联情境方面:时间、地点、其他事件。"此问题通常何时停止或消失? 变糟? 或变好?""问题结束时你在哪里?""你的文化背景和价值观是否以某种方式使问题持续存在? 或使问题消失或削弱?"

(6)人际关系方面:"你能指出在问题发生之后从其他人那里获得的任何特殊反应吗?""他们的反应如何影响着问题?""问题变糟或变好时,你是否通常与某些人在一起?""你与这人接触之后发生了什么?""你能指出有什么特别的人会使这个问题变糟吗? 或者变好、停止,还是维持原状?"

6. 确认已经尝试过的解决办法 "你以前如何处理此事或其他事情? 效果如何? 原因是什么?""你是如何试图解决这一问题的?""为了改善这种状况你做过什么?""你做了什么使问题变好了、变糟了? 或者保持原状?""别人是如何帮你的?"。注意病人是否明确自己以前的解决办法。

7. 明确病人的应对技巧、力量、对策 你有什么技巧或东西可能对这个问题有帮助吗?""描述一下当这个问题没有干扰你时的情境。""你有什么力量或资本可以帮你解决这个问题吗?""你什么时候不这样做?""什么样的想法或自言自语会使你对这个问题处理得好些?""在处理一个困境时你对自己说些什么?""描述你在处理得好的情境中所采取的方法——你的所想和你的所做。这些方法可以如何用于目前的问题中呢?""在没有其他人促使你或刺激你的情况下,你能在多大程度上为自己做些什么?"。注意病人是否明确其所具有的特质或应对技巧。

8. 明确病人对问题的描述、评价 "对这一问题你是怎样理解的?""你是如何对自己解释这一问题的?""这个问题对你意味着什么?""你怎样解释(分析)这个问题?""对于这个问题是否还有我们尚未提到的其他重要方面?""请你以一句话概括这个问题。"注意那些被病人强调或忽略的方面,注意病人是否解释了问题。

9. 明确问题行为的发生频率、持续时间和严重程度 "它一天或一周内发生几次?""这种感觉会伴随你多久?""你一天会……多少次? 一周呢?""它在多大程度上干扰你的生活? 如何干扰?""你说有时感到很焦虑,如果用 1 ~ 10 来形容其程度,你会选择哪一级? 它如何影响你生活中的其他方面?""如果这个问题一年内没有解决,会怎样?"。注意病人是否估计出问题的发生次数或程度。

根据以上信息,可以分析案例,作出临床评价并提出建议或进行治疗。

四、结束阶段

一次临床心理访谈的时间通常为 50 分钟,在访谈还剩 5 ~ 10 分钟时,应该停止提问和收集信息。访谈者应该为结束阶段留出充分的时间。

在结束时,访谈者应对病人表示安慰和支持,例如,"我很感谢你向我讲述关于你的事。""非常感谢你如此坦白,并且愿意向我讲述。""今天你真的谈到了很多事情。"

这些说法指出访谈是件困难的事情,并且肯定病人在表达自己时所作出的努力,夸奖病人的表达能力。

另外,大多数病人在第一次访谈时都很犹豫,他们对于访谈和心理治疗既期待又担心。因此,访谈者应该支持病人寻求专业帮助的决定,并说明这种决定所带来的希望。例如,"你决心来这里求助真是太好了。""我很高兴你今天能来这里。向他人寻求帮助是件困难的事,能来也是你勇敢的体现。"

在某些案例中,病人表现得过于防御,在访谈中逃避表达自己。但是,作为一个专业的访谈者,一定要注意不要对那些抵触、戒备、拒绝袒露的病人表现出愤怒和失望。这些情绪的表露只会使他们将来再次寻求专业帮助的可能性大幅度下降。

在访谈的结束阶段,由于时间越来越少,而可以谈论的感受和信息还有很多,病人和访谈者在结束中都会感到压力。访谈者要从信息收集过渡到终止阶段的准备工作中,访谈者应该对谈论的话题进行总结,向病人灌输积极的希望,约定后面的访谈。

五、终止阶段

在访谈终止阶段中,访谈者有必要采取一定的行动来终止访谈,例如陪病人走出去,友善地作出告别的手势或姿势,或者说"下次见""慢走"等。

对于初学者来说,有时要终止访谈可能会有困难,他们会允许病人继续下去。这样做对病人并无好处,甚至会使他们觉得自己是特殊的,或者占了便宜。而实际上,也许他们真正要面对、解决的问题就是他们对特殊化的过分要求。终止访谈或是治疗都是不容易的,但是当访谈者以亲切、准时、专业的态度终止时,他就将这样的信息传递给病人:"我是按照规则办事的,我相信你也能做到这一点。下周我们会进行下一次访谈。我很热情地对待你和帮助你"。

(姜长青)

第三节　临床访谈基本技巧

在访谈过程中,无论是为了获取信息,还是为了进行诊断或治疗,都需要掌握一些基本的沟通技巧。成功的访谈总是依赖于访谈者与病人有效的沟通。通过言语和非言语沟通,积极使用倾听技术,访谈者不仅可以了解病人,而且能传达对病人困难处境的关怀、温情和理解,使病人放松,吐露心声,以便进一步评估与治疗。

一、建立良好的信任与合作关系

与病人建立良好的信任与合作关系是访谈的基础。以下是一些具体的原则和方法。

1. 尊重(respect)　罗杰斯(Rogers C)非常强调尊重对心理咨询的意义,为此提出了著名的"无条件的尊重"观点。Rogers 指出,病人是想得到帮助,为了得到帮助,他们需要知道你是否能够理解他们的想法及感受,总之,他们很想了解你对他们的整体印象,在双方接纳和相互了解的基础上,病人才会透露自己的思想、情感及要求。如果病人感觉到你们之间不平等,很可能感到压力而拒绝你的帮助。尊重是建立信任与合作关系和有效助人的基础。尊重体现在以下几方面:第一,尊重意味着完整地接纳一个人。第二,尊重意味着彼此平等。第三,尊重意味着以礼待人。第四,尊重意味着信任对方。无信任也就很难有尊重。第五,尊重意味着保护隐私。

2. 温暖(warmth)　温暖是对病人充满爱心、关切,体现在访谈时热情、友好的态度和耐心、认真、不厌其烦的行为。温暖本身就具有助人功能。许多病人是带着不安、疑虑、自卑、紧张、犹豫前来的,有些人会表现出拘谨、手足无措。这时,访谈者的热情和温暖往往能有效地消除或减弱病人的不安心理,使其感到自己被接纳、被欢迎。

3. 真诚(genuieness)　一方面,真诚能让病人知道自己可以坦白表露自己的软弱、失败、过错、隐私等而无需顾忌,让病人切实感到自己被接纳、被信任、被爱护,坦然地表露自己的问题;另一方面,遇到不同意病人言行的情况,也会表明自己的意见,表达对病人的不足、缺点的反馈,但以不伤害为原则。真诚的表露并不一定完全是顺其自然的事情,要注意不宜说那些有损于与病人关系的话,例如,"你有这种人格特质,难怪大家都不喜欢你。"真诚是内心的自然流露,不是靠技巧所能获得的,真诚要建立在对人的乐观看法、对人有基本的信任、对病人充满关切和爱护的基础上。

4. 共情(empathy)　共情又称通情或通情达理,是理和情的协同运作过程。一方面,指设身处地进入病人的内心世界,自然包含有情的成分,是"通情";另一方面,则是用理性去考虑和回答病人的问题如"是什么?""为什么?"和"怎么办?"等,自然包含了"达理"。要力求做到用病人的"眼睛"去看问题,用病人的"耳朵"去听。

这种协同运作的过程通常包括了三方面的含义:一是借助于病人的诉说内容和言谈举止,深入对方内心去体验他的情感、思维;二是根据专业知识和经验,把握病人的体验与他的经历和人格间的联系,以更好地理解问题的实质;三是运用咨询技巧,把自己的关切理解传达给对方,以影响对方并取得反馈。从而能使病人感到自己被接纳、被理解,促进了病人的自我表达、自我探索,从而达到更多的自我了解和咨访双方更深入的沟通;对于那些迫切需要获得理解、关怀和情感倾诉的病人,共情具有明显的助人效果。因此,共情亦被认为是一种治疗因素。

二、倾听技巧

倾听(listening)　是通过言语和非言语的反馈,让病人知道访谈者在认真听他的叙说。访谈者应通过身体语言传达兴趣和支持,如身体略微向病人倾斜、友善的眼神接触、适当的面部表情等,对病人话语和思想作出及时的积极反应。

倾听是访谈者的基本功。成功的访谈者必须从开始到结束都是一个优秀的倾听者。倾听既是表达对病人的尊重,也是为了充分地了解情况,同时也能使对方在比较宽松和信任的氛围下诉说自己的烦恼。倾听不仅是说明情况,也是为了建立良好访谈关系,同时,还具有助人效果。

倾听并非仅仅是用耳朵听,更重要的是要用心去听,去设身处地地感受。不但要听懂病人通过言语、行为所表达出来的内容,还要听出病人在交谈中所省略的和没有表达出来的内容。例如,在中国文化背景下,性问题是许多人羞于启齿、极为敏感的问题,因此,病人常常东拉西扯,回避主题,这就需要我们能透过表面问题去听。

听的过程中要注意对方如何表达自己的问题,如何谈论自己及自己与他人的关系,以及如何对所遇问题作出反应。还要注意病人在叙述时的犹豫停顿、语调变化以及伴随言语出现的各种表情、姿势、动作等,这些都可以提供有意义的信息。

善于倾听,不仅在于听,还在于要有参与,有适当的反应。反应既可以是言语性的,也可以是非言语性的。反应的目的既可以表明认真倾听的态度,还能起到鼓励作用,同时也是为了澄清问题。最常用、最简便的反应动作是点头。但点头时应认真专注，充满兴趣，并且常配合目光的注视。最常用的言语反应则是和点头动作连在一起的“嗯”。这些言语向病人提供了这样一种信息，“我在听你说”“我对诉说的内容很感兴趣”“请继续说下去”等。某些词或句子也是常用的，例如“是的”“噢”“确实”“真有意思”“说下去”“我明白了”“你再说得详细些”等。

倾听过程中要以理解的心态去对待病人所遇到的困难，相应的感受和出现的反应，如表示理解地说“你目前遇到的问题使你很为难，我能理解”。有时病人会情绪激动地讲述自己的苦恼、自己的委屈，甚至出现如骂人、拍桌子等行为，发泄心中强烈的情绪，此时应耐心地倾听，鼓励病人释放出不良的心情。

三、参与技巧

参与技巧在建立协调信任关系、搜集资料、让病人知道访谈者关心他的情况和经历、帮助病人自我认识方面起重要作用。

参与技巧包括言语沟通方法和非言语沟通方法。言语沟通是参与技巧的重心。常使用的言语参与技巧包括封闭式提问、开放式提问、鼓励、澄清、释意、情感反应、具体化、沉默、概述等。

1. 非言语沟通方法(nonverbal communications)　包括眼神交流、姿势和面部表情。直接眼神交流，身体微微前倾，目光要自然、亲切，当对方倾诉时，多看对方一些；当自己说话时，可以离开一些。如发现对方有意避开目光接触时，盯着对方，这会加剧对方的不安。访谈者回避或移开目光常是谈及重要问题，困扰或内心冲突的提示。当非言语行为使用无效或不恰当时，可以觉察到它的影响。例如，当一个人不与你进行眼神交流，懒洋洋地躺在椅子上，眼神从你面前移开，他给你转达了一个信息，即有距离感和不感兴趣。当一个人皱着眉头，噘着嘴时，表示一种愤怒和敌对的感觉。反之，微笑、愉快、关注的表情引起合适的情感和言语交流。

2. 封闭式提问(closed questions)　常用于搜集和解释资料信息。封闭式提问常常用“是不是”“对不对”“要不要”“有没有”等词提问，而回答也是“是”“否”式的简单答案。例如，访谈者问病人“你多大年龄?”或“你是否第一次与人谈这个问题?”。这种询问常用来收集资料并加以条理化，澄清事实，获取特定信息，缩小讨论范围。或使会谈集中于某个特定问题。当病人叙述偏离了正题时可以用它适时中止其叙述。但封闭性提问的使用也需慎重，在会谈中常会发现，一连串的封闭性提问后，病人常常变得被动、迷惑、沉默，甚至开始感到不快。

3. 开放式提问(open questions)　常用于使讨论深入和推动病人的自我剖析，需要对问题进行解释、说明或叙述。常以“什么”“怎样”“为什么”“能不能”“愿不愿告诉我……”等形式发问。例如，开放式提问常问“当事情发生的时候，你感觉如何?”，“你为什么认为每次回家都会产生这种感受?”访谈中各种问法要根据当时情形合理使用，不能固着于其中一种问法。例如过多用“为什么”为始的发问，有使咨询关系疏远化的作用，以“能不能告诉我”“愿不愿谈谈”这样的形式发问是对病人谈话的一种邀请，不带强制性，一般会得到最开放的回答。

4. 鼓励(encouraging)　是借助一些短语，或复述病人谈话中的一两个关键词或语气词，或点头、注视等表情动作来完成。首要作用是继续谈话，访谈者表达对病人的接受，对所谈的东西感兴趣，并希望不要中断谈话，例如用“嗯……”“多告诉我一些”或“所以，……”等词促进讨论，鼓励继续表达想法和感受。另一个功能引导谈话方向，访谈者通过对病人所述内容的某一点、某一方面作选择性关注而引导病人的谈话朝着某一方向作进一步深入。鼓励体现着访谈者对谈话中有治疗价值信息的敏感和判断。

5. 澄清(clarification)　是对病人陈述中模糊、意思不明确的地方，或隐含而意义不清楚的表达，要求病人作出进一步的说明、解释或补充。访谈者应避免使用专业术语和一次提供过多信息或语速过快。澄清的主要目的是使双方对所表达信息的确切含义取得共识。澄清和具体化可以让病人理清自己的头绪，学会以比较清晰、确定的方式思考问题。常用的语句有“你说……的意思是……?”“你能描述一下……吗？""你是说……?"等。

6. 释义(paraphrasing)　是将病人表达的意思，经过访谈者的理解后，再反馈给病人。中文翻译又称释意，重述或内容反应。一般比较简明扼要，直接引用病人原话中的关键词，它能提供病人状态的直接感受，推动进一步访谈并能检验访谈者是否理解病人所说的内容。释义的基本功能之一是"澄清"，即在双方之间对病人谈论内容的实质取得共识；二是协助病人更好地表达自己。释义反应包括：①获取病人表达的信息，尤其要注意和分辨病人想要表达而没有表达出，或想要表达而没有表达好的信息；②提纲挈领地向病人转述病人表达中的基本信息，尽量用不同的话，用更贴近病人本意的话来表达；③观察病人的反应或线索，看病人是否感到被准确理解了。

7. 情感反应(sensibility response)　是访谈者用言语的和非言语的方式，来表达病人所谈到、所体验到的感受，即重现病人的情绪感受。情感反应的目的和作用主要有：①促进病人对自己情绪和感受的注意和探索；②增强病人被理解的感觉，促进与访谈者的交流；③有助于病人管理自己的情绪；④有助于减弱病人的负面情绪；⑤有助于病人准确表达情绪。释义反应着重于对病人言谈内容的反馈，而情感反应则着重于对病人的情绪反馈。一般来说，访谈者对病人的释义反应和情感反应是同时的。例如，"你说你的同事在背后挑拨是非"，这是一句"释义反应"；而"你似乎对他非常气愤"，是一句"情感反应"；若是"你的同事在背后挑拨是非，你为此感到非常气愤，是这样吗？"则是综合了释义反应和情感反应两种技巧。

8. 具体化(concreteness)　是针对每一位病人的实情，对访谈中出现的一般化的内容(情绪的和认知的)进行限制性定义，从而使咨询双方对所讨论的内容得到正确、清晰的了解。具体化对于访谈者的意义是很明白的，它有助于访谈者准确地理解病人。具体化对于病人会使他得以理清自己的信念、事实、感受、态度和欲望，在此基础上，很可能引起他对自己的问题产生新的领悟。具体化要求在全面衡量、把握整体的基础上，有针对性地对访谈者认为是重要的问题进行。例如，"你能举个例子吗？""我感到有点模糊，你能说得具体些吗？""你能向我描述一下当时的情形吗？""你说……是什么意思？""你能用一个词来表达你现在的感受吗？"

9. 沉默(silence)　是指给病人一定时间进行反省、整理思绪和恢复镇静，以便讲出更多内容。访谈者应该意识到，沉默不是浪费时间。有些病人可能不习惯长时间的沉默，此时访谈者只要作出短暂的沉默(5～10秒)即可，如果病人适应的话，可以延长时间(如15～30秒)。卡瓦纳(Carvaner DG)认为有三种沉默，创造性的沉默、自发性的沉默和冲突性的沉默。创造性沉默是当事人对自己刚刚说的话、刚刚发生的感受的一种内省反应。自发性沉默往往产生于不知道下面该说什么好的情况。冲突性沉默是由于害怕、愤怒或愧疚引起，也可能是内心里在进行某种抉择。

10. 概述(summarizing)　是指完整而扼要地叙述病人已谈过的事实、感受和原因，往往是一个谈话段落或一次会谈的总结。通过概述把前面讨论的病人的各种情况系统清理一遍。概述的作用之一是让病人感到在探索思想、情感以及问题原因方面取得进展；其二，对前一段会谈的内容有一个重新审视的机会，或得以补充资料，或得到反馈以确定访谈者是否正确理解病人；其三，概述往往自然地构成一次访谈的结束。在此期间应注意纠正有可能的错误解释或造成误解的地方，要确定问题的先后顺序，回顾前后是否一致，帮助病人记忆和回想重要的信息，询问问题和提出个人看法。

四、影 响 技 巧

影响技巧常用于引导病人并作出适当反应，指导和影响访谈。通常包括以下方面：解释、指导、反馈、对质、自我暴露。

1. 解释(interpretation)　运用某一种理论来描述病人的思想、情感和行为的原因、过程、实质等。解释使病人从一个新的、更全面的角度来重新面对自己的困扰、自己的周围环境以及自己，并借助于新的观念、系统化的思想来加深了解自身的行为、思想和情感，产生领悟，提高认识，促进变化。解释以访谈者所持有的理论取向为基础，也能帮助病人作出推论和决定。好的解释应该不离开病人及其当前问题,并且适合病人的理解能力和接受性。解释的七个要领是:①找出病人的基本信息。②先进行释义。③针对病人所表达的东西,说出你的理解(根据你的理论,你对动机、防御、需要、风格等的一般理解)。④语言要简明,层次要与病人所述意思较贴近。⑤以审慎、试探性的方式表达你的上述看法。例如"你看事情是否可能是……""这事照我的想法……"。⑥请病人对你的解释发表意见。⑦启发病人自己作出解释。

2. 指导(guidance)　是直截了当地指出病人做什么和说什么,或者如何做和如何说,是影响力最强的技巧之一。当访谈者试图治疗和改变病人某些行为时,指导是至关重要的,指导常用于访谈时的引导。明白地指示改变什么、学习什么,以及如何改变、如何学习。指导的内容包括提出意见,给予提示,提供反馈或再保证。可以分成两类,一般性指导和作为某一疗法的实用技术的指导。一般性的指导是访谈者针对某一问题,以基本心理学原理或个人实践经验为依据,创造性地设计出的指导。作为实用技术的指导有一定的"套路",需要结合不同流派的治疗策略或技术进行专门学习。

3. 反馈(feedback)　就是表达访谈者对病人面临的问题的种种看法。反馈的作用在于让病人了解他的问题、想法在访谈者看来是否合理、有效,达到更正确的自我省视。访谈者的反馈信息起着一种让病人从新的角度或更开阔的视野来看待自己的问题的作用。因此,反馈常伴随访谈者对自己看法的说明或解释。例如,一位考生被他没有喘息之机的复习日程弄得紧张万分,想减少一点复习时间,却又怕准备不足。访谈者告诉他:我认为你的问题,一是复习计划安排不合理,每天的任务超过了你能完成的限度;二是你由于老是认为自己没有完成任务,结果把时间浪费在担心着急上,实际用来复习的时间反而更少;三是担心着急干扰了大脑积极、灵活的活动能力,致使复习效率不高。而这几方面又互相促进,恶性发展。然后访谈者又就几方面互相促进恶性发展的道理进行解释。在这段反应中,前一半是反馈,后一半是解释。这是一段相当有作用的反应,病人立刻就能对自己的问题获得一些新认识。

4. 对质(confrontation)　是当访谈者发现病人语言与非语言行为不一致、逃避面对自己的感受和想法、语言行为前后矛盾时,指出病人矛盾和不一致的地方。可直截了当地询问或陈述以获得更真实的答案和解释,或解决明显的矛盾。对质技术是一种有很强冲击力的影响方式,它使病人不得不面对自己的矛盾之处,而这些矛盾可能是他以前没有意识到的。

对质的目的在于使病人认识到他认知与思维方法中的偏差,产生新的领悟。但是要注意,对质容易引起病人的反感。伊根(Egan G)提出表达对质的四点注意事项:①对质应该在共情的基础上进行,访谈者应该明确病人的矛盾,否则对质可能无效或有破坏性;②对质应该是尝试性的,在访谈初期尤其应该如此。这样才能使病人在开始探索自己内在矛盾的时候不会感觉到过分的压力;③以同感、真诚、关怀和尊重等来平衡对质可能造成的过度冲击;④对质应该以逐步接近的方式进行,而不是一开始就直奔主题。这些注意要点都是要减轻对质的负面影响,因此,访谈者要记住要旨,在会谈中灵活运用。

5. 自我暴露(self-disclosure)　是指访谈者有意识、有目的地表露个人的特征、经验等信息,包括情感表达和提供个人信息。自我暴露的主要功能是增进治疗关系,促发病人的自我暴露。切忌访谈者在自我表露中不自觉地拿自己之长反衬病人之短,这会损害病人的自我评价,抑制病人的表达。自我暴露技术要考虑一些重要的原则:①访谈者要意识到自己的动机;②要考虑到自我暴露的时机;③要考虑自我暴露的深度;④要考虑自我暴露的多少;⑤自我暴露的性质,是正面的个人经验还是负面的个人经验。

此外,当与不同文化背景的病人进行临床访谈时,沟通技巧的使用应考虑不同文化与习俗的影响,考虑到个体在种族、经济、政治和法律等方面所持的特殊观点,医师应因人而异地建立协调信任关系和应用各种技巧,避免沟通形式的死搬硬套。

第四节 临床访谈的应用

一、临床面对面访谈

（一）成人精神障碍病人的访谈

精神疾病被认为是一种脑功能异常的疾病,表现为感知、思维、情感、行为等多方面的障碍和精神活动的不协调。由于疾病的影响,导致病人社交能力下降,如果访谈者不了解精神病的基本知识,就很难建立有效的访谈关系,从而影响访谈质量。

急性精神病人的访谈和普通人的访谈有很多不同,他们常常不愿主动就诊,提供的信息杂乱无章,有时需要多次访谈才能澄清主要病史。因此,不能教条化遵照标准的访谈流程,医生必须全面、综合性地了解信息,有时访谈之前有必要先掌握一些重要信息。

1. 精神障碍病人就诊特点

（1）被发现有病:很多病人不知道或者不认为自己有病,常常是被人首先发现有病,家人带来就诊,不知道访谈的目的,会有防御、紧张、焦虑等表现。

（2）主动就医:这类精神障碍病人可能是为了减轻自己的精神负担,找倾诉对象。例如,偏执型精神病人寻求医院的帮助是因为在住院科可以获得安全感,减轻被害感,而不是认为自己有病。

（3）想从医生那里得到支持:如病人想让医生支持他们的观点,认同他们的妄想观念,或者有不实际的想法,如手术去除电磁波的影响,用催眠发现隐藏的真相。

（4）寻求权威:很多病人感到恐惧、困惑,不知道发生了什么,根本不相信任何人,但他们认为医生是医学专业的权威,会信任医生。

（5）强制就医:有些病人出现违法行为,被公安、司法机关送到医院,他们不认为自己有问题,回避访谈,敷衍地说"我很好",这些人通常认为访谈者是压迫他们的权威人士,访谈时会保持沉默,或作出威胁的言行。

2. 医师访谈时注意事项

（1）访谈初期的重要目标是和病人建立治疗关系,访谈流程根据病人的需要和意愿为导向,不得通过作假或欺骗获得病人的信任。

（2）对病人的自杀、自伤或伤人等危险行为保持高度敏感,不能简单认为病人只是因为没有治疗而病情恶化。

（3）全面了解病人的情况,包括既往史、既往诊断、影响疾病的因素,疾病对功能的影响、对周围人的影响、社会支持系统和亲人的关系如何,是否存在物质滥用等。

（4）掌握病人现在精神状况,了解病人关心的事情和愿望,才能取得病人的合作,才能治疗成功。

（5）了解疾病的背景因素、特征、发生、发展和预后情况,预测疾病发展、用药可能的副作用,以利于科学地作出临床决策。

（6）访谈者的决策要经得起推敲,向病人证实自己对病人所做的决策是正确的。

3. 访谈技巧 在精神疾病病人和访谈者之间目标不一致的情况下,要在有效的治疗关系基础上达成协调一致。起初访谈者可能做适当让步,允许病人有敌意存在。制订访谈计划的两个基本原则,一是访谈者指导的访谈,二是积极的协商。

与精神疾病病人访谈不需要复杂的技术,访谈流程和普通访谈相似,允许不足和困难。以下是与精神病病人访谈的一些技巧。

（1）访谈者主导访谈:在某些特殊情况下,如急诊、病人家里、公安局等场所,访谈者不能主导场面,但是要想尽办法让环境更利于病人,如果可能,要一对一访谈。如果病人感到有朋友或家人在场会安全,就让他们在场,但是不能干扰访谈。

（2）保持冷静：精神疾病病人对刺激性的环境应对能力很差，访谈者要保持基本的社交礼仪，不要故意掩盖访谈动机，否则会招致病人的警惕，增加病人的偏执情绪。让病人镇静下来的关键是访谈者自己先镇静下来，消除害怕，让病人感到安全。访谈节奏要不急不慢，口气坚定、有礼貌。

（3）保持开放：很多病人感到访谈者在控制整个访谈。访谈者应该尽可能开放，解释为什么做访谈，为什么关心这些事情。访谈者要共情性地倾听，对妄想信念既不要质疑也不要肯定。了解病人的痛苦，关注病人真正关心的事情。访谈者要在访谈中寻找共同点，以便以后协商。

（4）医患协商，寻找共同点：如果不能和病人达成治疗共识，就需要医患协商，积极努力寻找共同点。这是一个动态的过程。协商的基本原则是不欺骗、不对抗。例如，病人不接受住院，访谈者为了尽快治疗病人，谎称住院1周，当病人1周后知道他不能出院时，就不会再信任医生，对以后的医患关系造成不良影响。有时病人需要住院，如果访谈者直接向病人表达"你有偏执型精神病，需要住院"，病人可能完全不能接受；如果完全妥协，认为病人没病也是不利的。访谈者需要找到一个既诚实又不对抗的方法，例如，"你在病房会感到更安全"，这样就绕开了病人的妄想问题，建立真实可信的共同点。同时，这种说法也暗示着问题出在病人身上，为以后的治疗留下商讨的空间。

4. 访谈常见问题

（1）不作应答的病人：如果遇到缄默或木僵病人（意识清楚但不讲话或无任何反应），要找到相关知情人了解病人上述情景的经过，同时，凭借对行为的观察作判断。因为某些木僵病人可能迅速地从不活动状态转变为过于多动甚至暴力行动，所以访谈这类病人时，最好安排协助者在身边。在确定病人为缄默状态之前，应尝试不同的话题，并且还要留有充足的时间让病人回答。如果确没有反应，还可尝试病人是否愿意进行书面交流。对所有这类病人都应进行相关医学检查。

（2）过于活跃的病人：有些病人可能会过于活跃不宁，以致难以进行有效的访谈。对于这类病人，访谈者得把问题限制在某些重要方面，结论也主要依据对病人行为及其自发言语等的观察。不过如果是急诊病人，那么病人的过度活动也可能是对别人试图约束他的反应，此时访谈者沉着自信的态度常能使病人镇静下来接受进一步检查。

（二）儿童青少年访谈

以往，访谈者主要通过访谈父母或照料者来收集儿童青少年的资料，现在，越来越多的访谈者发现，从儿童青少年处能挖掘到很多有价值的信息。针对儿童青少年的访谈主要是关注他们的想法、观点，以及与家庭、非家庭成员之间的互动。

1. 儿童青少年访谈的要点

（1）寻找恰当的切入点。访谈者需要掌握不同年龄段孩子的访谈切入方式。学龄前儿童用访谈当时的场景作为切入点，如孩子正在看的节目，他们手中的玩具，T恤上的商标等；小学生可以询问他们的日常生活、学校、伙伴、课外活动、假期生活等；年龄再大些的孩子可以讨论他们对其他人的评价和感受；与青少年交流可涵盖更广泛的领域。

（2）不同年龄的儿童注意广度不同，访谈的关注点不同，要根据儿童青少年心理发展特点进行必要的调整。如我们很难和6岁的孩子做长时间的访谈。

（3）和儿童交流，不要用复杂的词汇：孩子可能对于难以理解的话题直接回答不知道，或者不感兴趣，或者理解错误、回答错误。

（4）儿童对时间概念理解比较困难，要用他们熟悉的方式询问时间。如他们很难理解6个月是什么概念，用开学的时间、生日的时候等比较容易理解。

（5）非言语信息也影响与孩子的访谈质量。研究显示，如果访谈者有耐心、面带微笑，回答问题时，孩子们很少说"不知道"。

（6）与成人相比，儿童和青少年的眼神接触比较少。

（7）孩子在不同的场景下表现不同。如青少年在饭桌上沉默不语，而在车里会滔滔不绝；儿童在画画或玩玩具时表现得更活跃。

(8)儿童谈话的方式变化比较大,访谈者常常不知道他们说的名称是位新朋友,还是电视节目,还是科幻人物。访谈者要培养倾听孩子的技能,对孩子说的话有敏感性和恰当地理解孩子所说的内容。

2. 访谈过程及技巧 与儿童青少年的访谈过程分为介绍、开始、访谈主体、结束、终止五个部分。

(1)介绍

1)准备和计划:通常儿童青少年是被照料者,如由父母、祖父母、年长的哥哥姐姐等带到精神卫生机构,不知道和谁会面,会面的目的是什么。有些儿童青少年可能不知道自己有什么问题,而有些对自己的心理状况非常清楚,知道对其他人造成的影响。

第一次访谈时间应稍长些,这样有足够的时间让孩子去表达,照料者也会感到得到充分的重视。

照料者和孩子是否同时在场需根据情况而定。访谈者和家人谈话时,如果把孩子撂到一边,就会失去孩子的信任,为将来建立关系带来很多难处。如果整个家庭在一起,孩子和照料者很快进入冲突和指责中,就不利于把控访谈场面,因此,要以最能反映儿童青少年的问题为标准,判断家人和孩子是否同时在场。目前,很多医生通常先分别与儿童青少年、家人会面,然后再坐在一起,这样能更好地制订治疗计划。

2)首次接触:首次接触时医患双方需要签订书面知情同意书和保密协议,同时作口头解释。青少年对保密非常敏感,要保证他们理解了保密的含义,让他们提出问题。访谈者如果已经先和其父母会面,孩子有权知道父母说了些什么,也让父母知道访谈后访谈者会对访谈内容做一个总结。

(2)开始:青少年访谈包括两个目的,第一,尽可能多地了解病人;第二,建立温暖、尊重的治疗关系。

1)第一印象:第一次见面和青少年建立连接是非常必要的,可以握手,友好地说"你好,你是晓明吗?"或者"很高兴见到你""你的衣服很好看"等,目的是想让他积极参与到谈话中。

很多儿童不情愿来,这时要给他们更多的选择。例如"你父母在填写一些讨厌的表格,你可以挑选几个玩具玩儿",或者"今天我向你解释三个重要问题,第一,我们访谈多长时间;第二,访谈是保密的;第三,我们的办公室为什么这么乱。你想先谈哪个问题?"

2)办公室摆设和个人着装:在办公室显眼的地方摆上孩子喜欢的超酷玩具,流行的运动卡片、漫画书、扑克牌、画板、橡皮泥、毛绒玩具等。

访谈者的衣着会影响有效治疗关系的建立,穿着过于保守、僵化,会影响访谈质量。年轻人特别是有对抗行为和行为不良的病人会拒绝与穿着保守的人交流。与年龄小的孩子在一起可能会坐到地板上、到户外,医生的着装要方便蹲起和活动。

3)愿望和目标:访谈儿童时,用以下问题探索访谈目标,如"我非常好奇你们为什么来这里,我想知道你们来这里的目的是什么? 你最年轻,你先说说。""如果你想让生活变得更好,你最想让变好的是什么?"访谈青少年时,用愿望作为评估问题方法,如"如果你有三个愿望,你希望你自己、你父母、你的学习发生改变,你的希望是什么?"。

当访谈者与孩子一起识别出至少一个目标后,转向询问父母或照料者,直接询问他们咨询的目标,了解整个治疗目的和治疗的依从性。用优势模式总结父母提出的问题,如父母说"他不负责任、粗鲁",你要说"你希望他更有责任心,举止更绅士"。

达到以上目标后再转向儿童青少年,制定访谈和治疗过程。

(3)访谈主体

1)全盘接纳:积极接受孩子和家人的观点,即使有些观点可能是非常荒谬、令人生厌的。访谈者要警惕,有时家长的观点更不合时宜。如父母会说,"我认为家长在家里必须保持绝对的权威,如果孩子犯错误必须挨打"。以全盘接受的观点,访谈者不能反驳,应说"我很高兴你能将这件事与我分享"。

2)评估家庭的突发事件和应急模式:有些家长对事件有不适宜的应对模式,如家长过度关注孩子的缺点,很少注意孩子的积极面和好的行为。如孩子出现不良行为时家长立即对孩子大吵大叫,忽视孩子好的行为。家长的这种应对方式逐渐强化了不良行为,消除了积极的行为。

3）选择适合儿童的评估和收集信息方法：许多访谈者会使用传统的、正式的评估工具（智力评估、个性测验、症状问卷等）评估和收集信息。当儿童青少年不喜欢传统的评估方式，对其持消极态度时，访谈者还可以用一些定性的或其他标准化的评估方式，如用"你的优点（或缺点）是什么"的问题，或者"投射性绘画"等技术。

4）提前设置好一些限制：访谈者要提前想好访谈时允许做什么，不允许做什么，提前制定一些基本规则，"你可以玩任何玩具，但有两点，一是不能弄坏，二是不能乱扔"。提前禁止某些行为，如不能离开房间、爬窗户、打电话、发短信、吐痰、睡觉、喊叫、抽烟等。

（4）结束

1）告知将要结束：孩子对时间的概念比较模糊，告诉孩子还有 10 分钟没有意义，应该这样说"我们还剩下几分钟，只能读一页书了（或只能讲一个小故事了），然后我就总结一下刚才说的，看你记住了没有，最后我们说一下下周计划"。

2）安慰和支持病人：访谈结束时，要再次给予青少年以支持，用一句共情的表达指出对孩子们被"拽来访谈"的理解。"我知道今天你并不想来这儿，你不愿和我谈，我也不责怪你，我们可能会找到一些方法让事情变得更好起来，完成整个访谈"。

3）总结、澄清和寻求参与：访谈结束的任务有四个方面，清楚地总结你对问题的理解；将问题和可能的治疗方式联系起来；提醒病人他的家人是否参与访谈，以什么方式参与；寻求病人积极参与的一些方式。

4）收尾：因为孩子不能安排下次访谈的细节，也不能独立完成治疗任务，因此，要再次把孩子和家长连接起来，分清哪些是孩子应做的，哪些是家长应做的。

（5）治疗终止：所有访谈结束时，儿童可能会贴上来就拥抱，可能会大哭；青少年可能会直接骂出来，可能会拒绝离开，或者说早厌烦治疗了。访谈者需要担任观察者、共情者和温和的节制者三重角色。

（三）夫妻和家庭的访谈

1. 夫妻和家庭访谈的特点　国内学者将夫妻定义为以合法婚姻为纽带结为一体的男女角色关系。家庭的形式和大小各不相同，再婚家庭的孩子经常有两个或两个以上家庭。不同文化背景对家庭的定义也有很大差异，家庭成员可能只包括兄弟姐妹和父母，也可能会包括祖父母、姑伯及其子女、舅姨及其子女等，也会包括收养子、寄养子、保姆等。有些民族会把家庭定义为所有有血缘关系的成员，有些部落的家庭会包括宗教领袖、社区成员等。

夫妻访谈通常比个体访谈用的时间短，第一，夫妻两人通常有不同的动机、期望和计划，会导致提前中断访谈；第二，夫妻很难找到双方都有空的时间来访谈；第三，在国外很多保险机构和医保不给夫妻治疗付费，从而导致了夫妻访谈次数减少（由于目前国内多家医院的医疗资质都已经通过一些国际机构认证，这一点也显得较为重要了）。

2. 访谈过程及技巧　不同理论取向访谈者的访谈开始方式有差异，访谈者要保持灵活性，应用人际交往技能，保证每个人都有机会说话，不至于访谈失控，观察和询问夫妻和家庭的交往和互动方式，处理不同意见的方式。整个访谈大致分成 5 个阶段。

（1）介绍：介绍又包括准备和计划、首次接触、初始会面和打招呼、病人的受教育背景及学术头衔等。

1）准备和计划：临床工作中，访谈者自己的价值观、信念会影响访谈工作，在和家庭工作的时候，访谈者要知道自己对正常家庭的概念，对自己的原生家庭，家庭模式和个人经历有一个全面的探索和反思。

2）首次接触：在家庭访谈时，通常首先预约者的治疗动机比较强，但也有例外，是一方逼迫另一方打电话预约。

3）初始会见和打招呼：要对夫妇有同样的态度和热情，和每个成员打招呼。想握手，就要和两个人都握手。若访谈者对其中一个表现得比较喜欢,可能会导致另一方反对你。

4)夫妻和家庭教育:介绍访谈过程和计划,签订书面知情同意书和保密协议。告诉家庭可以做什么,不可以做什么,限制家庭成员的冲突。

(2)开场:访谈内容取决于理论取向,最重要的是要询问夫妻为什么来这里,访谈目的是什么。访谈过程中要保持和家庭成员关系的平衡,同时,评估家庭互动和行为模式。观察言语和非言语的交流方式。

(3)访谈主体

1)收集病人信息:收集信息与访谈者的理论取向密切相关。行为取向的访谈者会系统地关注发生在夫妻之间的合适和不合适的行为;认知取向的访谈者关注认知在夫妻冲突的发生和形成中的作用;同时,要关注性、金钱和承诺。未解决的原生家庭的问题也可能会影响夫妻关系,但是在首次访谈时不要涉及这个话题,了解背景资料不充分,解释不充分会导致中断治疗。

2)明确家庭治疗目标:用家谱图来了解家庭动力。为了避免冲突,我们祝福家庭达成的治疗协议,提醒每一个人,为了家庭改变,不能只让一个人变,每个人都需要改变。收集目标时要包容,不能说一个人有病。

3)评估改变的意愿:要让每个人都做家庭作业,尝试新事物,尝试改变,发现看事物的新视角。除了直接问治疗目标外,还要熟练应用倾听技巧,让家庭尝试新的行动。

(4)结束:每次家庭访谈可能 1.5~2 个小时,要遵循时间约定。

结束时要进行总结。内容包括:开放性解释访谈者做的工作,提醒他们访谈后需要做的,告知接下来生活会发生什么改变,做一个小的陈述。

结束时要布置家庭作业,包括家庭交流的时间、家庭日记、各种行为表格、预约日期、推荐阅读的治疗性读物。

结束时的总结也提醒病人访谈马上结束,准备离开。

(5)中断:夫妻访谈遇到提前中断时,访谈者要给予简短的结论性评论,对夫妻一起参与访谈表示尊重,感谢他们的工作等。

(四) 其他特殊群体的访谈

1. 残疾者的访谈　访谈残疾人士时,需要充分考虑民族、宗族和文化背景,推荐直接、开放性的询问残疾问题,而不是忽视或回避病人的残疾。例如可以问"你生活中一直都用轮椅吗",或者说"你是最近才用的吗"。可以给挂拐杖的人开门,讨论残疾及其对生活的影响。如果病人访谈的问题和残疾直接相关,要首先讨论他的残疾;如果问题和残疾无关,可以在以后的访谈中讨论。

残疾会给一个人的方方面面带来影响,但是,很多访谈者不知道如何对残疾人实施康复训练,也忽视残疾对个体情绪和人际交往造成的影响。

不同文化对待残疾的看法、接受程度有很大差异。在男权社会里,男人残疾被认为没有男子气概,被社会鄙视。访谈者需要花更多的时间收集相关信息。

2. 宗教信仰者的访谈　临床心理学越来越开放地对待不同宗教信仰者,但是,很多时候具有宗教信仰的病人不愿寻求专业的心理帮助。有很深宗教信仰的人,首次就诊可能是因为家庭或个体的危机,他们去专业机构不是寻求自我探索或个人成长,而是在用信仰不能解决个体和家庭的冲突后来表达一种失望。

作为一名专业人员,接触这类病人时,第一,要探索问题背后的原因和病人关注的焦点问题。第二,要认真思考,并和病人分享你的感受,否则会影响治疗关系。第三,访谈总结时,回到你对访谈过程的感觉,不要谈论有关宗教的忠诚问题。以下做法会增进与病人的治疗关系。"我理解有很深宗教信仰的人来寻求专业心理卫生帮助是非常难的一件事,我知道一些人在心理方面非常好,但是精神生活非常糟糕。而另一些人个人信仰方面做得非常好,但是有一些情绪和心理问题。也就是说,一方面做得好并不代表另一个方面也做得非常好。如果你愿意,我们现在讨论情绪和心理问题,没有任何亵渎宗教的意思。"

二、在线访谈和其他非面对面访谈

随着互联网技术的发展,人们使用智能手机和电脑交流的时间越来越长,逐步成为人们人际交往的一个重要组成部分。在线(online)交流和非面对面(non-face to face,Non-FtF)交流正逐步取代面对面(face to face,FtF)的传统交流模式。这种新的人际交往模式也悄悄地改变着临床医师的工作模式。

如何在非面对面及在线的情况下建立治疗关系、如何进行临床评估,以及涉及的伦理学问题是临床心理工作者应该不断思考的问题。

（一）分类

在线和非面对面的方式非常多,并且随着科技的发展不断更新和发展,目前常用的 Non-FtF 访谈形式按照即时性可分为非同步远程交流和同步远程交流。

1. 非同步远程交流　包括纯文本匿名交流,如信息、帖子、书信等;纯语音匿名交流:录音、CD、博客等。可以是单向的,一个人写给其他很多读者,也可以是两人或者多人互动式的。

2. 同步远程交流　包括纯语音同步远程交流,如电话、QQ 语音、Skype 语音、微信语音等;纯文本同步远程交流,如 QQ 传输、Skype 传输、短信、微信等;视频同步远程交流,如 QQ 视频、Skype 视频等。最新的扩展形式还有 3D 虚拟现实世界,通过互联网创造 3D 虚拟世界,病人选择不同的头像、场景来进行互动交流。同步远程交流可以用于进行临床评估、咨询和治疗、危机干预等。

（二）非面对面访谈的特点

1. 与面对面访谈的基本技巧相同,积极关注、倾听、释义、参与、情感反应等基本访谈技巧在非面对面访谈中仍然有重要作用。

2. 缺少非言语信息的收集　信件、文字、信息交流缺少了眼神接触、肢体语言、语气语调等大量的非言语信息,影响访谈者对病人表达共情反应。相比之下,音视频交流可以部分弥补非言语信息的损失。

3. 网络语言和符号的应用　病人会使用网络语言、表情符号、网络动画甚至小视频表达自己的思想、体验、认知、情绪及行为等,需要访谈者了解其代表的含义。

4. "睡衣效益"　病人足不出户穿着睡衣就可以和专业人员交流。所以,非面对面交流让病人避免了很多人际接触,不用考虑烦琐的交往细节,不用到他们认为不安全的环境中,或者不用到精神病病医院去就诊,病人会感到舒适和放松,加之匿名和远程交流,病人可能会更加开放和诚实。

（三）需要关注的几个问题

1. 伦理问题　访谈者通过 QQ 传输、微信、微博、Facebook 和 Linkedin 等账户,可以和病人成为好友,有利于管理病人,增加复诊率。但是,涉及一个伦理问题,访谈者要时刻提醒自己是否和病人发生了多重关系。各种现代化的科学技术是促进交流的工具,让专业人员和病人有更多的沟通渠道,访谈者和病人之间归根到底是专业的人际关系,不管是 FtF 还是 Non-FtF,都要保持界限,避免发生多重关系。

2. 沉默　在无视频交流的情况下,突然中断是比较难处理的情景,可能是病人不能对着屏幕或电话表达自己的思想、情绪和行为,可能是病人去洗澡、泡茶、做其他事情,或者仔细考虑下一步该怎么说,也可能是生气了,或者关电脑离开了。这时医生可以发个短信或者说"我等着你,我期待你能说些什么""不要有压力"等等。

3. 时间界限　面对面交流有严格的时间界定,而在网络空间里,时间概念比较模糊,病人可以同时做很多的事情,如打电话、发邮件、发信息等。病人的文本信息可以在一天的任何时候发出,访谈者要及时给予反馈。因为在社交平台如 QQ 群、微博、微信朋友圈、贴吧等的信息或帖子,发布一个小时后就不会再引起太多的关注了。因此,专业的在线访谈者会提前约定好反馈的时间界限,以便给病人一个积极的期望,在规定的时间内提供重要的、有意义的信息。

4. 伪装 在线访谈时我们经常不知道跟我们聊天、发邮件,发信息的人是谁,是病人自己,还是他们的配偶、父母、孩子甚至是其他陌生人。因此,首次访谈时访谈者要设置一些验证性问题,以备在以后的访谈中验证病人的身份。如果病人不能正确回答验证问题,访谈者有权中止访谈。

5. 远程应急反应 自杀和伤人是非面对面访谈需要关注的重要问题。远程在线访谈时,访谈者不能直接控制和影响病人,这给在线访谈提出了很大挑战。有专业人员建议,访谈者应该收集病人的身份信息、所处位置、联系方式,以便在紧急情况下报警或实施紧急援助。同时,访谈者要告知病人自杀导致的后果,以及冲动伤人所应负的法律责任。

第五节 临床访谈需要关注的其他问题

一、多元文化视角

我国是一个有着五十多个民族和多元文化的国家,不同民族有不同的母语、信仰、习俗与价值观念,在临床访谈中必须保持多文化视角。以下为多文化视角访谈的基本要求。

1. 文化上的敏感 民族、宗教、文化、性取向等对病人的经历和行为会造成影响,在访谈中要保持敏感性。要能判断什么是个人的特性,什么是家庭习惯,什么是社会与文化上的习俗,随着不同层次的判断而做适当的处理。例如,有些民族传统中不能让异性接触自己的身体,病人可能会拒绝和访谈者握手。此时访谈者不能将这种行为当作社会交往退缩或缺乏积极地参与。

2. 文化上的知识 访谈者要对病人的文化背景有基本的了解。假如没有,就要从病人本身或其家属中获取与学习,或者向专家请教。要了解病人的个人背景、家庭情况、文化背景,对其持开放、包容态度。尊重病人的文化背景,可以加强共情,增强病人分享信息的愿望,以更精确地理解病人的问题。

3. 文化上的体会 如果访谈者不仅在认知上了解,还能从感觉上体会某种看法、态度、信仰对病人有何种知识和情绪上的意义,这样的文化同感(或共鸣)能真正地有助于了解到病人的处境与心态。

4. 文化上的指导 成功的访谈不仅在于帮助病人去顺从他们的传统文化系统,而且在于协助他们如何做动态且适当地选择以适应现代的社会环境。有些过去的观念与信仰对当前的生活不合适,是非功能性而不健康的,就应当适可而止地放弃;反过来,有些传统想法或价值观很值得保存,则应充分运用在当代的社会里。

表2-2是访谈者和自己不同文化、种族、宗教、生活经历背景的病人工作时的一些建议。

表2-2 与多文化的病人访谈时该做和不该做的

开始询问	1. 一定要询问病人提供的明显有关部落、种族和背景差异的信息
	2. 除了病人提供的信息外,不要更深入探索不同点
	3. 认识到文化适应性和文化认同是变化和发展的
	4. 同一家庭的成员或夫妇不一定有相同的文化认同,面对主流文化不一定有相同的体验
家庭	1. 要意识到即使在很多非主流文化中,家庭仍处于核心地位。家庭的概念非常宽泛和包容,对个体认同感的作用十分明确。因此,不管是主流文化还是非主流文化,都要保持对家庭问题的意识和敏感性
	2. 不要把自己对家庭的定义或者自己看到的病人文化对家庭的定义套在病人身上,对病人家庭保持开放态度
	3. 如果家庭成员提出请求,可以让他们参与部分访谈
	4. 不要严格从生物学角度定义家庭

续表

交流方式	1. 记住眼神交流、直接询问问题、讲故事、记笔记;这里也要注意其中的文化的标准(可能差异非常大)
	2. 不要装出聊天或过分熟悉的方式,要表现出尊重。即使你是这样风格也应表现出尊重
	3. 如果不清楚就要澄清
	4. 不要在澄清问题的时候表现出是病人的原因导致问题不清楚
宗教和精神问题	1. 接受病人关于痛苦来源的想法:祖先的不满,邪恶的眼睛,神的愤怒,或烦恼,前世恶行的报应。在一个人不能确定这些信念的适应性和非适应性前,必须建立强有力的信任关系,在这个框架下去治疗和成长
	2. 不要期望一开始病人就告诉你所有信仰或信念的事情,很多事情很私密,不可能轻易说出或全部说出
	3. 利用所有病人的精神或宗教信念,帮助病人讲出目前的困扰
	4. 从病人尊重的宗教人物或精神领袖引入病人的问题

二、记 笔 记

关于访谈中是否记笔记的问题,众所纷纭,有些访谈者访谈时不停地在纸上写写画画、填写各种表格、记录一些谈话内容,而有些访谈者在整个访谈中不做任何笔记,但是一般他们会在病人离开后立即记录。

记笔记常常有两方面的因素,对访谈者来讲,笔记比记忆要靠得住;从病人的角度讲,一些病人认为访谈者不记笔记,会很快忘记所说的话,他们期望访谈者做笔记。

但是,访谈时记笔记也会有不利的影响。记笔记会分心,会遗漏观察病人的重要行为,从而影响与病人的共情反应。因此,很多医生会用折中的方法,只记录访谈的重要内容,确保在记笔记过程时不打断交流、不分散注意力。经验丰富的医生会提前给病人解释,"我目前记笔记是想确定我对你讲的内容是否理解到位""我访谈时不记录是因为我不想让任何事情打断我和你的交流"。这样既增加了共情反应,又给病人知情同意权。

医生记录访谈内容时,应该告知病人,记录的目的是让医生能准确地记住所有的事情,同时应告知病人,他们需要时有权复印访谈记录。为了不引起病人的误解及对他们造成不必要的伤害,访谈记录一定要客观,且只记访谈时所讨论到的问题及访谈过程中发生的事情。要告知病人访谈记录会锁在柜子里妥善保存,其他人员不得翻阅。接收未成年病人,应事先征得其父母或监护人的同意。父母或监护人有权从访谈者那里了解有关病人治疗进展的情况,但不能接触访谈记录。

如果访谈者用单向玻璃让其他访谈者或学员观摩、学习,一定要向病人解释其目的是为了教学,或是为了确保病人得到更好的帮助。在打开记录仪器之前,必须征得病人的知情同意,否则,在病人不知情的情况下记录访谈过程会严重侵犯病人的隐私,不符合访谈的伦理。

三、录 音 录 像

除了记笔记外,访谈者有时会将访谈过程录音录像。录音录像时需要获得病人的书面知情同意,解释它们的可能用途、保存方式及销毁等一系列病人关心的问题。在每次访谈中,打开记录仪器之前,还要再征得病人的知情同意。

从专业的角度,访谈者要清楚录音录像可能会影响病人信息暴露的开放性,会潜在影响访谈效果。

四、伦 理 问 题

在访谈中,访谈者对病人应该做到真诚、热情。不论病人的民族、种族、信仰、出身、性别、年龄、社会经济地位以及性取向如何,都应该平等对待。访谈过程中涉及的伦理问题主要有以下四个方面。

1. **病人利益优先原则** 对病人负责、尊重和维护病人的最大利益是访谈行为的一个重要原则,这就是病人利益优先原则。根据这个原则,在咨询实践中遇到利益冲突时,访谈者应该把病人的利益放在优先地位。例如,遇到法律与伦理准则发生冲突的情况,访谈者在做决定时,首先要考虑怎样做才对病人最有利,即在不违反法律的前提下,让自己的行为尽量符合伦理标准。

在访谈和治疗中有时会碰上第三方出面,请求访谈者告知病人的信息,如学校、工作单位、家人或亲友等。在这种情况下,访谈者首先要弄清第三方与病人的关系,并以优先保护病人的权益为原则处理相关问题。当访谈者判断会对病人可能造成潜在损害时,应拒绝第三方的要求。

2. **知情同意** 要建立起有效的治疗关系,必须在开始时向病人告知他们的权利和选择。访谈者有责任向病人说明自己的专业资格、理论取向、工作经验、治疗过程、治疗的潜在风险、目标、技术的运用以及保密原则与收费等,以利于病人自由决定是否接受访谈和治疗。有些学者认为最好让病人签下书面知情同意书。知情同意书应包括以下信息:签知情同意的日期,访谈者与病人的姓名,病人对访谈者所解释的内容已经理解的声明,治疗的可能效果与风险,治疗技术的选择,保密问题及病人和访谈者签名等。对未成年人及精神病病人,应由病人的父母或法定监护人签名。病人有权了解访谈者的资质,对病人提出的与访谈无关,涉及访谈者私人信息的问题,访谈者可以拒绝回答。

3. **访谈者与病人的关系** 访谈者—病人关系是一种独特的人际帮助关系。通过这种关系,使病人产生改变和成长。作为这种关系的主导者,访谈者应该明确专业关系的界限,自觉维护治疗关系的纯洁性,避免与病人发生双重关系。

双重和多重关系是指访谈者与病人之间既是治疗关系,同时或相继又存在着另一种(或几种)关系,诸如上下级、师生、性伙伴关系或生意关系等。在访谈中,如何处理双重和多重关系被认为是最复杂的伦理问题。在美国,双重关系问题是病人对访谈者投诉的最常见原因。

根据避免多重关系的原则,访谈者不应该接受与自己已经存在某种关系的人作为病人。对于师生、亲戚、朋友和熟人等情况,符合伦理的做法都是避免结成治疗关系。在双重关系不可避免的情况下,访谈者一方面要保持清醒的意识,另一方面,应就这一问题与病人进行坦诚的商讨。在治疗过程中,访谈者要经常检视自己的行为,看是否超越了专业的界线。

性关系可以看成一种特殊的双重关系,在任何情况下,医师(或心理治疗师)与病人之间发生性关系都是不符合伦理的,有时甚至会导致法律诉讼。如在美国,其心理学会规定,在结束咨询关系后的两年之内,医师不得与前病人发生性关系。

除此之外,在大多数国家,向病人兜售物品、给雇员做咨询、邀请病人参加私人聚会等,也常常被公认为是违背执业规则的。

有关医患关系要点,详见第八章。

4. **保密** 访谈过程中病人要暴露大量的个人信息,病人会非常关心访谈者怎样对待和使用这些信息。因此,伦理要求访谈者必须对提供的服务保密,尊重病人的隐私,未经允许不能谈论病人的访谈细节。

在某些情况下病人的信息可以被公开,如为了心理治疗的学科发展,或是为了病人的最大利益,或是为了他人或公众的利益,或是已经得到了病人的书面许可等。在第一次访谈时要让病人知道什么时候保密,什么时候要打破保密,清楚地解释保密的局限性,例如涉及儿童虐待、自杀、伤害他人、法律问题等情况时要打破保密原则。保密原则打破前最好告知病人采取这一行动的用意。

在某些情况下,如为了本专业的科学研究、教学(包括演讲和著述)或接受督导等需要应用病人的信息时,必须确认交流是在专业情景下进行,并且应适当隐去可能用于辨别病人身份的信息,以透露的信息量最少为原则。通行的做法是隐去病人的真实姓名、住址和具体隶属机构。

五、访谈室设置

访谈室布置成什么样子,不同访谈者的访谈室设置是不相同的,从房间大小到家具摆放、装饰装修都大相径庭。访谈室给病人的印象应该是专业活动的场所,同时还要做到温馨和舒适,也就是说访谈室的布置必须同时满足专业和舒适两大基本要求。

访谈者可以根据工作需要设置不同风格的访谈室,如经典动力性访谈是病人躺在沙发上,访谈者坐在椅子上;有的访谈室是访谈者和病人面对面坐着,两个椅子的角度为90°~180°,有时访谈者和病人椅子之间放一个小桌子或茶几,或者每把椅子旁边各放一个茶几,或者两把椅子之间什么都没有。桌椅可以是办公室风格,也可以是家居风格。只要能做到完整收集访谈资料、空间私密不受打扰,能很快建立共情关系等就可以了。

在办公室的装饰方面,访谈者应避免摆放私人物品,如家庭照片、个人纪念品、纪念章等。这些物品会让访谈室看起来不够专业,同时会影响某些病人,例如,摆放访谈者孩子的照片可能会让有亲子关系问题的家庭成员感到不适,从而影响访谈过程。

六、时 间 界 限

访谈时间界限的基本原则是准时开始,按时结束。一般来说,一次访谈大约50分钟,初次访谈的时间可以长一些。另外,一些紧急情况要求访谈者对时间灵活掌握,不受时间界线的限制,如自杀评估和治疗性访谈。

如果访谈者迟到,或中途有急事不得不使访谈暂时中断时,访谈者首先应该向病人道歉,并简要解释迟到或中断的原因。用延长访谈或是其他办法来补偿病人被耽误的时间,以表达访谈者对病人的尊重。

七、访谈者仪表

访谈者的外表与穿着也是一个需要顾及的方面。一个人的外表、穿着对第一印象尤为重要。虽然第一印象很难用理性来解释,但通常会引起喜欢或不喜欢的直接情绪反应。访谈者的目标是让自己的外表给病人留下好的第一印象,以助于形成默契、信任的治疗关系。

访谈者必须意识到自己的外貌和着装会影响病人。访谈者穿着得体表现了对病人的尊重。男性访谈者扎马尾辫,女性访谈者穿迷你裙都是不合适的。访谈时切记不可穿着挑逗性的服饰。在访谈者不能确定自己的外表、穿着会有什么样的影响之前,最好穿得保守一点。

在访谈儿童青少年病人时,访谈者穿着过于保守会影响访谈效果,特别是有对立违抗行为和不良行为的青少年病人可能会拒绝访谈。与儿童在一起工作时可能会坐到地板上、到室外,访谈者的着装要以能弯腰、下蹲、行动方便为准则。

(张迎黎)

第六节　临床心理评估

一、心理评估的概念与意义

(一)心理评估的相关概念

从概念上来讲,心理评估(psychological assessment) 是指医师(评估者或评估人员)依据心理学的理论和方法,对个体的心理品质及其水平进行描述、分类、诊断与鉴别的过程。心理评估为临床目的所使用时,便称为临床心理评估(clinical psychological assessment) 或临床评估。

1. 心理评估与心理诊断　在临床工作中有时会用心理诊断(psychological diagnosis)的概念。心理评估与心理诊断既有相同点又有不同点,其共同之处在于,两者都主要采用心理学的方法与策略搜集病人的信息,同时,两者都力图去准确把握病人的内心世界,都要对有心理问题或心理障碍的人作出心理方面的判断和鉴别。因此,心理评估与心理诊断使用时常不作区别。两者的不同之处在于:首先,心理评估更倾向于从正常人的角度对病人进行分析和判断,而心理诊断则更具有医学的意味,更倾向于按照特定的模式去搜集资料,并最终对病人作出某种确定性的诊断;其次,心理评估一词更常见于医疗系统以外的工作领域,而心理诊断一般在临床部门使用。可见,心理评估的范围较心理诊断更广,而心理诊断主要侧重于心理异常与否的判断。

2. 心理评估与心理测量　心理评估有时也被看作心理测量(psychological measurement)的同义语,彼此互换使用,但严格来说两者是有区别的。首先,心理测量的重点是借助标准化的测量工具将人的心理现象或行为进行量化,搜集到的资料为量化的资料。心理评估比心理测量宽松,它还可以由会谈、观察、调查等方法搜集病人的所有相关资料,包括定性的或定量的、现在的或历史的资料。其次,心理评估强调搜集资料、整合资料并解释资料的意义,作出结论。心理测量因其具有标准化、数量化和客观化的特点在心理评估中占据重要地位,是心理评估的重要方法,然而它无法完全代替心理评估的其他方法,因为在事件中,对心理现象的描述很少只限于当时和个别的心理现象,而是要做全面系统的描述。例如心理学家做智力障碍的诊断时,除了用智力测验知道病人现在的智商外,还必须通过会谈、观察、精神状况检查以及个案史来获得智力发展史、以往和现在的适应能力,以及健康史等情况,只有依据评估所得的全部信息才能作出智力障碍的诊断。评估与测量的关系如图2-1所示。

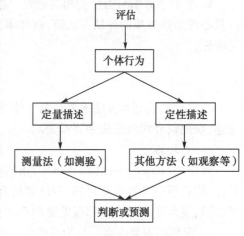

图2-1　评估与测量的关系

在临床研究实践中,常常还需要依据一定的程序和语意定义对个体行为或社会现象进行观察并赋予量化,这个过程称为评定,评定使用的工具称评定量表(rating scale)。评定量表也是一种常用的评估手段,分为自评量表和他评量表,前者由被评定对象自己观察、自己评分,后者由评估者观察评分。其中他评是以自然观察为基础,可以看作自然观察的延伸。

(二)心理评估的意义

心理评估与心理治疗是不宜分开的,也不宜过度重视一方而忽视另一方。一个成熟而有效能的评估者最好要受过一定程度的心理评估训练,包括心理评估的课程训练与临床实习。心理评估在心理治疗实务上,主要发挥以下几种作用。

1. 有助于界定了解病人的基本情况和主要问题　要进行正确的心理诊断与有效的心理治疗,医师需要收集病人的资料,包括主诉、个人发展史、医疗史、家庭史等。心理评估的实施,可以提醒医师系统地收集病人的临床资料,去了解病人的问题与相关信息。

2. 有助于排除生理与药物的因素　在实施诊断的时候,医师对病人的心理问题起因于生理与药物因素的可能性要足够敏感。医师从事心理治疗之前,首先要排除生理疾病,以及药物的影响,并且进行必要的医疗转介。

3. 有助于辨别精神病性障碍或问题　诸如自我伤害或伤害他人的行为或意图、严重脱离现实的幻听或妄想、严重的抑郁或躁狂、有酒精或药物成瘾的戒断症状、体重过轻或营养失调的厌食症,以及器质性脑损伤导致失忆、错乱或意识混乱等情况的病人,需要转介到精神卫生机构进行治疗。

4. 有助于判断是否需要将病人转介到其他治疗机构　当病人的评估结果呈现在医师面前时,医师能以此判断出病人的问题是否属于自己的治疗范围,如果评估结果表明病人的主要问题是强烈的强迫观念和强迫行为,而医师的专长是婚姻治疗和辅导,在这种情况下就不能贸然接受个案,而应该在征求病人意见的基础上将其转介到相应的治疗机构或个人。

5. 有助于制订符合病人情况的治疗计划　对于病人的心理问题有了清晰的诊断和了解，才容易制订一个适合病人情况的治疗计划。不同的心理疾病各有其不同的治疗处置。通常评估可以告诉我们可能的病程和预后，并且隐含一些治疗的方向和策略，对病人的问题越能够正确了解，也就越能够拟订出一个完整而可行的治疗计划。

6. 有助于及时了解和调控治疗过程，并检验治疗的有效性　在治疗过程及治疗结束时，医师要对病人的问题再度进行评价，以了解病人的问题是否发生了积极的变化，治疗效果是否理想等。在此基础上，医师要及时地调整疗法或技术，以保证治疗能收到最好的效果。

7. 有助于医师在临床工作上的沟通　当所有临床工作者，包括医务人员，都使用同一套心理疾病诊断系统时，将有助于临床人员之间的沟通。有效而快速的沟通有助于医疗工作的开展。

8. 有助于诊断与治疗的相关研究　临床研究常常需要针对不同的心理疾病进行患病率的调查，以及心理治疗效果的评估与比较，这些研究都需要依赖正确的评估，评估资料的提供有助于日后的相关研究。

二、心理评估的基本方法

心理评估的基本方法主要包括访谈法、观察法和测量法，其中访谈法已在临床访谈部分加以详细论述，在此仅介绍观察法和测量法。

（一）观察法

观察法（observational method）　指的是通过视觉或电子摄像设备等对他人或自身的表情、姿势、动作、语言等行为进行有目的、有计划地观察，获得相应资料，并在此基础上作出评定和判断的方法。可以说，观察法是最基本和最重要的心理评估方法之一。

1. 观察的主要内容　行为观察的主要内容因目的而异，在同心理治疗有关的评估活动中，观察法所涉及的内容往往较为具体，每个观察方案所设计的内容一般包括以下几个方面。

（1）仪表，即穿戴、举止、表情。

（2）身体外观，即胖瘦、高矮、畸形及其他特殊体型。

（3）人际沟通风格，如大方或尴尬、主动或被动、易接触或不易接触。

（4）言语方面，包括表达能力、流畅性、中肯、简洁、赘述。

（5）动作方面，如过少、适度、过度、怪异动作、刻板动作。

（6）在交往中表现出的兴趣、爱好、对人对己的态度。

（7）感知、理解和判断能力。

（8）在困难情境中的应付方式。

（9）行为产生的情境条件，包括被观察者活动的自然环境和社会背景。

特别要强调的是，观察法的一个重要特点就是收集非言语信息，对与非言语沟通有关的所有方面都应给予足够的重视。会话中有意的手势、动作、身体姿势、面部表情等，以及无意的言语模式，如音调的抑扬顿挫和语速变化等特征，都表达了与语词相同或语词以外的信息。这些信息提供了心理评估的重要线索。

2. 观察法的基本步骤

（1）确定目标行为的可操作性定义：目标行为指所要观察的行为，评估者根据目的明确目标行为，如对较常出现攻击行为的儿童，所要观察的目标行为就是攻击行为。明确目标行为的同时，必须确定目标行为的操作性定义，即要对目标行为进行精确的定义，否则不同的评估者得到的结果将存在很大的差异，观察结果也就难以解释。

（2）选择记录数据的方法：评估者不可能对所有情境下的一切行为都进行全程观察，必须采用恰当的策略，以最小的代价使行为观察得到所需的信息，同时，其代表性、敏感度及信度是最佳的。记录行为时应着重描述目标行为的发生时间、持续时间、频率及强度。行为观察记录方法很多,有间隔记录、事件记录等方式。

(3)明确获得目标行为的代表性样本:评估者首先应具备一般性社会知识,能从文化背景和社会习俗方面来观察和理解目标行为的意义,其次要有较好的专业知识,了解一些特殊行为在心理学和医学上的意义,还要有与不同年龄、性别、教育程度、职业和经历的人交往的经验。为了获得目标行为的代表性样本,还必须确定观察实施的时机与地点、间隔时间和持续时间。考虑到行为的波动性,最好每天都观察,观察的次数越多越好,连续观察 3~5 天。在每天实施观察时,每次的观察时间长度也不能太短,太短则观察结果可能不太正确,但也不宜太长,太长则评估者会疲劳。通常,直接观察时间一般为 10~30 分钟。

3. 观察法的优缺点 观察法作为心理评估的基本方法贯穿于评估的全过程,并在其中起着十分重要的作用。

(1)其优点主要有以下几个方面

1)观察法收集的资料比较全面。评估者只要善于洞察和捕捉,就有可能从观察中发现问题,找到有用的信息线索。这些可以为以后透过现象深入思考、分析其实质创造条件。

2)通过观察所得到的结果较真实,资料可靠性高,是收集原始资料的基本方法。通过观察对某些行为表现的发生、发展的具体过程进行细致的系统记录,可以使评估者获得最原始的资料。这是进一步心理诊断、治疗与治疗的基础。

3)观察法是验证心理诊断、治疗与治疗效果的重要手段。心理诊断的正确与否、心理治疗与治疗的效果如何,虽然可以通过多种方法进行验证,但科学的观察是检验诊断与治疗有效性的重要途径。

(2)和其他方法相比,观察法也有许多局限性

1)观察只能针对个体的外显行为,对于个体内隐的心理过程,例如认知评价、态度、情感等难以通过观察法进行研究,而这些内容往往是评估者非常感兴趣的。

2)个体的外显行为可能是多种因素共同作用的结果,经常带有一定的偶然性,因此观察结果不易重复。如果感兴趣的行为发生频率较低,应用观察法需要花费大量的时间和精力。

3)对于某些隐私行为的观察会非常困难而且可能是不道德的。并且,观察结果的有效性还取决于评估者的观察能力、判断能力和对信息的筛选能力。

(二)测量法

测量法(measurement method) 或称心理测验,在临床心理学领域也是一种重要的临床评估技术。无论是进行临床诊断、判定疗效,还是进行心理治疗,都必须以心理测验为基础。因此,临床医师有必要了解心理测验的基本概念和标准化心理测验的主要特征。

1. 基本概念 所谓心理测验(psychological test),就是依据心理学理论,使用一定的操作程序,通过观察人的少数有代表性的行为,对于贯穿在人的全部行为活动中的心理特点作出推论和数量化分析的一种科学手段。

(1)心理测验测量的是人的行为,严格地说,只是测量了做测验的行为,也就是一个人对测验题目的反应。在这个意义上,测验即引起某种行为的工具。

(2)心理测验在测量个别差异的时候,往往只是对少数经过慎重选择的行为样本进行观察,来间接推知病人的心理特征。

(3)为了使不同的病人所获得的分数有比较的可能性,测验的条件对所有的病人都必须是相同的。这就要求从测验编制、测验过程到评分标准等各个环节严格按照标准执行,避免病人在测验过程中因无关因素造成误差。

(4)个人在测验中所得到的原始分数并不具有什么意义,只有将它与其他人的分数或常模相比较才有意义。

2. 标准化心理测验的特征 一个规范和能被公认的测验通常是标准化测验。标准化是指测验编

制、实施、记分和测验分数解释按照一定程序或标准进行,保证对所有病人的公平,保证测量结果的客观性和准确性。因此,了解测验是否标准化十分必要。以下是标准化测验的主要特征。

(1)信度:信度(reliability)也称可靠性或稳定性,是指同一病人在不同时间内用同一测验(或用另一套相等的测验)重复测量,所得结果的一致程度。如果一个测验在大致相同的情况下,几次测量的分数也大体相同,便说明此测验的性能稳定;反之,几次测量的分数相差悬殊,便说明此测验的性能不稳,信度低。

信度受随机误差的影响。随机误差越大,信度越低。评估不同的误差可采用不同的信度的评估方法,常用的有重测信度(rest-retest reliability)、复本信度(alternate forms reliability)、分半信度(split half reliability)、同质性信度(homogeneity reliability)、评分者信度(scorer reliability)等。

一般来说,在临床上用于进行个体评估和诊断的测验信度最好能达到 0.90 以上,而 0.70 以上是用于研究、进行群体比较时通常要求的信度标准。

(2)效度:效度(validity)是指所测量的与所要测量的心理特点之间符合的程度,或者简单地说是指一个心理测验的准确性。效度是科学测量工具最重要的必备条件,一个测验若无效度,则无论其具有其他任何优点,一律无法发挥其真正的功能。因此,选用标准化测验或自行设计编制测量工具,必须鉴定其效度,没有效度资料的测验是不能选用的。

测验的效度受到随机误差和系统误差的影响。一般来说,信度高的测验并不一定都是有效的,而有效的测验必定是可信的。因此,信度是效度的必要条件。

考查效度的方法很多,每种方法侧重的问题不同,名称也随之而异。美国心理学会在 1974 年所发行的 *Standard for Educational and Psychological Testing* 一书中将效度分为三大类,即内容效度(content validity)、结构效度(construct validity)和效标效度(criterion validity)。

(3)常模:心理测验是一种测量人的心理状态的技术手段,如同一个医师量血压就可以知道其是否偏高或偏低一样,心理测验也希望达到类似的心理测量的目的。多数心理测验是把个人所得的分数与某一参照分数相比较,以判断其所得分数的高低,这个参照分数便是常模(norm)。

心理测验中某一个体测验结果的数据称为原始分数。它本身没有多大意义,必须根据常模转换成常模分数进行分析评定。大多数的测验常模用基于平均数和标准差的标准分(standard score)来描述,其中比较常用的标准分常模有 T 分数、标准九分数、标准十分数、标准二十分数和离差智商,部分心理测验也用百分等级(percentile rank)或百分位数(percentile)来描述。

心理测验的详细介绍见第三章心理评估工具。

三、心理治疗的疗效评估

评定心理治疗的有效性是一个相当艰巨的科学任务。许多医师都相信心理治疗是有效的,但是作为科学工作者,重要的是要得到心理治疗有效性的证据。在评价心理治疗的效果时会遇到许多复杂因素和不同的条件及情况。最突出的问题就是,评定的标准问题、安慰剂的作用、治疗过程相互影响所产生的复杂性及自然缓解等问题。

(一)疗效评估的指标与方法

1. 疗效评估的指标 接受心理治疗的病人是否有改善或进步,可以从几种不同的方向或层次来研讨。

(1)心理症状的改变:病人的心理症状,如感到焦虑、抑郁、紧张、恐惧等,是自觉的、不舒适的、病态的精神状态。通常可用已有的症状问卷来测量,或单靠病人主观的申诉描写。假如病人本来的主诉是严重的恐慌、惧怕或其他情绪方面的症状,可作为治疗效果的主要评价指标。但要注意的是,从心理治疗的经验来看,有些病人会毫不在乎或夸大自己的症状,或者随着治疗的进行会有起伏性的变化。

(2)社会生活的适应:包括是否能做家务,是否能上学、上班做事,有无收入,能否参加娱乐活动,或者其他社会活动,特别是本来惧怕上学的孩子肯上学了,一直难于维持工作的人现在连续工作了一段时间,都可作为病人情况改善的良好指标。当然,社会生活的成就并不一定时时都直接反映一个人的心理健康状态,有时是复杂的相关关系。

(3)人际行为的适应:病人与配偶、子女、亲友、同事、领导的人际关系,包括人际的沟通表达、适当角色的扮演、良好情感的表现等也可作为治疗效果的评价依据。在实际应用时,我们必须仔细推敲什么才是健康的人际关系,以及所维持的人际关系的本质如何,只有这样才能对治疗效果作出有意义的评价。

(4)人格方面的表现:从心理治疗这方面来说,病人的人格是否改善,是否变得较积极且成熟,能否有毅力去处理困难,能否较有技巧地适应环境等,都是治疗的重点,也是评价治疗效果的要点。由于人格不容易在短期内变化,较难作为近期治疗效果的评价指标,包括自我回答的人格问卷,或者使用投射性的心理测验,对于远期治疗效果应该说是比较客观、有效的评价指标。

(5)内在心理状态:心理治疗的特点在于改善一个人"内心里"对人对事的看法,对自己的了解,对自己内心症结的解脱等,所以治疗效果的评价依据也可以放在此层次方面的资料。只是这方面的变化多半要依靠病人的主观描述,再加上医师专业性的观察与判断,所得资料比较缺乏其客观性。假如针对这个方向来进行评价,要格外谨慎,运用妥当。

(6)生理方面的改变:病人的生理(躯体)健康方面的改变,如生化生理或免疫学指标的测定;其饮食习惯、性活动、睡眠、休闲、娱乐活动,以及生活方式等方面的改变;酒、烟、镇静药、安定剂和其他药物的使用情况也可作为病人康复的指标。

总之,病人接受心理治疗以后,是否改善了,是否有效,可以从各个不同的方向、依据与层次来评价,而且可以只做单元性的探讨,也可做多元性的评价。

2. 治疗效果的评价者　评价者的来源不同,评价动机不同,其所作出的评价结果也会有所不同。在对病人的治疗效果评价时,需要考虑的是由何人来评价,并加以综合评价。

(1)病人本身:对于病人本人来说,他对自己所患疾病的症状及其内在心理状态感受深刻,是理所当然的评价者,唯一要考虑的是病人的评价动机如何,所得结果是否可靠。

(2)治疗师:对于治疗师来说,他熟悉病人的各种情况,也明确知道治疗的进展情况,是拥有内外资料的评价者。

(3)病人周围的人:即病人的家属、亲友、老师或同事来评价,特别是病人在生活方面的适应,在人际关系方面的调整,可依靠这些社会资源来评价。

(4)第三者:即由纯粹的旁观者,如护士或其他研究者以中立角色观察治疗的经过,同时观察、测量病人对治疗的反应,对自己心理问题的了解情况,对问题适应的尝试情形等,是较为理想的评价模式。

总之,不同的人评价,评价的结果有所不同,目前均趋向于结合多方面的资源,综合进行评价,不过尚不能解决如何解释这几个来源之间缺乏一致性的问题。

3. 疗效评估的方法　在心理治疗效果的评价中,评价工具的客观性、有效性,也会影响评价的结果。在临床中使用较多的是他人评定量表及病人自评量表,如症状量表、人格测验量表、自尊评价等。另外,随着行为和认知治疗等新心理治疗技术的发展,发现病人的生理学指标也会有改变,如血压、心率、皮肤电、肌电和睡眠脑电等,因此,应用心电图、脑电图等仪器,血液生化、免疫指标及大脑神经递质等检测技术检查病人治疗前后的变化也是有价值的。

目前大多数的评价工具均是临床实践中证明较可靠、有效的,但也有一些测评工具缺乏信度和效度资料,有些测评工具虽具较高的信度,但对治疗效果改变不敏感,有时观察到改变有显著性意义,但不一定有临床意义。

4. 评价时期　心理治疗进程中,什么时候进行评价工作,也是需要考虑的。一般来说,可在如下几个阶段进行评价。

（1）治疗初期的评价，以了解病人初期的反应，主要为症状的减轻，如焦虑、抑郁、恐惧、紧张、愤怒、疼痛等心理或生理症状的缓解。

（2）治疗到中期进行评价，主要为行为改善，如对配偶态度的改变，对工作或学习逐渐感兴趣，或对老师、长辈表现尊重等在行为变化、内在心理状态或生活上的适应等情况。

（3）治疗后期的效果评价主要表现为人格上的改变，人格变得比较成熟，能够比较有效地应用合适的方法去处理和应对挫折和困难，如改变处世态度和对人生的基本看法，以及对自我的认识和了解。

（4）在治疗结束后若干时期，如3个月、1年以后作追踪调查与评价，可了解病人在人格上的变化或治疗后的适应情况。

对于治疗效果评价的时间是随评价的目的、评价内容和依据而定的，对于不同的治疗方法，评价同样内容时，评价时间也可能发生变化。在做疗效研究工作时，特别要考虑在治疗的何种阶段去作评价，就时间因素作出有意义的解释。

（二）影响治疗效果的因素

1. 医师方面的因素　心理治疗是由医师来实施的，医师的能力、个性品质、敏感性、灵活性、医师的性别及其对病人的态度对整个治疗过程、治疗的效果都有着重要影响。

首先，心理治疗中对治疗改变影响最有力的是医师的态度，尤其是医师对病人的一般态度以及在治疗互动中的习惯性反应方式。怀特霍恩（Whitehorn）等提出，有效的医师往往是将病人看成为一个"人"，而不是一个"问题"，强调采用自然的方式接近病人，建立互相信任的关系。

其次，医师的人格特质与他对病人的治疗效果相关。杜亚士（Truax）等提出具备下述三项特征的医师能取得较好的心理治疗效果：①积极地关心病人；②准确地"共情"；③共鸣。康特（Conte）等发现医师的以下特质与治疗的效果显著相关：令人愉快的、接纳人的、鼓励人的、不太沉默的，并能帮助病人进一步理解自我。斯图普（Strupp）则认为，医师在治疗中表现出较多的正性行为（如热情）和自我批评，以及较少的负性行为（如攻击），易获得较好的治疗效果。

另外，医师是心理治疗的组织者，不同流派医师的理论取向直接影响着整个心理治疗的过程，并决定了治疗所采用的技术。医师所受的专业训练和经验被整合在专业能力中，不同的医师在接受同样的专业训练后所取得的效果是完全不同的。

2. 病人方面的因素　病人的文化程度、个性特征、经济条件、对心理治疗的信任程度和期望水平等对心理治疗的效果有很大影响。

首先，病人的人格特质是预测治疗能否取得较好收效的最重要指标。在心理治疗中，有所谓YAVIS病人在治疗中较易获得收效，即具有年轻（young）、有吸引力（attractive）、善言谈（verbal）、聪慧（intelligent）和成功（successful）等特征的病人在治疗中更易收到较好的治疗效果。

其次，病人对心理治疗的愿望和期待也是心理治疗有效的因素之一。在治疗过程中必须重视病人心理上的失败动机、内心冲突、情绪焦虑、心理防御机制应用能力的下降、继发性获益和对医师产生依赖等对治疗效果的负面影响。病人对医师总体上的满意与其功能的改善和症状减轻有显著相关。相反，病人对医师不满意常常是中断治疗的原因之一。

另外，在分析性心理治疗中，往往还必须考虑病人的移情和阻抗等问题的影响。

3. 治疗关系因素　治疗关系是指在心理治疗过程中医师与病人之间的人际关系，在这种关系中双方相互接受和结盟。加斯顿（Gaston）等研究发现，在短程的分析性心理治疗中，治疗联盟显著有益于症状的减少，而在长程的治疗中则显著有益于人际关系问题的减少。对于急性精神障碍的病人，由于他们的合作性不好，使得治疗联盟难以建立。因此，急性精神障碍病人已成为心理治疗的排除指征。

（三）理想疗效研究的基本条件

心理治疗的效果需客观地加以研究，一个好的疗效研究，应包括以下各项。

1. 设立对照组 治疗小组之外,还需有一个未经治疗的小组作为对照。对照组在动机、年龄、性别、疾病严重程度以及病程长短等方面,都要与治疗组相似。

2. 随机安排 病人应随机被分配到治疗组及非治疗组。最好是两组人不知道谁正在接受治疗。用药物治疗时,这样做并不难,即让一组服真药,另一组则给安慰剂。可是这种双盲法在行为治疗和动力学治疗时,几乎无法仿效。这种情况下,最好跟那些未治疗的病人说,他们被安排在下一批,还要等几个月。

3. 客观评分 对料想到可能发生变化的行为应事先讲清楚。治疗前、治疗中及治疗后,对那些关键性的变化(如焦虑、性欲、社会能力)必须用可靠的技术评价,并由客观的观察者进行。病人和医师的报告并不一定可靠。

4. 考虑胜任能力 应由最有能力的治疗专家选用最适合的治疗方法。这样一旦治疗失败,既不可能埋怨治疗者没经验,也不会责备治疗方法不合适。

5. 进行随访 治疗开始 3~6 个月后、治疗结束时、数年之后,要对疗效进行评价,这样才能说明心理治疗的近期疗效和远期疗效。

尽管从理想的角度说应符合以上研究条件,但现实中还没有一种研究能完全符合上述理想标准,因为病人不是做实验用的动物;随机挑选的对照组不能推迟到 2 年以后再治,即使推迟几个月也难;人与人之间相比,或不正常的行为之间相比,是很困难的;同时,通过治疗而发生的确切变化也不可能完全讲清楚。然而,至今所积累的研究证据还是能说明心理治疗的有效性。

四、评估者的相关要求和管理

(一)评估者应具备的条件

好的评估者应具备两方面的主要条件,即专业知识和心理素质。

1. 专业知识 心理评估大致分为能力评估、人格评估及其他心理功能评估,心理评估者首先要具备心理学方面的专业知识。例如,要评估人格,就要对人格的性质、结构、发展以及人格与疾病的关系等有充分的了解;对记忆来说,在未了解记忆的性质、种类、机制以及记忆障碍的各种形式与疾病的关系前,既不能正确评估,也无法合理地解释评估结果。其次,心理评估者应具备心理评估和心理测量学方面的专业知识以及有关技术的专业技能,要精通多种评估手段,具有分析结果和解释结果的能力。此外,评估者也应具备心理病理学或精神病学的有关知识,能够鉴别正常与异常的心理现象。

2. 心理素质

(1)观察能力:这是观察法对评估者的基本要求,也是心理评估中其他方法的要求。观察时要善于捕捉病人的细微表情变化,除面部表情外,姿势、声调等的表情作用也不可忽视。在此需要注意的是,人类表情方式有许多共同性,但不同个体甚至同一个体在不同情境下也有差异。例如,微笑通常表示同意交谈者的意见,对谈话内容感兴趣,但有时也用微笑来表示反对或不同意。

(2)沟通能力:心理评估也是与人打交道。缺乏沟通能力或技巧则很难使对方敞开心扉,得到评估所需的资料。对人有兴趣、诚恳、善于倾听、受人欢迎方能成为好的评估者。在沟通过程中,有一个非常重要的技巧,即共情,能设身处地站在对方的角度去理解和"分享"他人的感情。这样,评估者才能以语言或其他方式表达出病人的感受,引起病人的共鸣,也只有做到这一点,才有可能使沟通步步深入。

(3)自我认识能力:心理评估有很多主观成分,因此在评估过程中应力求做到客观。在这项工作中,评估者应能客观正确地看待自己,不受人为干扰,不盲目自信,不掺杂任何个人偏见,不先入为主,不被假象与错觉所迷惑,只有这样才能搜集到真实可靠的评估资料。

(4)智能水准:理解"弦外之音"、善于利用线索,是一个评估者不可缺少的心理素质,都是智力的内容。在心理评估过程中常常要涉及与认知或智力评估有关的内容,如形成概念、理解抽象意义、利用线索和经验等,如果评估者自身智力水平有限,则很难对较高水平的病人作出准确的判断。

（二）评估者的职业道德

心理评估会涉及一些伦理学问题，如所获信息的保密、病人权利保护等，因此评估者必须有意识地恪守职业道德。中国心理卫生协会心理评估专业委员会于2000年制定的《心理评估者道德准则》，明确规定了心理评估人员应共同遵守的专业行为标准。其主要内容摘录如下。

1. 责任

（1）评估者应充分认识自己所承担的重大社会责任，必须采取严肃、认真的审慎态度。

（2）评估者有责任保持其专业最高水准，尽最大努力维护其研究、教学水平，或者保证当事人的正当权利和利益。

（3）评估者报道其研究成果时应客观、公正，对不符合预期的结果绝不隐藏和弄虚作假。

（4）评估者在研制或应用心理评估技术时，应考虑到可能带来的利益冲突，应通过正常的途径协商解决，有责任尽一切努力避免有损于心理评估工作的健康发展。

2. 能力

（1）评估者必须具备中国心理卫生协会心理评估专业委员会所认定的资格，或获得相应的资格证书，具备从事心理评估技术的必要知识和技能。

（2）评估者应真实地向所在单位或管理部门报告其训练经历和所获资格允许从事专业活动的范围，所从事的专业活动应与其能力和资格相符。

（3）评估者应知道其能力范围和技术上的限制，继续学习，不断更新心理评估知识，提高实践技能。

（4）评估者及心理评估机构经常进行业务交流，总结经验，应以诚相待，互相学习，团结协作，达到共同提高的目的。

3. 保密

（1）评估者应尊重当事人的人格和个人隐私权，有义务为在工作中获得的个人资料进行保密，只有在当事人或其合法代理人同意下才可透露这些资料。

（2）评估者在工作中发现当事人有危害自己或他人安全的情况时，应采取有效措施，防止意外事件发生。

（3）心理评估中当事人的个人资料，包括观察、访谈、测验、录音、录像等检查原始记录，应在严格保密下专门保管，一般不列入单位的公共资料中，如医院病历或单位档案等。

（4）当事人为未成年人或无自主能力时，应特别注意有关法律规定，保护他们的正当权利。

4. 其他　心理评估技术介绍一般只在专业人员范围内进行，如需在公共媒体上传播心理评估知识，则应对心理评估具体内容加以保密，以防止测验内容外泄。在介绍心理评估技术时，应客观、全面、真实，绝不任意夸大或贬低心理评估工具的效能，要避免感情用事，虚假的断言和曲解。

（三）解释心理评估资料的原则

1. 考虑病人的一般资料对评估结果的影响　病人所处地域、年龄、性别、教育年限等一般资料都对其评估结果有所影响，在解释病人测评结果时，根据其一般资料，选择合适的常模数据，才能得到可信、有效的评估结果。

2. 综合考虑病人所患疾病的病种、病程特点等因素，全面解释其评估结果　临床上很多接受评估的病人，同时患有某种甚至几种躯体疾病，或者患有某种精神疾病（如精神分裂症），所患病种可能会影响到病人目前的状态，进而影响到心理评估结果。即使是同一种疾病，但处于不同阶段，测验结果也可能有所不同。

3. 排除病人服药情况对其评估或测验结果的影响　某些药物可能会影响到病人的特定功能，如认知功能，进而影响其评估结果，故解释结果时，要排除是否存在药物的影响。

4. 排除病人因特定的评估目的而出现特定的测验结果　评估目的可在一定的程度上影响到测验结果，因此，解释人格测验等结果的第一步要排除病人有无故意"装好"或"装坏"的可能，在解释智力测验之前先排除是否存在不配合、故意装坏的可能。

5. 不能单纯依靠测验分数作出临床诊断 心理测验可以为临床诊断、相关治疗方法的选用等提供有价值的参考信息,但不能跳过访谈等评估方式而单靠一个或几个心理测验结果给出诊断。

（四）评估者的管理

随着心理评估技术在科研、教学、人才选拔、职业指导、升学指导、军事、体育、临床医学和司法鉴定等各个领域的广泛应用,心理评估领域的从业人员的培训、资格认定和职业行为的规范和管理业已引起重视。

1994 年中国心理卫生协会心理评估专业委员会出台了《心理评估质量控制规定》(试用本),2000 年 5 月又发布了《心理评估质量控制规定》(修订本)和《心理评估者道德准则》。其内容主要涉及心理评估工具的修订、编制、出版、管理及登记注册的相关规定,评估者的资质、责任、能力、义务及道德准则,以及心理评估技术的使用、结果解释和保密等问题。这对于保证心理评估技术的正确使用,发挥心理评估技术的效能,维护心理评估的信誉,以及使此技术在我国得以健康发展,起到了良好的推动作用。

此外,2001 年 7 月原国家劳动和社会保障部颁发了《心理咨询师国家职业标准》,对于专业人员的培训、资格考核等各方面均作出了明确规定,并在全国范围内推广心理评估与咨询从业人员的职业培训工作。这一举措无疑对提高我国心理评估与咨询领域的职业化水平,以及提高心理评估从业人员的素质及专业水平有极其重要的意义。

（姜长青）

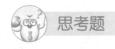 思考题

一、选择题

1. 在下列量表中,用于他评的评定量表为
   A. MMPI   B. EPQ   C. SCL-90
   D. HAMA   E. SDS

2. 依据访谈的目的分型,临床访谈并不包括
   A. 收集资料访谈   B. 心理评估访谈   C. 心理诊断访谈
   D. 心理治疗(咨询)访谈   E. 计算机辅助的临床访谈

3. 以下哪项除外,均有助于建立良好的信任与合作关系
   A. 充分尊重病人   B. 真诚   C. 共情
   D. 对质   E. 移情

4. 临床访谈中参与技巧不包括
   A. 鼓励   B. 指导   C. 澄清
   D. 情感反应   E. 共情

5. 以下有关非面对面访谈中的注意事项,说法正确的是
   A. 因为医生和病人没有直接面对面交流,所以不用考虑伦理问题
   B. 因为在线访谈的病人通常匿名,所以不用验证病人的身份
   C. 不必要对每一位病人进行自杀评估
   D. 通常非面对面访谈时,时间概念比较模糊
   E. 非面对面访谈效果较面对面访谈更佳

6. 有关成人精神病病人访谈,说法错误的是
   A. 很多精神病病人是主动就医以减轻自己的痛苦
   B. 病人会将医生看成压迫他们的权威人士,拒绝访谈

C. 主动就医的病人有时是想找到倾诉的对象或让医生支持他们的观点

D. 医生需要对病人的自杀、自伤和伤人行为保持高度敏感性

E. 医生一般需要从病人周围他人那里获得辅助治疗的信息

7. 有关儿童青少年访谈,说法错误的是

A. 医生的着装可能会影响有效治疗关系的建立

B. 因为儿童青少年为未成年人,所以只需要和监护人签订知情同意就可以了

C. 对孩子和家长的观点要全盘接纳,即使是非常荒谬或令人生厌的

D. 孩子在不同的场合会有不同的表现,要寻找恰当的收集信息的方法

E. 与孩子沟通中需要考虑到其接受能力

二、填空题

1. 临床访谈中的影响技术有_____、_____、_____、_____。

2. 非言语沟通包括_____、_____、_____。

3. 访谈的过程通常包括_____、_____、_____、_____ 5 个过程。

4. Shea(1988)将临床访谈划分为以下 5 个阶段,分别为_____、_____、_____、_____和_____。

5. 临床访谈受到很多因素的影响,其中主要包括_____、_____、_____等因素。

6. 心理评估的基本方法主要包括_____、_____和_____。

三、名词解释

1. 临床访谈

2. 心理评估

3. 心理测验

四、问答题

1. 临床访谈的基本技巧有哪些?

2. 成人精神障碍病人访谈的注意事项有哪些?

3. 多文化视角访谈的基本要求是什么?

第三章

心理评估工具

如果你接待了一位病人,你将考虑他的情况属于哪种临床现象?可能的诊断是什么?是否需要借助心理评估工具?需要做哪些心理测验?如何选用合适的量表?除此之外,你还要考虑测量过程、结果的意义及其与临床诊断的关系,等等。本章将介绍心理评估中测量涉及的工具、心理测验及其使用方法,主要包括临床心理学实践中最常用的智力测验、人格测验、神经心理测验,以及其他常见的心理测验。

第一节 基本概念

心理测验是心理评估的主要方法之一,如第二章所述,该方法通过使用标准化测验或量表(scale, inventory or questionnaire),在标准情境下对人的外显行为进行观察,并将结果按数量或类别加以描述。

一、心理测验的本质

由于人的心理活动的复杂性和隐蔽性,当前的心理测验远不能达到一般物理测量的精确程度,所用的心理测验具有以下特征。

1. 间接性 心理测验的对象是人的心理特性,只能通过测量外显行为进行推测,又不可能在一个心理测验中,把所有与该心理特性相关的行为全部测量到,而只能选择其中一部分行为进行测量,以这部分被测量的行为作为代表(行为样组),来推测与其关联的心理特征。因此,对人的心理测验是间接的测量,是对行为样组的测量。即通过测量外显行为去推论内在的特质(trait)。

2. 相对性 心理特质的测量没有绝对的零点,心理测验因此只能是一种相对的比较,即与常模比较。现有的心理测验只是一个连续的行为序列,是看每个人处在这个序列的什么相对的位置上,其客观性也是相对的。例如,测验项目的行为取样易受测验编制者的主观影响,他评量表易受知情人和评定者主观性的影响,自评量表也易受被试期待效应的影响等。

近年来,试图更加具体反映心理测量的理论有了更新,如项目反应理论(item response theory)。这是一种现代心理测验理论,用于指导项目筛选和测验编制。该理论包含一系列用来分析考试成绩或者问卷调查数据的数学模型,这些模型的目标是确定潜在心理特征(latent trait) 是否可以通过测试题被反映出来,以及测试题和被测试者之间的互动关系。目前项目反应理论被广泛运用于指导常模参照测验编制、目标参照测验编制、大型高质量题库建设、计算机化自适应测验编制、理想点测验编制、动态测验编制及质量分析测验。

二、心理测验的优点

心理测验必然具有理论或应用上的某种优点,才能发展到现在的程度。每种测验都有其特殊优点,这里只介绍心理测验的共同优点。

1. 数量化　数量化是当代科学发展的主要特征。心理测验最大的优点在于它用数量形式(商数、标准分、等级或划界分等)表示心理特质与异常心理的程度。观察结果的数量化使同类研究或临床结果具有可比性,也便于科学的统计分析。

2. 客观化　心理测验具有内容固定、界定明确、实施和记分方法一致等特性,可以在一定程度上保证测验刺激和反应量化的客观性,对不同的人在不同时间或不同场合等情况下,使收集资料比较客观,较少受被试或临床医师主观性和经验的影响。

3. 规范化　量表对心理特质或心理症状的定界可能不完全正确,但很明确。这样,不同理论取向的人要使用某项测验,会遵循它的定界,从而有助于科学结果的重复。

4. 细致化　量表的条目(item)　取样具有代表性,项目覆盖特定心理特质的主要内容,用它来收集资料不会遗漏重要内容。另外量表的等级划分明确和细致,能反映心理特质、症状或疗效的程度。

三、心理测验的分类

现有的心理测验很多,仅以英语发表的测验多达 5000 种。每种测验均有它的功能和用途。常用的测验可按其功能分成几大类。

1. 一般能力测验　这类测验测量人的一般能力倾向,是从事各种活动都必需的能力,如智力测验(intelligence test)、成就测验(achievement test)、性向测验(aptitude test)等。

2. 特殊能力测验　这类测验测量从事某些活动所需要的特殊能力,主要用于升学和就业指导、特殊人才的选拔,如音乐能力、绘画能力、机械技能、文书才能等。

3. 人格测验　这类测验测量包括诸如性格、气质、个性、兴趣、态度、品德、动机、信念等心理品质内涵,一般有两种测量方法,问卷法和投射法。常见的问卷测验有 Minnesota 多项人格问卷、Eysenck 大三人格问卷、Cattell 16 项人格因素问卷,以及近年来更受重视的大五人格问卷等。

4. 神经心理测验　这类测验测量个体的神经心理功能,上述能力测验和人格测验常用作神经心理测验,记忆测验是最常用的神经心理测验,专门的神经心理测验有 Halstead-Reitan 神经心理成套测验、Luria-Nebraska 神经心理成套测验。

5. 临床症状评定量表　这类量表主要评定神经和心理方面的症状,在精神科及神经科等中最常用,病人自评量表如 Zung 氏焦虑自评量表及抑郁自评量表、症状自评量表等,他人评定量表如社会适应量表、Hamilton 焦虑量表、Hamilton 抑郁量表、简易痴呆评定量表等。

心理测验还可以根据其他特性进行分类。如按测验材料的性质可分为语言测验、操作测验(非语言测验)和混合性测验(既有语言测验也有操作测验);按测验的方法分为问卷法、作业法和投射法;按测验材料的严谨程度分为客观测验和投射测验;按测验的方式分为个别测验和团体测验,等等。

第二节　智力测验

智力测验是心理测验领域产生最早且影响最为广泛的工具。在教育、临床医学、司法鉴定、人事管理等诸多领域中,都往往需要对智力进行评估。所谓智力测验,是指采用标准化的测验量表对人的智力水平进行科学测量的过程,以反映个体智力水平的高低。目前,各种智力测验多达数百种,可分为团体测验和个体测验、诊断测验与筛查测验等。本节介绍几种最著名的个体测验。

一、智力、智商及智力水平的分级

（一）智力的概念

智力测验虽然发展了近百年，但对什么是智力，至今仍没有一个为大家都接受的统一定义。Binet 和 Simon（1905）认为，智力就是作出明确的决定并使之最终能够实现和进行自我反省的能力。1916 年他们再次将智力定义为：判断，或称之为正确的、切合实际的感知，主动地适应环境的能力。斯皮尔曼（Spearman C，1923）认为，智力能摒除特殊的现象，演绎出事物内在的关系和规律。它包括归纳推理和演绎推理，前者指当任何两个或多个特征出现时，能迅速地找出它们之间的关系；后者指任何规律与另一种与之有关的现象同时出现时，能很快地找出那个与其相关的规律。斯托达德（Stoddard GD，1943）将智力定义为，人们能从事那种困难的、复杂的、抽象的、经济的、有目的的、有社会价值的、能应付意外的活动能力，以及能够集中注意、不受情绪影响地使这种活动进行下去的能力。韦克斯勒（Wechsler D，1958）则认为智力是个体有目的地行动、合理地思维和有效地与环境交往的整体能力。斯腾伯格（Sternberg RJ，1986）认为，智力是人们有目的地适应、塑造和选择其现实生活环境的心理活动。

随着智力概念的演变，智力的一些共同特质逐渐被学者所认可。斯奈德曼（Snyderman M）和罗思曼（Rothman S）（1987）的研究表明，1200 多名心理学家对抽象思维或推理能力、获得知识的能力和解决问题的能力这三个特征认同的一致性极高（99.2% ~ 96.0%）；对另外七种特征的认同也达到中等一致性，分别是记忆（80.5%）、适应环境的能力（77.2%）、精神运动速度（71.7%）、语言能力（71.0%）、数学能力（69.7%）、一般知识（62.4%）和创造性（59.6%）；而很少的学者（25% 以下）认为成就动机、目的指向性和感觉敏锐这三种特征是智力的主要成分。

与智力的定义一样，一些学者提出许多了不同的智力理论并构建了不同的智力结构。如英国心理学家 Spearman（1904）的智力二因素论，美国心理学家瑟斯通（Thurstone LL，1938）智力群因素论，美国心理学家吉尔福德（Guilford JP，1959）的智力三维结构模型，卡特尔（Cattell R，1963）的流体智力与晶体智力理论，等等。这些理论对智力测量工具的编制都产生了很大的影响。

每一种智力测验都反映了不同的智力定义和理论模型，任何智力测验只能是从一个侧面反映智力水平的高低。因此，在研究和应用中应该根据目的、要求和条件选择合适的量表。

（二）智力的单位

衡量智力水平高低的量化单位主要是智商（intelligence quotient，IQ）。计算智商的公式有比率智商和离差智商两种。

1. 比率智商（ratio IQ）　Binet 和 Simon（1905）编制的智力量表用心理年龄（mental age，MA）和生理年龄（chronological age，CA）来衡量个体的智力水平。心理年龄又称为智龄，是指智力达到的年龄水平。但是不同年龄组间智力水平比较有困难。斯特恩（Stern W，1912）首次提出以智商来评价个体的智力水平，具体计算方法为心理年龄/生理年龄×100，称为比率智商。例如，某儿童智力测验时的 CA 为 10 岁，他的智力测验成绩达到了 12 岁儿童的平均水平（MA 为 12），由比率智商公式计算出该儿童的 IQ 为 120。另一个 10 岁儿童在智力测验的成绩为 8 岁儿童的平均水平（MA 为 8），则 IQ 为 80。

比率智商虽然解决了不同年龄间智力水平的比较问题，由于人的心理年龄不能与生理年龄永远同步增长，比率智商不适合成年以后的比较。

2. 离差智商（deviation IQ）　为了改进比率智商的缺陷，Wechsler（1945）提出离差智商来表达个体智力水平的高低，即将个人分数与同年龄组平均分数比较得出的相对分数。其基本假设是人群的智力呈正态分布，并假定人群平均智力水平为 100，标准差为 15（在第 4 版 Stanford-Binet 智力量表中为 16），具体计算方法为 $IQ = 100 + (X - \bar{x})/S \times 15$。$\bar{x}$ 为该年龄阶段样本在智力测验的平均成绩，X 为某病人在智力测验的成绩，S 为样本成绩的标准差。在该公式中 $(X - \bar{x})/S$ 是标准分（Z）公式，该公式中,如果 X 等于 $\bar{x}$,则标准分(Z)为零。为了不使 IQ 为 0,当病人的智力测验成绩与其所在年龄组样本的平均成绩恰好相等,规定该病人的 IQ 为 100。即 $X = \bar{x}$ 时,其 IQ 为 100。同时规定每个标准差为 15,如果 IQ 为 115,则病人 IQ 高于平均智力水平一个标准差;如 IQ 为 85,则表示低于平均智力水平一个标准差。

离差智商计算方法克服了比率智商计算方法受年龄限制的缺点,成为目前通用的 IQ 计算方法。后来的 Stanford-Binet 量表等也采用了离差智商。

智力单位除了智商外,还有发育商和百分位等级等。

（三）智力水平的分级

智力可以按一定标准来分出等级。目前主要采用 IQ 分级方法,这也是国际常用的分级方法。智商与智力等级的关系见表 3-1。

表 3-1　智力水平的等级划分

智力等级名称	Wechsler 量表 (SD = 15)	Stanford-Binet 量表（第 4 版） (SD = 16)
极优秀	130 以上	132 以上
优秀	120 ~ 129	123 ~ 131
中上	110 ~ 119	111 ~ 122
平常	90 ~ 109	90 ~ 110
中下	80 ~ 89	79 ~ 89
边界(临界)	70 ~ 79	68 ~ 78
智力缺陷	69 以下	67 以下
轻度智力低下	55 ~ 69	52 ~ 67
中度智力低下	40 ~ 54	36 ~ 51
重度智力低下	25 ~ 39	20 ~ 35
极重度智力低下	< 25	< 20

二、常用智力测验和发展量表

评估智力水平多采用智力测验和发展量表(development scale)等心理测验手段。0 ~ 3 岁多采用发展量表测查智力水平,4 岁以后多采用智力测验和适应行为量表(adaptive behavior scale)来测查智力功能。这是因为 4 岁以前婴幼儿智力的发展与生理发展分化不完全,测验方法难以清晰地区分;另有研究表明,只有 3 岁以上被试者的 IQ 与成年后的 IQ 有较高相关性。

（一）Stanford-Binet 智力量表

1905 年法国心理学家比奈和咨询师西蒙编制的 Binet 量表,是世界上第一个智力量表。1916 年美国斯坦福大学的特曼(Terman LM)教授根据 Binet 量表提出比率智商的概念,并增加三分之一的条目,此修订本称为 Stanford-Binet 量表。该量表以后又经过了多次修订。1986 年出版的 Stanford-Binet 量表第 4 版由桑代克(Thorndike RL)、黑根(Hagan EP)和萨特勒(Sattler JM)等修订,从智力模型、实施测验、记分与结果解释都作了很大改变,产生了很大的影响。该量表有以下两个特色:①以一个三层次的认知能力结构模型作为编制量表的框架。最高层是一般智力 G 因子,第二层次采用改良过的卡特尔的流体智力与晶体智力,第三层次为短时记忆能力。②第一次使用分测验的形式。十五个分测验是对语言推理、数量推理、抽象/视觉推理和短时记忆四个认知区域的评估(表 3-2)。

表 3-2　Stanford-Binet 量表(第 4 版)内容

能区与分测验	适用年龄(岁)	主要功能
言语推理能区		
词汇测验	2 ~ 23	测量词汇量,言语发展水平
领悟测验	2 ~ 23	实用知识,评价和应用既往经验能力,社会成熟性
找错测验	2 ~ 14	测量视觉观察、注意和社会理解能力
词分类测验	12 ~ 23	言语抽象概括能力
抽象视觉推理能区		
模型分析	2 ~ 23	测量空间逻辑推理和抽象概括能力
复制图形	2 ~ 13	测量视觉运动能力和眼-手协调性
矩阵推理	7 ~ 23	测量感知觉推理能力
纸的折剪	12 ~ 23	测量视觉空间感知、综合能力
数量推理能区		
数量分析	2 ~ 23	测量数概念和心算能力
数字系列	7 ~ 23	测量数理推理和注意力
等式建立	12 ~ 23	测量数理推理、数字操作和计算能力
短时记忆能区		
串珠记忆	2 ~ 23	测量短时视觉记忆
句子记忆	2 ~ 23	测量短时听觉记忆、回忆和注意力
数字记忆	7 ~ 23	测量短时听觉记忆和心理转换能力
物体记忆	7 ~ 23	测量短时视觉记忆、回忆和注意力

　　Stanford-Binet 量表第 5 版已于 2003 年由罗伊德(Roid GH)修订完成。第 5 版可适用于 2 ~ 85 岁以上的人群,测验涵盖了流体推理(fluid reasoning)、常识(knowledge)、数量推理(quantitative reasoning)、视觉空间加工(visual-spatial processing)、工作记忆(working memory)　五个方面的认知能力评估。此外,第 5 版量表的平均分及标准差均与 Wechsler 量表一致($\bar{x} = 100, S = 15$)。

　　1924 年我国心理学家陆志伟主持修订了适于中国的 Stanford-Binet 智力量表,1936 年他又和吴天敏合作发表了第 2 次修订本。1978 年吴天敏主持修订了第 3 版,并采用了离差智商方式表示智力,1982 年最终完成了其全部修订(表 3-3)。此测验适用年龄为 2 ~ 18 岁,共 51 个题目,由易到难排列,每个年龄段有 3 道题,施测时间为 1 ~ 2 个小时。

　　中国的 Stanford-Binet 智力量表必须个别试测,并且要求主试受过专门训练,对量表相当熟悉且有一定经验,能够严格按照测验手册中的指导语进行施测。测试步骤如下:①测验开始之前,主试让被试者或替被试者填明记录纸上的简历,并签上自己的姓名。②施测时,先根据被试者的年龄从测验指导书的附表中查到开始的试题,如 2 ~ 5 岁儿童从第一题开始作答,6 ~ 7 岁儿童从第 7 题开始作答,等等,然后按指导书的实施方法进行测验。③对照记录纸,逐题熟读指导语,要求能在指导被试做每个试题时,自然而准确地说出。④被试者连续有 5 个题不通过时,停止测验。

表 3-3　中国 Stanford-Binet 智力测验内容

具体内容		
1. 比圆形	18. 找寻数目	35. 方形分析(二)
2. 说出物名	19. 找寻图样	36. 记故事
3. 比长短线	20. 对比	37. 说出共同点
4. 拼长方形	21. 造词句	38. 语句重组(一)
5. 辨别图形	22. 正确答案	39. 倒背数目
6. 数纽扣十三个	23. 对答问句	40. 说反义词
7. 问手指数	24. 描画图样	41. 拼字
8. 问上午和下午	25. 剪纸	42. 评判语句
9. 简单迷津	26. 指出谬误	43. 数立方体
10. 解说图物	27. 数学巧术	44. 几何形分析
11. 找寻失物	28. 方形分析(一)	45. 说明含义
12. 倒数二十至一	29. 心算(三)	46. 填数
13. 心算(一)	30. 迷津	47. 语句重组(二)
14. 说反义词	31. 时间计算	48. 核正错数
15. 推断结果	32. 填字	49. 解释成语
16. 指出缺点	33. 盒子计算	50. 明确对比关系
17. 心算(二)	34. 对比关系	51. 区别词义

　　计分方法是按正确通过试题的题数计分,最后在附表中根据受试者的实际年龄即可查到相应的智商。为了节省时间,吴天敏在此量表的基础上还制订了一份《中国比奈测验简编》,由 8 个项目组成,一般只需 20 分钟即可测定,可用于对儿童智商的粗略估计。

　　(二) Wechsler 智力量表

　　Wechsler 智力量表是由美国纽约 Bellevue 精神病院心理学家 Wechsler 于 1939—1988 年分别编制的智力量表系列,是国际上公认的及应用最为广泛的智力测验工具。该量表具有多种分测验的新式组合性测验,评分则采用点量表(point scale)式的积点计分法,测验结果以离差智商(deviation intelligence quotient)及分测验的量表分数表示。

　　这一测验在 1955 年进行了第 1 次修订并改名为 Wechsler 成人智力量表(Wechsler Adult Intelligence Scale,WAIS),1997 年出版了此成人量表的第 3 版(WAIS-R,version Ⅲ)。1949 年 Wechsler 编制了适用于学龄阶段的儿童和青少年(6～16 岁)的测验,称为 Wechsler 儿童智力量表(Wechsler intelligence scale for children,WISC),2003 年修订出版了第 4 版(WISC-R,version Ⅳ)。该版本提供了言语理解(verbal comprehension)、知觉推理(perceptual reasoning)、工作记忆(working memory)和加工速度(processing speed)四大分量表的索引得分以及一个全量表得分。这种更加细化的分类使得这一测验的结果有助于更精确地做临床诊断。1963 年 Wechsler 又编制了学龄前儿童和学龄初期儿童智力量表(Wechsler preschool and primary scale of intelligence,WPPSI),1967 年又对其进行了修订。目前的这三套智力量表相互衔接,可测量从 4 岁到任何年龄的人,是其他智力量表力不能及的(表 3-4)。

表 3-4　三套 Wechsler 智力量表项目的比较

	WAIS-R （适用于 16 岁以上成人）	WISC-R （适用于 6~16 岁儿童）	WPPSI （适用于 4~6 岁幼儿）
言语量表	知识	常识	常识
	领悟	类同	词汇
	算术	算术	算术
	相似性	词汇	类同
	数字广度	理解	理解
	词汇	背数	填句
操作量表	数字符号	填图	物体拼凑
	填图	排列	图画补缺
	木块图	积木	迷津
	图片排列	拼图	几何图形
	图形拼凑	译码	积木图案
		迷津	动物房子

由表 3-4 可知，WISC-R 及 WPPSI 的结构与 WAIS-R 相当，但言语量表和操作量表所含的分测验数目和内容各有不同。在此仅简单介绍 WAIS-R 的各分测验功能。

1. WAIS 的言语量表各分测验及其主要功能

（1）知识（information）：由一些常识问题所组成。测量知识及兴趣范围、长时记忆等能力。

（2）领悟（comprehension）：由一些社会价值、社会习俗和法规理由等问题所组成。测量社会适应和道德判断能力。

（3）算术（arithmetic）：由一些心算题组成。测量数的概念、数的操作能力、注意力集中能力以及解决问题的能力。

（4）相似性（similarities）：找出两物（名词）的共同性。测量抽象和概括能力。

（5）数字广度（digit span）：分顺背和倒背两式。即听到一读数后立即照样背出来（顺背）和听到读数后，按原来数字顺序的相反顺序背出来（倒背）。测量短时记忆和注意力。

（6）词汇（vocabulary）：给一些词下定义。测量词语的理解和表达能力。

2. WAIS 的操作量表各分测验及其主要功能

（1）数字符号（coding-digit symbol）：9 个数字，每个数字下面有一个规定的符号。要求按此规定在数字下面填上所缺的符号。测量手-眼协调、注意力集中和操作速度。

（2）填图（picture completion）：一系列图片，每图缺一个不可少的部件，要求说明所缺部件名称和指出所缺部位。测量视觉辨别力、对构成物体要素的认识能力以及扫视后迅速抓住缺点的能力。

（3）木块图（block design）：用红白两色的立方体复制图案。测量空间知觉、视觉分析综合能力。

（4）图片排列（picture arrangement）：把无秩序的图片调整成有意义的系列。测量逻辑联想、部分与整体的关系以及思维灵活性等能力。

（5）图形拼凑（object assembly）：将一物的碎片复原。测量想象力、抓住线索的能力以及"手-眼"协调能力。

完成全部项目测试后，分别查相应的换算表，可得到各分测验量表分及三个智商。分测验量表分反映各所代表的心理功能情况，而全量表智商（full scale IQ）可代表病人的总智力水平，言语智商（verbal IQ）代表言语智力水平，操作智商（performance IQ）代表操作智力水平。根据因素分析发现不同的分测验负荷三种主要智力因素,即言语理解因素(A 因素)、知觉组织因素(B 因素)和记忆/注意因素(C 因素)。言语量表大多负荷 A 因素,操作量表大多负荷 B 因素,算术、数字广度和数字符号分测验负荷 C 因素。对病人做智力诊断时,不仅根据三种智商的水平,而且还要比较言语智商与操作智商的关系,以及分析各分测验量表分剖析图等作出判断和评价。

Wechsler 三个量表在中国都有相应的修订本,主要修订者是龚耀先教授和林传鼎教授等,当然,不是最新版本的修订本。

1. Wechsler 成人智力量表　1995 年上海赵介诚教授以 WAIS-R 为蓝本,编制了一套中国成人智力量表,使用范围较小。目前国内使用最多的 WISC-R 的两个修订本:一是林传鼎等(1986)修订本,简称 WISC-CR;另一个是龚耀先等(1991/1993)修订本,简称 WAIS-RC。

2. Wechsler 儿童智力量表　此量表在中国也有两个修订本。一是林传鼎等修订的 WISC-CR。该量表共有 12 个分测验,分言语和操作两个部分,其中言语量表含 6 个分测验,操作量表含 6 个分测验。二是龚耀先等修订的 C-WISC。该量表分测验形式和条目内容有较大的改变,共有 11 个分测验,分言语和操作两个部分。最近,韦氏儿童智力量表第四版中文版由张厚粲主持修订(2007),并制定出中国最新标准常模。

3. Wechsler 幼儿智力量表　1986 年林传鼎和龚耀先分别对此量表进行修订,称为 WISC-CR 和 C-WYCSI。后者分为城市版和农村版。

(三) Gesell 发展量表

美国耶鲁大学格赛尔(Gesell A)等(1940)编制了 Gesell 发展量表(Gesell Development Scale),以后分别于 1947 年和 1974 年进行了修订,测试对象的年龄范围为从出生至 5 岁。此量表是国际上公认优秀的小儿智力量表。

Gesell 是婴幼儿智力测验的创始人。他根据对小儿 10 年的系统研究,认为婴幼儿的行为发展是一个有次序的过程,反映了神经系统的不断成长和功能的不断分化,因而可以把每个成熟阶段的行为模式作为智能诊断的依据。他将小儿在动作、顺序、言语和社会应答四个方面的表现与正常儿童的顺序对照,便得到在每一方面的成熟年龄(即发展年龄),并可求得每一方面的发育商:发育商(developmental quotient) = 发展年龄/实际年龄 × 100。

由于 DQ 提供了发育速率的指标,因此对临床诊断有相当大的价值。Gesell 发展量表中只有少数项目是真正的测验,多数是通过直接观察儿童对标准化玩具或其他刺激物的反应来收集资料,并把母亲提供的信息作为补充。主要诊断四个方面的能力:动作能力、应物能力、言语能力和应人能力。动作能力分为粗动作和细动作。粗动作如姿态的反应、头的平衡、坐立、爬走等能力;细动作如手指抓握能力,这些动作能构成了对婴幼儿成熟程度估计的起点。应物能力是对外界刺激物分析和综合的能力,是运用过去经验解决新问题的能力,如对物体和环境的精细感觉。应物能力是后期智力的前驱,是智慧潜力的主要基础。言语能反映婴幼儿听、理解和表达言语的能力,其发展也具备一定的过程。应人能力是婴幼儿对现实社会文化的个人反应,反映其生活能力(如大小便)及与人交往的能力。这四种能力对于每个时期的儿童都有相应的行为范型,正常儿童的行为表现在这四个方面应当是平行的、相互联系并彼此重叠的。

(四) 适应行为测验

适应行为(adaptive behavior)是指个体有效应对(cope with)和顺应(adjust to)社会环境的能力。包括个体自己独立生活和维持自己的生活,以及满足个人和社会所提出的文化要求。适应行为由智慧的、动机的、社会的、运动的等多种因素构成。适应行为量表则用于评估个体适应行为发展水平和特征,广泛应用于对智力低下(mental retardation)的诊断、分类、训练及特殊教育等领域。

适应行为量表(adaptive behavior scale)发展较智力测验要晚,它作为能力测验的补充,是诊断智力低下的必要条件之一。智力测验与适应行为量表一起,能较全面地评估人的智能。但是两者不尽相同,前者主要是在实验条件下测量个体的学习能力,后者侧重于评定个体在正常社会环境中的生存能力。适应行为量表属于能力评定,不仅用于智力低下的诊断、分类、训练及特殊教育领域,也用于其他人群,尤其是问题儿童的行为发展的研究。适应行为能力分级在不同量表中仍不一致,人们一般认为其等级与标准应与智商相对应为好,尤其是对适应行为能力缺陷者。1963 年美国教育、卫生和福利部提出了各年龄阶段的适应行为分级标准,将适应行为缺陷分为轻度、中度、重度与极重度四个等级。

在美国,较常使用的量表为 1969 年美国智力低下研究协会编制的适应行为量表(adaptive behavior scale)。此量表分为两式:一式适用于 13 岁以下年龄儿童;另一式适用于 13 岁以上年龄的人。适应能力划分为六个水平。

我国适应行为量表主要有两种:一种是儿童适应行为评定量表,由一些国内学者根据 ABS 修订和编制,分城市和农村两个版本,项目包含感觉运动、生活自理、语言发展、个人取向、社会责任、时空定向、劳动技能和经济活动等 8 个分量表,适用于 3~12 岁小儿,也可求出 8 个分量表的百分位数,为智力低下儿童诊断性工具之一。这里适用的指标是适应行为商数(adaptive ability quotient),此商数分级为极强(>130)、强(115~129)、正常(85~114)、边界(70~84)、轻(55~69)、中(40~54)、重(25~39)和极重(<25)共八个等级。另一种量表称为成人智残评定量表,由龚耀先和解亚宁(1986)编制,适用于 16 岁以上年龄的人,向下可降至 13 岁少年。量表包括生活能力、学习或工作能力、时空和身份定向能力以及社会交往能力指标制定分级量表。适应能力结果分为正常、轻度低下、中度低下、重度低下和极重度低下等五个等级。

(薛志敏 孙 梦)

第三节 人 格 测 验

人格一词译自英文 personality,源于拉丁文 persona,它在心理学中的广泛应用要追溯到 20 世纪 30 年代。美国著名心理学家、人格心理学的创始人奥柏特(Allpart GW,1897—1967)对前人的概念进行总结,提出了较为全面的人格定义:"人格是在个体内在心理物理系统中的动力组织,它决定人对环境适应的独特性。"随着心理学研究的进展,人格的定义也趋于完善。人格是指一个人总体的、稳定的和持久的心理特征总和,包括个体内在的、具有动力性质的行为倾向性和表现于外的、相对稳定的独特的行为模式。一个人的人格特质包括两大部分:其一是人类或民族或集团共有的心理特征;其二是个体有的心理特征。人格理论家比较注重人类共有的心理特征,了解人格的成因和发生发展规律;应用心理学家则重视个体特有的心理特征和人与人之间的差异,特别是能力、兴趣、气质和性格等方面的差异。人格研究是心理学领域的重大分支之一,应用十分广泛。人格测验是系统地按照某些明确的规则将人的人际风格特点以数字方式表达的程序,这些数字用来预测人在将来情况下所作出的可能反应。评估人格的具体方法很多,大致可分成间接测量法和直接测量法两大类。

间接测量法即"投射技术",是用相对模棱两可的、无结构的材料作为测量工具,通过被试者的想象而将其心理活动从内心深处暴露或投射出来的一种测验,如主题统觉测验、Rorschach 测验、语句填充和画人测验等。它的测验材料本身是没有意义的,但是对这些刺激的反应,可激发受试者内在的心理特征,包括动机、兴趣及冲突等,从侧面获得受试者无意识的内在信息,以推断其人格特质和心理冲突。

直接测量法又称"结构化人格测验",主要指自陈式人格问卷或人格调查表,在人格研究中应用最为广泛。它是借用人格量表问卷、访谈、行为观察或询问知情人等方式来收集资料,如 Eysenck 大三人格问卷、Cattell 16 项人格因素问卷等。问卷或量表是由若干问题或陈述组成,被试必须对这些问题作出回答或作出是否赞同的反应。这类量表问题固定、评分明确、回答方式限定,也只能按被试回答记分与解释,所以称之为客观自我报告法,通常是纸笔测验。访谈法有结构式和自由式两种,这种评估比较灵活和深入,但客观性较差。行为观察法是自然情境下或特殊情境下的观察。

本节介绍几种常用的人格测验。

一、间接测量工具

（一）Rorschach 墨迹测验

罗夏（Rorschach H,1921）编制此测验的最初目的是试图用它来测量精神病人的思维过程,以便对精神分裂症作出鉴别诊断。通过实证研究,Rorschach 肯定了测验的诊断价值,认为它可以区分正常人的不同人格以及神经症、精神分裂症和脑器质性病变。后来,埃克斯纳（Exner J）首先对测验的性质和它引发的心理机制进行了实验研究。他发现,被试的反应是按照墨迹图的固有特征进行的,而不是完全根据想象编造事物,他们的大多数反应是与墨迹图形基本吻合的。Exner 在论述 Rorschach 墨迹测验的实质时,认为与之有关的心理过程是一个问题解决的过程。如果正确地施测、计分和解释,可以发现受试者无意识冲突或人格特质,有助于进行诊断评估、制订心理治疗计划,所以被广泛用作测量人格的投射技术。此测验在我国也有其修订本。

西方有几种 Rorschach 测验墨迹图,但公认的还是瑞士第一次出版的 10 张墨迹图,其中 6 张是黑白的,4 张是彩色的（图 3-1）。实施方法分为联想反应阶段、询问阶段和结果分析阶段三个阶段。主试根据记分系统进行评分,对受试者人格特质作出描述。

Rorschach 测验评估的内容很广泛,涉及认知、观念化、情境压力、长期压力、控制力与承受力、自我、人际关系、情感、自杀、警觉、强迫等多个方面,其中对观念化、情境压力、长期压力、控制力与承受力以及警觉的评估是 Rorschach 测验独有的功能,最后可以给出受测者的智力、情绪、控制能力、经验类型、一般适应能力与成熟、预后等方面的解释性诊断。另外,Rorschach 测验能够间接评估被试的心理特质,巧妙地避开其心理防御,测到被试无意识中的情结和内隐人格,发现被试自己可能都意识不到的问题,这也是客观测验难以做到的。结论往往需要综合考虑测验以外的信息,如面谈和病史等才能判断。在美国,Rorschach 测验在司法鉴定、人才评估、儿童学习障碍评估、药物成瘾、攻击行为等方面都发挥了重要作用,但目前在我国的使用率是受限的,可能原因有其原理不易掌握、对使用者测验技术和临床经验要求较高等。

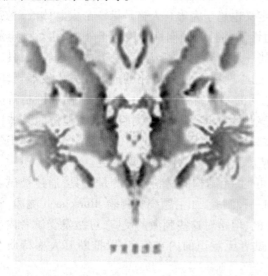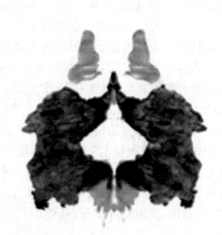

图 3-1　Rorschach 墨迹测试图

（二）主题统觉测验

主题统觉测验（thematic apperception test,TAT）是投射测验中与 Rorschach 测验齐名的一种常用的人格评估技术。它由默里（Murray HA）和摩根（Morgan CD）开发,于 1935 年正式出版,曾引起心理学界极大的兴趣。与当前常用的各种问卷法人格测验相比,对内隐行为或无意识内容特别敏感。该测试所依据的事实是:当一个人解释一个含义模糊的社会情境时,他很容易像自己所关注的现象一样暴露出自己内心状态。而且能完全倾心于解释那个客观的现象,没有意识到他自己,也没有想到别人正在仔细地看他。这样,被试常常在不完全觉察的情况下暴露自己内心深处的愿望、情绪、动机和价值观等。主题统觉测验对临床心理诊断、咨询服务、心理治疗均具有良好的价值。

TAT测验材料为有一定主题的、无结构的图片。材料分四套(男人用-M,女人用-F,男孩用-B,女孩用-G),每套20张,有些图片为共用的,有的为专用,共计30张图片(图3-2),其中包括一张空白卡。

实施方法分两次进行,每次用10张图片。依次给受试者图片,要求受试者根据每张图片讲一个约300字的故事,包括图片说明什么情况,发了什么事,主人公内心感受如何,结局如何,等等。第二次要求受试者发挥想象力,讲得更生动一些。

记分与解释,有人用直觉分析,也有人根据某些记分系统评分与解释,现有多种记分系统。贝拉克(Bellak L,1986)的书中提到22种记分系统,他本人倾向于根据精神分析理论作直觉解释。埃伦(Eron LD,1950,1953)、达纳(Dana RH,1955,1959)和莫斯坦(Murstein BI,1972)则制定了TAT常模和记分系统。

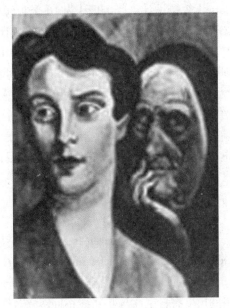

图3-2 主题统觉测验图

国内有学者改进原版测验的不足,首先修订了适合中国人文化背景的测验图版(1993),把原有的无结构投射法修改为联想-选择法投射,使主题统觉测验中国修订版简单、易行,并且制定了评分标准,进行了测验信度、效度方面的验证及组建了常模。中国修订版的评定原则是按Murray的欲求-压力人格理论中的内容进行分析,在原有的68种项目中筛选出欲求15项、压力16项组成修订版评分项目。每个项目各10个选择反应题,每题计1分,测验有2张计分卡片,可获得各项目原始分,把原始分描记在剖析图上得出各项目T分值,大于60分具有分析意义。各项目小于60分时,以高分点具有解释意义。

二、直接测量工具

(一)大三因子模式测量

大三因子模式(the big three model)的问卷代表是艾森克人格问卷(Eysenck personality questionnaire,EPQ),由英国心理学家艾森克(Eysenck HJ)夫妇于1968年编制,1994年做了修订。学术界称此量表反映了大三人格因子模式。英国版EPQ有儿童和成人两个版本,儿童本有97个条目,成人本有101个条目。我国学者龚耀先修订的儿童和成人版本均有88个条目,测量三个人格维度和掩饰量表。在国内有陈仲庚和龚耀先两个修订本。

EPQ由3个人格维度和1个效度量表组成。3个人格维度包括内外向维度、神经质、精神质,掩饰量表为效度量表。各量表具体如下。

1. E量表(extraversion-Introversion,内外向) 测量中枢神经系统兴奋或抑制的强度。E分高表示外向,爱社交、渴望兴奋、冒险、易冲动、情绪失控、反应快、乐观、做事欠踏实;E分低表示内向,安静、离群、保持、交友不广、瞻前顾后、做事有计划、严谨踏实和生活有规律。

2. N量表(neuroticism,神经质) 测量情绪的稳定性。N分高表示情绪不稳定,焦虑紧张、易怒、抑郁、睡眠不好、情绪反应强烈;N分低表示情绪稳定,情绪反应慢、弱、平静、不生气。

3. P量表(psychoticism,精神质) 测量社会化倾向。P分高的人不关心人、残忍、不人道、缺乏同情心、敌意、进攻、不遵守社会规范;P分低的人常感情用事、有善心、无主见、迂腐。

EPQ结果采用标准T分表示,根据各维度T分高低判断人格倾向和特征,还将神经质维度和内外向维度组合,进一步分出外向稳定、外向不稳定、内向稳定、内向不稳定四种人格特质,各型之间还有移行型。艾森克人格问卷为自陈量表,实施方便,可个别施测,也可作团体测验,在中国是临床应用最为广泛的人格测验,但其条目较少,反映的信息量也相对较少,故反映的人格特质类型是有限的。

（二）十六因子模式测量

十六因子模式(the 16 personality factor model)由美国伊利诺伊州立大学人格及能力测验研究所Cattell 教授设计。Cattell 认为 16 个根源特质是构成人格的内在基础,测量某人的 16 个根源特质即可知道其人格特质,与其他类似的测验相比较,它能以同等的时间测量更多方面主要的人格特质。凡具有相当于初三及以上文化程度的青、壮年和老年人都适用。相应的量表即卡特尔 16 项人格因素(Cattell 16 personality factor,16 PF)问卷,用来测量以下特质尺度:A 乐群性,B 聪慧性,C 稳定性,E 恃强性,F 兴奋性,G 有恒性,H 敢为性,I 敏感性,L 怀疑性,M 幻想性,N 世故性,O 忧虑性,Q1 激进性,Q2独立性,Q3 自律性,Q4 紧张性。我国通用的版本是经美籍华人学者刘永和、伊利诺伊州立大学梅吉瑞博士合作修订的版本,于 1970 年发表。16PF 设计较为科学,既能保持作答时的兴趣,又能有效地防止被试者勉强作答的弊病。该表主要目的是确定和测量正常人的基本人格特质,并进一步评估某些次级人格因素。16PF 结果采用标准分。通常认为 <4 分为低分(0~3 分),>7 分为高分(8~10 分)。高低分结果均有相应的人格特质说明。

（三）七因子模式测量

七因子模式(the seven factor model)为克络宁格(Cloninger CR)设计,相应的量表为气质和性格量表(temperament and character inventory,TCI)。它用来测量四类气质和三种性格。测量气质的尺度有新奇寻求(novelty seeking)、伤害躲避(harm avoidance)、回报依赖(reward dependence)和坚持性(persistence);测量性格的尺度有自主性(self-directedness)、合作性(cooperativeness)和自我超越(self-transcendence)。

（四）大五因子模式测量

如果将上述的十六因子、三因子或七因子等人格量表同时实施在一个样本中,主成分分析技术会筛选出最主要的特质变量。经过近二十年来不断重复的量表调查试验,科学家发现了重复最多的五因子结构,即大五因子模式(the big five model)。这些大五因子模式的信度和效度也已经在多种语言文化中被证实。测量大五人格特质的量表有多种,这里我们只介绍最常用的两种,科斯塔(Costa PT)和麦克雷(McCrae RR)的 NEO 人格问卷修订版及朱克曼(Zuckerman M)和库尔曼(Kuhlman DM)的人格问卷。

1. NEO 人格问卷修订版(NEO personality inventory-revised,NEO-PI-R)　此量表为美国的 Costa和 McCrae 设计,用来测量经历开放性(openness to experiences)、责任心(conscientiousness)、外向性(extraversion)、宜人性(agreeableness)和神经质(neuroticism),简写为 OCEAN。在中国文化中,此量表的结构、信度和效度得到验证。另外,加拿大的保努侬(Paunonen SV)设计出一套漫画式、非语言表达的量表,同样旨在对这五个人格特质的测量,经中南大学的研究者(Yang et al.,1999)证实,此量表也一样适用于中国文化。

2. Zuckerman-Kuhlman 人格问卷(Zuckerman-Kuhlman Personality Questionnaire,ZKPQ)　此量表为美国的 Zuckerman 等设计,用来测量冲动感觉寻求(impulsive sensation seeking)、神经质-焦虑(neuroticism-anxiety)、攻击-敌意性(aggression-hostility)、社交性(sociability)和活泼性(activity)。经浙江大学的研究者(Wu et al.,2000)证实,在中国文化中,此量表的信效度良好。此后阿鲁哈(Aluja A)等(2010)对该问卷的四个维度进行了进一步细化,得到 Zuckerman-Kuhlman-Aluja 人格问卷(Zuckerman-Kuhlman-Aluja personality questionnaire,ZKA-PQ)。

（五）其他人格测量工具

以上量表在设计时,目的是测量正常人格特质。而在临床的实践中,也有一些测量异常人格特质的问卷。这是精神病学家和临床心理学家用来描述人格障碍病人的异常人格特质时所用的语言。依据 DSM-Ⅲ-R 或 DSM-Ⅳ 系统人格障碍诊断条款设计的界定型量表,包括自述式或访谈式等多种,如人格诊断问卷(personality diagnostic questionnaire-4,PDQ-4)、Schedler-Westen 评估程序(Shedler-Westen assessment procedure,SWAP-200)等。另一种是常用的明尼苏达多相人格量表(Minnesota multiphasic personality inventroy,MMPI,见后述),然而此表所测量的内容是正常还是异常人格特质,至今仍然不明,因此在人格测试方面的前景较为黯淡。

MMPI 由美国 Minnesota 大学临床医学系主任海瑟薇(Hathaway SR)和心理治疗学家麦金莱(Mckinley JC)共同编制(1943)。最初目的是想作为对精神病有鉴别作用的辅助调查表,但没有成功,后来发展成著名的人格测验,尤其是测量病理人格方面,是目前世界上应用最广泛的人格量表。我国 20 世纪 80 年代初由宋维真等修订,并制订了全国常模。

MMPI 共 566 个自我陈述形式的题目,其中 16 个为重复条目,新版 MMPI 为 567 个条目,其中 1～399 题目是与临床有关的,题目内容非常广泛,包括身体各个方面的情况,精神状态、家庭、婚姻、宗教、政治、法律、社会等方面的态度和看法。它主要由 10 个临床量表和 4 个效度量表组成,效度量表包括无回答、说谎、效度、修正 4 个量表,临床量表包括疑病症、抑郁症、歇斯底里、精神病态偏倚、男性化-女性化、妄想狂、精神衰弱、精神分裂症、轻躁狂、社会内向人格等 10 个量表,其中 8 个临床量表是以精神疾病诊断名称命名的。目前已发展到 400 多个亚量表。

实施方法:采用纸笔测验,要求受试仔细阅读每一陈述,根据自己的实际情况,在"是"与"否"画圈,可以个别实施,也可团体实施。对于文化程度过低或文盲者,可由主试代读,要求受试者回答"是"或"否"。

MMPI 的评分与解释是用记分键得出各分量表的粗分,再从手册中转换分转换表上查出相应年龄和性别的转换分,按常模标准对受试者的人格特点作出描述。MMPI 应用十分广泛,由于其大部分量表所代表的是病理心理概念,使其对健康人群的人格研究受到限制。

近年来的科学证据显示,异常人格特质有着稳定的结构。马尔德(Mulder RT)和乔伊斯(Joyce PR)根据 DSM-Ⅲ-R 对人格障碍的诊断条款,设计出了临床结构式访谈,并在大量的人群中加以研究,发现有四种异常人格特质,即"反社会""抑制""情绪失调"和"强迫"。采用 DSM-Ⅳ 人格障碍的诊断条款,布莱斯(Blais MA)也同样发现了这四种人格特质。利维斯勒(Livesley JW)等用一个系统的有关障碍人格特质维度问卷(dimensional assessment of personality pathology,DAPP),在正常人群和人格障碍病人中都十分清晰地发现了这四种高级的异常人格特质。在我国,这四种异常的人格特质也同样存在。当然测量这四种异常特质的量表应首推 DAPP。近年来,浙江大学研究者又报道了第五种障碍人格特质存在的证据(Chai et al.,2012)。

(六)正常和异常人格特质的关系

虽然在正常与异常人格特质的发展上都存在基因基础和环境经历方面的交互作用,与正常人格特质相比,异常人格特质中来自环境方面的成分更多。因此学者一致认为正常特质和异常特质是连续的,后者只是前者在统计学意义上的极端而已。在大数量的问卷调查之后,学者一致性地发现:异常人格的"情绪失调"在维度上与正常人格的"神经质"相互覆盖;异常人格的"反社会"与正常人格中的"攻击—敌意"/"宜人性"(反面)相互覆盖;异常人格的"抑制"与正常人格的"外向"(反面)/"社交"(反面)相互覆盖;异常人格的"强迫"与正常人格中的"责任心"/"活泼"相互覆盖。正常人格的"经历开放"在异常人格特质中也有对应,研究者将其命名为"新奇寻求",可以通过 NEO-PI-R 的经历开放、ZKPQ 的冲动感觉寻求和 DAPP 的刺激寻求来定义。由此可见,纷繁复杂的人格特质描述以一种维度式的形式,愈加清晰地展现在我们面前了。

(薛志敏 张 弛)

第四节 神经心理测验

一、神经心理测验的概念

神经心理测验是根据心理测量学原则和目的而设计的一些作业,并制定解释的标准的数量化系统,用于测量个体的脑功能的心理测验。

神经心理测验是在现代心理测验基础上发展起来的用于脑功能评估的一类心理测验方法,神经心理测验评估的心理或行为的范围很广,包括感觉、知觉、运动、言语、注意、记忆和思维,涉及脑功能的各个方面。既用于正常人,也可用于脑损害病人的保留或缺损的脑功能的评估,在临床诊断、治疗康复、预后评价及能力鉴定方面有着广泛的用途,也为制订神经康复治疗步骤和措施提供心理学依据。但由于大脑具有较强的代偿功能,使得大脑中一些不具有特异性功能的区域受损后完全可以由其他相应的区域来代偿,而使其功能并不表现出明显的差异。同样,大脑的功能性改变也不一定是由脑器质性病变引起的。所以,神经心理学评定更适合于反映脑功能的变化,而不是直接反映大脑有无器质性病变。

神经心理测验的种类繁多,最常见的以结构和任务为准,分为单项测验和成套测验两类;单项测验形式单一、测量目标比较局限,往往只测量一种神经心理功能,如本达(Bender L)的格式塔测验、科赫(Kohs SC)的积木图案测验、Seguin 的形板测验、Benton 的视觉保持测验和 Graham 的图案记忆测验等;成套测验项目形式多样,可进行综合评价,能比较全面地测量多种神经心理功能,如 Halstead-Reita 神经心理成套测验(Halstead Reitan neuropsychological battery,HRB)和 Luria-Nebraska 神经心理成套测验(Luria-Nebraska neuropsychological battery,LNNB)等。有些测验不是为评价神经心理功能而编制,也未被命名神经心理测验,但具有神经心理测验的功能,如韦氏智力量表、韦氏记忆量表和广泛成就测验等;某些人格测验和情绪评定量表也可用于评价神经心理功能。也有按检测的脑区分为额叶功能测验、颞叶功能测验、顶叶功能测验、枕叶功能测验以及判别大脑左右两侧功能的测验,帮助临床定位损害脑区。还有按不同的认知领域分为测查注意、信息处理速度、运动技能、词语流畅、工作记忆、抽象或执行功能、学习和延迟回忆等测验。

一般标准化神经心理测验都给出了区别脑功能正常与异常的划界值,把受试者的作业成绩与常模划界值相比,就能确定受试哪些功能正常或异常。被试作业成绩偏差划界值越大,下结论的可靠性越大。正常人的各种心理功能具有较好一致性,脑损害可使这种一致性被破坏,使受试者在某些测验上成绩很好,某些测验上成绩很差。由此可以确定受试者哪些功能受到损害。有些特征性症状有定位和定性诊断价值,如感受性失语,提示优势半球受损;视野缺损、单侧空间忽视、失用症、失读症,提示器质性脑损害;顺背数与倒背数差距大,倒背数严重困难,也提示器质性脑损害。

测验结果的可靠性和有效性,在很大程度上取决于被试是否真正理解测验要求,是否确实进入被试角色并保持积极的状态。因此对测验的结果解释必须慎重,要结合临床症状、过去一贯的表现、人格、文化教育、性别、年龄等综合考虑。有些因素会影响被试的表现。大脑损伤的被试,除有高级心理功能的障碍外,往往还有瘫痪等身体症状。这类被试可能存在情绪低落、不稳定,注意力涣散,容易疲乏,尤其在发病急性期,由于体力和心理上的原因,一般不能承受复杂的测验作业。测验过程中应尽量选用被试能够胜任的测验,并且当测验结果不稳定时,应根据具体情况,暂停测验。被试对测验的理解与合作态度也是测验有效的前提。有些被试对心理能力障碍的性质不理解,羞于暴露自己的弱点,对测验持不合作态度,从而影响测验结果。因此,在施测前应向被试反复讲明测试的意义和目的,消除其顾虑。同时主试也应考虑被试的能力,选择合适的测验,减少其受挫感。除此之外,其他一些影响测验表现的变量,如指导语、暗示、评分等,都可能使测验结果不真实,也必须注意。尤其需要注意的是,测验必须由专业人员进行,要根据测查的目的与被试的实际情况选用测验。

二、常用神经心理测验

(一) Halstead-Reitan 神经心理成套测验

Halstead-Reitan 神经心理成套测验最初由霍尔斯特德(Halstead WC)编制和确认,后经 Reitan RM 扩充修订而成,包括成人、少儿和幼儿用三套测验。我国龚耀先教授主持全国协作于 1990 年完成了三套测验的修订,这里只介绍其成人版。

（1）范畴测验（category test）：有156张幻灯片分成7组，用投射装置（或卡片式）显示。受试在1～4个数字的按键上作出选择性的按压后，有铃声或蜂鸣声给以阳性或阴性强化。测量概念形成、抽象和综合能力。

（2）触摸操作测验（tactual performance test）：采用修订后的 Gaddand S 形板，蒙眼后分别用利手、非利手和双手将小形板放入相应形状的槽板中。然后要求回忆小形板形状和在板上的位置。计算时间、记形和记位。测量触觉分辨、运动觉、上肢协调能力、手的动作以及空间记忆能力。

（3）音乐节律测验（rhythm test）：用 Seashore 氏音乐技能测验中的节律测验，磁带播放，要求受试者辨审。测量警觉性、持久注意、分辨非言语的听知觉和不同节律顺序的能力。

（4）语音知觉测验（speech sounds perception test）：在播放一个词音后，从类似的4个词音中选出与之相符合的词音。测量持久注意、听与视觉综合、听分辨的能力。

（5）手指敲击测验（finger-tapping test）：左右食指敲击计数器，测量双手的精细动作和速度。

（6）连线测验（trail-making test）：A式，1～25诸数字散乱分布，要求顺序相连，记速度和错误。B式，1～13、A～L诸数字和字母散乱分布，需要按1-A-2-B…数字与字母顺序交替相连。测量运动速度、视扫描、视觉运动综合、心理灵活性、字与数系统的综合和从一系列向另一系列转换的能力。

（7）感知觉检查（sensory-perceptual test）：包括单侧刺激和双侧同时刺激。有触、听、视觉的，有手指辨认、指尖触认数字等。测量一侧化功能的障碍。

（8）失语甄别测验（aphasia screen test）：包括命名、阅读、听辨、书写、计算、临摹、指点身体部位等。检查各种失语。

（9）握力检查（grip strength test）：利手和非利手分别进行，测量握力，区别用手的偏利。

（10）侧性优势检查（lateral dominance examination）：检查利侧，包括手、眼、足、肩。测定大脑半球的优势侧。

统计指标和解释：HRB 每个分测验有一个划界分，根据划入病理范围的分测验数可计算出损伤指数（damage quotient）＝划入异常的测验数目/测验总数。

具体应用时有三种算法，7变量法采用范畴、触摸操作时间、触摸操作记形、触摸操作记忆、音乐节律、语言知觉和敲击测验为测验指标；9变量法在7变量法基础上，加上连线测验甲和连线测验乙两个指标；10变量法在9变量法的基础上，把范畴测验作为两项指标。当损伤指数 >0.3 时，提示可能有脑功能损害，当损伤指数 >0.5 时，提示肯定有脑损害。

（二）Luria-Nebraska 神经心理成套测验

Luria-Nebraska 神经心理成套测验（Luria-Nebraska neuropsychological battery，LNNB）是内布拉斯加大学医学院的戈尔登（Golden CJ）及其同事对根据前苏联神经心理学家卢里亚（Luria AR）编制的一套神经心理测验修订而成的。Luria 把大脑看作一个功能系统，每个行为都包含一定数量的脑区。功能系统中的每个区域都被看作一条链子上必需的一环。如果任何一环受到了损伤，整个系统就会垮掉。LNNB 分1980年和1985年两个版本。第一个版本包括269个项目，共11个分测验，分别是运动测验、节律测验、触觉测验、视觉测验、感受型言语、表达型言语、书写测验、阅读测验、算术测验、记忆测验、智力过程测验等。除此之外，LNNB 还有3个附加量表，即疾病特有病征量表（定性量表）、大脑左半球定侧量表和右半球定侧量表。第二个版本比第一个版本多了一个中间记忆（intermediate memory）分测验。LNNB 的每个项目采取三级评分的方式，"0"表示正常，"1"表示边缘状态，"2"表示异常，将各分测验得分累加即为 LNNB 的原始分，得分越多，表明损伤可能越重。如果将原始分根据 T 量表换算成 T 分，则可进行各量表间的比较，以作进一步的临床分析。

（三）快速神经学甄别测验

快速神经学甄别测验（quick neuropsychological screening test，QNST）由穆蒂（Mutti M）等所编。因为大多数的神经心理成套测验实施起来操作复杂、时间较长，所以，国外许多研究者编制了一些简便有效的神经心理甄别测验。我国学者于1994年对该测验进行了编译，由于涉及内容较少，测量需时也较短,一般 20 分钟左右可以完成。主要用于测量与学习有关的神经学综合功能,对学习困难儿童具有较好的鉴别作用,但只用于筛查决定是否进一步进行成套神经心理测验。QNST 由 15 个项目组成,对与学习有关的行为检查,测量运动发展,控制粗大与精细肌肉运动的技巧,运动和计划的顺序性,速度和节奏感,空间组织,视知觉和听觉技巧,平衡和小脑前庭功能,学习相关功能等。分别是手的技巧、图形认识和再生、手心形状辨认、眼跟踪、声音形式、指鼻测验、手指成圆、手和颊同时刺激、手掌迅速翻转运动、伸臂和伸腿、单足独立、跳跃、辨别左右、行为反常等。分数高低取决于儿童的年龄和症状的严重程度。如果测验总分达到 50 以上,说明儿童在普通班学习可能有困难或有神经学问题,进一步做物理检查。如果总分达到 25 ~ 50,通常表明儿童有一个或更多的症状,可能是发育上的或神经学问题,建议进一步做成套神经心理检查,对学习有影响。如果总分为 25 以下,说明儿童不存在特殊的学习无能。

（四）Wisconsin 卡片分类测验

威斯康星卡片分类测验(Wisconsin card sorting test,WCST)由柏格(Berg EA,1948)提出,后经希顿(Heaton RK,1981)等的扩充和发展,目前广泛运用于检测大脑额叶的执行功能。我国学者 1998 年根据中国人特点进行修订,2004 年再次修订,已编成了计算机程序。WCST 是一种在临床上应用十分普遍的单项神经心理测验方法,适用于测评非色盲的成人、儿童(6 岁以上)、精神病人、脑损伤者。临床用于评估受试者的抽象概括、工作记忆、认知转移等方面的能力,能够较敏感地检测脑病和脑损伤病人的抽象概括能力,对大脑额叶执行功能障碍者敏感。

WCST 由四张刺激卡和 128 张反应卡片组成。卡片规格为 8cm × 8cm,卡片上画有三角形、五角星、十字形和圆形四种不同的图形,每张卡片上的图形为 1 ~ 4 个不等,图形分别以四种颜色画出,即红色、蓝色、绿色和黄色。四张刺激卡片的内容分别是:一个红三角形,两个绿色的五角星,三个黄色的十字形,四个蓝色的圆形(图 3-3)。

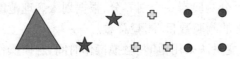

图 3-3　WCST 测验卡片

实施测验的时候,主试先将四张刺激卡片以上述次序呈现于被试的眼前。然后将反应卡片分四份交给被试,要求其一张一张地将卡片摆放到上述四张刺激卡片的下面。主试要根据被试的反应推测他是按哪一种原则对卡片进行分类,然后根据这个猜测出来的分类原则告诉被试摆放的卡片是正确还是错误。主试在测验时要掌握的分类原则是颜色、形状和数量。当被试连续 10 次按同一分类原则摆放了卡片,即正确摆放次数达到 10 次时,主试便要改变分类原则了。如此完成了三个原则的分类后,再重复一遍,达到正确分类 6 次,或是用完全部 128 张卡片后,结束测验。WCST 测验通过测定被试掌握游戏规则的速率探查出被试的抽象和概括能力。

（1）总应答数(responses answer):为 128 或者完成 6 个分类所用的应答数。正常值 60 ~ 128,测查认知功能。

（2）完成分类数(categories completed):测查结束后所完成的归类数。其值范围为 0 ~ 6,用来测量被试掌握分类到不同类别的概念的程度。

（3）正确应答数(correct responses):测查过程中,符合所要求应对原则的所有应答。

（4）错误应答数(errors responses):测查过程中,不符合所要求应对原则的所有应答。正常值 ≤ 45,测查被试的认知转移能力。

（5）正确应答百分比(correct responses percentage):即正确应答数所占总应答数的百分比,反映抽象概括能力。

（6）完成第一个分类所需应答(trials to compete first category):正常值 10 ~ 20,高分提示抽象概括

能力差,特别是最初概念形成能力差。

(7)概念化水平百分数(percent conceptual level responses percentage):整个测查过程中,连续完成3~10个正确应答的总数,占总应答数的百分比。正常值≥60%,低分提示概念形成的洞察力较差。

(8)持续性反应(perseverative responses):指明知根据某一属性来分类是错误的,但是还是继续用这一属性来分类,它是 WCST 所有指标中提示有无脑损害以及是否有额叶局灶性损害的一项最好指标。正常值≤27,反映认知转移能力。

(9)持续性错误数(perseverative responses errors):指在分类原则改变后,被试者不能放弃旧的分类原则,固执地继续按原来的分类原则进行分类;它可反映概念形成,校正的利用和概念的可塑性等方面的问题。提示脑额叶功能损伤。

(10)持续性错误的百分数(perseverative responses errors percentage):正常值≤19%,高分提示脑额叶功能损伤。

(11)非持续性错误(nonperseverative responses errors):即总错误数与持续性错误数之差。正常值≤24,高分提示注意力不集中或思维混乱。

(12)不能维持完整分类数(failure to maintain set):指测试过程中,连续完成5~9个正确应答的次数,即已发现分类规则但不能坚持完成分类的次数。正常值≤2,高分指有一定的概念形成能力,但不能成功运用已经形成的概念进行操作。

(13)学习到学会(learning to learn):只有完成三个或三个以上的分类才能计算,即相邻两个分类阶段错误应答百分数差值的平均数。正常值≥-10,低分表示不能有效应用以往经验,提示学习能力有一定障碍。

(五)临床记忆量表

临床记忆量表是由中国科学院心理研究所许淑莲教授等编制,主要用于临床、记忆神经心理和记忆老化的研究。适用7~89岁,这个量表的特点是设有有文化和无文化2个部分的正常值,以便于文盲被测验者应用。根据临床近记忆障碍常见的特点,该量表侧重于短时记忆和学习能力的检查。包括甲、乙2套难度相同的量表,每套量表共分5个分测验,包括指向记忆、联想学习、图像自由回忆、无意义图形再认和人像特点联系记忆,其中前2项属听觉记忆,中间2项属视觉记忆,最后1项为听觉与视觉结合的记忆,用于检查回忆和再忆活动、语文和非语文记忆、与思维有关记忆等。

(1)指向记忆:包括2组内容,每组24个词,其中12个词属于同类,即指向词,12个混在其中的相似词,为非指向词。测验时要求受试者通过听觉记忆同类的指向词。

(2)联想学习:由12对2个字组成的词构成表,其中容易的与困难的各6对。要求受试者通过听觉记忆学习,记住每对词。

(3)图像自由回忆:包括2组有物体的图片材料,每组15张,所画的物体都是人们常见和熟悉的东西,如日用品、交通工具等。要求受试者对呈现出来的这些图片能立即回忆,并在2分钟内说出所有记得的图片内容。

(4)无意义图形再认:包括20张刺激图片,40张再认图片。测验时,先分别呈现20张刺激图片,每张呈现3秒,间隔3秒。然后再随机呈现40张再认图片,要求受试者将与刺激图片完全相同的图片辨认出来。

(5)人像特点联系回忆:包括6张黑白人像图片。测验时,测验者向受试者顺序呈现图片,同时告诉每张图片上人像的姓名、职业和爱好等特点,重复2遍,并要求受试者记住人像与特点的联系。然后再以另一顺序呈现这些图片,让受试者立即说出人像的姓名、职业和爱好等特点。

本量表的结果以记忆商表示,即将各测验的分数换算成量表分数,再将量表分数相加,最后按受试者的年龄得出相应记忆商。作为衡量人的记忆水平的指标。

(六)简易精神状态检查法

简易精神状态检查(mini-mental state examination,MMSE)由美国的弗斯庭(Folstein MF,1975)等

人编制,是最具影响的认知缺损筛选工具之一,这项检查简单易行、易接受,对评定员的要求不高,只要经量表一致性训练便可操作,适合于社区和基层,可以用于痴呆病人的筛查及评定。

MMSE 共由 20 题组成,共 30 项。其检查内容分 5 个方面:定向力、记忆力、注意及计算力、回忆、语言。其中,项目 1~5 是时间定向。6~10 为地点定向、项目 11 分 3 小项,为语言即刻记忆。项目 12 为 5 小项,检查注意和计算。项目 13 分 3 小项,检查短时记忆。项目 14 分 2 小项,为物体命名。项目 15 为语言复述。项目 16 为阅读理解。项目 17 为语言理解,分 3 小项。项目 18 为说一句句子,检测言语表达。项目 19 为图形描画。共 30 个小项,每项回答正确评 1 分,回答错误或答不知道评 0 分,量表总分范围为 0~30 分。在实施时问题不合适评为 9 分,拒绝回答或不理解评为 8 分,在计总分时 8 分和 9 分均按 0 分计算。最高分为 30 分,划分是否痴呆与受教育程度有关,文盲组≤17 分、小学组≤20 分、中学或以上组≤24 分,则为痴呆。

（七）汉语失语成套测验

汉语失语成套测验(aphasia battery of chinese,ABC)是按照失语检查的基本原则由北京大学附属第一医院在 1988 年编制的。主要参考西方失语成套测验(WAB),结合我国国情和临床经验,经过探索、修改形成。此检查法按规范化要求制订统一指导语、统一评分标准、统一图片及文字卡片及统一失语症分类标准。其内容以国内常见词、句为主,适量选择使用频率较少的词、句,无罕见词、句及难句。为减少文化水平的差异,ABC 大多测试语句比较简单;阅读及书写检查较类似检查法少见。临床检验结果,其口语理解和听理解各亚项对不同文化水平者可完成 91% 以上。ABC 可区别语言正常和失语症;对脑血管病语言正常者,也可查出某些语言功能的轻度缺陷,通过 ABC 不同亚项测试初步对失语症进行分类。

依据病人语言功能和非语言功能的测验结果,将病人听、说、读、写各分测验的得分除以各分测验最高分,得出病人各种功能占正常人的百分数,将百分数在总结表坐标上的点连线即可绘出该病人语言功能测验结果的曲线,依据 ABC 诊断流程图,结合病人头颅 CT 或 MRI 病灶部位,可作出失语症类型诊断。

第五节 其他心理测验

一、症状评定量表

（一）症状自评量表

症状自评量表(symptom checklist 90,SCL-90)系德诺伽提斯(Derogatis LR,1975)从 Hopkin 症状清单(Hopkins symptom checklist,HSCL)发展而来,而 HSCL 又出自康奈尔医学指数(Cornell medical index)及"不适量表"(discomfort scale)。在 SCL-90 中的有些项目还可溯源于伍德沃思(Woodworth RS,1918)的第一个自陈症状调查表。SCL-90 成于 1973 年,于 1975 年修订成 SCL-90-R。后来迪奥格第斯(Derogatis LR)又编了一个简式,称简短症状调查表(brief symptom inventory),只有 53 个项目,其测量的维度和指数均与繁式 SCL-90 相同。该类量表具有容量大、反映症状丰富、能准确地暴露病人的自觉症状特征等优点,尤其在分类诊断神经症中,能反映各类神经症的特点,可作为神经症常规检测工具。目前是最常用的自评量表,广泛应用于心理咨询门诊及各科临床。现已有计算机软件,使用非常方便。

SCL-90 共有 90 个条目,分 9 个症状因子和 1 个无法命名的因子,分别命名为躯体化、强迫、人际关系、抑郁、焦虑、敌对、恐怖、偏执、精神病性和其他,包含了丰富的症状条目,从感觉、思维、意识、行为到生活习惯、人际关系、饮食睡眠等,均有涉及。

SCL-90 由评定对象自己独立填写。评定前工作人员应交代清楚评分方法和要求。一次评定一般需 20 分钟。评定时间范围为"现在"或是"最近 1 周"。每一个项目按 1~5(或 0~4)分五级评分,1

分为无症状,2 分为轻度,3 分为中度,4 分为相当重,5 分为严重。说明每个等级的具体定义,由受试者自己体会。所有条目采用正向记分。

SCL-90 的有许多统计指标,每个指标从不同侧面反映症状的严重程度和性质:①单项分。90 个项目的评分值,反映个别症状的严重程度。②总分和总均分。总分为 90 个项目评分之和,总均分为 90 个项目的平均得分,反映病情的严重程度,总分的变化能反映病情的演变。③阳性项目数、阴性项目数、阳性症状均分。阳性项目数为单项分≥2 的项目数,表示病人在多少项目上呈现"有症状",阴性项目数为单项分=1 的项目数,表示病人"无症状"的项目有多少,阳性症状均分为阳性项目总分/阳性项目数,反映自我感觉不佳项目范围及其程度的阳性项目数和阳性均分,也可在一定程度上代表其病情的严重性。④因子分。因子包含项目的平均得分,反映症状群的特点,因子分的变化还可以反映靶症状群的治疗效果,其剖图给人以直观的印象。量表作者未提出划界分,按常模提出以下划界分作为筛查的标准:总分超过 160 分,阳性项目数超过 43 项,因子分超过 2 分。各因子分的意义如下。

(1)躯体化(somatization):反映病人各系统主观的躯体不适感,包括心血管、呼吸道、胃肠道系统主诉的不适,以及头痛、背痛、肌肉酸痛及焦虑的其他躯体表现。

(2)强迫症状(obsession-compulsion):主要反映病人的强迫思维和行为,包括那些明知没有必要,但又无法摆脱的无意义的思想、冲动和行为;还有一些比较一般的认知障碍的行为征象也在这一因子中反映。

(3)人际敏感(interpersonal sensitivity):主要指某些个人不自在与自卑感,与他人相比时更加突出。在人际交往中的自卑感、心神不安、明显的不自在,以及人际交流中的自我意识、消极的期待是这方面症状出现的原因。

(4)抑郁(depression):反映与抑郁有关的心境和认知,包括对生活的兴趣减退,缺乏动力,活力丧失,以及失望、悲叹,与抑郁有关的感知和躯体方面的问题;另外还包括有关死亡和自杀的意念。

(5)焦虑(anxiety):反映与焦虑有关的精神和躯体性焦虑,包括烦躁,坐立不安,神经过敏,紧张以及产生的躯体表现,如震颤等。

(6)敌对(hostility):主要从思想、情感及行为三方面来反应敌对的表现即敌意观念、敌意心境及敌意行为,包括厌烦的感觉,摔物,争论不休直至不可控制的脾气爆发等。

(7)恐怖(phobic):反映与恐怖有关的症状,恐惧的对象包括出门旅行、空旷场地、人群、公共场所和交通工具,以及社交恐惧等。

(8)偏执(paranoid ideation):反映偏执性思维的基本特征,包括投射性思维、敌对、猜疑、牵连观念、被害妄想、被动体验及夸大等。

(9)精神病性(psychoticism):反映各式各样的精神病性急性症状和行为,以及分裂性生活方式,包括幻听、思维播散、被控制感、思维被插入等内容。

(10)其他(additional items):主要反映睡眠及饮食情况。

(二)抑郁自评量表

评定抑郁情绪的量表很多,如流调用抑郁自评量表、Hamilton 抑郁量表、Beck 抑郁量表、Zung 氏抑郁自评量表(self-rating depression scale,SDS)等,这些评定量表有自评量表也有他评量表。

SDS 是美国心理学家臧(Zung WWK)于 1965 年编制,用于精神药理学研究的量表之一,因使用简便,能相当直观地反映病人抑郁的主观感受,目前已广泛用于病人的筛查、情绪状态评定以及调查和科研等。

该量表由被试自己填写,作出独立的不受任何人影响的自我评定。如果被试的文化程度太低,不能理解或看不懂 SDS 问题的内容,可由工作人员念给他听,逐条让被试作出评定。SDS 评定的是近 1 周的情况,一般在 10 分钟内能完成。

SDS 由 20 个陈述句组成,每一句与抑郁症的一个症状相关,按 1~4 级评分。为防止受试者随意画圈,20 个条目中有 10 项按 1~4 级顺序计分,另外 10 项反序计分。累计总分按满分为 80 分,也可换算成指数,即病情指数 = 总分(累计分)/80(满分)×100%,指数越大,病情越重。

SDS 的统计指标有粗分、标准分和严重度指数。粗分为各项目得分之和;标准分 = 粗分×1.25;抑郁严重度指数 = 各条目累积分/80。划界分也有三种:粗分划界分为 41 分,标准分划界分为 53 分,严重度指数范围为 25% ~ 100%。指数在 50% 以下为无抑郁;50% ~ 59% 为轻微至轻度抑郁;60% ~ 69% 为中至重度抑郁;70% 以上为极重度抑郁。

SDS 反映抑郁状态四组特异性症状:①情感障碍:包括抑郁心境和哭泣。②躯体性障碍:包括情绪的日间差异、睡眠障碍、食欲减退、性欲减退、体重减轻、便秘、心动过速和易疲劳。③精神运动性障碍:包括精神运动性迟滞和激越。④心理障碍:包括思维混乱、无望感、易激惹、犹豫不决、自我贬低、空虚感、反复思考自杀和不满足。

(三) 焦虑自评量表

评定焦虑情绪的量表也有很多,如汉密尔顿焦虑量表、状态-特质焦虑量表、Zung 氏焦虑自评量表(self-rating anxiety scale,SAS)等;焦虑评定量表有自评量表和他评量表,汉密尔顿焦虑量表是他评的,Zung 氏焦虑自评量表是自评的。

SAS 由 Zung 于 1971 年编制的。从量表结构的形式到具体评分方法,都与 SDS 十分相似,用于评定焦虑病人的主观感受。适用于具有焦虑症状的成年人。主要用于疗效评估,不能用于诊断。

该量表由被试自己填写,作出独立的不受任何人影响的自我评定。如果被试的文化程度太低,不能理解或看不懂 SAS 问题的内容,可由工作人员念给他听,被试作出评定。SAS 评定的是近 1 周的情况,一般在 10 分钟内能完成。

与 SDS 一样,SAS 采用 4 级评分,主要评定项目所定义的症状出现的频度,其标准为:"1"没有或很少时间;"2"小部分时间;"3"相当多的时间;"4"绝大部分或全部时间。SAS 有 20 个项目,包括焦虑、害怕、惊恐、发疯感、不幸预感、手足颤抖、躯体疼痛、乏力、静坐不能、心悸、头昏、晕厥感、呼吸困难、手足刺痛、胃痛或消化不良、尿意频数、多汗、面部潮红、睡眠障碍、噩梦等。大多数项目为负性提问,只有 5、9、13、17、19 条为正性提问。注意正性提问项目应反向记分。统计指标有粗分和标准分,粗 3 分为各项目得分之和;标准分 = 粗分×1.25。粗分划界分为 40 分,标准分划界分为 50 分。一般来说,焦虑总分低于 50 分者为正常,50 ~ 59 分为轻度,60 ~ 69 分为中度,69 分以上为重度。

(四) 病人健康问卷抑郁自评量表

病人健康问卷(patient health questionnaire,PHQ)是由美国人斯皮策(Spitzer R)在 20 世纪 90 年代编制。其中病人健康问卷抑郁自评量表(patient health questionnaire-9,PHQ-9)仅 9 个条目,可用于抑郁症的筛查,也可用于评估抑郁严重程度及治疗过程中对疗效的评估,适合在临床实践中常规使用。PHQ-9 有良好的信效度,≥10 分的灵敏度与特异性均为 88%。由于 PHQ-9 的条目与美国精神疾病诊断与统计手册第 5 版(DSM-5)的 9 条症状学标准一致,被 DSM-5 推荐作为抑郁严重程度的评估工具。

评分规则:每个条目评定的时间段为"在过去的 2 周里",评分为 0 ~ 3 分,分别是:①完全不会 = 0 分;②好几天 = 1 分;③一半以上的天数 = 2 分;④几乎每天 = 3 分;总分为 0 ~ 27 分。评分时,如果有 5 个或 5 个以上的项目都出现:在过去的 2 周里,至少持续"一半以上的天数",并且其中至少有一项是"情绪低落"或"愉快感缺乏",即可结合临床诊断抑郁障碍,其中,第 9 项"有不如死掉或用某种方式伤害自己的念头",只要出现就视为阳性,不论出现的次数和时间长短。而对于其他抑郁状态,诊断需要符合出现有 2 ~ 4 个抑郁症状,在过去的 2 周里至少持续"一半以上的天数",并且其中至少有一项是"情绪低落"或"愉快感缺乏",即 PHQ-9 分值 >4 分。注意,抑郁障碍的临床诊断之前,必须排除以下 3 种情况:器质性疾病引起的抑郁发作;重大丧失的反应;病人伴有躁狂发作病史。

PHQ-9 的评分界定最早由克伦克(Kroenke K)等提出,0 ~ 4 分为没有抑郁;5 ~ 9 分为轻度抑郁,建议随访,复查 PHQ-9;10 ~ 14 分为中度抑郁,应制订治疗计划,考虑咨询,随访和药物治疗;15 ~ 19 分为中重度抑郁,应积极药物治疗和心理治疗;20 ~ 27 分为重度抑郁,立即首先选择药物治疗,建议转移至精神疾病专家,进行心理治疗和综合治疗。

二、应激相关评定量表

（一）生活事件量表

国外有生活经历调查表(life experiences survey,LES)由萨拉森(Sarason IG)等于1987年编制。国内评定生活事件量表(life event scale,LES)。用于对精神刺激进行定性和定量。量表内容为:家庭生活方面(28条);工作学习方面(13条);社交及其他方面(7条);另有2条空白项目,供填写被试已经经历而表中并未列出的某些事件,若表上已列出但未经历的事件应注明未经历,不能留空白。量表通常将事件发生时间分未发生、一年内、一年前及长期性,将生活事件对个人的影响分成好和坏的影响,由被试自己评定事件对个人影响的程度与影响持续的时间。影响程度分为5级,从无影响到极重,分别为0~4分,影响持续的时间分三个月、半年内、一年内、一年以上共4级,分别为1~4分。生活事件刺激量的计算方法:

(1)某事件刺激量 = 该事件影响程度分 × 该事件持续时间分 × 该事件发生次数。

(2)正性事件刺激量 = 全部好事刺激量之和。

(3)负性事件刺激量 = 全部坏事刺激量之和。

(4)生活事件总刺激量 = 正性事件刺激量 + 负性事件刺激量。

也可以根据研究需要,按家庭问题、工作学习问题和社交问题进行分类统计。LES总分越高,反映个体承受的精神压力越大。负性事件刺激量的分值越高,对身心影响越大。

（二）社会再适应量表

社会再适应量表(sociai readjustment rating scale,SRRS)是美国的霍姆斯(Holmes TH)和瑞赫(Rahe RH)于1967年编制的,对生活事件进行定量研究的方法,是对特定时间内经历的应激事件用计量的方法评定。Holmes等根据5000人的常模,在制定常模时,霍尔姆斯等事先规定"丧偶事件"为1000分,"结婚事件"为500分,让被调查者以上述两事件的评分标准,按自己直接或间接的经验去评估其他种种生活事件的分数。然后求得每种事件(5000人)的平均值,将均值除以10,再取其整数作为该事件的标准化计分。SRRS的计算方法是在生活事件次数的基础上进行加权计分,即对不同的生活事件给予不同的评分,然后累加得其值。SRRS选用了调查中发生频率较高的43项生活事件,发现某些疾病与发生的事件之间存在明显关系。将不同事件按轻重程度排成等级,用生活变化单位(life change unit,LCU)为计量单位评定。

我国于20世纪80年代初引进SRRS,根据我国的实际情况对生活事件的某些条目进行了修订或删增。

评分标准:0~149分为没有重大问题,150~199分为轻微的健康风险(1/3的可能性患病),200~299分为中度的健康风险(1/2的可能性患病),300分以上为严重的健康风险(70%的可能性患病)。

（三）A型行为类型评定量表

A型行为类型是美国著名心脏病专家弗里德曼(Friedman M)和罗森曼(Roseman RH)于20世纪50年代首次提出的概念。他们发现许多冠心病病人都表现出共同而典型的行为特点,如雄心勃勃,争强好胜,醉心于工作;但缺乏耐心,容易产生敌意情绪,常有时间匆忙感和时间紧迫感等;他们把这类人的行为表现特点称为A型行为类型(TABP),而相对地把缺乏这类特点的行为表现称为B型行为类型。A型行为类型并不是一种单一的心理素质和行为表现方式,而是包含了以人格为基础的行为,性格和情感元素的一个复合因素群或行为群;是不同的人格由相应的竞争和挑战性环境而塑造的一整套的外显行为,是介于典型的A型行为到典型的非A型行为之间的行为连续体。A型行为类型被认为是一种冠心病的易患行为模式。调查研究表明,冠心病病人中有较多的人是属于A型行为类型,而且A型行为类型的冠心病病人复发率高,预后较差。

（沈悦娣）

思考题

一、选择题

1. 心理测验的优点不包括
   A. 数量化　　　　　　　B. 客观化　　　　　　　C. 规范化
   D. 细致化　　　　　　　E. 直接性

2. Wechsler 量表中智力等级达到优秀是智商范围
   A. 130 以上　　　　　　B. 120～129　　　　　　C. 110～119
   D. 90～109　　　　　　　E. 80～89

3. 以下哪项不属于心理测验
   A. 智力测验　　　　　　B. 人格测验　　　　　　C. 神经心理测验
   D. 焦虑评定量表　　　　E. 躯体症状检查表

4. 以下哪种智力测验适用于0～3岁的受试者
   A. Stanford-Binet 智力量表　　　　B. Wechsler 成人智力量表
   C. Wechsler 儿童智力量表　　　　　D. Gesell 发展量表
   E. 适应行为量表

5. Wechsler 量表及 Stanford-Binet 智力量表第5版的标准差是多少
   A. 14　　　　　　　　　B. 15　　　　　　　　　C. 16
   D. 18　　　　　　　　　E. 20

6. Stanford-Binet 量表(第4版)不包括以下哪些内容
   A. 言语推理能区　　　　　　　　B. 抽象视觉推理能区
   C. 数量推理能区　　　　　　　　D. 短时记忆能区
   E. 长时记忆能区

7. 2003 年修订的 Wechsler 儿童智力量表不包括以下哪些内容
   A. 言语理解　　　　　　B. 知觉推理　　　　　　C. 加工速度
   D. 工作记忆　　　　　　E. 文学常识

8. 不属于人格测验的是
   A. EPQ　　　　　　　　B. WAIS　　　　　　　　C. MMPI
   D. 16 PF　　　　　　　E. NEO-PI-R

9. 投射测验的特点是
   A. 测验材料的结构完整
   B. 被试的反应可事先确定,反应的内容是有限的
   C. 结果解释是客观的,不受经验影响
   D. 刺激材料的意义不明确
   E. 被试易产生心理防御

10. 主题统觉测验属于
    A. 人格测验　　　　　　B. 智力测验　　　　　　C. 人格投射测验
    D. 评定量表　　　　　　E. 神经心理学测验

11. 以下哪个是神经心理成套测验
    A. Bender 格式塔测验　　　　　　B. Halstead-Reitan 测验
    C. Wechsler 智力量表　　　　　　D. 额叶功能测验
    E. 快速神经学甄别测验

12. 以下不属于 Halstead-Reitan 神经心理成套测验的是
    A. 范畴测验　　　　　　　B. 中间记忆测验　　　　　　C. 音乐节律测验
    D. 连线测验　　　　　　　E. 侧性优势检查

13. Halstead-Reitan 神经心理成套测验表示肯定有脑损害的损伤指数是
    A. >0.3　　　　　　　　　B. >0.4　　　　　　　　　　C. >0.5
    D. >0.1　　　　　　　　　E. >0.2

14. 以下属于 Luria-Nebraska 神经心理成套测验附加量表的是
    A. 疾病特有病征量表　　　B. 运动测验　　　　　　　　C. 触觉测验
    D. 中间记忆分测验　　　　E. 节律测验

15. Wisconsin 卡片分类检测对下列哪个疾病敏感
    A. 色盲
    B. 抑郁症
    C. 躁狂症
    D. 大脑额叶执行功能障碍者
    E. 运动功能障碍

16. 以下不属于临床记忆量表分测验的是
    A. 联想学习　　　　　　　B. 图像自由回忆　　　　　　C. 无意义图形再认
    D. 定向力　　　　　　　　E. 数字回忆

17. 以下用于痴呆病人的筛查和评定的测验是
    A. 简易精神状态检查法　　　　　B. 汉语失语成套测验
    C. 临床记忆量表　　　　　　　　D. 快速神经学甄别测验
    E. Wisconsin 卡片分类测验

18. 以下属于应激相关评定量表的是
    A. 症状自评量表　　　　　　　　B. A 型行为类型评定量表
    C. 焦虑自评量表　　　　　　　　D. 抑郁自评量表
    E. 简易精神状态检查

19. 简易精神状态检查检查以下哪些方面,除了
    A. 定向力　　　　　　　　B. 记忆力　　　　　　　　　C. 注意及计算力
    D. 回忆及语言　　　　　　E. 学习能力

20. 以下不属于 SCL-90 的症状因子的是
    A. 躯体化　　　　　　　　B. 强迫及偏执　　　　　　　C. 人际关系
    D. 精神病性　　　　　　　E. 残疾程度

21. 以下不属于抑郁自评量表反映抑郁状态特异性症状的是
    A. 情感障碍　　　　　　　B. 躯体性障碍　　　　　　　C. 精神运动性障碍
    D. 心理障碍　　　　　　　E. 执行功能障碍

22. 病人健康问卷抑郁自评量表(PHQ-9)评定的时间范围为
    A. 近两周　　　　　　　　B. 近一个月　　　　　　　　C. 半年内
    D. 一年内　　　　　　　　E. 一年以上

23. 以下哪项是被 DSM-5 推荐评定抑郁严重程度的评估工具
    A. 症状自评量表
    B. A 型行为类型评定量表
    C. 病人健康问卷抑郁自评量表(PHQ-9)
    D. 抑郁自评量表
    E. 简易精神状态检查

24. 大五人格模型不包括

A. 宜人性　　　　　B. 责任心　　　　　C. 开放性

D. 神经质　　　　　E. 自主性

二、填空题

1. 心理测验的特征包括_____、_____。

2. 衡量智力水平高低的量化单位主要是_____。主要的计算公式有_____和_____两种。

3. 艾森克个性问卷由_____、_____、_____、_____成分量表组成。

4. MMPI 的临床量表包括了_____、_____、_____、_____、_____、_____、_____、_____、_____、_____等 10 个量表。

5. 用于痴呆病人的筛查及评定的量表是_____,其检查内容分 5 个方面_____、_____、_____、_____和_____。

6. Zung 氏抑郁自评量表用于_____、_____。焦虑自评量表适用于_____;主要用于_____,不能用于_____。

三、名词解释

1. 心理测验

2. 智力测验

3. 人格测验

4. 间接测量法

5. 神经心理测验

四、问答题

1. 常见的心理测验有哪些?

2. 离差智商是怎样计算的?

3. 简述 Wechsler 智力量表的应用范围。

4. 西方的"大五"人格维度论包括哪些因素? 五因素模型的现实意义何在?

5. Halstead-Reitan 神经心理成套测验各项检查的目的是什么?

6. 症状自评量表(SCL-90)各因子分的意义。

第四章

心理治疗理论

心理治疗又称精神治疗,是指由受过专业训练的心理治疗师,以心理学的理论系统为指导,以良好的医患关系为桥梁,运用心理学的技术与方法治疗病人心理疾病的过程。简单说,即心理治疗是心理治疗师对病人的心理与行为问题进行矫治的过程。本章将详细阐述目前影响较深远的心理治疗理论及其产生的背景与基础。

第一节　各流派渊源与现状

心理学的流派很多,但对心理治疗影响比较深远而且有明显特征的流派主要包括行为主义学派、精神分析(心理分析)学派、人本主义学派以及认知学派等,其中行为主义学派、精神分析学派与人本主义心理学派分别被称为心理学的第一、第二与第三势力(思潮)。

一、行为治疗理论

行为主义(behaviorism)是由美国 Hopkins 大学心理学教授华生(Watson JB,1878—1958)于20世纪初创立的一个不同于精神分析的独特的心理学派,是心理学史上的所谓第一势力(思潮),它主张把心理学研究的重点放在易于观察的外显行为上而不是主观的深层心理活动,坚持用自然科学的方法研究心理学,拒绝一切心灵哲学。

Watson 是心理学界公认的行为主义理论奠基人。他的行为主义理论为行为疗法的形成奠定了基础,也是行为疗法这一概念可以明确追溯的最早渊源。

在 Watson 创立行为主义理论之后,行为主义及其后来的新行为主义统治了西方心理学近50年的时间。一直到20世纪60年代认知心理学(cognitive psychology)的诞生,行为主义的影响才开始逐步减小。

行为治疗理论是在行为主义心理学派基础上发展而成的关于心理治疗的一个流派,简称为行为疗法或行为矫正。行为治疗理论最早形成于20世纪50年代,由斯金纳(Skinner BF,1904—1990)等提出。行为疗法主要建立在行为主义的学习理论之上,根据条件反射理论,注重应用强化原理去消除病态行为的症状。与此相关的理论主要包括五部分:Pavlov 经典条件反射理论、Watson 学习理论、Skinner 操作条件反射理论、Wolpe 交互抑制和系统脱敏理论与 Bandura 社会学习理论。

(一)经典条件反射理论

经典条件反射是俄国著名生理学家巴甫洛夫(Pavlov IP,1849—1936)在研究狗的消化过程时偶然发现的。

在实验期间,当狗嘴里有食物时,会产生分泌唾液的反应,这种反应是本能固有的,Pavlov 把这食物称为无条件刺激(unconditioned stimulus),把反射性唾液分泌称为无条件反射(unconditioned response)。为了使狗对某一种刺激(如铃声)形成条件作用,把这种原来只会引起探索性反射的中性刺激(即铃声)与无条件刺激(即食物)配对。经过一系列配对尝试后,如果仅发出铃声,不提供食物,也能引起狗分泌唾液,在这种情况下,铃声就成了条件刺激(conditioned stimulus),铃声引起的唾液分泌就是条件反射(conditioned response)。由此可见,条件反射是由条件刺激与无条件刺激配对呈现的结果。

Pavlov 的实验结果是,狗不仅在食物出现时会流唾液,而且任何其他刺激与食物同时出现多次后,当其他刺激再单独出现时狗也会流唾液。

经典条件反射常借助下列概念来描述行为的习得过程。

强化(reinforcement):即指在呈现中性刺激物的同时呈现无条件刺激的过程。在这里,无条件刺激物就成为了使行为得以维持的强化物。如训练者发出指令要求鸽子发出特定声音,当鸽子发出该声音时予以喂食,此时指令即为条件刺激,而食物则是无条件刺激。该理论认为,强化是形成条件反射的基础(必须注意的是,经典条件反射的强化概念在操作性条件反射中有了新的含义)。

消退(extinction):已经形成的条件反射,如果不再受到强化,其反应强度会逐步减弱甚至不再出现,称为消退。这在临床上意味着,假如我们取消某种异常行为的强化物,根据消退理论,该异常行为的出现频率将减少,直至消失。

泛化(generalization):某种特定刺激的条件反射形成后,其他类似的刺激也会诱发同样的条件反应。新刺激越近似于原刺激,条件反射被诱发的可能性就越大。这一现象称为泛化。俗话所说"一朝被蛇咬,十年怕井绳"就是一种典型的泛化。泛化提供了了解精神障碍的一种新的视角。

基于其经典条件反射理论形成的暴露或冲击疗法、厌恶疗法等,现在已成为矫正病态行为的重要方法。他的许多论述,对全面理解人类行为、消除及矫正病态行为具有重要的指导意义。

(二)学习理论

行为主义认为知识积累的关键因素是刺激、反应以及两者之间的联系。学习就是通过强化建立刺激与反应之间的联结。行为主义的教学目标是让学生对刺激作出正确的反应,在教学中把学习材料分解成能按顺序掌握的若干小步骤,并在每一步给予反馈,帮助学生完成最终的学习目标。

Watson 最经典的研究之一就是他曾经以实验方法证明用条件反射解释惧怕行为的可能性。1900年,Watson 和助手雷纳(Rayner R)最早以儿童为对象,用实验证明情绪反应能够形成条件反射。其研究对象是一位名字为 Albert 的 9 个月的小男孩,这名小男孩身体健康,发育正常且情绪稳定。实验中给他呈现各种各样的刺激物,如白鼠、小兔子、其他有毛和无毛的动物以及燃烧着的纸张等,用影片记录他的反应,并对他是否表示惧怕进行标准化的评估。结果发现小 Albert 并未产生恐惧,他第一次表现出的惧怕反应是当他听到用锤子敲击钢棒的声音时。由此,Watson 和 Rayner 想到了如下几个问题:①是否在敲击钢棒的同时呈现白鼠,可以形成对白鼠惧怕的条件反射;②如果能够形成,是否条件作用也可以概括到其他刺激上去;③随着时间的进展,条件反射会起什么变化;④如果情绪反应不能自行消失,可否找到去除它的适当方法。

实验开始,当小 Albert 每次遇到白鼠时,实验人员伴随敲击一件铁器,如此重复多次后,当小 Albert 遇到白鼠时,尽管不伴随敲击声,他也表现出了惧怕。同时,对于小兔子等有毛的小动物,也表现出一定的消极态度,而这是过去不曾出现的情况。两个星期以后,再用敲击声和狗、兔子与白鼠同时呈现,使小 Albert 的条件反应得到一次重复,然后在另一个地方用狗或兔子这些动物去检验时,他也表现出少许惧怕。此后一个月内,不使他与任何动物接触,当再次相遇时,小 Albert 对他们的消极反应就很少了。后来由于小 Albert 的离去,这个实验最后没有完成,实验者未能证明用条件反射法也可以去除已形成的惧怕反应。另一位实验者在一个名叫 Peter 的男孩身上,用喂食与他所惧怕的兔子同时呈现的方法,克服了惧怕反应,使 Watson 和 Rayner 的假设最终得到了证实。

Watson 得出结论,动物和人的行为都是学习的结果。他相信,所有的行为都是通过经典条件反射习得的,认为人一生下来就具有某些简单可见的反射作用,正是这些简单的反射作用构成了他的整个行为的遗传特征。而一些复杂的行为,则是一连串相互联系的条件反射运动。

　　Watson 强调,在复杂行为的学习过程中,环境因素具有至关重要的作用。在他看来,人是周围环境塑造的产物,是他所在环境的牺牲品。他说:"给我一个婴儿和我需要培养他成长的世界,我能使他匍匐、行走、攀登,使他用石块或木头建造房屋。我可以让他成为贼、歹徒、吸毒成瘾的人。向着任一方向塑造一个人的可能性几乎是无穷尽的。"Watson 对精神分析学家通过深层心理分析探索行为背景的做法不屑一顾。

（三）操作性条件反射理论

　　美国心理学家桑代克(Thorndike EL,1847—1949)以另一种方式开展相关实验。实验时,他把猫放在自己设计制造的迷笼中,其中每一个迷笼内都有一个杠杆装置,当猫在迷笼中活动并且按压这个装置时,迷笼的门就会被打开。为了做好这个实验,实验要求猫保持饥饿状态,并且此时在迷笼外放有食物,以激发猫在迷笼中的活动行为。Thorndike 的实验结果表明,猫可以学会通过按压杠杆装置来打开迷笼的门。这个笼被叫做 Thorndike 迷笼(puzzle box)。

　　美国心理学家 Skinner 是当今心理学界最重要和最有影响的人物之一,也是 20 世纪后期伟大的科学家之一。他一生坚持行为主义立场,在 Thorndike 之后,他以自己设计的独特的实验装置(Skinner 箱)通过实验提出了操作性条件反射的原理和强化理论,创造了操作性行为主义体系,并利用强化原理推广其应用,在程序数学和行为矫正方面都取得重大成就。Skinner 用白鼠取代猫,同时把迷笼简化成了箱子,在箱子内设置了相应的通过按压杠杆以获取食物的装置。实验表明,白鼠同样可以学会按压行为。这个箱就叫做 Skinner 箱。

　　他认为,在条件反射形成的过程中,并不全是每一次对条件刺激的反应,首先必须由无条件刺激引起。因为一个事件可能在没有任何观察到的先驱事件中产生。为此他提出存在着两种不同的行为模式,即应答性行为和操作性行为。一种行为和特殊的刺激相关联,可称为应答性行为(或反应性行为,respondent behavior),这类行为和先前的事件具有相关联的含义。另一种不是在这样的控制条件下的行为,则称之为操作性行为(operant behavior),这两种行为都是行为单位。Skinner 发展了 Pavlov 的条件反射概念,使行为成为"一个自足的主体"。

　　Skinner 不仅对操作性条件反射的建立而且对操作性条件反射的消退等做了研究,同时特别重视强化(reinforcement)这个概念。如果一个操作发生后,接着给予一个强化刺激,那么其强度就增加。Skinner 的操作性条件反射所建立的原理,在许多动物和人类的学习中得到印证。例如,鸽子偶尔一抬高头,受到强化,此后会继续抬高它的头;婴儿开口叫一声"妈",妈妈便报以微笑和爱抚,于是孩子更主动地叫"妈妈"。Skinner 甚至依据这个原理,训练两只鸽子玩一种乒乓球游戏,获得成功。实际上,只要巧妙安排强化程序,可以训练动物习得许多复杂的行为。

　　关于操作性条件反射的消退(extinction),Skinner 总结说:"如果在一个已经通过强化而增强的操作性活动发生之后,没有强化刺激物出现,它的力量就削弱。"由此可见,与条件反射的形成一样,消退的关键也在于强化。例如,白鼠的压杆行为如果不予以强化,压杆反应便停止。学生某一良好反应未能受到教师充分的关注和表扬,学生便最终放弃这一作出良好反应的努力。

　　但是,反应的消退表现为一个过程,即一个已经习得的行为并不即刻随强化的停止而终止,而是继续反应一段时间,最终趋于消失。Skinner 以实验表明,一只已经习得压杆反应的白鼠在强化被停止之后,仍然能按压杠杆达 50～250 次,然后最终停止反应。至于消退的时间,则与该习得反应本身力量的强弱成正比,即如果原来反应非常牢固,那么消退的时间较长;反之亦然。例如,在上述实验中,受过多次强化的白鼠在强化停止后,可连续按压杠杆 250 次左右,而仅受过一次强化的白鼠在强化停止后连续按压杠杆的次数为 50 次左右。所以,消退过程的时间长短也是 Skinner 衡量操作性条件反射力量的一个指标。

　　在经典条件反射中,条件刺激引起的行为是由该刺激与非条件刺激的多次匹配所导致的;而在操作性条件反射中,行为本身可以自发产生,只是该行为的后果引起了行为出现频率的改变,当得到强化时,行为的频率增加;而获得惩罚(punishment)(指行为的结果导致消极刺激的增加,从而使行为反应减弱)或不再获得强化时,行为的频率逐渐降低或消退。

根据操作条件化理论所设计的阳性强化疗法、厌恶疗法等,现已成为行为治疗的重要手段而被广泛用于各种适应不良性行为的矫正。

(四) 交互抑制和系统脱敏理论

沃尔普(Wolpe J,1915—1997)是生于南非的行为治疗心理学家,在治疗焦虑时,他为了转变治疗思想而阅读了有关实验性神经症(experimental neurosis)的文献。后来通过一系列的实验室实验,Wolpe发现猫的实验性神经症可以通过在焦虑的同时给以喂食的方法而加以克服。实验过程中将一只猫关进实验室的实验笼里,先响铃声,后电击它。这样重复多次后,猫变得非常焦虑、恐惧。铃声、电击停止后,它的焦虑、恐惧始终不消失。这时喂它,猫拒绝进食。把它从实验笼中拿出来,放到实验室的任何地方,它依然焦虑不安拒绝进食。再把它放到相似的房间里,它仍然不食。实验的后半截是如何消除猫由于电击造成的焦虑与恐惧。猫饿了总要进食的,这是支持它的一种积极力量。Wolpe就先找一间与实验室完全不同的房间喂猫。因为环境完全改变了,猫稍安一些,经过犹豫逐渐恢复进食。接着,实验升了一级,把进食的地方移到一间与实验室相似的房间里。猫又开始焦虑不安,踌躇许久,它最终战胜了自己,继续进食。再接下来,又把进食的地方升级为那间实验室,但是远离实验笼。可想而知,猫重返受伤害之地焦虑不安是肯定的。然而,又经过一番焦虑不安和战胜自己的冲突,猫完成了进食。最后,把进食位置越来越移近实验笼乃至移到笼里,猫的进食仍然完成了。猫对实验室、实验笼的过敏反应,经过这样层层升级的适应性训练,终于几近完全地消除了。这就是Wolpe的"系统脱敏法"。他的实验研究表明,动物神经症性症状的产生和治疗都是习得的。因此,他认为治疗人类神经症的方法也可由此发展而来,于是提出了交互抑制理论(reciprocal inhibition theory)以减少神经症行为,即人的放松状态与焦虑状态是对抗的过程,两者互不相容,一种状态的出现必然对另一种状态起抑制作用。由于抑制作用在两个方向上都可进行,故称之为交互抑制。从该范式出发,Wolpe发展了系统脱敏技术。通过循序渐进地增加刺激强度,使个体逐步耐受和习惯原先引发不适应反应的刺激,来消除某种不适应性反应的方法,就是系统脱敏(systemic desensitization)。

系统脱敏疗法在临床上被广泛应用在恐惧症、强迫症、焦虑症等的心理治疗上。

(五) 社会学习理论

班杜拉(Bandura A)的社会认知行为主义是新行为主义的一个支派,被认为是现代社会学习理论和社会认知理论的奠基人,其理论在行为主义与认知主义之间架起一座桥梁。他的理论被称作"社会行为主义",后更名为"社会学习理论"。强调社会学习和模仿,认为个体的习得行为不一定事事都要经过亲身的直接经验才能学会。个体的大多数行为是通过模仿的社会学习过程形成的。强调社会学习或模仿学习不一定必须要有强化,它可以借助个体主动的自我调节代替被动的强化而得到学习。强调行为的形成,不完全是由环境所决定的,它是由环境、人和行为三种因素的交互作用决定的。

Bandura于1961年在斯坦福大学完成著名的"儿童攻击行为模仿"实验,又称"波比娃娃"实验(bobby doll experiment),他的理论是在条件反射及其强化原理指导下阐述他对行为的认识,关注行为的预测和控制,他认为行为的内部决定因素是认知而非强化。社会化后,行为靠自我调节模式,依据自己的内部标准、期望、评价等调节自己行为。为说明自己的理论,Bandura首先区别了直接的操作性学习与替代性学习。直接的操作性学习是指那些通过亲自去做和经历而进行的学习。它与替代性学习的不同之处在于,直接的操作性学习只是提供了一种可能性,其学习后果并不会必然表现出来;而替代学习则是指通过观察他人而进行的学习。这意味着我们可以通过认知进行学习,而非单纯通过直接的刺激反应过程来学习。

通过观察学习,我们不仅可以学会如何完成某个行为,并且可以了解到在特定的情境下该行为可能会带来何种后果。观察学习一般包括四个过程:

1. 注意(attention)　注意和知觉榜样情景的各方面。

2. 保持（maintenance）　通过两种表征系统-表象和符号来储存从榜样身上所了解的行为。

3. 表现（performance）　复制从榜样身上观察到的行为,个体将符号表征转换成相应的行为。

4. 动机（motivation）　因表现所观察到的行为而受到激励。其学习成果经由直接强化（direct reinforce）、替代强化（vicarious reinforcement）和自我强化（self-reinforcement）三种强化方式而得以持续。

社会学习理论意味着异常行为的习得可能并非由病人直接经历的某种事件而引发,而是由于看到别人的行为而习得的。大多数人类行为实际并不可能通过直接的操作性学习来进行,而是通过间接的观察学习获得的;同时,学习者亦无需事事通过亲身接受外在强化才能保持学习成果,而可以通过观察他人行为及其后果而获得替代性强化。这种通过观察他人的行为及其后果而发生的替代性学习就是观察学习,它是社会学习的一种最重要的形式。Bandura 的社会学习论与传统的行为主义观点不同。它不否认认知功能是人的行为的一个决定性因素,相反,它重视人的行为的内部原因,重视符号、替代、自我调节所起的作用,因此,Bandura 被认为是稳健派行为主义者。他的理论由于融合了行为主义和认知主义两派的观点而被称为认知-行为主义,对认知-行为治疗的诞生作出了巨大贡献。

二、精神分析理论

精神分析学派（也称精神动力学派）是心理学理论与体系中的一个重要流派,他的创始人是弗洛伊德（Freud S,1856—1939）。基于精神分析学派而形成的疗法就是精神分析疗法。Freud 的精神分析疗法又被称为经典精神分析理论,其内容主要包括意识层次理论、人格结构理论、人格（性心理）发展理论、释梦理论、防御机制理论和神经症的成因理论等。

经典精神分析理论在解释人的心理发展与心理异常方面存在一定的局限。以 Freud 为代表的早期精神分析理论也称弗洛伊德主义,为了有所区别,该理论在 Freud 之后的发展被称为新弗洛伊德主义或新精神分析理论。同时代的荣格（Jung CG,1875—1961）在 Freud 理论的基础上发展出分析心理学,阿德勒（Adler A,1870—1937）提出个体心理学;其后的继承者沙利文（Sullivan HS）、安娜·弗洛伊德（Freud A,1895—1982）、霍妮（Horney K,1885—1952）、埃里克森（Erikson EH,1902—1994）、弗洛姆（Fromm E,1900—1980）等进一步修正和发展了 Freud 的学说,形成"新精神分析学派"。

在中国,学者钟友彬还结合中国的实际情况,把精神分析理论应用到实际工作中,并提出了一种新的精神分析疗法,即认识领悟疗法。

下面对精神分析疗法的几个重要理论作简要介绍。

（一）意识层次理论

Freud 精神分析理论最重要的发现是无意识,他将人的心理划分为三个层次,即无意识、前意识和意识。该理论阐述人的精神活动,包括欲望、冲动、思维、幻想、判断、决定、情感等,会在不同的意识层次里发生和进行。根据 Freud 的早期理论,不同的意识层次如同深浅不同的地壳层次存在,故称之为精神层次。

1. 无意识（unconscious）　无意识是精神分析理论的一个主要概念,指个人不能觉察到的心理现象。Freud 把它定义为不曾在意识中出现的心理活动和曾是意识的、但已经受到压抑的心理活动。无意识包括人的原始的盲目冲动、通过种族遗传得到的人类早期经验、各种本能活动和被压抑的愿望、被意识遗忘的童年经历、不合伦理的各种欲望和感情等。它虽然不被个体觉察,但可以通过多种途径了解:①梦,它是无意识愿望的达成;②言语失误,或者遗忘,例如口误或记错的某个名字;③催眠状态;④由自由联想技术所获得的材料;⑤投射机制的分析结果;⑥精神病病人症状的象征意义。

无意识对人的思想和行为影响极大,Freud 认为它是人类精神结构中最简单、最低级、最基本的因素,也是一种被压抑的强大的内驱力,具有努力进入意识状态的冲动,并且是生物性本能能量的仓库,是人类一切活动的动力源泉。无意识的来源少部分是由意识压入的,但大部分是从未意识到的心理活动。它有力地操纵着我们的思想和行为,尽管人们的行为看起来出自意识,但真正起作用的却是无意识。Freud 提出的无意识观点被广大学者所接受,如 Jung 在无意识的基础上提出了集体无意识的说法。

2. 前意识（preconscious） 前意识介于意识和无意识之间，是由那些目前虽不在意识领域，但我们加以注意、经过努力就能觉察到而进入意识领域的主观经验所组成。无意识的欲望要进入意识界，首先要经过前意识的审查和认可。前意识在一定意义上充当稽查者的角色，不允许那些使人产生焦虑的创伤性经验、不良情感以及为社会道德所不容的原始欲望和本能冲动进入意识领域。其工作是除去不合适的无意识内容，并把它们压回到无意识中去。在 Freud 看来，意识和前意识虽有区别，但却没有不可逾越的鸿沟，前意识中的东西可以经过回忆进入到意识中来，而当意识中的东西没有被注意时，也可以转入前意识之中。

3. 意识（conscious） 意识是人的精神中最表层的部分，它由人的主观经验和心理内容所组成，能随时想到和清楚地觉察到，是与语言（即第二信号系统）有关的那一部分心理活动。它包括人们当前注意到的清晰的感知觉、情绪、意识和思维等的心理活动。其特点是具有逻辑性、时空规定性和现实性。

Freud 的意识层次理论阐述了压抑心理的形成机制。尽管无意识不能被意识到，但它在一定程度上影响甚至主宰着人的心理活动与行为。这些无意识中被压抑的欲望与本能通常以心理障碍的形式表现出来，从而成为导致心理疾病的根源。而精神分析的治疗目标就是把未知的无意识内容转化到可以意识到的层面，协助病人更好地做自我选择。这是 Freud 早期对心理结构理论的描述，无意识与意识之间的冲突是其早期描述的唯一冲突；后来他提出心理结构的第二个理论，也就是使用得更多、更为人们接受、流传更广的人格结构理论：本我、自我和超我。

（二）人格结构理论

Freud 提出把人格分为本我、自我和超我三个部分。

1. 本我 本我（id）是人格中最原始的状态，是最模糊、最不容易掌控的内容，包含着个体一切原始本能冲动和欲望，它潜藏在无意识之中，是人所有精神活动所需能量的储存库。Freud 认为其中最重要的就是性本能和攻击本能。这些本能和欲望在没有任何道德、价值观等的约束下，遵循着"快乐原则"（pleasure principle），本我不知道外在的道德的行为规范，它唯一的要求就是获得快乐，避免痛苦。

2. 自我 自我（ego）是人格中现实的、符合理智的部分，在人格的结构中起中介作用，是人格的执行部门。自我的一部分位于意识，一部分位于无意识之中，是由本我分化出来的，其能量也来自本我。自我的作用就是约束本我的本能冲动，受"现实原则"的指导，争取避免痛苦又能获得满足，在本我需要和现实可能之间加以调节，采取社会允许的方式，指导自己的行为。自我是人格结构中维护统一的关键因素，如果自我力量不够强大，则难以协调各种力量、保持平衡。自我是理智的，按"现实原则"（reality principle）调节和控制本我的活动。

3. 超我 超我（superego）与伦理道德行为相联系，在长期的社会生活中内化形成，是人格中最文明、最有道德的部分。超我是人格道德的维护者，它告诉人什么是是非善恶，对人的动机行为进行监督管制，用良心和自豪感去指导自我，限制本我的冲动，设法引导自我走向更高尚的途径，使人格符合社会要求。超我可分为两部分：自我理想和良心。超我按"道德原则"（principle of ideal）行事。

本我、自我和超我不是一直静止的，而是在不断协调运动着。本我盲目追求快乐原则的满足，超我由道德和理想原则指导，因而本我与超我之间存在着冲突与矛盾；而自我则在本我和超我之间活动，一方面需要满足本我的需要，另一方面又要服从超我的强制规则，所以自我应足够强大才能协调本我与超我之间的关系，否则个体的人格结构就处于失衡状态，导致心理障碍和病态行为。三者之间是否协调对心理健康与否起到重要作用。

（三）性心理发展理论

Freud 认为人的精神活动的能量来源于本能，本能是推动个体行为的内在动力。人类最基本的本能有两类：一类是生的本能，另一类是死亡本能或攻击本能，生的本能包括性欲本能与个体生存本能，其目的是保持种族的繁衍与个体的生存。在 Freud 的眼里,性欲有着广义的含意,是指人们一切追求快乐的欲望,性本能冲动是人一切心理活动的内在动力,当这种能量(Freud 称之为 libido)积聚到一定程度就会造成机体的紧张,机体就要寻求途径释放能量。Freud 认为,人的发展就是性心理的发展,这一发展从婴儿期就已经开始,并且随着成长成熟,儿童身体上的集中体现快感的部位有规律的变化。Freud 据此将人的性心理发展从婴儿期到青春期分为 5 个阶段,各个阶段不同的性活动的发展情况决定着日后不同的人格特点的形成,甚至成为发生心理疾病的根源。

1. 口唇期　出现在出生的第一年,这个时期产生快感的部位主要来自口唇部位的活动。牙齿未长出之前,快感来自唇、舌的吸吮和吞咽,长牙后,快感来自咬东西和吞咽这类活动。Freud 认为,心理性欲的正常发展应该是该部位活动得到适当的满足,太多太少都会使儿童“固结”在这个阶段,因而不能顺利过渡到下一阶段。在口唇期,婴儿专注于口唇,例如以吸取母乳来得到口唇的快感,或是小孩拿到什么的东西就咬。此时期的口腔活动若受限制,可能会留下后遗性的不良影响。成人中有所谓的口腔人格,可能就是口腔期发展不顺利所致。悲观、依赖,以及行为上的贪吃、酗酒、吸烟、咬指甲等都被认为是口腔人格的特征。口唇期也是婴儿与母亲之间建立关系的重要时期,这段时期所维持的时间长短,则依照不同的社会文化而有差异。

2. 肛门期　在 1~3 岁这个阶段,生理快感区主要是肛门。成人开始对儿童实施大小便方面的控制训练,快感表现为对粪便的忍受和排出。肛门期发展顺利,可形成独立的人格,表现为自我决定行为、无过分的羞耻感等;如果这一阶段性心理发生冲突,例如强迫孩子排便,或者对时间、卫生要求过于严格,就可能造成肛门期停滞人格,表现为极度地吝惜、保守。相似的,过分在意“规律排便”可能产生两种相反的人格类型:要么过分守时,要么总是拖延。

3. 前生殖器期　出现在 3~6 岁期间,儿童已经能够分辨出两性性器官的差别,此时快感来源于生殖器部位。Freud 认为这是人格发展最重要的时期,在这一时期的后半段,产生所谓的俄狄浦斯情结(Oedipus complex),而此种情结的解决情况对日后的人格甚至可能发展的神经症有极其重要的影响。

4. 潜伏期　出现在 6~12 岁。在这一时期,儿童的心理性欲活动不那么显著,快感来源主要是对外部世界的兴趣,主要活动转移到学习上。主要表现为跟同性的同学与朋友要好,而与异性交往较少甚至有点排斥,在性方面没有表现,似乎处于一种潜伏状态,故称之为潜伏期。

5. 生殖器期　开始于青春期早期,此时潜伏期被压抑的性冲动复活,心理上恢复了对异性的兴趣。在这个时期,个人的兴趣逐渐地从自己的身体刺激的满足转变为异性关系的建立与满足,所以又称两性期。儿童逐渐从一个自私的、追求快感的孩子转变成具有异性爱权力的、社会化的成人。Freud 认为这一时期如果不能顺利发展,儿童就可能产生性犯罪、性倒错,甚至患精神病。

Freud 认为如果一个人在某一阶段遇到挫折不能顺利进行,或性满足不恰当(过多或过少),他要么停滞在该阶段,即发生固着,要么从高级阶段退化到低级阶段,即产生退行,从而可能导致心理或者行为的异常,成为各种神经症或精神病产生的根源。如婴儿口腔期的欲望因某种外界因素遭到挫折(如断乳过早等),可能就会产生固着现象,年龄增长后,仍可能停留在以口腔活动(如贪食、接吻、嚼口香糖等)的方式来减轻焦虑,这被称为口腔期人格。Freud 主要致力于儿童在 6 岁以前性心理出现问题所带来的冲击,并没有详细地探讨青少年期和成年期的危机以及发展任务,后来的 Erikson 强调意识的重要性,并详细探讨了青少年期和成年期的危机以及发展任务,完善了心理发展理论。

（四）梦的理论

该理论是 1900 年问世的。Freud 在其《梦的解析》一书中详细论述了他的梦理论。梦的理论与无意识理论和性心理发展理论为精神分析的三大理论支柱之一,是了解无意识活动的一条迂回道路。

Freud 认为,梦并不是偶然形成的联想,而是被压抑的愿望伪装的满足。因为无意识中的原始冲动或性欲难以直接见人,加上意识对无意识具有稽查和控制作用,所以必须通过伪装的方式才能满足自己的愿望。因此必须进行梦的解析(释梦,dream interpretation)来揭示梦的隐匿意义。通过对梦的分析、解释,不仅可以深入到人的心理内部,发现病人被压抑的欲望,而且可以作为治疗神经症的一种方法。

Freud 认为,梦是由显梦和隐梦组成的。外显的梦(manifest dream)是指人们能够回忆起来的梦境,它是梦的表面现象。内隐的梦(latent content)指隐藏在梦境中的欲望、无意识动机,它是梦的本质内容。在 Freud 看来,无意识愿望只有经过了化妆,才能混过稽查而进入梦境。所谓梦的工作(dream work)就是把隐意变作显梦的过程。主要有四种形式。

1. 凝缩(condensation) 即将几种隐意用一种象征表现出来。

2. 移置(displacement) 将对某个对象的情感(爱或恨)转移和投向另一个对象方面去。

3. 象征化(symbolization) 即用一种中性事物来象征替代一种所忌讳的事物,可减少或避免引起梦中自我的痛苦或创伤。

4. 润饰(secondary elaboration) 即醒后回忆梦时,把梦中无条理的材料加以系统化来掩盖真相。

这里,Freud 提出的梦的解析假说来分析梦的象征性及其活动方式,指出梦对了解神经症病因的意义,虽不完美,但却是有见地的。

(五) 焦虑、防御与精神病理学说

焦虑论(anxiety theory)是 Freud 精神分析的一个有机构成部分,也是有关矫正人格障碍和保持人格完整的一个基本理论问题。

Freud 认为,人格内部冲突是不可避免的,随着矛盾冲突的加剧,人就会产生心理焦虑,焦虑是一种对尚未发生的某些事情的担心。焦虑对人有积极的一面,但如果冲突过于激烈,而自我无法应付,就会导致人格分裂和精神障碍。

Freud 认为人有三种焦虑。第一种是现实的焦虑,是人觉察到周围环境中存在的现实危险所产生的内心紧张、不安和恐惧。第二种为神经症性焦虑,是因担心由于失去对本我的控制而产生的潜在危险而形成。第三种焦虑称为道德焦虑,是由于意识到自己的思想行为不符合道德规范而产生的良心不安、羞耻感和有罪感。

为了减轻或消除人格内部的冲突,降低或避免焦虑,以保持人格的完整和统一,自我发展了许多保护性的机制,Freud 称之为自我防御机制(ego defense mechanism)。防御机制可以否认或歪曲现实,并且在无意识水平上进行。

防御机制有多种,安娜·弗洛伊德(Freud A)把散见在她父亲著作中的自我防御机制归纳为下述十种。

1. 压抑(repression) 指把超我所不能接受的欲望、冲动、意念、情感和记忆抑制到无意识中。Freud 指出,压抑是一种最基本的防御方式。压抑又称"潜抑",大多数人都会采用压抑手段来忘掉自己不愉快的经历,以此来维护自身的心理健康。压抑和压制(suppression)不同,前者是一种无意识的过程,即未觉知到压抑的过程和被压抑的内容;后者则是一种有意识的过程,即有意识地抑制不该有的欲望和行为。

2. 否认(denial) 指个体否认已经发生的不愉快事件,借以减轻焦虑和痛苦的心理机制。否认是一种最简单、原始的心理防御机制,可使个体暂时逃避过分难堪、痛苦的事实,暂时缓解无法承受的内心焦虑。这种行为类似沙漠里的鸵鸟,当遇到难以逃脱的敌害时,就干脆把头埋进沙堆里,将眼睛蒙起来否认眼前的事实。否认本身可以为依赖型人格的个体赢得更多的时间,以便逐渐接纳和适应严酷的现实。

3. 退行(regression) 指个体遭遇挫折和压力时,为减轻内心焦虑和痛苦,采用儿时幼稚的不成熟行为方式来应付现实困境。退行在日常生活中有时是必要的,对个体的心理平衡具有重要的调节作用,例如夫妻之间相互撒娇以增进彼此感情,重症病人或术后病人不愿出院以寻求安全保护。但如果个体在生活中过分依赖退行方式去应付困难,则是一种适应不良的表现。

4. 反向作用(reaction formation) 又称反向形成,指个体真实的情感、欲望和动机不被社会道德所接纳,并担心被他人识破时被压抑至无意识,并通过采取与其完全相反的态度和行为,来消除或减轻内心的焦虑与不安。成语故事中的"声东击西""口是心非""笑里藏刀""此地无银三百两"等都是反向防御机制的生动写照。

5. 投射(projection)　指个体把自己不愿意接受的欲望、动机或观念错误地归之于他人。例如，"以小人之心度君子之腹"就是投射的典型表现。投射作为人们常用的一种心理防御机制，有利于缓解心理冲突，保持内心的平衡。但是过度而习惯化的投射，则是一种敏感多疑的表现，不仅对自己身心健康不利，也会妨碍正常的人际关系。

6. 合理化(rationalization)　又称文饰作用，指个体遇到无法接受的挫折时，搜集一些符合自己内心需要并被社会认可的理由，以摆脱内心的痛苦。合理化机制一般包括"酸葡萄"心理、"甜柠檬"心理和推诿三种方式。

7. 固着(fixation)　指行为方式发展的停滞和习惯反应的刻板化。

8. 认同(identification)　指将自我与某一对象无意识地视为等同，以解脱自我焦虑。

9. 内向投射(introjection)　指将本来指向外界的敌视、攻击、伤害等冲动和感情，转而指向自身。

10. 升华(sublimation)　指将本能冲动和欲望转换为比较崇高的、为社会赞许的思维和行为方式表达出来。升华是最富有建设性的心理防御机制，是人们主动适应环境的一种积极现象，现实生活中应用升华防御机制的实例非常多见。

上述防御机制可以区分为：①不成熟或原始的防御机制，如压抑、否认；②神经官能症性质的防御机制，如合理化、投射等；③成熟的防御机制，如升华。但需要注意的是，使用原始或不成熟的防御机制并非一定是病理性的，如当个体遭遇重大挫折时，否认或压抑仍然具有积极的作用。

当防御机制无法对焦虑进行妥善处理时，自我将采取让本我以附着于某种痛苦感受之中的方式来表达自己，于是症状就出现了。在精神分析理论看来，症状实际上是自我对本我或超我要求妥协的结果，它能够使个体从中获益。也就是说，虽然个体看似痛苦，但从痛苦中，他能够让自我得以保存下来。精神分析将症状能够给病人带来的好处分为两种：①一级获益：即症状本身能够满足病人的无意识欲望，使无意识冲突得到变相的虚幻式的解决；这是一种内部获益。②二级获益：即病人借助生病可以从家人、朋友和其他人那里获得同情和安慰，甚至受到尊重和礼遇，由于这种好处来自环境，所以也叫外部获益。实际上，症状的长期存在与症状本身能够给病人带来上述好处是密不可分的。

(六) 新精神分析理论

新精神分析理论主要是在20世纪30年代后从经典精神分析理论中分化出来的，它的一些基本概念、原理和方法没有脱离Freud的体系，但对经典精神分析理论有所变通、修正和扩充。新精神分析理论的代表有Adler的个体心理学(individual psychology)，他认为"自卑与补偿"机制是人性的本质及心理动力的源泉。Jung的分析心理学(analytical psychology)，提出了"集体无意识"和"原始意向"的理论观点。Freud A提出了自我心理学(ego psychology)的理论体系，强调"自我"的发展及"防御机制"的作用。Horney、苏利文(Sullivan HS)和Fromm的精神分析社会文化学派，以及Erikson的自我发展理论等。

目前，新精神分析理论比较有影响力的主要是客体关系理论、亲附理论、自体心理学理论。

1. 客体关系理论　客体关系理论(object relations theory)是后Freud理论中对当代精神分析影响最大的一个流派，于20世纪40～50年代由英国精神分析学家费尔贝恩(Fairbiarn R)和克来茵(Klein M)等开拓。客体这个词汇最初由Freud提出，用来描述个体驱力的投射对象。与经典精神分析理论的主要区别在于，客体关系理论认为人的动力源并非来自驱力，而是来自对关系的寻求。因此在客体关系理论中，客体(object)是与主体(subject)相对应的概念，指个体的意愿、情感、行为所指向的人。客体关系是指一个人内在精神中的人际关系模式。客体关系理论是在精神分析的理论框架中探讨人际关系，更强调环境的影响，认为真正影响一个人精神发展过程的是在出生早期婴儿与父母的关系。

2. 亲附理论　亲附理论(又称依附理论，attachment theory)，由社会学家鲍尔贝(Bowlby J,1907—1990)根据儿童与母亲之间的互动观察结果而提出来的一种理论。从心理学的角度来讲，其核心意义主要是指儿童早年与母亲之间的关系不仅会影响儿童当时的行为,而且对其成年后的行为模式及人际交往模式都有影响,与客体关系理论的观点相似。所谓亲附,指婴儿与其照顾者(一般为母亲)之间存在的一种特殊的感情关系。它产生于婴儿与其父母的相互作用过程中,是一种感情上的联结和纽带。现在普遍认为,亲附是人类适应生存的一个重要方面,因为它不仅提高婴儿生存的可能性,而且建构了婴儿终生适应的特点,并帮助婴儿终生向更好适应生存的方向发展。在 20 世纪 70 年代,研究人员认为安全的亲附行为是由婴儿与其亲附对象之间的一种内在工作模式(internal working model)所支撑的。这个内在的工作模式是婴儿重复体验母婴之间恰当的照顾模式所形成的。通过这种母婴之间的照顾互动模式,婴儿理解了在不同的情况下,亲附对象是如何对他的要求进行反应的,他自己又是如何回应的。这种在生命早期所建立起来的模式会对婴儿的未来一生都有影响。

3. 自体心理学理论　自体心理学(self psychology)是美国精神分析学家科胡特(Kohut H)于 20 世纪 60 ~ 70 年代在对自恋的研究基础上发展出的新的精神分析学派。经典精神分析理论认为,没有移情能力的人是不能被治疗的,自恋的人不具有移情能力,心中没有客体。而 Kohut 认为,自恋是一种积极经验产生的真正的自我价值感,是一种认为自己值得珍惜和保护的真实感觉。自恋的人不是没有客体,他们的客体是自体客体。所谓自体客体(self object),是指个体对其他人(或无生命的客体,或抽象概念)的表象,其并不被体验为一个实际存在的人,而是被体验为自体需求的扩展。自体心理学关注自体的发展,认为一个个体自我人格的发展,不是来自经典精神分析所强调的性的驱动,而是自恋从古老形态向成熟形态转化的结果,这种转化的过程需要自体客体的正性回应,自我把自体客体的功能逐渐内化为它自身的心理结构,产生自尊。

新精神分析理论与经典精神分析理论的共同点主要在于:①均认为童年期经历对个人发展具有决定意义;②人们的态度、行为、经验和思想很大程度源自无意识动力;③意识和无意识之间的冲突或者被压抑的内容之间的冲突,是精神疾病和情绪困扰的原因。虽然新精神分析诸学派在理论上各有侧重点,但在经典精神分析理论的修正上存在几点共识,即反对 Freud 的本能论和泛性论,强调社会文化因素对人格形成的重要作用;反对先天本我的作用,强调后天自我的作用;反对先天生物决定论的悲观主义,而对自身能力持乐观态度;不仅重视儿童早期的经验,而且要探讨人一生的发展。

三、人本主义治疗理论

早在 19 世纪中期,人本主义作为一种哲学观点发源于欧洲,它认为人是有血有肉的独立个体,讨论所有与人有关的问题都应以此为出发点。在人本主义的基础上,出现了人本主义心理学。人本主义心理学(humanistic psychology)兴起于 20 世纪 50 ~ 60 年代的美国,是第二次世界大战后美国在当代西方心理学中的一种革新运动。60 年代初美国人本主义心理学会成立,此后,这一运动有较大的发展。1971 年在荷兰举行过国际会议,影响扩及欧洲和亚洲。人本主义心理学派是由马斯洛(Maslow A)创立,以 Rogers 为代表,它既反对行为主义机械的环境决定论,又反对精神分析本能决定论的心理学流派,被称为心理学的"第三势力"。

人本主义和其他学派最大的不同是特别强调人的正面本质和价值,而非集中研究人的问题行为,它强调人的成长和发展,称为自我实现。坚持以人为本和以整体人为对象,强调人性、动机、潜能、经验、价值、意向性、自主性、创造性、自我选择、自我实现和健康人格等一系列对个人和社会富有重大意义的问题的研究,旨在建构具有更大包容性的真正人性化的心理学。

在人本主义心理学派的基础上,形成了人本主义疗法,而 Rogers 就是人本主义疗法的创始人。人本主义疗法的核心内容是"以人为中心的心理疗法",或简称为"以人为中心的疗法""病人中心疗法""求助者中心疗法"等。人本主义疗法的基本理论主要包括下列四方面的内容。

(一) 人性观(人性本善论)

人性本善论(doctrine of good human nature)是大多数人本主义心理学家共同的人性观,也是人本主义动机理论和人格理论的支柱。

人本主义疗法认为,人是理性的,而且具有正面的人生导向、追求美好生活并为美好生活而奋斗的本性;另外,人的本性还包括人是能够自立的、能对自己负责的、而且是可以信赖的等内容。人本主义疗法的人性观是积极的和乐观的,它反对精神分析学派对人的消极看法,此学派强调每一个人的价值和尊严。

基于此人性观,Rogers 认为全面发展自己的潜能、不断成长并实现自己就是人最基本的生存动机。

(二)潜能论

潜能论(organic potential theory)是人本主义心理学价值观的表现,也是 Maslow 自我实现心理学的重要理论支柱之一。Maslow 也认为任何有机体都有一种维持和增强机体活动的方式,发展自身潜能的内在倾向。潜能(potentiality)是指个人未来可能发展的潜在能力。心理潜能(mental potentiality)既是人体的遗传构成,又是人求得发展的内在倾向,即人类的一种高级需要或冲动,如对友爱、求知、审美、创造、公正等的需要,这些需要虽不像生理需要那么强烈,但作为一种内在潜能,只要环境条件适当,就能发展到可能达到的程度,对人的行为起支配作用。

(三)需要层次论(动机论)

需要层次论(need hierarchy theory)是 Maslow 提出的一种需要理论,也是人本主义心理学的一种动机理论。动机是人类生存和发展的内在动力,而需要则是动机产生的基础和源泉。20 世纪 50 年代,Maslow 提出人类需要有五个层次,由下而上依次分为生理需要、安全需要、归属与爱的需要、尊重需要、自我实现需要。他把生理需要、安全需要、归属与爱的需要、尊重需要称为基本需要(basic needs),此类需要因缺乏而产生,故又称缺失性需要(deficiency needs)。Maslow 认为,低层次的需要未得到基本满足难以产生高一层次的需要,这类需要满足以后便停止其需要。把认知需要、审美需要、自我实现需要称为心理需要(psychological needs),此类需要因个体成长所必需,故又称成长需要(growth needs)。心理需要属于高级需要,有较大的个体差异。它不是由一般欲望所左右,而是由实现自我潜能、超越自我所驱策,这类需要越满足,越产生更强的需要,而且其间并不存在严格的高低级关系。五层次需要的性质和特点如下。

1. 生理需要(physiological need)　指维持个体和种族发展的需要,是人的各种需要中最原始、最基本、最需优先满足的一种,如饥、渴、性和休息等。

2. 安全需要(safety need)　指对稳定、安全、秩序、保障、免受惊吓、焦虑和混乱的折磨等的需要。这种需要得到满足,人们就会产生安全感,否则便会引起威胁感和恐惧感。

3. 归属与爱的需要(belongingness and love need)　指个体对友伴、家庭的需要,对受到组织、团体认同的需要。这种需要如得到满足,人们就会产生良好的归属感,感到集体的温暖,否则便会引起孤独感和爱的缺失感。

4. 尊重需要(esteem need)　指个体对自己尊严和价值的追求。它包括两个方面:一是希望得到别人的尊重;二是个人对自己的尊重。

5. 自我实现需要(self-actualization need)　指实现个人理想、抱负、充分发挥自己的潜能,成为所期待的人物的动机。个人的自我实现的需要是不同的。只有实现他们的最高理想,他们才会感到最大的快乐。

20 世纪 70 年代,Maslow 的后继者在尊重需要和自我实现需要之间增加了认知需要(cognitive needs)和审美需要(aesthetic needs),前者关注于对知识和意义的寻求,后者关注于寻找和创造美、平衡与和谐。90 年代,又出现自我实现需要之上增加第八个需要,即超越需要(transcendence needs)的版本。所谓超越需要指帮助他人获得自我实现的需要。至此需要层次理论发展为一个八层次的结构。需要注意的是,后来添加的三个层次在 Maslow 自己的理论已有提及,Maslow 将它们包含在了自我实现需要中,后人只是将它们分离出来作为独立的层次。总之,Maslow 认为人类所要达到的,比单单"适应"要多得多,因此心理学不仅要致力于修复损伤,也要帮助人们生活得更加丰富多彩且充满创造性。然而对于需要层次理论也存在颇多争议,例如在社会实践活动中,并不是只有低级需要得到满足后才会产生高级需要,多种形式和多种层次的需要可能同时存在。但即使如此,需要层次理论中需要满足从低级到高级发展的趋势,反映了一般人共同的心理过程,在一定程度上反映了人类的行为规律。

(四) 自我理论

自我是 Rogers 人本主义理论的核心,是人格形成、发展和改变的基础。它是指个人意识到的自我,具体指个体对自己心理现象的知觉、理解与评价。一个人对自我的看法并不一定与他的实际情况相符合,过高评估自己会使人自傲,而过低评价自己则会使人自卑。

Rogers 还提出了"理想自我"的概念,理想自我实质是指个体所期望的自我形象。而提出理想自我的目的,是为了确定一个人心理健康与否的指标,这个指标就是理想自我与真实自我的差距。差距过大,人们便会呈现焦虑不安、自卑、敌意、恐惧等;差距变小则会使人感到快乐与幸福。

自我理论不仅可以解释焦虑等的成因,还可以解释心理失调的原因。当一个人的自我与其经验一致时就是心理协调,而不一致时则表现为心理不协调。自我的协调一致也成为表现心理健康的关键。自我不协调在心理困扰者身上有明显表现。在此基础上,人本主义疗法也提出了自己的心理咨询宗旨:把不协调的自我转变为协调的自我。

对于自我实现的理解,Rogers 认为自我实现就是发展真实的自我,施展现有的或潜在的能力。自我实现是实现潜能的过程,没有时间和质量的限制。从事充分实现自己潜能的实践活动,无论在任何时刻,个体所体验的真诚、和谐、诚实及其他高峰体验等都是自我实现的表现。Rogers 认为所有行为都受自我实现倾向的制约,它与生俱来。自我实现的倾向引导个体的行为朝向普遍积极和健康的行为方向发展。

基于以上的观点,Rogers 指出,为了使人得到全部的自我实现,每一个人都应当被爱,都应当被认为是有价值的。人们所需要的是无条件积极关注(unconditional positive regard),即无论做什么都要给予其全部的、完全的爱。个人的价值和尊重任何时候都应该放在首位。

四、认知治疗理论

认知心理学的兴起是 20 世纪 50 年代末期西方主流心理学内部孕育的一场新的革命。一些心理学家不满于当时占统治地位的行为主义,逐渐重视意识、思维、想象等内部认知过程并把它们纳入心理学研究的领域。认知心理学家将人脑和计算机作类比,用信息加工的观点来解释人类的心理活动过程。认知心理学理论认为人行为的核心观点是:人的行为与其说是外界刺激的反应,不如说是个体对这些刺激加工的结果,异常行为是认知上适应不良的产物。

认知心理学派自诞生以来的迅猛发展及其影响的扩大,已经成为当今占主导地位的心理学潮流之一。而认知疗法(cognitive therapy)正是认知心理学在心理治疗中应用的结果。认知疗法具有以下特点:①以精神病理学的认知模型为基础;②强调建立合作和积极的治疗性联盟;③关注当前的问题,治疗目标取向;④有一定治疗流程,采用结构化的治疗;⑤通过系统的认知、行为等技术来导致改变;⑥传授自我帮助的技术,鼓励病人成为自己的治疗师;⑦家庭作业是治疗的延伸,同时也是良好疗效的重要保证。

认知疗法在 20 世纪 60~70 年代产生于美国,是根据人的认知过程影响其情绪和行为的理论假设,通过认知和行为技术来改变求助者的不良认知,从而矫正其不良行为的心理治疗方法。认知疗法把主要着眼点放在求助者非功能性的认知问题上,即所谓的认知歪曲(cognitive distortion),试图通过改变求助者对自己、对他人或对事情的看法与态度来改变其所存在的心理问题。认知治疗理论主要包括艾利斯(Ellis A)提出的理性情绪疗法理论、贝克(Beck AT)提出的认知疗法理论等。

（一）认知疗法基本理论

美国著名的认知-行为心理治疗学家 Beck 认为,认知过程是情绪和行为的中介。他认为各种生活事件在导致情绪和行为反应时要经过个体的认知中介,经由个体接受、评价,赋予生活事件以意义才产生情绪和行为反应。也就是说一个人的情绪和行为在很大程度上是由其自身认知外部世界、处事的方式或方法决定的,个人的思想决定了他内心的体验和反应。

1. 认知图式　所谓图式在心理病理学领域中用于描述在出现心理障碍如抑郁、焦虑、恐惧和强迫时被激活了的高度人格化结构。认知治疗的焦点是了解病人歪曲的思维和信念,并用认知技术改变功能不良的思维及其伴有的情绪和行为。在治疗过程中,注意放在病人没有意识到的思维和信念体系的重要性上,即认知图式。认知疗法强调认知过程在决定情绪和行为的重要作用,认为行为和情绪多来自个体对情绪的认知和评价,而认知和评价又受到信念、假设、精神意象等多方面的影响。

2. 思维分类　思维和行为是紧密联系的。当决定要改变行为时,思维常影响行为是否有改变及如何改变。从认知行为治疗的理论出发,人的认知包括三个层面:①理性思维:是在意识支配下的逻辑思维。特点是由特定问题所引发,思维符合理性和逻辑性,伴随的情感强度较小。②自动思维:被特定的情景或事件所触发,通常意识不到,是非理性的、不符合逻辑规则的,伴有较强的情绪反应,使情绪相关的认知过程不易被发现。自动思维可以导致正面的、积极的正性情绪,也可以导致负面的、消极的负性情绪。③核心信念与中间信念:核心信念是位于认知最深层的、更隐蔽的影响基本认知模式的牢固的观点和看法。核心信念常常与早年的生活经历和重要活动有关,常不被个体所意识到,但都形成个体的自动思维,它是个人的基本心境、情绪反应、价值观的主要心理基础。中间信念是建立在核心信念基础之上形成的态度、归因方式、内部行为规则和指令,如"我必须……""我宁愿……"。

他在对抑郁症病人进行治疗时发现,情绪障碍病人都有独特的认知模式,心理障碍常同特殊的、歪曲的思考方式有关,认知中的不良成分是不适应行为和不良情绪的原因,情绪障碍及不良行为是功能失调性思维存在的结果。Beck 认为对心理障碍的治疗关键是发现和纠正病人的不合理信念,重点应该在于减轻或消除那些功能失调的思维活动,并帮助病人建立适应性的思维功能;应该鼓励病人自我监察导致心理障碍的思维和认知过程,以及情感、动机等内部因素。只有认知中的不良成分被揭示出来,经过有效的调整,正确地、合理地再认识来重建合理认知,不良情绪和行为才能随之获得改善。

（二）理性情绪疗法基本理论

Ellis 认为,人天生具有歪曲现实的倾向,造成问题的不是事件本身,而是人们对事件的判断和解释。因为情绪总是由某个具体的情景通过知觉激发出来的,所以人的思维、情绪和行为是同时的,互相伴随着的。情绪是思维的产物,情绪障碍的一个直接原因就是人的错误看法,即非理性思维。但人也能接受理性,改变自己的不合理思维和自我挫败行为,可以用理性战胜非理性。所以改变情绪或行为要从改变不合理思维入手。

理性情绪疗法的基本理论,实质上是一个关于情绪障碍的理论,其主要论点认为,人的情绪(障碍)并不是由某一诱发事件本身引起的,而是由此人对诱发事件的解释或评价引起的。

A 代表诱发事件(activating events);B 代表个体在遇到 A 之后相应产生的信念(beliefs),即个体对 A 事件的解释、评价、看法或认知;C 代表在 A 发生之后,个体出现情绪和行为的结果(consequences)。一般情况下,人们会认为是由于 A(诱发事件)直接引起了 C,但是 ABC 理论认为这种常识的想法在大多数情况下不符合事实。ABC 理论指出,诱发性事件 A 不能直接引起 C,而是 B 直接引起了 C。也就是说,事件本身的刺激情景,并不是引起情绪反应的直接原因,个人对刺激情景的认知、解释和评价,才是引起情绪反应的直接原因。因此,理性情绪疗法又被称为 ABC 理论。

基于 ABC 理论,后来又发展出了理性情绪疗法的 ABCDE 技术:指出病人的思维方式、信念是不合理的,说明不合理信念与情绪困扰之间的关系(activating events,A);指出病人的情绪困扰是由其不合理信念导致的(beliefs,B);鼓励病人通过以与不合理信念辩论(disputing irrational beliefs,D)的方式,帮助他们认清其信念的不合理,进而放弃这些信念;帮助病人建立理性的信念,来代替先前的非理性信念,并使之内化为自己的信念,产生相应的效果(new emotion and behavioral effects,E)。

（三）常见的认知歪曲

在我们日常的生活中,认知歪曲有多种表现,但常出现有以下几种。

1. "全或无"思维(all-or-nothing thinking)　又称两极化思维、非黑即白,即以全或无的方式看待事物和人。要么全对,要么全错,而不能将之客观地看成也有对也有错的等级连续体。

2. 过度概括化(over-generalization)　又称以偏概全,是指在偶然事件的基础上作出(关于能力、操作或价值)消极的普遍性结论。例如一好百好,一不好百不好;又如一个人在一门课程上成绩不好就错误地概括为自己学习不好,或只要他人稍微有点过失就会对其全盘否定。

3. 选择性负性关注(negative filter)　又称心理过滤器(mental filter),即只关注于少量的负性信息而忽略正性信息的存在。例如,一个人开车上路,虽然他碰到红灯与绿灯的概率是一样的,但他只记住了红灯,"真倒霉！又是一路红灯！"。

4. 正性贬值(disqualifying the positive)　又称低估正性信息,认为自己或他人取得的正性成绩是微不足道的。例如,工作完成得很好,并不能说明我有能力,我只是运气好而已。

5. 读心术(mind reading)　指在没有充分的证据下,坚信自己能读懂别人的想法。例如,他一定认为我是一个失败者。

6. 灾难化(catastrophizing)　又称糟糕至极(awfulizing),即以最糟糕的后果来预测未来,而不考虑其他可能性,是个体对事对人极端消极的悲观评价,由此容易导致个体陷入严重的负性情绪体验中。如果一个人发生了一件不好的事情时,他会产生非常糟糕、非常可怕甚至认为就是一场大的灾难的想法。例如,手指破了,马上想到出血,想到破伤风,想到死亡,为此感到紧张焦虑。

7. 情感推理(emotional reasoning)　以自己的情绪感受支配自己对现实的解释,无视或轻视反面的证据。例如,我感觉很糟糕,因此我一定做不好。

8. "应该"陈述句(should statements)　又称绝对化要求(absolute demandingness),过分强调个人规则,以一个精确而固定的观念认为自己或别人"应该"怎么做,同时高估了不这么做的后果。例如,刘女士认为自己应该操持好家务,照顾好丈夫、女儿;陪丈夫出去应酬时,应该落落大方,面带笑容;任何时候都应该这样。

9. 贴标签(labeling)　给自己或他人以整体的负性评价。例如,"我是不受欢迎的人""他是一个极讨厌的人"。

10. 内归因(personalization)　将消极事件的原因更多地归因于自我的过失。例如,孩子成绩不好,都是我的过错。

（四）非理性信念的特征

Ellis 在把人的思维分为理性思维与非理性思维之外,还相应地把人的信念区分为理性信念和非理性信念。理性信念又称为合理的信念,而非理性信念则称为不合理的信念,亦即认知歪曲。合理的信念会引起人们对事物的适当的情绪或行为反应,而不合理的信念会引起人们对事物的不适当的情绪或行为反应。一个人如果在较长时间内处在不适当情绪状态之中,他就较容易产生情绪障碍。据韦斯勒(Wessler,1993)的观察,引起情绪行为失调最突出的认知歪曲包括绝对化要求、过分概括化和糟糕至极。

第二节　生物学基础

心理治疗是一种特殊的对心理活动过程的重新整合,包括对认知过程、情绪过程和行为过程的治疗。人的任何心理活动都建立在生理活动的基础上,心理治疗同样具有复杂的生理过程。认知过程是在注意的基础之上,脑对外界环境(包括治疗师的言语、行为、表情等,心理治疗的各种设置和心理治疗过程中发生的事件等)的信息加工处理过程,涉及感觉、知觉、记忆、想象和思维等认知元素;在心理治疗认知加工的同时,伴随着一定的情绪体验;随着认知评价和情感反应,个体必然产生一定的行为表现,如言语、动作等。这样的一系列生理心理过程完成了一次个体和外界的交流,心理治疗就是在这样在交流中实现的。

一、心理治疗的认知生理

(一)感觉生理

感觉(sensation)是心理治疗认知过程发生的第一步,是个体对刺激作用于某种感受器所产生的体内外的初级经验或觉知。心理治疗中涉及的感觉包括视觉、听觉、肤(触)觉、运动觉等。外界刺激经过人体感受器(如眼的视网膜、内耳的 Cortis 器官等)触发的神经冲动由感觉神经传入中枢神经系统,再分别经特异投射系统和非特异投射系统达到大脑皮质,进而在大脑皮质进行加工,产生感觉。心理治疗过程中最重要的感觉是听觉和视觉。

心理治疗通过言语进行交流,听觉在其中具有重要作用。外界声波通过介质传到外耳道,再传到鼓膜。鼓膜振动,通过听小骨传到内耳,刺激耳蜗内的毛细胞而产生神经冲动。神经冲动沿着听神经传到大脑皮质的听觉中枢,即颞叶的颞横回,接受听觉信息,经分析综合,形成听觉。

据估计,在人脑获得的全部信息中,大约有 80% 以上来自视觉系统,观察在心理治疗中尤为重要。视觉的感受器是眼睛,光线经角膜、瞳孔、晶状体、玻璃体后作用于视网膜,视网膜的感光细胞、视杆细胞和视锥细胞产生电位变化经双极细胞传至神经节细胞,再经神经节细胞发出的神经纤维(视神经)以动作电位的形式传向视觉中枢枕叶距状裂两侧,产生视觉。

(二)知觉生理

知觉(perception)是现代认知心理学的一个重要概念,是个体把来自感觉器官的信息转化为有意义对象的心理过程。从感觉到知觉是一个连续的过程,知觉虽然以感觉为基础,但不以现实的刺激为限,它还牵涉到记忆、思维等多种心理成分。在心理治疗中,个体不断借助于过去经验对来自感受器的信息进行组织和解释,这便是知觉。

在各种感觉功能的大脑皮层中,存在着两级功能区,即初级感觉区和次级感觉区,在各种性质不同的皮层感觉区之间还存在着联络区皮层,如颞、顶、枕联络区皮层。知觉的产生是大脑皮层许多功能区协同活动的结果,特别是颞下回、颞上沟、顶叶背外侧区。皮层感觉区对感觉信息进行最初步的分析,使信息更加精确并赋予意义。次级感觉皮层对初级感觉皮层所接收的信息进行综合分析,并与大脑联合皮层及相关脑结构结合,共同完成知觉过程。次级感觉、联合区皮层以及记忆功能有关的脑结构,形成了心理治疗知觉过程的神经基础。

知觉的认知理论认为,知觉是一种积极的、主动的、多层次的信息加工的过程。知觉不是由输入刺激直接给予的,而是当前存在的刺激与知觉者的某些内部过程相互作用的结果。知觉既依赖于直接作用于感官的刺激物的特性,也依赖于感知的主体。知觉者一般的知识经验、他们对事物的态度以及对活动的预先准备状态,都在一定程度上影响知觉的过程和后果。

由于对知觉中外部刺激和内部表征的关系有着不同的理解,知觉的认知理论又可分为两种不同的倾向。一部分认知心理学家认为,知觉不是简单地被刺激模式决定的,而是对有效的资料能主动地寻找最好的解释。知觉类似于问题解决,它包含假设与检验假设的过程。知觉根据感觉资料提出假设,然后又由感觉资料加以检验。在知觉中,对物体的知识(如大小、颜色、名称等)起着重要的作用。知识帮助人们超越个人的局部经验的局限性,期待和推测可能发生的事情。另一部分认知心理学家强调感觉资料在知觉中的重要意义。他们认为,知觉是一个复杂的信息处理过程,它的主要目的在于认识外部世界的特性,在知觉加工的早期阶段,外部世界的特性决定了人的认知,人的知识经验是不起作用的。

（三）学习和记忆生理

业已明确，在学习与记忆中脑的许多结构都有独特作用，它们各自形成了相互分离的功能系统。例如，内侧颞叶-间脑系统在陈述性记忆的巩固和提取中至关重要，恐惧性情绪学习主要由杏仁核调节，小脑参与了运动性学习，基底神经节则是内隐的程序性学习记忆的关键脑区。

在很大程度上，心理治疗是一种学习和记忆的过程。学习和记忆的生理基础是神经系统的可塑性。心理治疗的神经可塑性是指心理治疗经过一定时间的作用后引起的神经功能和结构的变化。心理治疗神经系统的可塑性表现在许多方面，在宏观上可以表现为脑功能、行为表现及精神活动的改变；在微观水平有神经元突触、神经环路的微细结构与功能的变化，包括突触形态亚微结构、神经化学物质（神经递质、神经调质、受体等）、电生理活动等方面的改变。

近年来研究发现，心理治疗可调节机体神经递质水平，包括五羟色胺（5-HT）、去甲肾上腺素（NE）、多巴胺（DA）等，这些神经递质都是在精神活动中起重要作用的神经递质，心理治疗可通过调节它们的水平作用于突触之间的信息传递，进而影响神经功能。神经营养因子是一类对神经元有特异性作用的蛋白质，包括脑源性神经营养因子、神经生长因子等，具有促进和维持神经细胞生长、存活和分化的功能，在学习、记忆和神经可塑性中具有重要作用。研究发现，成功的心理治疗伴随神经营养因子水平的增高。

近年来，神经影像学的发展使脑可塑性得到了越来越多的证实，为人们探索心理治疗的神经机制开启了新的希望。大多数心理治疗神经机制的研究是通过正电子发射断层显像（PET）、单光子发射计算机化断层显像（SPECT）和功能性磁共振成像（fMRI）评估治疗前后的脑代谢或血流变化，推测心理治疗过程中和之后的脑活动。目前心理治疗神经影像的研究主要见于强迫症、恐惧症、抑郁症、焦虑症、边缘型人格障碍的心理治疗，以及疼痛控制、催眠等方面，发现心理治疗可以改善心理疾病病人的脑功能异常。

（四）思维和想象生理

思维活动是心理治疗中高级的心理活动过程，心理治疗中交流的内容都要通过思维进行整合、分析，然后作出判断和指导神经系统作出反应。心理治疗中也常常需要进行想象，它是一种特殊的思维形式，是人脑对已储存的表象进行加工改造形成新形象的心理过程。

一般认为，思维活动在大脑皮层上占有广泛的区域，包括颞叶的绝大部分和除了负责运动和感觉以外的所有大脑皮质。在思维活动中，额叶的活动尤为重要。额叶的前部称为前额叶，人的前额叶特别发达，这部分皮质被认为是人类的高级智能活动部位，也是人脑和猴脑的主要区别所在。顶叶控制着对外部世界的感知，将外界信息传给额叶进行加工。

（五）注意生理

和以上的感觉、知觉、记忆、思维、想象等不同，注意不是心理治疗中具体的心理活动，但它的作用是维持心理活动的指向性和集中性，使心理治疗的主体有选择地加工环境中与心理治疗有关的刺激而忽视其他刺激。

神经生物学研究提示，上行网状结构、丘脑、顶叶、额叶以及扣带回等与注意的不同成分有关。网状结构是位于脑干中央区纵横交错形成网状的神经纤维，有类型不同、大小不等的近百万种神经细胞散布其中。网状结构具有广泛的整合作用，对维持大脑的觉醒状态有十分重要的意义。网状结构内存在一个上行激活系统，对大脑皮层有普遍的激活作用；存在一个抑制系统，能使皮层兴奋水平普遍降低，诱导进入睡眠，是人体主要的调节睡眠与觉醒的机构。心理治疗中，它使有机体在一定刺激条件下，保持一定的唤醒水平和清醒状态，激活情绪。它还通过上行、下行激活系统的整合活动，对丘脑和大脑皮层的激活起协调作用。心理治疗的某些技术，如放松训练、音乐治疗等，对紧张情绪的调节，主要通过网状结构起作用。

二、心理治疗中的情绪生理

认知神经科学的研究表明,情绪的身体唤醒成分可能不被意识知觉,而是内隐发生的;但是情绪行为与体验可能是外显的,即可以被意识到。情绪的这种内隐成分与外显成分之间,既相互分离又相互影响。杏仁核主要与情绪的内隐学习有关,而海马则负责情绪的外显经验的学习与记忆。眼眶皮层、前扣带回皮层、背外侧前额皮层、岛叶皮层和躯体感觉皮层等脑区主要负责产生情绪体验,并基于动机、注意、认知和情绪评价来调节情绪和影响决策行为。

心理治疗的认知过程必然伴随着情绪体验,如伤心、愉快、气愤、欣慰等。情绪是大脑皮层与皮层下结构协同活动的结果:皮层下结构神经过程的作用处于显著地位,大脑皮层起着重要的调节作用。下丘脑是自主神经系统的整合中枢,它通过调控自主神经系统的活动,从而影响情绪状态的表达。大脑皮层、杏仁核和部分网状结构等均影响自主神经系统的活动,而这些脑区对自主神经系统的作用大部分是通过下丘脑实现的,这些脑区的信息在下丘脑进行整合以形成适宜的反应。边缘系统是由边缘叶与其邻近的皮层及其有关的杏仁核、下丘脑等皮层下结构共同组成的一个统一的功能系统,是有机体适应环境的高级中枢,它突出的功能是调节情绪行为和情绪体验,尤其情绪体验被认为是整个边缘系统整合的结果。

三、心理治疗中的言语和行为生理

言语交流是心理治疗的主要载体。越来越多的研究表明,语言功能涉及多个脑区以及这些脑区之间复杂的相互联系,是大脑整合的结果。同时,大脑的某些特殊部位对语言又具有特殊的功能。在心理治疗的过程中,不断重复进行着语言的表达和感知。

大脑的语言机制十分复杂。一些研究者采用神经功能网络的观点来探究人类语言在脑内的表征、存储和提取过程。词汇的语音网络分布于包括布罗卡区(broca's area)和韦尼克区(wernicke's area)在内的左半球外侧裂周边皮层;词汇网络是按范畴特异性组织起来的,分布于大脑两半球的广泛区域;词汇提取网络可能主要位于左半球颞区,并与语言和语义网络相互联系。语义提取网络主要依赖左前额区,负责从位于后部皮层的语义加工区提取信息。

伴随着认知评价和情绪反应,心理治疗必然产生一些动作或行为。大脑皮质掌管运动的最高中枢在中央前回,被称为初级运动皮层。除初级运动皮层外,还有运动前区(也称为次级运动区),它由位于半球外表面区皮层的内侧部分的补充运动前运动皮层和6区皮层的内侧部分的补充运动区组成。一般认为,运动前区主要行使对运动的策划和准备功能,而初级运动皮层主要负责运动的执行。运动中枢兴奋后,将神经冲动经一定的传出神经到达效应器,一个行为或动作便由此产生。

总之,心理治疗过程是一种特殊的心理活动过程,涉及感知觉、学习记忆、思维想象、情绪和言语行为等心理过程。在心理治疗中,这些过程的每个成分都依赖于一定的生理结构基础,每个过程都发生了相应的神经功能变化。

第三节　社会学基础

在整个心理治疗过程中,以人脑为主要器官的物质基础无疑占有重要地位。同时,任何一个心理学派的产生也必然与一定的社会发展背景紧密联系。再有,一个病人所处的社会环境以及个人发展经历也会极大地影响他所接受的心理治疗。

一、行为疗法的社会学基础

20世纪初期,美国已经进入高度机械化生产的社会,在机械和技术方面已取得了较高效率。若要再提高生产效率,就必须更透彻地了解工人,通过提高工人的劳动操作效率来提高生产效率,帮助和鼓励企业解决这些问题。另外,当时的美国社会由于种种原因十分不安定,在南北战争之前就形成的思想分裂仍然存在,城市化进程将大量的农民抛入城市,这些农民需要在思想和行为上适应城市生活等。因此,美国政府需要一种心理学来辅助其发展社会经济、维护社会秩序。Watson 清楚地认识到这一点。他的行为主义正是在这种客观趋势下,为适应当时美国的社会需求而产生。正如 Watson 所说,心理学家要帮助和鼓励工业家去解决这个问题,在工人总体的活动效果上去加以研究。他曾明确地讲道:"我们表达的法则和原理,使有组织的社会可以用它们来控制人类的行为。"

源于行为主义的行为疗法,其科学背景主要来自生物学和生理学,是一个自然科学取向的学派,它重视对个体行为的生物学基础的研究,特别是生理学中反射概念的介入。

行为疗法强调将自然科学的研究模式作为心理学研究的模板,推崇物理学和化学的客观范式,力图将心理学建成标准的自然科学。在迈向自然科学化的过程中,在思想方法方面他们更多接收了来自俄国生理学有关反射研究的影响。

生物学家把反射看作生物适应行为的基本方式,生理学家则将反射和本能及其神经过程联系起来,从而使反射概念成为生物学和生理学等自然科学中具有根本性的概念。俄国生理学创立者谢切诺夫(Sechenov IM,1829—1905)最早提出中枢抑制的概念,认为人的所有行为都是大脑控制下的一种对环境的反射,动物的活动和人的心理活动也是以反射的方式进行的。俄国精神病学家和心理学家别赫捷列夫(Bekhterev VM,1857—1927)主张用客观的方法来研究心理问题,着重强调用反射来解释人的行为。俄国生理学家 Pavlov 对条件反射的研究,提出了高级神经活动规律,并用来解释动物和人的一切行为,这已经超出了生理学范围,具有了心理学意义。因为条件刺激本身并不具有引起反射的性质,条件刺激若要引起反射反应必须经过学习,而学习是一种心理现象。有了条件反射的方法,以条件反射为行为的基本单位,行为研究就可以抛开对主观意识的探讨,而以可观察的行为作为研究对象了。这些成就和观点都为 Watson 所利用,并成为其行为主义心理学理论与方法学的基础。

二、精神分析疗法的社会学基础

Freud 精神分析疗法的产生有着特定的历史背景,与当时的社会及文化发展现状有很大关系。首先,精神分析是 Freud 企图解决资本主义国家的社会病态现象所需要的产物。Freud 生活在 19 世纪后半期至 20 世纪初期,当时的社会民族矛盾和阶级矛盾日益尖锐,常年动乱,人们精神沮丧,惶惶不可终日,致使神经官能症和精神疾病发病率剧增,作为治疗神经症的一种理论、方法和技术的精神分析,正是适应这一社会需要而产生的。由此可见,Freud 的有关人性本恶的观点与当时资本主义社会的历史背景有很大关系。

在那个时代里,社会崇尚一种陈腐伪善的、道貌岸然的道德准则和行为规范,宗教气氛非常浓厚,社会禁忌非常严格,特别是在男女两性关系上的禁忌更甚。人们在生活中不愿谈及性,因为性违背了清教主义的伦理道德而成为一种禁忌。在这种社会环境中,人们的性本能受到压抑,无处释放,正常的性心理需要得不到满足,由此产生了一系列心理和精神问题。在这种历史背景的影响下,Freud 认为性压抑是精神病症的根源,但是他夸大了性欲对人心理和人格的影响。

19 世纪也是西方医学科学迅猛发展的时代。人们开始对精神病病因有了较为科学的认识,出现了生理病理观和心理病理观。Freud 在其对精神病人行医的实践过程中逐渐认识到心理病因观可以更好地解释精神病产生的原因,逐渐走上精神分析的道路。

精神分析自创立之后到现在,尽管它的基本理论仍为人们所推崇,但这些理论在当前科技水平条件下几乎无法得到生物学手段的证实。由于得不到现代科学的支持,精神分析学说不断受到质疑和责难。在科学技术突飞猛进的 21 世纪,在循证医学越来越时髦的今天,能否得到现代科学技术的支持,将关系到精神分析理论的未来发展。

三、人本主义疗法的社会学基础

人本主义心理学产生于 20 世纪 50 年代的美国。那时第二次世界大战刚刚结束,美国社会经济繁荣,在基本生活需要大多有了满足的基础上,人们开始进一步追求高级需要的满足或包括真善美等高级自我价值的实现。

但是在物质繁荣的背后,吸毒、犯罪、失业、精神疾病和道德堕落等社会问题仍然十分严重,社会矛盾和不安因素也在不断加剧。人们不时地发出"19 世纪上帝死了,20 世纪人死了"的感叹。这种人性萎缩、人性异化、人的死亡的论调已经渗透到人类崇高的文化科学事业和广泛的精神生活之中,导致人们由孤独而忧伤、由空虚而颓废、由仇恨而谋害、由绝望而自杀。一部分美国人在深刻认识到人性的极度堕落之后,十分现实地说道:上帝依旧在天,只是 20 世纪的人死了。人本主义适时而出,以探索心理生活的内部空间为己任,强调人对自身价值与意义的认识,探讨的人性、价值、自我实现等主题。这一切正是那个时代的需要。

四、认知疗法的社会学基础

认知疗法是在认知心理学基础上发展而成的,它的产生同样具有明显的社会时代特征。

第二次世界大战以前,几乎所有的心理学研究都局限在实验室之中。当时研究者大多采用行为主义范式,主要研究动物和人的外部行为,很少涉及内在心理历程。战争开始后,人们对人的认知与决策等提出了更高的要求,涉及人的认知因素、操作技能、人机系统、决策标准、工作效率等心理问题的研究开始受到重视,并成为以信息加工为重心的认知心理学发展的社会基础。

第二次世界大战后,随着西方进入后工业社会、信息社会,科学、知识和智力在国际竞争中日益显示其重要性,因而迫切要求研究人的认知、智力或思维,掌握人对信息选择、接受、编码、贮存、提取和使用的规律,这是现代认知心理学得以产生的最根本社会原因。

当今社会计算机科学的发展对信息加工心理学的形成和发展也起到了决定性作用。随着计算机科学和人工智能研究的发展,人们越来越多地把人脑和计算机进行类比,大量的计算机科学中的术语进入了心理学研究领域。人们可以用储存器、缓冲器、信息储存、信息提取等概念来描写人的认知,人们开始借鉴机器智能的研究方法来研究人的智能。从 20 世纪 60 年代后期开始,信息加工认知心理学逐步成为心理学发展中的主流。

认知心理学给心理学本身带来了许多变化,同时也对一些邻近学科和有关领域的实践产生影响。认知心理学的理论已开始影响教育和管理领域的理论和实践,并且在医疗领域也出现了认知疗法。

认知治疗兴起后,便得到迅速发展。Ellis、Beck、Wilson 和梅琴鲍姆(Meichenbaum DH)等对认知治疗的发展都有重要贡献。

(彭龙颜　马国荣)

第四节　信仰作用

马克思主义一直认为信仰是人类活动的高级追求。人类社会学家通过研究发现,只要是有人的地方就有宗教信仰,在世界范围内至今尚未发现没有宗教信仰的民族。中国国家宗教事务管理局的资料显示,我国信教人口达 1 亿之多,主要有佛教徒、道教徒、基督教徒、伊斯兰教徒等。这些数据提示信仰对心理治疗的影响已成为临床心理学研究和临床实践的一个重要课题。因此,近年来为了建设和谐社会,对信仰在心理卫生和心理治疗中的作用这一课题进行探讨,具有很大的理论和现实意义。多年来我们国家在此方面的相关社会科学研究资助逐年增加。

对一个具有信仰的人来说,其信仰中主体价值体系中处于核心地位,决定其思维方式和行为模式。这一现实会对病人自身及其人际关系产生影响,并且信仰者也会对心理治疗有更高的要求。由于篇幅的限制,我们对信仰在心理治疗中的作用予以简化,有关信仰对心理状态及健康的影响,请参看人民卫生出版社 2016 年出版的《心理卫生通论》。

从本质上看,心理治疗是治疗师利用心理学理论和技术改变求助者的心理行为的过程。面对一个具有信仰的求助者,心理治疗很难不触及其宗教信仰。如果治疗师对其宗教信仰背景全然不知,而不能恰当地理解其宗教语言及相关的情感、行为表达,就很难把有关的心理治疗进行下去。如卡拉苏(Karasu TB,2015)的研究认为,心理治疗师必须对信仰者心中所敬畏者的真正属性有更深入的了解和认识,这样才能更好地完成一个治疗过程。此外,多数精神病学家所面临的一个难题,就是如何区分某一信念或体验是精神错乱还是极端宗教主义的信念。少数信徒有着同精神分裂症病人相似的阳性症状(尤其幻觉),但是他们却可以在社会中正常地学习、生活和工作,而且宗教信念本身并不是产生妄想的原因,而妄想性信念本身也不是完全等同于精神病症状。这时判定一个宗教信仰者是不是精神病,"不是看他信仰什么,而是看他怎么信仰它"。

(王 伟)

 思考题

一、单项选择题

1. 理性情绪疗法创立者是
   A. Mesmer　　　　　　B. Ellis　　　　　　C. Rogers
   D. Maslow　　　　　　E. Freud

2. 不属于行为理论的是
   A. 交互抑制理论　　　B. 心理动力理论　　C. 经典制改理论
   D. 操作制改理论　　　E. 条件反应理论

3. 需要层次理论是谁提出的
   A. Watson　　　　　　B. Rogers　　　　　C. Thorndike
   D. Maslow　　　　　　E. Beck

4. "一好百好,一不好百不好"属于认知偏差的哪种类型
   A. 正性贬值　　　　　B. 灾难化　　　　　C. 贴标签
   D. 以偏概全　　　　　E. 正性贬值

5. 提出经典条件反射学说的是
   A. Watson　　　　　　B. Pavlov　　　　　C. Freud
   D. Eysenck　　　　　E. Maslow

6. 行为主义学派的创始人是
   A. Watson　　　　　　B. Pavlov　　　　　C. Wolpe
   D. Binet　　　　　　E. Rogers

7. 不属于行为疗法的是
   A. 厌恶疗法　　　　　B. 系统脱敏疗法　　C. 代币疗法
   D. 完型疗法　　　　　E. 满灌法

8. 俄狄浦斯情结和三角关系症结常发生在心性发展的哪一阶段
   A. 口唇期　　　　　　B. 肛门期　　　　　C. 生殖器期
   D. 潜伏期　　　　　　E. 前生殖器期

9. Freud 人格结构中遵循快乐原则的是
   A. 无意识　　　　　　B. 自我　　　　　　C. 本我
   D. 前意识　　　　　　E. 超我

10. 精神分析理论的精髓是
    A. 梦的理论　　　　　　B. 人格结构论　　　　　C. 无意识理论
    D. 心性发育理论　　　　E. 自我理论

11. 环境刺激对个体行为的形式和巩固具有促进作用的经典条件反射称为
    A. 强化　　　　　　　　B. 形式　　　　　　　　C. 泛化
    D. 巩固　　　　　　　　E. 消退

12. 精神分析心理结构理论把无法被个体感知的心理活动称为
    A. 催眠状态　　　　　　B. 无意识　　　　　　　C. 前意识
    D. 超意识　　　　　　　E. 混元

13. Ellis 的 ABC 理论中的 B 因素是指
    A. 行为因素　　　　　　B. 信念因素　　　　　　C. 生物因素
    D. 中间因素　　　　　　E. 信念因素

14. Beck 提出了情绪障碍认知理论认为,生活事件导致情绪和行为反应最重要的是
    A. 生活事件的性质　　　B. 生活事件的量　　　　C. 个体的认知因素
    D. 个体对刺激的反应　　E. 个体的相关经历

15. 下列哪项不属于 Bandura 示范作用的内容
    A. 注意　　　　　　　　B. 潜仰　　　　　　　　C. 行为
    D. 泛化　　　　　　　　E. 消退

16. 精神分析理论认为,各种精神障碍和病态行为的根源是
    A. 本我与超我关系的不协调　　　B. 超我过高的要求是重要的原因
    C. 由于某些遗传因素所造成　　　D. 自我无法调节本我与超我的矛盾
    E. 无意识内容的涌出

17. 提出要重视在学习过程中形成和发展自我评价,以学习者为中心,重视师生关系中的态度和品质的心理学理论是
    A. 精神分析　　　　　　B. 认知理论　　　　　　C. 行为理论
    D. 人本主义理论　　　　E. 生理心理学理论

18. 形成以"整洁．吝啬和固执"为特点的性格可能是心性发展阶段的哪一期出现问题
    A. 口唇期　　　　　　　B. 肛门期　　　　　　　C. 生殖器期
    D. 潜伏期　　　　　　　E. 前生殖器期

19. 一个人称"工作完成得很好,并不能说明我有能力,我只是运气好而已",这属于认知偏差的哪种类型
    A. 过度概括化　　　　　B. 选择性负性相关　　　C. 正性贬值
    D. 灾难化　　　　　　　E. "全"或"无"

20. "手指破了马上想到出血,想到破伤风,想到死亡,为此感到紧张焦虑",这属于认知偏差的哪种类型
    A. 过度概括化　　　　　B. 选择性负性相关　　　C. 正性贬值
    D. 灾难化　　　　　　　E. "全"或"无"

21. 系统脱敏疗法是谁创立的
    A. Wolpe　　　　　　　B. Watson　　　　　　　C. Skinner
    D. Thorndike　　　　　E. Bandura

22. Freud 的精神分析疗法是哪年创立的
    A. 1880　　　　　　　　B. 1886　　　　　　　　C. 1900
    D. 1916　　　　　　　　E. 1939

23. Freud 的早期合作者是
    A. Fromm   B. Rawson   C. Adler
    D. Hubbard   E. Beck

24. 认知疗法的基本观点是
    A. 情绪、认知和行为有因果关系   B. 行为决定情绪和认知
    C. 情绪、行为与认知互为因果   D. 认知决定情绪和行为
    E. 行为与认知关系不大

25. 不属于精神分析治疗技术的是
    A. 自由联想   B. 释梦   C. 阻抗分析
    D. 催眠   E. 自我分析

26. 操作性条件反射的发现者是
    A. Pavlov   B. Maslow   C. Skinner
    D. Watson   E. Freud

27. 属于人本主义学派的是
    A. Wolpe   B. Maslow   C. Thorndike
    D. Simon   E. Pavlov

28. 提出社会观察学习理论的是
    A. Wolpe   B. Skinner   C. Pavlov
    D. Bandura   E. Maslow

29. 人本主义学者 Maslow 提出了
    A. 无意识理论   B. 人格冲突说   C. 需要层次理论
    D. 行为强化说   E. 人格结构理论

30. 介于意识和无意识之间的是
    A. 下意识   B. 前意识   C. 本我
    D. 自我   E. 隐梦

31. 按精神分析学的观点,正常人的大部分心理活动,是在以下哪项中进行的
    A. 无意识   B. 前意识   C. 意识
    D. 逻辑思维   E. 记忆

32. 精神分析学说关于性欲发展阶段第一期是指
    A. 口欲期   B. 肛欲期   C. 生殖器期
    D. 潜伏期   E. 前生殖器期

33. Freud 认为无意识可以通过下列哪项得到满足
    A. 提醒   B. 意识   C. 梦
    D. 性力   E. 性活动

二、填空题

1. 心理治疗是由受过专业训练的心理治疗师,以心理学的＿＿＿＿＿＿＿＿为指导,以良好的＿＿＿＿＿＿为桥梁,运用心理学的＿＿＿＿＿＿治疗病人心理疾病的过程。

2. 对心理治疗有深远影响的心理学流派较多,其中＿＿＿＿＿＿、＿＿＿＿＿＿与＿＿＿＿＿＿分别被称为心理学的第一势力、第二势力与第三势力。

3. 如果一个操作发生后,接着给予一个刺激,那么其强度就增加,这一过程称为＿＿＿＿＿＿。如果在一个已经通过强化而增强的操作性活动发生之后,没有强化刺激物出现,它的力量就削弱,这称为＿＿＿＿＿＿。

三、名词解释

1. 行为治疗理论

2. 自动思维

3. 泛化

4. 无意识

四、问答题

1. 操作条件反射与经典条件反射的区别与联系有哪些？

2. 简述弗洛伊德人格结构理论的基本内容。

3. 什么是认知疗法？它有哪些特点？

4. 什么是心理治疗的神经可塑性？

第五章

经典心理治疗技术

经典心理治疗主要有四大流派,分别是精神分析、行为疗法、认知疗法、人本主义疗法等。每种经典的心理疗法都具有相应的理论基础和自成一体的技术体系。本章将详细阐述经典心理疗法的治疗技术和操作方法。

第一节　精神分析疗法

案例5-1:小丽是一个初三的学生,还有半年的时间就要参加中考。最近,她与妈妈之间的关系愈来愈紧张,原因是她的妈妈总批评她学习不用功,回家之后做作业精力不集中,时不时要整理书包、喝水、上厕所、瞄一眼电视等。妈妈担心她万一考不上高中前途暗淡,因此时时监督小丽。而小丽却认为自己上了一天的学,回家功课又那么多,因此难免想轻松一下。正好,学校邀请了一些心理方面的专家来校为学生及家长提供服务。小丽的妈妈为能说服女儿理解自己的良苦用心,找到了专家。她相信凭着专家的威信,最终能说服女儿更加用功学习的。

如何理解来询母亲的行为?如果您是治疗师,您准备如何展开治疗?

本案中,亲子冲突虽然存在女儿方面的原因,但在母亲方面,可能也与其担心对女儿及环境失控,从而使自己处于危险之中有关。当然,这只是一种理论假设,还需要对母亲的情况有更多的了解方能作出判断。母亲与治疗师讨论女儿的问题时,她所展示的是自己"意识层面"的内容;她内心可能存在的对家庭失去控制的恐惧感,则属"前意识"内容,这部分内容可以通过治疗技术让其显露;那些可能与母亲内心深层的一些动力性欲求相联系的内容则很难被察觉,这些就是"无意识"内容。精神分析疗法的目标是将这些隐藏起来却对我们的行为起着真正推动作用的力量揭示出来。本节将着重介绍精神分析治疗过程中运用的技术。

一、精神分析疗法概述

精神分析疗法(psychoanalysis)是奥地利著名的精神病学家 Freud 创建的一系列心理治疗理论和技术的总称,是近代心理治疗的起点。Freud 于 19 世纪末开始,在其临床经验的基础上,逐步发展形成了一整套从心理学角度对精神障碍进行理解与治疗的理论与技术,并成为后来各种心理治疗理论与技术的开端。精神分析理论使心理治疗工作者第一次拥有了理解神经症等各种心理障碍的来源、并进而开展心理治疗的依据。Freud 之后,精神分析不断发展和丰富,众多后期发展起来的理论中,以客体关系理论、依恋理论、自体心理学理论和自我心理学理论对当代精神分析心理治疗影响最大,这些新的精神分析理论和方法统称为后弗洛伊德理论(post-freudian theories)。

二、经典精神分析技术

经典精神分析技术主要包括自由联想、移情分析、释梦和阻抗分析,治疗师和病人之间的关系在治疗中具有重要意义。另外,澄清、面质、解释、修通等也是精神分析的常用技术,但都不能作为单独的技术使用。

（一）自由联想

自由联想(free association)是指病人在治疗中讲出任何他们脑中浮现的内容,无论这些内容是痛苦的、愚蠢的、琐碎的、无逻辑的或不切题的。自由联想是精神分析最重要的技术之一,它要求病人对治疗环境中任何出现在头脑中的内容不加审察,完全将其报告出来。但由于自身伤痛的限制,病人往往会在一些关键点上有意无意地忽略自由联想的基本原则,这正是阻抗发生的表现。

自由联想是帮助我们打开无意识大门的最有用工具之一。无意识可以在自由联想中呈现出来,来自病人无意识的幻想、冲突和动机等,往往会在自由联想的过程中突然出现。自由联想通常会引起病人对过去经历的回忆,有时还会导致其被压抑情感的剧烈释放。在此过程中,治疗师的任务在于透过这些看似没有意义的现象看到内在被压抑的无意识内容。一个有经验的治疗师可通过自由联想来捕捉病人的无意识冲突。自由联想过程中的中断或阻碍往往成为揭示病人内心冲突事件的线索。例如口误或动作所表达的内容往往具有重要的治疗价值。

（二）移情分析

移情(transference)是指病人将其过去生活中从一些重要他人(如父母、兄弟或其他人)身上所获得的经验和强烈情感转移到治疗师身上。虽然移情广泛存在于各种人际关系中,但在精神分析疗法的框架下,移情更容易被激发,更可能以最清晰的方式表现出来。治疗师通过分析病人的移情,可以理解其儿童期所形成的认知和情感活动的基本模式(防御机制);同时可以帮助病人理解这种源自儿童期的特殊模式是如何在治疗情景中呈现的,从而有助于病人认识自己,将自己的过去、现在与将来统一起来。实际上,在精神分析疗法中,促发移情,进而对之进行分析是治疗的主要内容。理解病人的移情及其表现形式乃是治疗的关键。虽然有时移情也可能被病人用来作为一种回避自己形成症状的真正原因或内心冲突的手段,但更多的情况是,移情为病人提供了一个理解和认识自己早年重要生活经历的机会。揭示移情过程中所呈现出来的无意识内容会帮助病人修正自己的感受,学习许多自我探索的技能技巧,从而为日后的正常生活构筑更健康的模式。

在病人对治疗师移情的同时,治疗师亦可能对病人移情,在精神分析中这种现象被称为反移情(counter transference)。Freud 认为,反移情是治疗师对病人的移情,是治疗师自己既往童年的生活经验和情感被转移到病人身上。现代精神分析疗法认为,治疗师对病人的所有感觉都可称为反移情。治疗中出现反移情的具体形式多种多样,由于它是无意识的,咨询师往往难以察觉,但反移情揭示了治疗师自己深层的无意识动机,同时也可能与治疗师对病人的移情缺乏了解或者被病人移情所操纵有关。虽然早期精神分析理论认为反移情对治疗进程有害,但当代精神分析理论已经将其视为促进治疗进程的一条重要途径,帮助病人和治疗师共同成长。但如果反移情不被分析处理,甚至被治疗师有意回避,则会成为治疗的障碍。某些极端的反移情,最终可能演化为跨越治疗关系界限的行为,甚至对病人、治疗师带来损害。有两种情况不属于反移情的范畴,一是治疗师有意识的情绪反应,另一种是治疗师由于共情与病人移情所产生的心理角色反应,后者属于"情感卷入"。

移情又分为正性移情和负性移情。正性移情是指在病人将他对内心客体(object)的热爱、喜欢、信任、多情、迷恋和激情等投射在治疗师身上,这种动力有利于工作联盟的形成。而负性移情则指病人将他对内心客体的憎恨、愤怒、敌意、不信任和恼怒等投射在治疗师身上。认识到病人的爱与恨不是针对治疗师这一点很重要,它来自病人的早期生活经历,是治疗的有力工具。

（三）释梦

释梦(interpretation of dream)即对病人的梦进行分析,是了解其无意识的又一重要途径。Freud 认为,通过置换、变形等一系列伪装过程,梦突破了意识的审察作用,将无意识的需要表达出来。所以,精神分析治疗师都十分重视对梦的分析,认为梦是有助于了解病人的一扇重要的窗户。

梦中所展示的无意识内容常常因其受抵制的程度不同而表现出不同形式,那些长期受到压抑的部分需要借助更多的伪装才可能显示,这样,梦就成为了一种由各种表现力不同、层次不同的材料共同构成的混合体。梦包括隐梦和显梦。那些充满潜在的攻击、冲动的隐梦常常以一种更容易被接受的方式在梦中表现出来。因此，释梦也就变得更为困难。一般而言，对梦的准确阐释需要治疗师与病人间存在着长期的相互了解，并经由病人自由联想的方式进行。

（四）阻抗分析

阻抗（resistance）指病人有意无意地阻碍治疗进程，不使自己的无意识内容为他人所知的现象。对阻抗的分析是揭示无意识冲突的重要途径。虽然病人可能有许多话想要告诉治疗师，正是因为这一原因他才急于寻找治疗师，但习惯的力量会使其在无意识中并不想改变，这就是阻抗的原因。阻抗是症状的一种自我保护策略，它会阻碍病人与治疗师朝向问题的方向去探索。但与此同时，阻抗又揭示着症状的焦点意义，可以指引治疗的进程。

阻抗的出现一方面说明治疗正在接近问题的本质，另一方面也可能意味着病人尚未有足够的力量去面对自身的种种问题。另外，阻抗还可能意味着治疗关系出现了某种问题。总之，阻抗是治疗进展中十分重要的信号，它提示着治疗过程中的问题和焦点。同时，在阻抗的处理中要注意循序渐进，因为病人防护的核心总是具有自我保护性质的，这一特点应当受到尊重。

最后，虽然在精神分析疗法中，所有有碍于治疗的意识或无意识都可归为阻抗，但并非每一个阻抗都有必要讨论，只有那些对当前的治疗构成明显阻碍的阻抗才值得讨论。

三、后弗洛伊德技术

（一）客体关系心理治疗技术

根据客体关系理论建立的客体关系心理治疗技术，其重点在于理解病人内在客体关系的产生和维持方式、关系形态及关系互动中的各种因素。了解客体关系的重要途径，首先应考虑治疗师和病人之间的关系，这种关系不仅代表"此时此地"的现实模式，而且还包含了很多病人与他人关系互动中的动力因素。另外，客体关系理论对精神分析疗法另一个大的影响是对反移情现象的解释。客体关系理论认为反移情代表治疗师对病人的体验性反应，是治疗过程中有价值的部分，不仅具有诊断功能，而且也是了解病人无意识世界的一个重要途径，指导治疗师进行治疗。

（二）基于亲附理论的心理疗法

Hazan 和 Shaver（1987）认为，成人伴侣间出现的情感纽带，以及在婴儿和其照看者之间的情感纽带，都是亲附行为系统这一动机系统所导致的。以亲附理论为指导的心理疗法，通过探讨个体的亲附行为模式来分析现实问题的成因。针对不同年龄的病人，精神分析学家发展了不同的测量工具对亲附类型进行评估，使该理论的临床应用更加清晰和具有可操作性。其中成人亲附访谈（adult attachment interview）是对成人病人评估的最常用的工具。成人亲附访谈是一个半开放式问卷，共 18 个项目，要求病人描述童年的情况。评定结果可区分四种亲附模式类型：安全自主型（对童年的描述是连贯有序的）、先入为主或纠缠不清型（对童年的描述混乱不清）、解离型（对童年的描述理想化或明显贬损）、丧失未解决型（与丧失或虐待有关问题的描述明显混乱）。安全的亲附可以产生一个积极的、可靠的、持久的自体形象。后三类均为不安全的亲附模式，与孩子及成人后的情绪行为问题相关。具有不安全亲附模式的人常有人际交往困难、情绪调节困难、攻击行为；丧失未解决型的人幼年常有严重创伤经历，成年后有可能产生精神问题；解离型的人通常会拒绝治疗；纠缠不清型则容易过度卷入治疗或依赖治疗师。

（三）基于自体心理学的心理疗法

自体心理学理论在临床中最大的应用是对自恋和自恋型人格障碍的理解和治疗。同时，自体心理学强调关系的变迁。在如何看待治疗关系方面，经典精神分析治疗师保持与病人的情感距离，以客观地分析从病人那里接收到的信息。而在自体心理学中，治疗师使用共情来获得病人的信任，一旦病人信任了治疗师，病人就会更多地叙述，从而使治疗师收集到更多信息用于治疗。

（四）自我心理学

自我心理学（ego psychology）是后弗洛伊德理论中发展较早的一个流派。自我心理学家认为，自我作为与意识和无意识关系最密切的人格结构，是冲突最好的代言人。以自我心理学为基础的精神分析疗法，以建立身体需要、心理欲求、自我意识和社会限制之间的平衡为目标。与自我心理学联系最多的临床技术是防御机制分析，通过澄清、对质和解释典型的防御机制，帮助病人获得对这些机制的理解和控制。

后弗洛伊德技术与经典精神分析技术的共同点主要在于：①治疗需要对童年经历进行分析，并对以各种防御机制为表现的阻抗进行充分探讨，将无意识驱力带入意识；②无意识内容可以通过各种治疗技术带入意识来释放，以此治疗情绪困扰和精神疾病。

四、适 应 证

从精神疾病的诊断来看，精神分析疗法适应证包括神经症、人格障碍、抑郁障碍、焦虑障碍、创伤后应激障碍、心身疾病等，禁忌证包括精神病性障碍、反社会型人格障碍、成瘾、严重抑郁症、痴呆、认知缺陷等。也有人认为，精神分析疗法可用于所有存在无意识冲突的问题，即使是精神病性障碍和双相情感障碍，也可辅助药物治疗。同时，即使同一诊断的病人，是否适合进行精神分析疗法，也因其年龄、目前状态、治疗动机、理解治疗的能力、客体关系的情况、防御方式的类型、精神痛苦的程度、对无意识概念的接受程度、与现实的联系程度及其他动力学因素而不同。

五、评 价

Freud 创立的精神分析治疗理论开创了对无意识的理论探讨和科学研究，首次提出了关于精神疾病较为完整的心理学解释，对世界精神卫生事业的发展起到了巨大的推动作用，极大地拓展了心理学的学科体系。同时，精神分析由于其鲜明的实践特色，使其成为了近代心理治疗的基础，并在对病人的理解、治疗关系以及治疗师的要求等许多方面均进行了开创性的工作。

另一方面，精神分析亦受到许多批评。精神分析理论有浓厚的还原论倾向，明显的生物等同论观念；在理论上生物学化倾向明显；过分夸大无意识的作用，忽视和贬低意识的作用；过分强调性内驱力在心理活动中的作用等都受到人们的诟病。同时，由于精神分析理论主要建立在 Freud 自身的临床经验基础之上，缺乏实证依据，其真实性、可靠性及可验证性都受到许多质疑。

治疗技术方面，由于传统的精神分析疗法十分耗时，费用较高，需要病人有较强的领悟能力和对精神分析概念的良好接受性，对治疗师的要求也较高，目前已较少使用。在过去的 20 年间，精神分析在心理治疗界的主流地位已经逐渐被认知行为治疗所取代。但随着分析性心理疗法（或称为动力性心理疗法），尤其是精神分析性短期焦点疗法的不断发展，精神分析又有了一定的使用空间。

第二节 行 为 治 疗

案例 5-2：小王今年 23 岁，今年刚刚上大学二年级。最近他很烦恼，因为他有一个毛病，一到人多的场合就紧张。大学里那些小班上的课程他基本不去，五六十个人上的那种大课，也基本都坐在最后一排靠近门的地方，以便随时可以离开。就算这样，在教室里，他也非常紧张，常听不进老师讲的课。如果没有同宿舍的同学一起，他基本不去教室。同时，吃饭对他来说也是件很为难的事，因为到吃饭的时候，食堂里总是那么多人。于是他一般只在下午食堂快关门的时候，才会以最快的速度去人最少的窗口买饭，然后迅速离开，到宿舍去吃饭。

最近因为大二进入专业课程的学习，他开始觉得更加焦虑了，因此来到学校咨询室寻求帮助。

这位同学出现了什么问题？我们可以采用什么方法去帮助他呢？

生活之中，异常行为会给病人的生活带来困扰，产生负性情绪体验，引发一系列问题，如小王在人多场合中的表现。然而行为模式是可以改变的。有些行为需要被强化,有些则需要被消除,还有一些则需要通过程序化的训练引出并加固。行为治疗的主要目标就是针对靶行为进行工作,改变和塑造积极的行为模式,以此带动情绪和认知的改变,治疗行为问题和精神障碍。本节内容将重点阐述目前临床上常用的行为治疗方法和行为技术。

一、行为疗法概述

行为疗法(behavior therapy)是在行为主义心理学的各种理论基础上发展起来的一支心理治疗流派。当代行为治疗具有两种不同的概念。其一,行为疗法具有完整的治疗理念体系,不仅聚焦行为,而且关注与问题行为相互作用的刺激因素、个人背景、认知-行为-生理-行动反应和行为功能。行为治疗师需要通过系统分析问题行为形成的原因、环境的影响、行为的功能,对病人的问题进行个案概念化,之后才能据此形成治疗目标、治疗假设,制订和实施治疗方案,并在治疗进程中验证和修正治疗假设,直至达到治疗目的,这一系列过程称为行为疗法。另一种观点认为,行为疗法是指一系列用于帮助病人处理行为问题的可操作的行为技术的统称。这种概念下的行为治疗技术更重视行为改变本身,而不太关心问题形成的原因,不过多追究其个人经历和重要关系。

二、行为治疗技术

行为治疗技术繁多,包括最基本的行为功能分析;以经典条件反射理论(Pavlov,1927)为基础的暴露疗法、放松训练、厌恶疗法等;以操作条件反射理论(Skinner,1938)为基础的行为矫正、应用行为分析、生物反馈疗法等;与认知疗法结合后新发展的问题解决技术、日常行为安排、活动计划等;以及针对特定问题设计的眼动脱敏和再加工疗法(创伤后应激障碍)、刺激控制疗法和刺激限制疗法(睡眠障碍)、行为激活技术(抑郁障碍)、时间管理技术(时间管理问题)、角色扮演等人际交往技术(社交相关问题),等等。另外,基于病人问题的医学和心理学知识的心理健康教育在各种行为治疗中均十分常用。本节主要介绍目前临床上最常用的行为功能分析、放松训练、暴露疗法和系统脱敏、行为矫正和应用行为分析、生物反馈疗法以及眼动脱敏和再加工疗法。

(一)行为功能分析

行为功能分析(behavior functional analysis)是行为疗法的基础,是行为治疗个案概念化中最重要的内容。在行为治疗理论看来,任何一个问题行为的存在都有相应的行为功能(获益)作为行为持续的强化物,成为问题行为的维持因素。行为疗法不仅关注问题行为的发生因素,更加重视问题行为的维持因素。通过行为功能分析,发现问题行为的各种形成因素和维持因素,发展出治疗假设和针对性治疗策略,是行为疗法的主要工作思路。行为功能分析包括宏观分析和微观分析两类。

宏观分析(macroanalysis),也称为垂直分析,是对问题行为形成和发展的过程进行分析,包括核心信念、行为策略、行为计划和行为表现四部分内容。其中,核心信念引入了认知理论的概念,指影响一个人的认知和行为模式的最根本的信念,包括对自己的核心信念和对他人、对世界的信念,即为什么做。行为策略,是由核心信念引发的个体的行为表现所依据的重要原则,即怎样做。行为计划是以行为策略为原则产生的行为表现的一般性方式,即做什么。宏观分析是治疗师对病人当前行为产生背景的整体认识和全面理解,是针对病人现实问题发展理论假设的主要依据。举例见图5-1。

微观分析(microanalysis),也称为水平分析,是对当前一个具体问题行为的各种影响因素、表现和结果(即功能)进行的分析,包括刺激因素(stimuli/situation,S)、个人因素(organism,O)、行为反应(reactions,R)和行为结果(consequences,C)四个内容,因此该技术也称为S-O-R-C技术。微观分析是行为治疗师对病人具体行为问题的发生因素和维持因素的详细解剖,是发展治疗策略的直接来源。在微观分析中,S是指刺激源/情境,Se是外在情境因素,如环境因素、他人行为等,Si代表内在因素,如念头、感觉、期望、目标、生理反应等。O是指身体组织和个人因素,包括人格特点、重要经历、核心信念和图式等所有与当前问题有关的生理和心理易感性。R是指个体

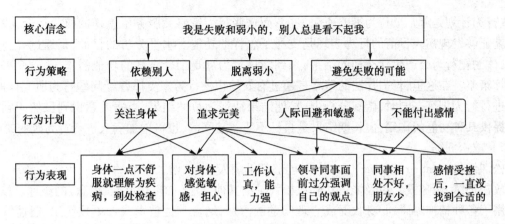

图5-1 行为功能分析—宏观分析策略及举例

在 O 的基础上对 S 的反应,包括生理、认知、情绪和行动四个方面的行为表现。C 是指结果,即行为的功能,Cs 是短期结果,Cl 是长期结果。同时,根据行为强化机制,C⁺ 代表结果对行为具有正性强化的作用,使行为增加;C⁻ 代表结果对行为具有直接惩罚的作用,使行为减少;C⁺/ 代表正性结果减少,对行为具有间接惩罚作用,使行为减少;C⁻/ 代表负性结果减少,对行为具有负性强化作用,使行为增加。举例见表 5-1。

表 5-1 行为功能分析-微观分析举例(具体行为:反复就医)

S	Se:在家里一个人待着 Si:头昏,脖子不舒服、发痒
O	身体健康 智力良好 工作能力强 性格敏感、认真、完美主义 朋友不多,与领导关系不好 对自己的图示:弱小的、失败的 对他人的图式:高傲的、疏远的、有敌意的
R	生理:坐立不安、不舒服越来越明显 认知:自己的身体出问题了 情绪:着急、紧张、烦躁、害怕 行动:离开家去医院挂急诊检查,或者自己先量血压后还是控制不住去医院
C	Cs⁺:得到阴性检查结果和医生的无病诊断,焦虑会暂时减少 Cs⁻:影响正常的工作、生活,已经辞职休息 Cs⁻/:离开家,回避令他不舒服的环境,焦虑感有所减轻 Cl⁻:越来越担心、焦虑 身体症状越来越明显 引发失眠,有时悲观 什么活动都不敢参加,动一动都怕对身体不利,越来越封闭自己,一个人在家里更不舒服,不知如何是好

宏观分析的目的,是发现病人一系列行为表现背后的因果链:外显的行为表现源自哪些行为计

划,这些行为计划是哪几个行为策略所引发的,而这些行为策略又服务于怎样的核心信念,找到这样的脉络就能够发现病人目前的行为表现是支撑了怎样的功能。水平分析的目的,是通过寻找一个当前的、具体的靶行为会产生什么样的结果,来判断该行为满足了什么样的功能需求,并以此来发展相应的治疗策略。在这里,行为疗法的策略是通过有效的积极行为来支撑曾经问题行为所支撑的功能,然后再进行行为训练。同时,微观分析中,长期结果往往为负性结果,当病人意识到虽然问题行为在短期有提供某种功能的作用,但长期结果是自己不愿意接受的,也可增加病人进行行为改变的动机。

（二）放松训练

放松训练(relaxation training)是一大类能够帮助病人放松、增加平静的方法、程序或活动(如渐进性肌肉放松训练、深呼吸),以及能够达到放松效果的其他方法(如生物反馈、正念)的统称。放松训练广泛使用于各种精神障碍、心身状况或心理问题的治疗,结合其他技术或者单独使用,通过特定方式引发病人进行放松,或教会其自助进行。包括渐进性肌肉放松训练、深呼吸、生物反馈、冥想、正念、催眠、瑜伽、气功、坐禅、超觉静坐等各种方式。

渐进性肌肉放松训练(progressive muscle relaxation)是由美国内科医生雅各布森(Jacobson E)于1920年早期发展的最经典的放松技术。根据具体情况有不同的指导语,但都是按一定顺序对身体肌肉进行的反复“收缩-放松”练习,学会体验肌肉紧张和松弛之间个人感觉上的差别,引发和体验肌肉的深度放松。具体过程大致如下。

（1）每次训练大约20分钟。在安静环境中,病人采取舒适放松的坐位和卧位,做3次深呼吸,每次呼吸持续5~7秒。然后按指导语以及规定的程序进行肌肉的“收缩-放松”对照训练,每次肌肉收缩5~10秒,然后放松30~40秒。

（2）常用的指导语:“现在,伸出你的前臂,握紧拳头,用力握紧,注意你双手的感受(5~10秒)。好,现在请放松,彻底放松你的双手,体验放松后的感觉,感受双手沉重、轻松、温暖的感受,请你注意这些感觉(30~40秒)。”

（3）然后用缓慢的速度交替逐一收紧和放松身体各处的肌群。首先从手部开始,然后依次是前臂、上臂、头颈部、肩部、胸部、背部、腹部、臀部、大腿、小腿、脚部。每进行某一部位的收紧和放松时,同时让被试体验紧张和松弛的感觉差别。

（4）经过反复训练,当病人学会了通过对简单的肌群放松感觉的回忆就能自动放松全身时,上述紧张放松训练即可逐渐停止。此后,病人可以在任何情况下凭个人对放松的感觉,反射性地使自己放松。

（三）暴露疗法和系统脱敏

暴露疗法(exposure therapy)是通过让病人“暴露”于所害怕和回避的物体、动物、活动或情境,来应对恐惧和减少回避的行为技术。暴露疗法是行为技术中应用最广泛的技术之一,其良好的疗效以及较短的治疗时间深受临床学家的认可,尤其适用于各种形式的恐惧、焦虑、强迫障碍。治疗师创造一个安全可控的环境,引导病人进入持续一段时间暴露在现实的或想象的唤醒焦虑的刺激情境中。尽管暴露过程中会产生焦虑,但不会导致病人所恐惧的结果发生。在这个过程中,病人会学习到新的经验,即所恐惧的结果不会发生,所回避的事物是可以面对的,从而打破恐惧情绪和回避行为的恶性循环。

根据是否真实面对恐惧的对象,暴露治疗可分不同种类,包括现实暴露、想象暴露、虚拟现实暴露和内感受器暴露。现实暴露(in vivo exposure)是指直接面对所害怕和回避的物体、动物、活动或情境,如强迫症病人怕脏,要求他直接触摸垃圾桶;社交焦虑病人在听众面前发表演说等。想象暴露(imaginal exposure),通过引导想象,在脑中呈现恐惧的内容,如治疗师创造安全的环境,引导创伤后应激障碍的病人,重现创伤经历场景。虚拟现实暴露(virtual reality exposure)是把虚拟现实技术用于暴露治疗中,模拟所恐惧的对象帮助病人进行暴露。例如,对于飞行恐惧症的病人,治疗师可以在治疗室内提供飞机的图像、声效,甚至气味,模拟飞行情境。内部感受器暴露(interoceptive exposure)是指治疗师通过简单的方式引发出病人的某些无害却是病人所恐惧的生理感觉,例如对于惊恐障碍和疑病的病人,行为治疗师发展出一系列方法引起心率加快或者头晕等,如短时间快跑、摇头、憋气,让他们学习到,处在这些自己所害怕的身体感觉中其实是没有危险的。

根据不同的方式,暴露疗法又分为逐级暴露、满灌疗法和系统脱敏。逐级暴露(graded exposure)中,治疗师和病人一起讨论代表病人恐惧程度的暴露等级列表(或焦虑等级列表),让病人对自己所有害怕的物体、活动或情境按恐惧程度打分,最高的 10 分,没有情绪反应的 0 分,暴露从先轻度或中等程度开始,然后再进行更高程度的暴露。满灌疗法(flooding)则是直接让病人暴露于其最恐惧的内容,例如一个怕蛇的人,让其直接与蛇进行身体接触,而不经过听到谈论、看到图片、共处一室等害怕程度较轻的方式。有些研究者和治疗师认为这种方式更高效,而另一些治疗师则倾向于使用逐级暴露的较温和的方式。临床中具体选择还要根据具体的暴露内容和病人的个人倾向。

系统脱敏(systematic desensitization)由行为治疗的早期倡导者,南非的沃尔普(Wolpe J)于 1958年提出,因其较早使用且影响较大,Wolpe 被称为行为治疗之父。早期文献常把系统脱敏和暴露治疗并列为两类行为技术,但因系统脱敏的核心成分为逐级暴露,当代行为治疗已将其归为暴露治疗的一种,与经典暴露治疗的区别在于其结合放松训练进行。Wolpe 称其原理为对抗条件(counter conditioning),通过一种联结对抗另一种联结,是一种交互抑制(reciprocal inhibition)过程,即焦虑状态与放松状态不能共存,主动引发的放松状态,可以抑制刺激物引起的焦虑或恐惧。系统脱敏包括三个步骤:学习深度放松、建立焦虑等级列表、实施脱敏。实施脱敏从低等级的刺激物开始,通过真实面对或想象呈现,在呈现刺激物之前用放松技巧使身体尽可能完全放松,呈现之后焦虑感会上升,此时继续做放松训练,直至焦虑下降,这样反复训练至可接受程度,再进行下一级的训练,直至最高等级的刺激物达到可接受程度。

(四) 行为矫正和应用行为分析

行为矫正(behavior modification)是在操作性条件反射原则基础上建立起来的一系列行为置换程序,通过惩罚和消退作用消除消极行为、通过强化塑造积极行为的一系列方法。行为矫正的术语早在1911 年由美国教育心理学家 Thorndike 提出,后来在操作条件理论提出后于 20 世纪 40～50 年代,由Wolpe 的团队研究将其应用于临床心理治疗。此后行为矫正发展迅速,广泛用于各个可观察的行为问题,包括恐惧、焦虑、强迫、成瘾行为,注意缺陷与多动障碍、分离焦虑、遗尿、学校表现及各种行为问题。其中厌恶法早期被用于酒精、赌博、药物等成瘾戒断。

但行为矫正在 20 世纪后半段受到了以人本主义心理疗法为代表的众多批评,批评集中于惩罚技术和厌恶疗法方面。虽然后来的行为矫正谨慎使用惩罚技术,但仍逐渐被美国 1965 年后兴起的应用行为分析(applied behavior analysis)所取代。行为矫正被"应用行为分析"的名称取代,还在于行为矫正不关注行为和环境的交互作用,对不同的病人使用统一的行为改变程序。而应用行为分析首先评估目标行为和环境之间的关系,发展出能够与问题行为服务于相同功能的替代行为,再进行行为训练。应用行为分析首先应用于孤独症的行为训练,现已用于各种行为问题的治疗、健康行为管理、语言、教育、运动、管理等各个领域。

应用行为分析首先通过行为观察和分析设计出目标行为,并将目标任务按照一定的方式和顺序分解成一系列较小的、相互独立的步骤,然后采用适当的方法进行行为塑造。包括以下几个步骤:行为观察、确定行为目标、行为训练。行为观察包括三个成分:前因,即环境刺激;行为,即问题行为;后果,即功能分析。确定行为目标要明确、具体,不仅包括确定可成为长期目标的积极行为取代问题行为,而且包括从行为的"前因"着手的提前预告、清除诱因等,以及从行为的"后果"着手的,不予理会、奖励等。

行为训练的促进方法包括强化、惩罚、消退等操作性条件反射技术。强化是所有行为改变程序中最常用的方法,是一个积极行为出现后,给予期望刺激(正强化,如奖励)或去除不期望的刺激(负强化,如免受处罚),以增强该行为的过程。惩罚是指一个问题行为出现后,给予不期望的刺激(正惩罚,如罚款)或去除期望的刺激(负惩罚,如限制自由),以减少该行为的过程。由于惩罚常带来其他消极作用,如怨恨、身体伤害等,需要谨慎使用。消退是指撤销或中止原来行为的强化因素,导致该行为减少的过程。如儿童的问题行为得到了父母的关注(强化),成为问题行为的持续因素,那么去除对该行为的关注(给予忽视),此行为便可逐渐减少。消退可能带来的消极作用是问题行为的升级,例如如果孩子原来通过哭喊引起父母关注,当父母不予理睬后,孩子可能会用更激烈地在地上打滚的方式引发关注。惩罚和消退都不能直接塑造积极行为,因此策略使用上少于强化。

标记奖励法(token economics)是行为矫正的一种,也可与应用行为分析结合使用。标记奖励法又名代币法,是采用奖励的方法增强所期望的行为,并用不强化(不鼓励、不注意)使已建立的不良行为逐渐消失。应用时需注意:①目标明确:按具体对象订出具体的、由简单到复杂的逐步行为要求,如训练偏瘫病人生活自理能力时,根据已有能力设定稍高一点可能达到的目标作为奖励标准。②奖励标记:根据对象的喜好可以采用小红花、插红旗、小零食、代币券等以激起其获得的兴趣。③坚持兑现:应允的奖励标记兑换方法一定要坚持实现,以此来促进坚定的趋向行为动机。

（五）生物反馈疗法

生物反馈疗法(biofeedback therapy)又称自主神经学习法,开始于20世纪60年代,是利用现代生理科学仪器,对人体内生理或病理信息进行自身反馈,使病人对自己的身体功能获得更多意识和控制的心理治疗方法。生物反馈治疗把病人体内生理功能用现代电子仪器予以描记,转换为声、光等反馈信号,将正常属于无意识的生理活动置于意识之下,进行有意识的控制训练,通过内脏学习达到调节自身躯体功能、建立新的行为模式的目的。生物反馈治疗在心身疾病、焦虑障碍中运用较多。

生物反馈的种类主要有脑电波反馈、肌电反馈、心率反馈、血压反馈、皮肤电反馈、皮温反馈等。脑电波反馈的训练可以使失眠病人产生睡眠脑电波,如 α 波和 θ 波。肌电反馈训练可以提高肌肉紧张度,促进瘫痪肌肉的恢复功能,或降低肌肉紧张度,使人解除紧张,这里体现了生物反馈治疗的特点为双向性,它不单是放松训练,同时也可做紧张性训练,因此不属于放松治疗。心率反馈训练可以促使焦虑或心脏疾病病人应对压力情况,保持心率正常。血压反馈训练可以帮助高血压病人觉察和控制自己的血压。皮肤电反馈和皮温反馈训练多用于治疗焦虑、紧张型头痛、雷诺综合征等。

（六）眼动脱敏和再加工疗法

眼动脱敏和再加工疗法(eye movement desensitization and reprocessing,EMDR)由美国心理学家夏皮罗(Shapiro F)发展建立于1990年,主要用于创伤后应激障碍治疗。由于其核心成分包括暴露治疗的内容,因此有人把EMDR归为行为治疗,但也有学者认为EMDR属于综合性治疗方法。EMDR通过想象暴露、认知重构、使用快速而有节奏的眼动,以及其他有两面性的刺激来治疗精神创伤,现在也已经被应用于各种群体中。虽然EMDR的机制尚未完全明了,但其产生疗效的原因可能与眼动有助于增进左右半脑之间的神经传导及沟通有关。EMDR理论认为,创伤记忆和负面信息常被储存、凝滞在大脑右半球的躯体知觉区,使大脑本身的调适功能和健康的神经传导受到阻碍,因此造成了想法上的执著和知觉、情绪上的不适。在这种情况下,让双眼的眼球有规律地移动,可以加速脑内神经传导活动和认知处理的速度,使阻滞的创伤性记忆动摇,促进其正常化过程。

一个完整的EMDR治疗包括8个阶段:①病史探索阶段:判断病人是否适合于EMDR方法。②治疗准备阶段:建立良好的治疗联盟。③评估阶段:明确创伤性记忆,明确与创伤性事件相关的情绪和身体感受,评估问题的主观感受,确定与问题事件相关的消极认知,发现适应性认知。④脱敏(或加工)阶段:帮助病人想象创伤性场景,并陈述适应不良的信念及躯体感受;引导病人跟随指示进行眼动,并进而排除记忆中的消极记忆。⑤正性认知植入阶段:帮助病人逐步以正性认知取代原来的消极认知。⑥身体扫描阶段:对创伤记忆引起的躯体反应进行再扫描。⑦结束阶段:帮助病人稳定感受,在一个更高的层面上整合新的认知与躯体感受。⑧再评估阶段。

三、适　应　证

行为疗法广泛适用于各种存在行为问题或希望塑造积极行为的个体。文献检索到的行为治疗适应证包括:抑郁障碍、焦虑障碍、强迫障碍、应激相关障碍、进食障碍、物质依赖、烟酒药物依赖、网络成瘾、睡眠障碍、性心理障碍、孤独谱系障碍、注意缺陷与多动障碍、品行障碍、抽动障碍、精神发育迟滞等精神障碍;疼痛管理、心脏问题、高血压、胃溃疡、免疫系统支持、节食等心身问题和健康行为管理;愤怒管理、压力管理、夫妻关系、感情问题、学习障碍、语言障碍、考试压力、网络和游戏成瘾等各类问题的治疗,以及语言、教育、运动、管理等多个领域的行为塑造。由于行为疗法具有较多的训练成分,其不需要病人具有较高的理解能力,因此可以具有更为广泛的接受度,在老年人、儿童、智力缺陷的病人中均可使用。但行为疗法对精神病性障碍急性期、重度抑郁症以及某些类型的人格障碍的治疗作用有限。

四、评　　价

行为疗法因其实证基础、结构清晰、操作性强,自创立之初至今一直保持较高的发展速度,对精神卫生、医疗、教育、管理等各个领域的行为理解、治疗和塑造都具有重要贡献,被广泛应用于各个领域。行为疗法的实证基础,不仅指其理论来自具有研究基础的行为主义理论,而且以实证指导临床,从治疗方法和程序的制定、具体操作技术细节的设计、临床具体障碍的区别应用和治疗操作的改进各方面都有循证依据。另外,行为疗法的过程中治疗师和病人始终是合作关系,病人通过决定治疗方案和具体实施训练为自己的行为问题负责,符合心理治疗的伦理要求。

同时,行为疗法从建立之初至今也经历了诸多批评。早期的行为主义理论和疗法被批评为机械的、控制的、非人性的、简单化、治标不治本、病人无法得到内心成长等,行为主义者也在这些批评中不断改变治疗策略,以致南非行为治疗家拉扎勒斯(Lazarus A,1977)反思行为疗法的改变是否已经超出"行为疗法"这个名词所涵盖的范畴。即使做了较大改变,行为疗法目前仍被很多人认为仅关注行为,而忽视病人问题相关的其他因素,如认知、情感、重要关系,以及治疗师对治疗有更多的控制等。因此当代行为治疗越来越多地结合认知或功能分析进行。

行为疗法已清晰地分向两个发展方向:一个是通过行为观察和功能分析设计行为治疗策略,有自成一体的理论框架,以美国的应用行为疗法和德国的行为疗法为代表。另一个已经以众多有针对性情境的行为技术与认知疗法相结合成为认知行为疗法共同发展,在全世界范围内广泛应用。

(王　纯)

第三节　认　知　疗　法

案例5-3:刘女士与丈夫从小青梅竹马、两小无猜,大学毕业又留在同一个城市工作,后来水到渠成,自然地组建起一个幸福的家庭。结婚以后,丈夫工作认真,努力勤奋,事业有成,退休前一直是单位的主要负责人。而刘女士对工作也是认真负责,踏实肯干,多次被评为单位的先进工作者,对家庭也照顾得同样出色,一切井井有条。但十年前,刘女士患上了"抑郁症",虽然经过多种抗抑郁药物的正规治疗,却始终难以恢复到病前的状态。刘女士经常念叨:"我不能做饭,不能做家务,不能照顾好老伴,我真没用……"她感到自己对不起丈夫,尤其看到返聘后的丈夫,在紧张的工作之余还要做饭,做家务,在她住院时每天还要来给她送饭照顾她,心里特别难受。丈夫反复向她解释:"少年夫妻老来伴,以前你照顾我,现在轮到我来照顾你了!"但丈夫的解释和安慰更加重了刘女士的自责。

如何理解刘女士的"自责"? 如何理解刘女士的病情始终迁延不愈?

刘女士是一位"抑郁症"病人,存在情绪低落、精力兴趣减退、烦躁、失眠等症状,同时还存在深深的"自责"。从精神医学的角度来看,"自责"是刘女士的精神症状之一;而从心理学尤其认知层面上来看,刘女士"自责"的形成有其必然性。对"自责"及相关因素的处理是必需的、也是亟待解决的,否则这些因素的持续存在将会造成刘女士再一次的抑郁发作。本节将详细介绍认知疗法相关技术,同时对该案例进行分析。

一、概　　述

认知疗法(cognitive therapy)是美国精神科医生 Beck 在 20 世纪 60 年代初期创立的一种心理治疗方法,它是一种相对短程、目标取向、结构化的心理治疗。认知疗法的主要治疗假设是个体的认知决定了人对特定事件的情绪和行为反应,如果要改变人的负性情绪,应该首先改变个体歪曲的认知。

从认知疗法创立至今,已取得了很大的发展。在多位学者的努力下,已成为现代心理治疗学派中最具影响力和生命力的心理治疗方法之一。目前,认知疗法具有以下特点:①以精神病理学的认知模型为基础;②强调建立合作和积极的治疗性联盟;③关注当前的问题,治疗目标取向;④有一定治疗流程,采用结构化的治疗;⑤通过系统的认知、行为等技术来促使个体的改变;⑥传授自我帮助的技术,鼓励病人成为自己的治疗师;⑦家庭作业是治疗的延伸,同时也是良好疗效的重要保证。

二、认知疗法过程

认知疗法的相对短期、目标取向等特点决定了治疗过程的结构化,这种结构化特点不仅体现在治疗的内容上,而且体现在每次及整体的治疗中。完整的治疗分为引入治疗、实施治疗及结束治疗三个阶段,一般每周 1~2 次,持续 12~16 次。

1. 引入治疗阶段　本阶段重点在于:①建立关系,和谐的治疗联盟对于达到良好疗效至关重要。治疗师的亲和力和主动性是治疗关系的重要特征,治疗师必须能够准确地了解病人的内心并向病人传达这种共情。②帮助病人理解他/她的障碍,认识相应的认知模型及认知治疗过程,通常病人对治疗的了解越多,对治疗就越有利。③收集病人的相关资料,并建立一个目标清单,同时,建立目标明确、可测量的治疗目标,并全程监督治疗的进展。④与病人"共同"制订相应的家庭作业。

2. 实施治疗阶段　本阶段重点在于寻找模式及改变策略。主要体现在解决当前问题并分析其问题与病人主题概念的关系;帮助病人发现、评估及挑战自动思维;调整功能不良的行为,并从病人主题概念的角度来理解行为;教授病人应对策略,弥补技巧缺陷。进一步的目标在于随时评估和应对自动思维;识别和调整功能不良的中间信念和核心信念;评估并调整持续障碍的维系及补偿行为。

3. 结束治疗阶段　结束治疗应从第一次治疗时就开始准备。在结束治疗阶段,治疗师应解释、引出并回应病人有关结束治疗的想法和感受;回顾复发的早期症状并拟定应对复发的行动计划;补充巩固治疗;预测今后可能面对的困难并解决相应的问题;教会病人成为其自己的治疗师进行自我治疗。

三、常用的治疗技术

认知疗法是一个开放的、兼容的并不断发展的心理治疗系统,其治疗技术非常丰富,认知治疗师常运用多种治疗技术来帮助病人。

（一）针对自动思维与中间信念的常用技术

1. 发现自动思维　刘女士看到丈夫在紧张的工作之余还要做饭、做家务,产生了难受、自责的情绪反应,治疗师可通过询问:"你当时想到了什么?"了解到她在应对这一事件时产生的自动思维是:我不能照顾他,是我拖累他了,而这一自动思维导致她情绪低落。此技术帮助病人认识认知模型,区别想法、情绪和事实,了解诱发事件、信念与结果之间的关系。在治疗过程中,可以根据病人面对的不同情境产生不同反应而发现病人的相应自动思维。

根据刘女士的自动思维,治疗师可持续询问有关想法的问题:"如果那是真的,那会发生什么呢?"或者"如果那发生了,对你意味着什么?"治疗师可以将病人的想法写在一张纸的最上方,然后画一个向下的箭头指向其想法所暗示的一系列的内容,这就是箭头向下法。这是探索某种想法的根源,挖掘最底层的信念的一种方法,见图5-2。

2. 评估和挑战自动思维及中间信念 因为刘女士总是产生负性的自动思维,如"我不能照顾他,是我拖累他了",导致她情绪低落,而这样的负性思维通常与现实不符也对病人无益,认知治疗的要点之一是要通过特定的治疗技术修正病人的自动思维和中间信念。治疗师可以通过等级标尺(又称连续性标定,continuum technique)来评估刘女士对这一想法坚信的程度,同时也帮助刘女士客观地认识这一想法;治疗师还可以通过寻找支持和反驳刘女士自动思维的证据,促使她全面地看待这一负性想法;为了矫正刘女士的负性想法,治疗师可以与刘女士交替扮演这一想法的两个方面进行辩论,也可以让刘女士进行自我辩论,这种角色互换可以反复持续几轮,其目的都是促使病人更客观地看待自己的观念。

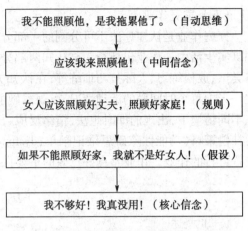

图5-2 箭头向下法示例

对于刘女士的中间信念(规则)即"女人应该照顾好丈夫,照顾好家庭",治疗师不仅可以使用上述的技术,还可以通过对刘女士"规则"的讨论,认识到刘女士对其定义的理解是否存在偏差;根据刘女士的理解偏差,治疗师可以设计相应的连续提问,引出深植于她心中的规则或信念,如一个女人在任何时候(包括她生病的时候)都应该照顾好她的丈夫和家庭,从而促使刘女士对其"规则"的调整,治疗师也可以探讨刘女士执行"规则"的有利与不利之处,了解"规则"形成的相关背景,评判刘女士是否有改变"规则"的动机,应用规则会产生的最糟的、最好的及最有可能的结果,并让刘女士认识到改变的意义(成本-效益分析,costs vs. benefits)。

(二)针对核心信念(图式)的技术

核心信念的改变最为困难,治疗过程也较复杂,是认知疗法核心的部分。核心信念的改变不仅能减轻现有症状,而且可明显减少未来发病的可能性,但即便是治疗成功的病例,其核心信念改变者仅占10%(Dobson,2006)。治疗过程中,治疗师不仅可以使用上述的技术,还可使用针对核心信念特有的技术。

根据相关资料,治疗师可以将刘女士的自动思维、中间信念、核心信念、情境、情绪反应、行为等方面联系起来,建立刘女士的概念化认知,使她能清晰地认识彼此的相互关系。通过对核心信念(例如,我什么事都做不好!我真没用!)的利弊分析、Socrates式提问、连续性标定、"饼图"及行为尝试等技术削弱对已有核心信念的影响力。对具有一定人格基础的病人,治疗师可以通过角色扮演或想象的治疗技术,帮助病人重新解释早期创伤性的经历,促使其核心信念的改变,这种技术叫重建早期记忆(restructure early memories)。还可以通过"仿佛已经如愿(as if)"的行为模拟及"双椅"技术("two chairs" technique)来挑战原有的核心信念,建立并强化更切实可行的、更能适应环境的核心信念(我并非不够好!我并非没用!)。

(三)针对症状的技术

1. 应对卡(coping cards) 当病人出现某种症状困扰时,可应用此技术。当刘女士感到焦虑时,治疗师建议她进行呼吸训练,给朋友打电话或进行其他有益的小活动以分散注意力,阅读随身携带的写有警句的应对卡(行为应对卡);治疗师还可以建议刘女士自我反问,建立正向思维(认知应对卡)。这几个步骤可综合应用。

2. 正念技术(mindfulness technique) 正念是训练病人增加对躯体觉察的技术。技术的关键在于对此时此刻体验的非评判注意。学习正念技术后,要求病人每天多次练习,每次练习3~5分钟。正念技术可以提高病人把注意从他的负性想法上转移开并将其赶走的能力。

（四）家庭作业

家庭作业是认知疗法不可分割的一部分,是治疗的延续,并促使病人将从治疗中学到的技术应用到真实生活中。作业包括行为与认知两部分,在行为方面,治疗师可以建议刘女士进行一定的等级任务尝试、放松练习、人际技巧训练等;在认知方面,治疗师可以让刘女士填写一些针对性图表,如记录在一天中每个时间段的活动情况,以观察她的生活安排,寻找治疗的切入点(日常活动检测表);记录在不同情境下,出现的即时想法、情绪反应、行为反应以及导致的相应结果,以探究她的自动思维与行为补偿策略(功能性障碍思维记录单,dysfunctional thought record)等。值得注意的是,应与病人一起设置可行的作业。作业是良好疗效的重要保证,做作业的病人康复得更快、更好。

四、认知-行为疗法

（一）概述

认知-行为疗法(cognitive - behavioral therapy)是一组治疗方法的总称,它既采用认知疗法的理论和技术,也采用行为疗法的理论和技术,促使个体的改变。认知行为疗法是目前循证研究证据最多的心理治疗,可用于多种心理问题和精神障碍的治疗。

根据治疗技术特点及治疗侧重范围,认知-行为疗法常分为以下三类。①认知重建类型:该类型较为侧重认知变化和调整,是认知-行为疗法的主体。主要包括 Beck 的认知疗法、Ellis 的理性-情绪疗法、Meichenbaum 的自我指导疗法(self-instructional therapy)、Wessler 的认知评价疗法(cognitive appraisal therapy)等。②应对技巧类型:该类型侧重于为病人提供具体的解决心理问题的方式和手段,强调实际应用性、操作性。主要包括 Goldfried 的系统理性重构(systematic rational restructuring)、苏茵(Suinn)和理查森(Richardson)的焦虑控制训练(anxiety-management training)等。③问题化解类型:该类型是认知重建和应对技巧的结合,强调处理心理问题的一般性策略与方法。主要包括斯皮瓦克(Spivack)和舒尔(Shure)的问题解决疗法(problem-solving therapy)、雷姆(Rehm)的自我控制疗法(self-control therapies)等。

（二）常用的治疗方法简介

1. Ellis 的理性-情绪疗法　理性-情绪疗法(rational emotive therapy)是 Ellis 在 20 世纪 50 年代末提出的心理治疗方法,基本步骤如下:

（1）指出病人的思维方式、信念是不合理的,说明不合理信念与情绪困扰之间的关系,介绍理性情绪治疗的基本原理。

（2）指出病人的情绪困扰是由其自身的不合理信念导致的,自己应当负责。

（3）通过以与不合理信念辩论的方法为主的治疗技术,帮助病人认清其信念的不合理,进而放弃这些信念,这是治疗中最重要的部分。

（4）帮助病人建立理性的信念,来代替先前非理性的信念,并使之内化为自己的信念,并产生相应的效果。

2. Meichenbaum 的自我指导训练法　自我指导训练(self-instructional training)由 Meichenbaum 在 20 世纪 70 年代提出,其基本理论来自卢里亚(Luria AP)等,这些学者认为语言,特别是内部语言与行为之间有着密切的关系,在某种程度上起着影响和控制行为的作用。消极的内部语言是产生和影响行为失调的重要因素,通过消极内部语言的矫正,正面的、积极的自我对话可达到矫正异常行为和心理障碍的目的。本疗法主要是教会病人自我指导,面对产生焦虑和压力的情境采取适宜的对策。该法适用于治疗儿童多动症、焦虑、恐惧和退缩等心理行为问题。

治疗的基本原则和方法:

（1）自我观察,训练病人观察自己的行为和自我的内部对话(自我陈述)。

（2）通过内部对话的改变促使新的适应性行为的建立,这一过程也同样影响病人的认知结构。治疗师可示范适当的行为,并口头陈述有效的活动方式和策略,然后让病人进一步口头大声陈述,再通过想象重复演练。

（3）学习新的技能，教给病人一些更有效的可以在现实生活中应用的应对技能。病人可进行"压力预习"，让其学到的应答技能熟练使用，并能迁移到其他的压力情境中。

第四节　以人为中心疗法

案例5-4：小燕是一名来自农村的19岁女孩。今年9月她到外地的一所大学读书。初到大学，发现大家的英文都较好，自己的发音却很不标准，对大家平时谈的很多内容自己也不知道，觉得很自卑，来找学校的心理咨询师寻求帮助。

如果您是学校的心理咨询师，您认为如何才能为小燕提供有效的帮助？

小燕的自卑感似乎存在一些现实基础，因此她首先需要的是有人能设身处地理解她的实际情况，并且让她感觉到自己是被接纳的，这样她才可能比较开放自由地表达自己。在此基础上，需要引导小燕发现和调动自身的资源，逐渐从自卑中走出来。本节将介绍的是一种适用于该案例的疗法——以人为中心疗法的相关技术。文中将结合该案例对相关内容进行阐述。

以人为中心疗法（client-centered therapy）是在20世纪40年代美国心理学家Rogers首创的一种心理治疗方法。这一治疗方法的理论基础是人本主义理论。人本主义理论认为，每个人都有丰富的资源或潜能用以了解自我，并能建设性地改变自我。当环境能提供给个体真诚、尊重和共情时，个体的内部资源和潜能就能充分发挥出来，达到自我实现。罗杰斯重视对人性自然因素的基本理解，他发现人具有自我实现的潜能，人是根据自己的知觉体验行动的，个体的内心世界从任何完整意义上讲只有个体自己才了解。他强调自我实现，以及自我概念在自我实现中的地位，即自我概念与真实自我经验的一致程度与个体的心理异常程度密切相关。而心理疗法就是协助病人认识自我，激发自身潜力，进而重建与真实自我相一致自我概念的过程。

一、治　疗　方　法

以人为中心的疗法强调病人与治疗师的关系，在治疗中，病人被鼓励在尊重、接纳的治疗关系中发觉个体成长的潜能，促进个体的成长。

（一）治疗目标

以人为中心的疗法，其目标不仅仅是解决问题，更是帮助病人成长。治疗中需要建立安全与可信任的治疗关系，提供正性的成长氛围，使病人能减少防御，进行真实的自我探索，发挥自我潜能。在达到这个目标前，病人必须先除去在社会化过程中形成的面具。Rogers指出，摘去面具的人应该是一个不断实现的人，并且：①对经验采取开放的态度；②自我信任；③内心里有评估标准；④乐于继续成长。而鼓励病人发挥这些特质，就是以人为中心治疗的目标所在。

与精神分析、认知行为治疗不同，在以人为中心疗法中决定治疗方向的重任是在病人手中的，病人会面临为自己做决定的机会，并与自己个人的力量达成一致。具体的治疗目标是病人自行选择的，并非治疗师强迫其制订的。这充分体现了对病人独立性与独特性的尊重。治疗师的作用是通过提供治疗性氛围，让病人更能深入探索自我，在此基础上选择真正属于自己的目标。

（二）治疗师的角色和功能

如前所述，以人为中心治疗提供一种正性的支持性关系和氛围，要做到这一点，治疗师的态度是关键，它比任何知识、理论或技术更为重要。治疗师的功能就是将本身视为促使病人改变的一种"工具"，通过与病人的接触，创建一种治疗所需要的氛围，在这个氛围中，病人可以放下防御，自由地去探索他目前拒绝去察觉或被其扭曲的想法，从而触及真实自我，开始成长。从这个意义上讲，治疗师的角色似乎变得模糊，他不是指导者，不是计划制订者，不是分析师，不是提供诊断者。真正对病人有帮助的是治疗的氛围，治疗师的功能就是提供真诚、接纳与共情的治疗氛围，减少病人的防御，病人的自我就能变得更加开放和协调一致。

（三）治疗关系

Rogers 认为，若治疗关系能有益于创造一种治疗氛围，宜具备以下六点：①治疗中的两个人有心灵上的接触；②病人存在表里不一；③治疗师则表里一致；④治疗师对病人无条件尊重或真正的关怀；⑤治疗师对病人的内在参考框架有共情的理解，并努力将这些理解传递给病人；⑥治疗师的无条件尊重和共情的理解，在与病人的沟通中至少可以让其感受得到。如果上述六种条件存在一段时间，就会带来建设性的人格改变。而在实际的治疗关系中，为了达到这样的治疗关系，治疗师必须具备三种特质或态度：真诚或一致性、无条件的积极关注、共情性理解。

1. 真诚或一致性　真诚（genuineness）或一致性（congruence）就是指在治疗关系中，治疗师表里如一、真诚而自然，以真正的自我出现在病人的面前，并让病人感受到这种氛围。例如，在小燕的案例中，治疗师能坦诚地表达自己的一些真实感受和想法，让病人小燕感受到治疗师并非高高在上，而是非常平易近人，从而使小燕能够克服内心的自卑，敞开心扉，与治疗师交流。

治疗师本人表里如一，内在体验与外在表现一致，可以开放地向病人表露其当时的感觉和态度。由于他的想法与他对病人的态度和行为相一致，从而使病人感受到治疗师对自己的真诚态度。真诚不仅意味着诚实，还要让病人有安全和信赖的感觉，能够自然公开地讨论自己的情感和态度问题。治疗师越是以自己的本来面目出现，病人就越有可能发生建设性的改变和成长。

Rogers 认为，真诚是最重要的特质。通过真诚，治疗师可以成为朝向真实的典范。治疗师会自发地开放自己消极和积极的感觉和态度，通过表达接纳自己的负面感受，也会帮助病人逐渐卸掉防御，有勇气面对自己的真实，从而使治疗师和病人的沟通建立在诚实的基石上。诚实的沟通可以促成那些负面的感受如生气、不满、厌恶以及积极的感受如喜欢、爱慕、欣赏等都得以表达。然而，尽管真诚非常重要，这并非意味着治疗师一有想法和感受就要袒露，否则就不真诚。有时治疗师由于没有原则和方向地过分袒露自己，以为会促进病人的成长，结果往往适得其反。例如，当病人在谈自己的感受时，治疗师却在想别的事情，并把这一想法告诉了病人，结果可能使病人感到治疗师不够坦诚、不够用心。因此，真诚一致应当顺势而为，在恰当的时机表现真诚。治疗师的真诚是服务于治疗氛围的，其最终目的是引发病人对自己的真诚，更能面对自己内在的真实。当然，在治疗师总不能向病人袒露自己的想法和感受的时候，治疗师也应抱着为自己的感觉负责的态度，与病人一起探索是什么在阻碍他真诚的表达。

2. 无条件的积极关注　无条件的积极关注（unconditional positive regards）是指治疗师对病人的各种言行都采取宽容和接纳的态度，不带价值判断地表达对人的基本尊重，接纳病人自己的感受，尊重病人是独特的个体，尊重他们的个体价值和自我决定，把病人当作一个人来看待。关注是积极的、无条件的，不对病人的感觉、思想和行为施加评判。让病人，如小燕，能感受到治疗师的接纳不是因为一些附加的条件，例如，并非因为我讲了治疗师可能想让我讲的话，或是我表现出了积极的情感（愉快等），而是因为我的存在。因此，小燕可以自由地表达感觉和经验，不必担心是否会失去治疗师的关注和接纳。但接纳并不意味着治疗师要赞同和支持病人表现的所有行为，接纳是允许病人表达思想、感觉的权利。接纳的重要性在于，病人会因感受到被重视、被接纳而逐渐弱化自我防御，从而向真实自我不断迈进。

还有一个重要条件，就是治疗师对病人的关注不应掺杂太多自己的成分，例如，希望获得病人对自己的欣赏和赞美等，否则，这样的关注就很难营造建设性的治疗氛围了。

3. 共情性理解　共情性理解（empathic understanding）指治疗师设身处地去理解病人的一切经验，包括欲望、情绪和冲突等。要求治疗师能敏锐地、准确地理解病人在此时此地的互动中所表达的体验和感受。在对小燕的治疗中，治疗师需要把自己置于小燕的位置，设身处地地理解一个农村出来的女孩，初次进入城里大学时的羞涩、自卑和焦虑不安，通过共情性的理解，帮助小燕找到自身的资源，激发自身的潜力，尽快适应大学的生活。

　　共情性理解常被赋予"犹如(as if)"的特性,即能达到准确的理解,但并非治疗师本人真实地去感受,从而避免治疗师迷失在这些感觉里。例如,面对一位极度痛苦的病人,治疗师没有必要体验到相同程度的痛苦才是共情地理解。共情的理解是为了引导病人更能接近自己,深入且密集地体会感觉,以认识和解决自我与自我概念不一致的问题。Rogers 相信,如果治疗师能够在治疗过程中达到真正的共情性理解,即在准确理解病人内心世界真实体验的同时,仍不失自我认同的独立感,就会帮助病人发生建设性改变。

　　综上,治疗关系是治疗成败的核心要素,只有在充满真诚、接纳和理解的治疗关系氛围里,病人才能有机会放下防御,重新接近真实的自我,为建设性成长开辟道路。尽管治疗师在治疗中应行使相应的治疗技术,如倾听、接纳、尊重、理解等,但与其说这些是技术,不如说这些是作为一个治疗师应该具备的品质。过于强调技术,将有失于人本,使治疗丧失人性化。而在治疗中技术应当是源于治疗师的品质而诚实、自发的表达。

二、应用的领域

　　以人为中心的疗法因为强调关系的重要性以及如何建立真诚、接纳和信任的关系,所以适用于很多以关系为基础的心理治疗领域。以人为中心疗法既适用于对正常人群心理问题的咨询,如人际关系问题、个人成长发展问题、社会适应不良等,也可用于对临床病人的个别治疗、团体治疗和家庭心理治疗。同时,在危机干预方面也有不同程度的应用。

　　其实,当今不论何种流派的心理治疗,在不同程度上都或多或少渗透着人本主义的基本理念。无论认知疗法、行为疗法、精神分析疗法等,如果没有建立良好的治疗关系,则很难使治疗富有成效。

(张　岚)

第五节　森田疗法

　　案例5-5:孟某,35岁,教师。2周前,偶然一次吞咽唾液时,发生呛咳,瞬间感到吸不进气,有窒息感,病人为此感到担心,3天后又出现类似症状,联想到曾看到报道婴儿吸奶窒息死亡事件,感到紧张不安,吞咽唾液时特别小心,担心夜间熟睡后无法控制吞咽唾液,会引起窒息死亡,害怕睡觉,出现焦虑,失眠,头痛,曾数次到呼吸科、五官科就诊。详细检查未发现任何实质性病变,给予对症治疗无好转,自认为患上了严重疾病,忧心忡忡。病人平时做事认真,仔细,注重细节,非常关心身体健康,对身体的任何不适都很重视,常上网查阅健康知识。

　　偶尔剧烈呛咳引起瞬间呼吸不畅是一种生理现象,很多人都会出现,但会一闪而过,不留痕迹,为什么孟某却会因此认为自己患上了严重疾病,并因此忧心忡忡呢?

　　该案例中的病人十分关注自身的健康,一旦出现轻微不适,立即紧张、焦虑,对生命安全过分担忧,而过分惊恐会引起交感神经兴奋性增高,导致支气管痉挛、收缩,加重呼吸困难;对死亡的恐惧,使病人努力想脱离这种状态,精神活动集中指向内部,对呛咳越来越敏感,症状反而越来越重。为避免呼吸困难,病人从怕呛咳,发展到怕吞咽唾液,甚至怕睡觉。森田疗法着眼于陶冶疑病素质,打破精神交互作用,帮助病人学会"顺其自然地忍耐下去",像"健康人一样生活就会健康",从而达到"不治而治"的目的。

一、概　　述

　　森田疗法(morita therpy)是日本慈惠医科大学森田正马教授于1919年创立,并由其弟子发扬光大,主要用于治疗神经症的一种心理疗法。它源于森田本人的神经症体验和多年的临床实践,具有浓厚的东方文化色彩,同时也结合了一些西方行为疗法的内涵。该疗法在日本具有很大的影响,被誉为具有东洋特色的心理治疗方法。20世纪80年代,森田疗法被引入中国。

欲掌握森田疗法的技术,首先要理解森田正马对神经症、心理障碍的独特认识。

（一）神经质

森田把适合森田疗法治疗的神经症叫做神经质。一般来说,神经质这个术语是用来描述人格倾向的,森田特意采用这个术语,是为了说明正常人和神经症病人之间并没有严格的界限,神经质的倾向任何人都存在,他把这种倾向过于强烈者称为神经质。森田的学生高良武久教授把神经质的特征做了如下的概括:具有克服病态恢复正常的强烈愿望;对自己病态表现具有批判能力;发生机制在正常心理学范畴能够充分理解;在疑病性基础上,由某种体验诱发,通过精神交互作用、自我暗示、精神拮抗、思想矛盾等使之发展,形成心因性疾病;症状带有主观的虚构性;行为可能有非社会性,但没有明显的反社会性;没有实质性的智能障碍或情感迟钝。森田正马依据症状把神经质分为三种类型:普通神经质,相当于现代的神经衰弱;强迫观念（含恐惧症）;发作性神经症,相当于现在的焦虑神经症。

（二）死的恐怖和生的欲望

森田认为,人类最大的根本恐怖就是对死亡的恐怖,也就是说人们最害怕的是死。其实质是因为有贪生的欲望。犹如谚语所说"保有生命是万事之本"。在有生命保障的前提下,进一步发展为希望过更美好的生活、不被人轻视,希望成为一个有所作为的人。这种向上的心理发展成为我们每个人非常复杂而无止境的欲望。

希望健康地生存、希望被人尊重、希望成为伟大的人、希望向上发展,这是人类本性的体现,是人人都有的一种表现。森田认为神经质的人这种"生的欲望"过分强烈,想将自己生的欲望达到一种完美的境界,这种苛求完美的理想主义是神经质人格的特征。具备这种特征的人在完成自己生的欲望的同时,因绝对不能容忍丝毫的心身异常的出现,而出现一种强迫性求全欲,甚至对自己内在的人格也容易形成焦虑、神经过敏等倾向。具有神经质的人,其生的欲望和死的恐怖都非常强烈,两者成正比例。当生存欲望受到挫折时,则变为单一的心理倾向,并会占优势,由于克服这种焦虑的愿望很强烈而形成的思想矛盾成为引起神经质病态的根源。而当生的欲望和死的恐怖两者平衡时,则身心健康。

（三）疑病性素质

所谓疑病性就是害怕患病,是个体生存欲望的外在表现,是人人都有的一种性情,但是这种性情过于强烈时,就会形成一种异常的精神倾向,变成个人的不良素质,即疑病性素质。疑病性素质表现为如下两个方面:①精神内向。指经常把活动目标拘泥于自身,偏重于自我内省,对自己躯体方面和精神方面的不快以及疾病等感觉,特别注意和关心,并为此而忧虑。因以自我为中心的方式来处理,从而被自我内省所束缚。与之相反,精神外向是指精神活动趋向外界,目的明确。有时表现轻率,这种人热情,常因事业上的追求,无暇关注个人身体疾病等。②害怕患病。

森田认为疑病性素质是一种先天性素质,但其后来的研究者更倾向于将其视为先天和后天环境共同作用的结果。

（四）精神交互作用与神经质发病机制

精神交互作用是指个体因某种感觉偶尔引起对它的注意集中和指向,那么,这种感觉就会变得敏锐起来,而这敏锐的感觉会进一步吸引注意集中于感觉之上,使感觉更加敏锐起来。于是,感觉和注意彼此相互促进,交互作用,致使该感觉越发强大起来（图5-3）。

森田正马认为,具有疑病素质的人,更容易通过精神交互作用形成某种顽固的症状。例如,中年人上楼梯有些心跳呼吸加快一般应该是正常现象,但是具有疑病素质的人可能会比一般人更加注意这种身体的变化,怀疑自己的心脏是否有问题,于是,反复品味自己的身心状

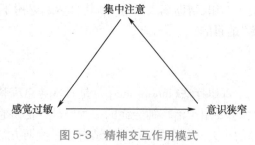

图5-3　精神交互作用模式

态,反复到医院检查,越是查不出问题,越是品味自己的身心状态,在精神交互作用的推动下陷入恶性循环,终于使心悸的症状固定下来。

森田关于神经质发病的基本理论,简而言之,就是具有疑病素质的人,由于某种契机(疑病体验)把人们普遍存在的一些身心自然现象,如用脑过度时的头痛、失眠,与生人交往时的拘谨不安,以及偶然出现的杂念、口吃等,误认为是病症,并把注意力集中在这上面,感觉愈敏锐,"病症"也就愈重。由于这种精神交互作用而形成的恶性循环的状态即为神经质。因此发病最重要的是疑病性素质,对症状发展起重要作用的是精神交互作用。

二、森田疗法的原则

森田疗法的治疗要点在于认清疑病性素质和打破精神交互作用的恶性循环,就是把自己的精神能量投向外部世界,摆脱对自身症状的关注,为此,病人必须完成一系列的治疗活动,并在活动中坚持一定的原则。

(一)"顺其自然"的原则

森田疗法打破精神交互作用恶性循环的基本原则是对症状顺其自然。那么,怎样才算做到顺其自然了呢?

1. 认清精神活动的规律,坦然接受自身可能出现的各种想法和观念　神经质病人常常主观地认为,自己对某件事物只能有某种想法而不能有另一种想法,有了就是不正常或者不道德的,即极端的完美欲造成了强烈的劣等感。要改变这一点,就得接受人非圣贤这一事实,接受我们每个人都有可能存在邪念、嫉妒、狭隘之心的事实,认识到这是人的精神活动中必然会出现的事情,是靠理智和意志所不能改变和决定的;但是否去做不理智的事情,却是个人完全可以自主的。个人的观念不能决定个人的价值,外在的行为才是社会评价个人价值的唯一尺度。因此,不必同自己这样或那样的观念、想法过不去。

2. 要认清症状形成和发展的规律,接受症状　神经质症病人原本无任何身心异常,只是因为他存在疑病素质,将某种本来正常的感觉看成是异常的,想排斥和控制这种感觉,通过精神交互作用使注意固着在这种感觉上,从而形成症状。认清这是一种恶性循环,对自己的症状采取接受态度,一方面不会强化对症状的主观感觉;另一方面,因为不再排斥这种感觉,而逐渐使自己的注意不再固着在症状之上,以这样的方式打破精神交互作用使症状得以减轻直至消除。例如,对人恐怖的病人见人脸红,越怕脸红,就越注意自己的表情,越注意越紧张,反而使自己脸红的感觉持续下去了;相反,接受脸红的症状,带着"脸红就脸红吧,我就是这个样子,爱怎地就怎地吧"的态度去与人交往,反而会使自己不再注意这种感觉,从而使脸红的反应慢慢消退。

3. 要认清主观与客观之间的关系,接受事物的客观规律　人之所以患神经质症,疑病素质是症状形成的基础,精神交互作用是症状形成的机制,而其根源在于人的思想矛盾。这一思想矛盾的特征就是以主观想象代替客观事实,来"理应如此"的先入之见限定自身的思想、情感和行为。森田指出:"人究竟如何破除思想矛盾呢? 一言以蔽之,应该放弃徒劳的主观想法,以事实为真,服从自然。"情感活动同自主神经系统密切相关,人的意志是无法直接控制自主神经系统的(当时还没有生物反馈技术),当然意志也就无法直接支配情感。因此,森田正马认为,想通过意志支配自己的情感,就如同要使鸡毛上天、河水断流一样,不仅不能如愿,反而徒增烦恼。此皆力所不能及之事,而强为之,当然痛苦难忍。然而,何谓自然? 夏热冬寒乃自然规律,要想使夏不热、冬不寒,悖其道而行之则是人为的拙策;按照自然规律,服从、忍受,就是顺其自然。

(二)"为所当为"的原则

森田疗法把与人相关的事物划分为两大类:可控制的事物和不可控制的事物。所谓可控制的事物是指个人通过自己的主观意志可以调控、改变的事物;而不可控制的事物是指个人主观意志不能决定的事物。

森田疗法要求神经质症病人通过治疗,以学习顺应自然的态度,不去控制不可控制之事,如人的情感;但还是应为所当为,即控制那些可以控制之事,如人的行动。"为所当为"是指在顺应自然的态度下,立即去做当下应该做的事情。

1. **忍受痛苦、为所当为** 森田疗法认为,改变病人的症状,一方面要对症状采取顺应自然的态度,另一方面还要随着与生俱来的生的欲望,去做应该做的事情。通常症状不会即刻消失,在症状仍存在的情况下,即使痛苦也要接受,把注意力及能量投向自己生活中有确定意义,且能见成效的事情上,努力做应做之事;把注意力集中在行动上,任凭症状起伏。这都有助于打破精神交互作用,逐步建立起从症状中解脱出来的信心。例如,对人恐怖的人,不敢见人,见人就感到极度恐惧。森田疗法要求其带着症状生活,害怕见人没关系,但该见的人还是要见,带着恐惧与人交往,明确自己要做什么,而这样做的结果,病人自己就会发现,原来想方设法要消除症状,想等症状不存在了再与人接触,其实是不必要的,过去为此苦恼,认为不能做,是因为老在脑子里想而不去做。而"为所当为"要求病人该做什么马上就去做什么,尽管痛苦也要坚持,就打破了过去那种精神束缚行动的模式。

2. **有效行动、转变人格** 疑病性素质是个体罹患神经质的基础,因此,转变病人的人格是森田疗法的重要目标。同言语性的指导相比,森田学派更注重个体积极有效的行为对人格转变的积极作用,他们坚信,正确积极的行动,带来愉快的情感,错误消极的行动,带来不愉快的情感。反复采取正确积极的行动,则可以培养愉快积极的情感态度,反复采取错误的行动,则可酿成不愉快的情感态度。高武良久指出:"我们的行动会造就我们的人格。"所以,我们在观察森田疗法的具体实施过程中也会发现,治疗师的说教很少,病人的各种活动却很多,病人是通过一系列有效的活动,建立健康的行为方式,悟出新的道理,从而使自己的人格得到转变。因此,有人把森田疗法叫做"不问疗法"。

神经质症病人的精神冲突,往往停留在病人的主观世界之中,他们对引起自己恐惧不安的事物想了又想,斗了又斗,但在实际生活中,对引起其痛苦的事物却采取了一种逃避和敷衍的态度,事实上,单凭个人主观意志的努力,是无法摆脱神经质症状的苦恼的,只有通过实际行动,才会使思维变得更加实际和深刻。实际行动才是提高对现实生活的适应能力的最直接的催化剂。对此,高武良久举例说,要学会游泳,不跳入水中就永远也学不会游泳,即使完全不会游泳,跳入水中也是完全可以做到的,然后再逐步学习必要的技术。与此道理相同,神经质症病人无论怎么痛苦,也会在别人指导下行动,这样就可以在不知不觉中得到自信的体验。要想见人不感到恐惧,就只有坚持与人接触,在实际接触中采用顺其自然的态度,使恐惧感下降,而逐步获得自信。"为所当为"有助于使症状得到改善,其中很重要的一点,就是在实际生活中将精神能量引向外部,注意所做的事情,这就减少了指向自己心身内部的精神能量。而与外部世界的实际接触,又有助于病人认识自身症状的主观虚构性。

在顺应自然的态度指导下的"为所当为",有助于改善神经质人格。这种过程并非彻底改变,而是对其人格的不同部分进行扬弃,即发扬神经质人格中的长处,如认真、勤奋、富有责任感等,摒弃神经质人格中的致病之处,如极端的内省和完美欲。

由此可见,顺应自然既不是对症状的消极忍受,无所作为,也不是对症状放任自流、听之任之,而是按事物本来的规律行事,任凭症状存在,不抗拒和排斥,带着症状积极生活。顺应自然、为所当为治疗原则的着眼点是,打破精神交互作用,消除思想矛盾,通过有效的行为来转变一个人的人格。

三、森田疗法的实施

森田疗法在临床实施过程中主要采取住院和门诊治疗两种形式,此外,还可以采用通信治疗和自发的集体学习会等治疗形式。下面着重介绍森田疗法的住院治疗、门诊治疗以及森田理论集体学习会。

(一)住院治疗

传统的森田疗法一般采取住院的治疗形式,对住院病人实施森田疗法时,第一,简单说明疾病的状况、性质和预后;第二,概要说明治疗经过,绝对卧床、轻作业、重作业直至出院;第三,对病人的疑问,治疗师回答是,"即使有疑问,也要按说明那样去做";第四,住院期间断绝与外界联系。要在住院前做好工作和家庭生活的安排。住院式森田疗法大体40天,整个疗程分为4期。

1. 第一期,绝对卧床期 把病人隔离起来,禁止病人与他人会面、谈话、读书、吸烟及其他消遣的活动。除进食和大小便外几乎绝对卧床。此期间,病人自然会出现各种各样的想法,进而更加痛苦和烦恼,甚至对治疗的科学性和效果产生怀疑,提出终止治疗。对此,治疗师不要给予任何安慰,只要求病人要像忍受压痛和腹痛一样静静地忍受,不要试图用理智去压抑烦恼。病人尽可能地去想自己的一切,当所有烦恼的事情都想过后,再没有什么可想的了,就会出现一种无聊的感觉,产生第二天特别想起床活动的欲望,这时便可以进入第二期。

绝对卧床期为4天至1周,1周仍没有效果的,可延长至10天或2周。绝对卧床的目的在于:①心身平静;②与精神分裂症、抑郁症、意志薄弱性人格障碍相鉴别;③使之解除烦恼;④唤起生的欲望从而引导其进入作业期。森田疗法的实践者认为绝对卧床期对失眠、焦虑和苦闷明显的病例有显效。

2. 第二期,轻作业期 此期继续禁止交际、谈话、外出,每天晚上卧床时间限制在7~8小时,白天一定到户外接触空气和阳光。要求病人从第二天晚上开始写日记,但不允许写有关疾病的问题,只写一天都做了什么和有什么体会,治疗师每天对日记进行批注,要引导病人避开对症状的关注,极力将注意力指向外部环境。同时在清晨和入睡前朗读《古事记》《万言集》等类的书籍,朗读不必拘泥于对书的内容理解,目的只在于早晨唤起自发的精神活动,晚上宣告一天的精神活动平和结束。要求病人完成拔草、捡树叶、观赏花草昆虫等较轻的体力劳动。其目的在于,由于一定的限制使病人仍然感觉到某种无聊,这种状态可以进一步激发病人自发性的活动欲望。刚进入第二期时,病人会有从第一期的无聊中解脱出来的暂时愉快,但后期可能还会感到无聊,病人为了个人健康,越来越渴望参加较重的劳动,以此为标准转入第三期。此期大体上是4~7天。

3. 第三期,重作业期 此期继续禁止病人交际、游戏等娱乐活动,让病人可随意选择各种重体力劳动,如拉锯、田间劳动、庭院劳动、手工等工作,与此同时继续要求病人读书和写日记。此期主要指导病人在不知不觉中养成对工作的持久耐力,让病人在繁重的作业活动中,体验到"我能行",同时使病人反复体验工作成功的喜悦,以培养其勇气,唤起对工作的兴趣。在此期,不同的病例所需时间不同,以1~2周为宜。

4. 第四期,生活训练期(出院准备期) 此期病人可以外出参加实际生活和工作,晚上回到医院居住,并继续写日记,可以讨论病情的变化和治疗的体会,治疗师给予必要的指导和适应性训练,为出院后重返社会做准备。至此,原来把自己的一切都看成病态,被病态所束缚的病人,洞察到了自己存在的顺其自然的常态,从根本上促发了其自然的治愈力。

在森田疗法中作业具有重要意义,对此,高良武久认为作业的意义在于:①作业是人类本来的活动;②即使有病也能体会到作业的乐趣,从而缓解疾病的症状;③通过作业使之从自我防御、自我中心的偏向向外转化。

住院的目的是使病人对精神的自然流动及其演变有实际体会。因此,对卧床期间可能出现的心理状态事前不能告诉病人,这是非常重要的。因为病人事前如果知道在此期间产生无聊、痛苦情绪,便会采取预期的态度,心理的自然流动就会被歪曲,就很难产生"悟"的感觉,从而影响治疗效果。

目前,在日本进行的住院式森田疗法已经有了很大的改革,这种改革后的森田疗法被称为新森田疗法。

传统的森田疗法把住院治疗时间规定为40天,而现在,森田治疗的实施者根据自己的经验,普遍认为40天时间过短,所以将住院时间延长为3个月。

在现代化社会中,让病人去忍受痛苦配合治疗,常常必须增加解释的次数,甚至并用抗焦虑药。在作业的内容上,也常把绘画疗法、音乐疗法、娱乐疗法、体育疗法等加入到作业中去,使之与现代生活相适应。

（二）门诊式森田疗法

门诊治疗仍需遵循森田疗法的基本原则，但由于门诊治疗没有住院治疗所具有的特定环境，不能采用卧床及作业布置方式进行治疗，因此具有与住院疗法的不同特点。

门诊治疗主要采取"谈话＋日记批改"的形式进行。治疗师与病人以一对一的交谈方式进行，一般一周一次或两次，每次半小时左右。治疗师应注意对病人的共情，并建立良好的治疗关系。治疗师应在掌握病人生活史的基础上，尽可能理解病人的现实情况，不以症状作为讨论的主要内容，鼓励病人面对现实生活，放弃神经质的抵抗症状的立场，认识到事物不以自己的主观愿望而转移，认识到接受症状的本来面目、不试图去控制，症状就会改观。最后鼓励病人要承担自己生活中应承担的责任。每次谈话结束后，要求病人按治疗师说明的道理去实践，并把实践的心得体会写在病人自己的"日记"里，日记上不要诉说主观的痛苦，只叙述每天的生活，日记的内容将成为治疗师下一次同病人谈话的重要线索。

门诊治疗的要点是：①进行详细的体格检查，以排除严重躯体疾病的可能，消除病人的顾虑；②建立良好的医患关系；③要求病人记好每天的感受；④指导病人接受症状，而不要试图排斥它；⑤嘱咐病人不向亲友谈症状，也嘱咐亲友不听、不答复他们的病诉。

由于门诊治疗中，治疗师不能亲自观察病人的日常生活和行为，因此，让病人记日记，通过对日记的批注来对病人进行指导是治疗的中心环节。治疗师在治疗指导中特别要注意：第一，治疗始终要针对病人的人格问题，不能被其症状所纠缠，对症状应置之不理，让其自然淡漠；第二，在病人对治疗要点理解的条件下，着重要求其在生活实践中自觉地去体验。

（三）森田理论集体学习会

自森田正马发明森田疗法后，一些神经质病人和森田理论爱好者自发地成立了自助组织——生活发现会，在这个组织里大家一起学习森田理论，一起交流学习实践的体会，互相启发、互相帮助、共同提高，实际上这是森田理论的集体学习会。这种组织活动形式每个月一次或每两个月一次，已经成为森田疗法中不可缺少的组成部分，因为它可以使病人巩固已经获得的疗效，帮助病人改变人格的弱点，更好地适应环境，学到人际交往的技巧，结成良好的人际关系，获得新的社会支持力量。

四、森田疗法的适应证与禁忌证

无论是住院治疗还是门诊治疗，都应注意选择那些除表现为神经质症状之外，还具有某种程度的内省，自身也在积极做着努力，有从症状中解脱出来的强烈愿望的病人，如仅有某些症状，没有强烈的求治动机，是不宜施行森田疗法的。诊断为森田神经质的病人大都有自我不安，受症状困扰，对现实有一定认识能力，并主动寻求援助的特点。而且病人认为自己的人格和存在的症状不能适应环境，所以非常渴望向良好的方向发展。具体说来，主要适合于神经衰弱、强迫观念、恐惧症、焦虑症以及某些心身疾病的治疗。目前，在日本有人开始将森田疗法用于抑郁症、精神分裂症、酒精依赖以及癌症的治疗。

器质性精神障碍、精神分裂症（急性期）、情感性障碍（急性期）、精神活性物质滥用等疾病，原则上不能用森田疗法治疗。另外，有明显暴力倾向、拒食行为、恐吓行为（通过自杀、大量服药、切腕等手段来吸引周围人的注意）、他罚性行为（把自己觉得困难的问题推给别人并给以非难、要求赔礼或不惜令人心烦地强行将自己的要求施加于人）和消极观念/行为的人不适合森田疗法。

第六节　其他经典疗法

一、支持疗法

（一）概述

支持疗法（supportive psychotherapy）又称支持性心理疗法、一般性心理疗法，该方法不用去分析病人的无意识,而主要是针对求助者能够意识到的、当下的、表面的问题给予及时的指导、鼓励、解释和安慰,以求减轻或消除病人的心理问题或情绪情感的困扰,逐步恢复病人心理的平衡,故又称为非分析性治疗。

所有心理治疗都具有支持的成分,在精神上给病人以不同形式和不同程度的支持,因此可以说"支持"是心理治疗的一项基本工作,但是这种支持仅仅只是诸多治疗因素中的一个,在治疗中并不起主导作用;与其他心理疗法相比,支持疗法并没有自己本身独特的理论体系派别,但不能因此而把它理解为一种简单的、随便的支持,与此相反,支持疗法也具有一些复杂具体的方法。因此支持性心理治疗既是各种专门的心理治疗的基础,又与各种特殊的心理治疗理论和方法相区别,它是心理治疗的一种形式。

支持性治疗有悠久的历史,几个世纪以来,社会上一直有一部分人在从事着帮助心理或躯体功能有疾病的人的工作,如西方社会牧师、某些慈善机构等。另外,在我们生活的社会环境中,家庭、朋友和社会机构等对那些需要帮助的人也提供着长期的支持。19 世纪 90 年代职业心理疗法出现以后,支持性心理疗法开始被当作一种专业心理治疗方法进行运用,1950 年,Thorne 首先提出了支持性心理疗法的概念,目前它已成为使用很广的一种心理治疗方法。

目前,支持性心理疗法尚无针对性的、成熟的理论基础。支持性心理疗法是利用各种治疗技术和手段协助病人适应所面临的各种压力事件,使其顺利渡过难关,维持心理平衡,因而,压力应对理论可为支持性心理疗法提供理论线索。压力应对(stress coping)是指当出乎意料的环境威胁和挑战作用于个体后,个体对紧张性事件进行适应和应对的过程。目前提出压力应对的过程学说,即是个体在察觉需求与满足需求的能力不平衡时倾向于通过整体心理和生理反应表现出来的多因素作用的适应过程。该过程可以分别从"压力源"(刺激物)、"中介影响因素"和压力应对反应这三方面加以认识。其中中介影响因素按其在应对过程中的作用又可分为内部资源(认知、应对方式、人格等)和外部资源(社会支持等)。这些中介因素影响着压力事件作用于个体引起躯体及心理反应的程度。现代研究认为,个体即使处在压力事件较为严重的环境中,如支持性因素较多,也往往能顺利度过心理危机。常见的支持性因素来自稳定的(如家庭、婚姻、朋友、同事等)或不稳定的(非正式团体、暂时性的交际等)社会联系。支持性心理治疗就是采用不同的治疗技术和手段,提高个体对各种支持的获得和利用能力,使个体体验到被尊重、被理解、被支持。另外,个体对压力的反应程度或适应能力,与其人格心理特征、个人生活经历、受教育的程度等因素有关。因此,在实施支持性心理治疗时,应综合考虑以上各种因素,对不同的个体,学会采用不同的治疗方式,以取得较好的效果。

(二) 基本技术

1. 倾听 采用支持性心理治疗时,治疗师应认真倾听病人的叙述,积极的重视和同情他们的疾苦,热情接待病人,并做到认真、设身处地地听,使病人感到治疗师在慎重地关注着他们。治疗师的安慰、同情、关心及处理问题的态度,不但可以表达对求助者的尊重,使对方在宽松和信任的氛围下诉说自己的烦恼,疏泄郁闷情绪,而且让病人感觉到自己并不是孤立的,周围仍有许多人在帮助支持他,极大地鼓舞病人树立战胜疾病的勇气和信心,使其能顺利渡过困境,妥善地处理问题。

2. 解释 解释是治疗师根据掌握的资料和病人倾诉的问题,针对病人面临的实际问题提出切合实际的、真诚的说明。其目的是使病人能够从一个新的、更全面的角度来重新面对困扰他的问题,以达到提高认识、摆脱困境的目的。进行解释之前,治疗师与病人之间要建立起良好的信任关系,并对病人心理行为问题产生的原因和性质,以及病人的人格特质和解决问题的实际能力有充分的了解。

值得注意的是,这个策略在支持性疗法中的应用与精神分析心理疗法中的阐释不同,如对移情、阻抗、决定行为的无意识因素等现象的解释与支持性疗法中解释的应用是不一样的,在这里解释的重点应放在日常面对的实际问题和病人必须与之抗争的当前困扰上,解释的目的不在于加深病人对自我的理解,而在于让病人弄清楚当前所面临的问题的性质及怎样努力去解决,以此来提高病人应付生活的能力。例如临床上治疗师可以向病人阐明下列问题。

关于症状性质的解释。

病人："我的头经常疼痛,去医院检查也没有发现什么异常,但我心里很不放心。"

治疗师："你的头痛是由于你紧张时头部肌肉紧张引起的,并没有什么严重问题,你只要注意放松,就会好转的。"

关于服药理由的解释。

病人："为什么要给我吃这些药物呢?"

治疗师："服用这个药可以使你更加放松,并帮助你摆脱目前面临的困境。"

关于旧病复发原因的解释。

病人："这些日子我感到身体很不舒服,担心病会复发。"

治疗师："自从你丈夫患病以来,你承受了很大的压力,难免会感觉不舒服。"

如此等等,在给病人进行解释时,应避免过多地使用医学术语,要用通俗的语言,结合病人存在的不同问题,给予有针对性的解释,要做到语言中肯、语义明确、解释深入浅出、明白易懂,并同时嘱病人认真考虑和领会。

3. 保证　在压力状况下,病人可能出现异常的心理行为反应,如强烈压力可以使人出现认知偏差、负性情绪、行动刻板,甚至可以涉及人格的深层部分,如影响到自信心等,在这种情况下,给病人以心理上的支持和适当的保证是非常有益的,但这种保证必须建立在切合实际以及对病人情况有充分把握的基础上,才能行之有效,使病人深信不疑,这种信任感是取得疗效的前提。而毫无根据的保证,短期内或许有效,时间一长,可能会带来不良的结果。

保证时可以针对病人所存在的问题、症状及其问题发生的原因等给予充分的说明,对将来的结果,治疗师也能够根据情况向病人作出保证,以促使病人能够排除某些不必要的不安和焦虑,能够安心地配合治疗。如病人问及疾病的预后,治疗师有一定把握的话,应尽量向好的方向解答,同时指导病人从哪些方面去努力,才能取得较好的效果等。常常可以就下列问题作出保证性的回答。

让病人知道自己所存在的问题并非天生的。

病人："这是命运的安排,我也无能为力。"

治疗师："是吗? 我倒觉得事在人为,其实问题并不像你想的那么严重。"

让病人放弃现在的某些做法,选择不同的方式。

病人："我只有那样去做,才能够……"

治疗师："你如果改变做法的话,定会是另一样子,你为什么不去试试呢?"

告诉病人通过自己的力量可以解决自己的问题。

病人："我做不到,我不行。"

治疗师："你有这个能力,你行的,没问题。"

通过这一保证,就可以增强病人解决问题的自信心并激发其对自身问题解决的期待,恢复自我的能力。

4. 鼓励　鼓励是一种常识性的治疗手段,在临床上常常被治疗师很自然地选用。鼓励的目的在于抵制自卑情绪,增强病人的自尊和自信;促使病人勇敢地采取他原来犹豫不决的或惧怕的行动或举止。鼓励必须根据病人的情况合理应用,必须与其治疗阶段结合起来,而不是泛泛地进行,只有这样才能充分发挥效果。鼓励可以通过各种方式来实现。

可以通过治疗师权威性的解释和评价来实现。

病人："我不知道能不能做好这件事。"

治疗师："通过我们之间的交流和沟通,我认为你有能力处理好这件事。"或"如果你能按照治疗师的指导或建议去做,就会取得成功。"或"据我长期处理你这类问题的经验,我相信你一定会对付它。"

治疗师还可以利用病人以往的或目前的评论来进行鼓励。

病人："我不知道能不能做好这件事。"

治疗师:"去年你同领导讨论你的工作安排不是很有成效吗？我相信这次你也有能力和勇气做好。"

鼓励也可用非口头语言的形式表现出来,如支持赞扬的手势语、鼓励的微笑、热情的语气及积极乐观的态度等,都可以增强病人战胜疾病的信心和勇气。

值得注意的是,如果鼓励的方法使用不当可能毫无成效,甚至还可能对治疗起负面作用。不现实的鼓励、信口开河的夸奖以及让病人追求不可能达到的目标,其结果都会适得其反。例如病人被鼓励按照某种不切实际的目标去努力时,却发现很难做到,这反而会导致病人情绪低落。必须认识到病人个人具体情况所带来的限制,鼓励需循序渐进,每一次成功的经验都会增强病人自信并成为不断进步的动力。

5. 指导与建议　指导就是治疗师对求助者提出行动要求,采取适当的方法解决问题。而建议与指导的含义相似,只是病人在决定是否合作时选择的余地更大。指导与建议的内容多种多样,包括日常生活、工作、学习、家庭关系和社会交往等各方面。治疗师要根据不同的需要提供不同的指导和建议,但其目标不只是帮助病人解决某个具体问题,而是通过跟病人一起分析,寻求应付困难或处理问题的恰当方法,使他们学会处理同类问题的必要技能,学会认识日常生活中遇到的难题,并知道如何解决这些难题或压力事件,最终使他们能独立而妥善地解决问题。

病人:"我想,可能问题确实出在我的身上,……"

治疗师:"是吗？可能你太局限于某一方面,这样就一直认识不到自己的问题,以后,你不妨从这里入手去考虑一下,例如……然后看一下结果会如何,怎么样？"

偶尔遇到劝导无效或不合适的情况,就需要用说服的方法,如当治疗师试图使病人按照一定的方式思考或行动时,其劝导的方式转变为较为坚决的方式。

病人:"我该怎么办呢？"

治疗师:"我想,你如果按照这种方法去做的话肯定会有起色的。"

6. 环境改变　这是一种通过改善造成病人精神压抑的社会环境条件,来消除或减轻病人心理负担的一种技法。在治疗中应该考虑病人所处的社会环境中哪些对病人有害,哪些对病人有益,如何改变才能对病人最为有利。也就是通过有意图地改变社会环境,调整病人与周围环境之间的关系,协助病人尽早恢复对现实的适应能力。

当一个人遇到挫折时,往往导致紧张状态,情绪困扰,致使认知和行为发生偏差,如出现逃避和回避、敌对和攻击、无助与自怜等异常行为,致使个人不能正确处理与周围环境的关系,孤立封闭自我,不善于利用各种支持系统,忽略别人可能提供的支持和帮助。治疗师在这方面应予以指导,如可以帮他选择一个合适的工作,或就疾病和其他问题向有关专家请教,或让他加入适当的活动团体,或引导他们善于运用各种"资源",来应付面临的困难和挫折。所谓资源,主要包括家庭成员之间的支持和关心,亲朋好友之间的相互关照,周围环境及社会支持系统等。但应避免过多的心理支持使病人产生依赖心理的现象。

（三）实施过程

支持性心理疗法,不论采用个别交谈或集体治疗的形式,都是治疗师应用语言作为治疗的手段。支持性心理疗法的一般实施过程如下。

1. 确定哪些病人需要实施支持性心理疗法。

2. 详细收集病人的各方面资料,包括与发病有关的各种因素、生活条件、家庭情况、社会背景、人际关系及病人人格特点等。

3. 通过详细的体格检查及必要的实验室检查,以初步掌握病人目前的疾病状态。

4. 选择适当的场所与时间,双方以亲切交谈的方式进行,不能行走的病人,也可以在床边进行。

5. 由病人倾诉他的病情,包括他对发病的看法和心理感受等。此时治疗师应细心倾听,不要经常打断病人谈话。必要时可提一些启发性的问题。

6. 治疗师根据病人的诉述及他所掌握的资料，向病人进行分析，并结合解释、指导、建议、保证、鼓励等方法进行。在分析过程中，认真听取病人的不同意见，切不可与病人辩论、争吵。

7. 每次治疗时间不宜太长，一般为一小时左右。每次治疗往往只能解决部分问题，每周以不超过三次为宜。整个疗程长短，要视病情需要而定。

（四）适应证与评价

支持性心理疗法是临床上最基本的心理治疗方式，不管采用何种形式的心理治疗，支持疗法都可采用，特别适用于以下各种情况。

1. 遭受严重创伤性事件，面临精神的崩溃，急需他人的支持来度过心理上的难关。这些创伤性事件包括躯体性的（如外伤、严重感染和癌症等）、心理性的（如个体需求与现实的冲突等）、社会性的（包括各种社会生活中的事件和生活变化，如意外事件、人际关系中的矛盾斗争和天灾人祸等）、文化性的（主要是指文化环境的改变，如迁移带来的语言、风俗、习惯、生活方式等的不适应等）。在这种情况下，适时采用支持性心理疗法能够起到很好的治疗作用。

2. 病人人格脆弱或心理发育未成熟，导致个体的环境适应能力较差，需给予长期的心理支持；或各种严重精神障碍的恢复期，面临着今后的工作、学习、生活问题以及家庭及社会环境的适应，可采用支持性心理疗法给予心理行为及康复指导。

3. 其他各种心理治疗实施之前，在开始分析性心理疗法或其他各种方式的治疗之前，采用支持性治疗有助于与病人建立良好的医患关系，取得病人的信任，使其积极配合，以利于顺利实施下一步特殊的心理治疗。

4. 不适合分析性治疗或其他特殊性心理治疗者，例如有些病人不适合进行自我理解和领悟性的治疗，采用基本的支持性心理治疗效果可能更好。

5. 治疗师临床经验不足，对待特殊的心理治疗模式不熟练时，可采用基本的支持性心理疗法。

在使用支持性心理疗法时，临床治疗师应特别注意，对病人的安慰和支持要适度，过分关心、同情和长期保护，可能会削弱病人的主动性，使病人形成对医务人员的过度依赖，不利于病人真正走向康复。

二、内观疗法

（一）概述

内观疗法（naikan therapy）是由日本人吉本伊信先生（1916—1988）于1937年提出、1953年确立的一种心理治疗方法。它源于中国文化，同时又受到了西方基督信仰中感恩与认罪的影响。吉本伊信认为："要想知道自己是不是有信心，可以去查查过去一天天度过的日子。"内观疗法的人生观认为不光明的人都是病人，亦即健康者与病人之间未有明确的界限。内观疗法强调人性暗淡一面，要求病人学习正确的反省方法。

其思想内涵与中国《论语》的"君子日三省乎其身"也较为相似，也就是通过内省让求助者重新认识自己，意识到以前同别人交往中存在的问题，以解决由于人格、生活经历中的非理性因素所造成的人际关系障碍以及由此引发的相关心理问题和精神障碍。内观疗法译成英文是 introspective，可翻译为"内省"，但后者并不能真正体现内观的真实含义，因而，国内译之为"内观"。"内观"指"观内""了解自己""凝视内心中的自我"之意。借用佛学"观察自我内心"的方法，设置特定的程序进行"集中内省"，以达自我精神修养或者治疗精神障碍的目的。它是有针对性的、有步骤的、有一定范围的、连续强化的特殊内省。内观疗法可以称作"观察自己法""洞察自我法"。内观疗法诞生半个多世纪以来，经过临床心理学家、精神病学家不断完善，已经作为一种独立的心理疗法，在日本、中国、韩国、美国、德国、奥地利等国家运用于临床，主要用于治疗睡眠障碍、心身障碍、神经症、酒精和药物依赖等。其实这种疗法更多地受到了基督文化的影响，强调的是感恩和爱心的释放与表达。

内观疗法主要是回顾和检讨自己一直以来与人相处的行为，对其中存在的问题予以彻底反省，以比较自身对他人的冲撞和他人对自己的慈爱之间存在的差异,探索其原因,通过自我洞察、自我分析,以纠正自己在人际交往中的不良态度,改善自己的人格特质。内观的内容主要是对自己有密切关系的人或事从以下三个方面按照年代的顺序(从过去到现在)进行回顾:①得到(他人为我做的);②还给(我为他人做的);③添麻烦(我给他人添的麻烦)。回顾这些内容的比例是2:2:6。选择的人物必须是有代表性、有利害冲突的人物,如母亲、父亲、祖父母、兄弟姐妹、老师、同学、配偶等。按照内观疗法的程序,回顾他人对自己的关照,使病人重温被爱的情感体验,唤起病人的自信、责任感、感恩回报的义务感。回顾自己给对方添的麻烦会唤起羞愧感、非病理性罪感。以上两类感情互成表里,加剧了病人的情感活动,从而为破坏原来的认知框架创造了基础。

1. 罪恶的意识与对罪人的接纳　内观疗法认为罪恶感和一般所定义的罪恶感并不相同,一般认为罪恶感是来自防卫的罪恶感或是对他人加诸自己的束缚表示不满。而内观疗法认为罪恶感是来自"自私",也就是所谓的"我执"。

吉本伊信说:内观的目的在于祛除"我执"。要祛除"我执",在内观上需要先察觉自己的"我执",察觉自己在与人互动中的自我为中心,尽管受恩于他人却未曾感恩回报,甚至没有意识到他人的恩惠,或是非但没有回报反而添加给他人太多的麻烦。这种罪恶感会有效地消除自己对他人的敌意和不满,而后者是阻碍自己探索内在、寻求改变的障碍。同时,感恩之心也会萌生,更能平静地宽容和接纳自己与他人。

2. 爱的重新体认和同理心与共同意识的建立　内观疗法除了要求去察觉个人的罪恶,同时也强调要去察觉他人的爱。爱的自觉在内观疗法上有着重要意义。在内观的过程中,感受爱最强烈的,莫过于洞察到"别人对我的爱具有献身和牺牲的精神,而自己的行为却有着背叛性,然而,别人仍然对自己宽恕"。一旦想起自己被爱的事实,心理上会受到很大的冲击,内观加深。对他人的恨开始化解,对他人的偏见也开始被放弃。精神科医生石田六郎说:"内观是基于自责式的独特的思考方式,是达到洞察排除抵抗的方式。"

通过内观,会促发自己更为有效地觉察自己的问题,站在对方的角度理解他人,这种共情的理解会使自己的情感更为和谐,从而改变心中的不良状态和形象,使人格得以改善。那些以自我为中心的、利己的、对他人仇恨的心理会转变成诚恳的、谦虚的心理,使自己从焦虑、不满、对抗的情绪状态转变到愉快、诚恳、对他人有发自内心感激的心理状态中去。

(二) 内观的方法

根据具体的方法不同,内观疗法可分为集中内观和分散内观两大类。此外还有渐进内观等。

1. 集中内观

(1)环境:通常会选择在安静的室内进行内观。每位病人可以被单独安排在一间$2m^2$左右的小房间里,也可将大房间隔出独立的小空间,房间有门窗时应挂窗帘、门帘遮挡,但要预留观察窗口。室内墙壁不悬挂任何饰物,在这样的环境下可以多人一起进行或单人独自进行治疗。

(2)姿势与活动:内观时并不要求有统一的姿势,以舒适、放松为宜,不过要避免可能引发入睡的姿势,例如睡姿。原则是在内观时,姿势有利于内观,但又不至于入眠。除了进食、大小便、睡眠和洗澡外,不可随意走动或进行其他干扰内观的活动,例如看书、写字、交谈等。除非紧急事件不能接听电话。

总之,环境和姿势、活动的要求是为了在与外界环境、日常生活隔离的情况下,能保证病人避免受到额外的干扰,设定孤独的、自己静静地面对自己的情境。从而能够全神贯注地进行内观的过程。

(3)内观的过程:从每天早晨6点到晚间9点,持续一周进行回忆和思考,进行集中内观治疗。治疗师每隔1~2小时对病人进行个别指导,但指导时间不可过长,通常只有3~4分钟。每人总的时间不超过2小时。指导时,治疗师可以概要地询问病人刚才所想的内容,给予适当的鼓励,并指导下面可以思考的内容,为病人指明方向。但又要注意不要让病人感到被刻意地要求,以免干扰其自发的回顾和思考。

内观的中心内容应有一个明确的课题,往往先从对母亲的回忆开始(儿童期),然后是父亲、祖父母、兄弟姐妹、老师、同学、朋友,按此顺序依次进行。治疗师可以选择其中一人,按不同时期确定一个题目范围,例如让病人回忆从学龄前、小学、初中、高中以及大学等不同时期病人是如何对待母亲的。这种回忆性的内观往往是由远及近、由过去到现在的。对特别重要的阶段可进行详细的内观。回忆的内容围绕"对方为我做的,我为对方做的,我给对方添的麻烦"三类实际已经发生过的具体生活事件。指导者每隔1~2小时与病人作短时间的沟通,了解和指导下一步的心理治疗内容。特别要指导病人在回顾中要"站到对方的立场上,对每一个事件一边进行体验,一边进行思考"。内观是具有自责性质的回顾,但不能反向思考。如果病人在内观的过程中总是批评他人如何不好的话,那么他并没有进入真正的、具有治疗意义的内观。此时,治疗师有必要对之加以提醒。因此,内观实际上是从批评他人转向批评自己的思维过程,有人将之称为"自责的思考"。

2. 分散内观　分散内观是病人回到日常生活中继续进行的治疗方法。其操作方法同集中内观,每周进行1~2次,也可以每日1次。每次持续1~2小时。内观的内容以最近发生的事为主。

3. 渐进内观　渐进内观是指随着内观的进行逐渐增加每天的内观时间,增强整体的拘束性,这种改良式内观疗法不但容易导入,治疗效果也相当有效。渐进内观主要适用于医院,因为吉本模式的内观疗法拘束性太强,医院实施起来较困难。

（三）实施过程

内观治疗中,不同的病人可能会有不同的特点,但总体而言会有一定的规律性。综合临床观察,大体可分为以下三个阶段。

第一阶段,即内观的摸索过程。在刚开始内观的前1~2天,由于内观环境与过程的特殊性,病人往往表现出不适应,例如,容易受到周围环境的影响,心神不定,思绪混乱,难以集中于专题内容或是虽能集中但多停留在事件性回忆,缺乏深刻的情感反应。这个过程通常在持续1~2天后渐消失,否则,治疗师应多予以引导。

第二阶段,即内观的进展阶段。此期病人的回忆开始有序、生动而鲜明,能够围绕一个专题内容展开内观,并由此扩散开来。同时,可伴有丰富的情感体验,例如,羞愧、自责、内疚等。为了继续促进内观的过程,治疗师可以根据情况继续引导,促进病人的情感体验进一步扩散。

第三阶段,即洞察和转换期。此期,被个人欲望所支配的以自我为中心的自我会发生转换并产生飞跃,病人会认识到自己过去的错误和体验到父(母)深切的爱。

当然,内观疗法的过程并非一帆风顺,在实际的治疗中,病人往往会表现出对抗和消极态度。这可能有很多原因,例如,病人一开始对内观环境的不适应,因而表现出焦虑不安,或是病人对治疗师以及内观疗法心存疑虑甚至不信任。另外,也可能是病人心理的防御在影响病人的参与,因为正视自己的不足,感受内疚、自责等,都会唤起病人强烈的焦虑,对病人而言这可能是难以承受的,所以病人的防御会造成与内观疗法的对抗。

（四）适应证与评价

内观疗法并没有严格的适应证,实际上它的适应证很广泛,因为内观疗法首先是从正常人的自我探索中发展而来的。最适合的人群是那些没有明显的人格障碍但由于人际关系异常而导致适应不良者,尤其是家庭或工作中的人际关系不良者。可见于轻性心身疾病、一过性适应不良、青春期的适应障碍等。对于物质依赖及反社会行为(如暴力行为、偷窃等)也有疗效。对于这些病人,在行使治疗前,应首先明确病人有求治愿望,如果病人没有求治愿望,则治疗很难展开,或是治疗师可能要花费很长的时间来帮助病人发展出治疗的动机。对于反社会行为者,更应在治疗前向病人详细说明治疗的目的、意义、过程等,因为这类人群易感受到被攻击,所以治疗的过程可能会被他们感受为被"惩罚",很容易产生出对抗性的消极态度。此外,治疗师也应在治疗中对自己的态度、口吻、语调等保持足够的细心,努力建立一种安全、温暖和接纳的氛围,从而使治疗朝着积极方向发展。再者,因人际关系不良所致的神经症也可用于内观疗法。

三、暗示疗法

（一）概念

暗示疗法（suggestive therapy）就是治疗师运用语言的或非语言的手段，使病人不经过逻辑判断，顺从地接受治疗师的意见，从而达到某种治疗目的的一种心理治疗方法。

（二）分类

可分为清醒状态下的暗示治疗和和催眠状态下的暗示治疗（催眠状态下的暗示治疗即催眠疗法，下一部分介绍）。清醒状态下的暗示治疗可分为他人暗示疗法和自我暗示疗法两大类。

1. 他人暗示疗法　即由治疗师对病人施加暗示。通过语言或某种方法，向对方施以影响并促使对方无条件地接受这一影响，以此来改善其心理状态，调节其行为和机体的生理功能而达到治疗目的。本疗法临床应用较广泛。

2. 自我暗示疗法　即由病人通过自己的认知、言语、思维等心理活动过程，以调节和改变身心状态的一种心理治疗方法。

尽管暗示的治病机制并不完全明确，但是可以肯定的是，不论自我暗示还是他人暗示，对人的心理和行为都有明显的影响作用。如一些治疗师权威性的暗示有利于病人疾病的康复；临床上安慰剂的应用也是暗示疗法的一个有力证据；一些实验表明自我暗示蹬车可使下肢血管扩张；某些妇女的"假孕"现象也与其迫切要求怀孕的心理状态有关，在这种暗示的影响下，当月经错乱后几天，便认为自己已经怀孕，并出现一些怀孕反应，这其实也是自我暗示的结果。

（三）实施过程

1. 暗示能否成功的决定性因素

（1）与病人建立良好的医患关系，取得病人的高度信任。

（2）选好适应证，适应证主要包括癔症、疑病性神经症及部分心因性精神障碍等。

（3）病人要具有足够的暗示性。测试受暗示性高低的方法很多，现介绍4种：①测嗅觉。用事先备好的3个装有清水的试管，请病人分辨哪个装的是清水，哪个装的是淡醋，哪个装的是稀酒精。分辨不出得0分，辨别出后两种中的一种得1分，辨别出后两种的得2分。②测平衡功能。让病人面墙而立，双目轻闭，平静呼吸2分钟后，治疗师用低沉语调缓慢地说："你是否开始感到有些前后（或左右）摇晃，你要集中注意力，尽力体验自己的感觉，是否有点前后（或左右）摇晃。"停顿30秒，重复问3次后，要求病人回答或观察病人，如未感到摇晃者得0分，轻微摇晃者得1分，明显摇晃者得2分。③测记忆力。让病人看一幅彩色画，画面是一个房间内有一扇窗户，蓝色的窗帘和两把椅子。30秒后拿走彩色画。问："房间里有3把还是4把椅子？""窗帘是什么颜色，浅绿色还是淡紫色？""房间有2扇还是3扇窗户？"若回答与问话一致，则具暗示性，每一问得1分；若回答与画面一致则得0分。此项测试的得分为0~3分。④测视觉分辨力。在白纸上画两个直径均为4cm、间距为8cm的大圆圈，圆圈中分别写12与14两个数字。要病人回答哪个圆圈大。若回答一样大得0分，若回答其中之一大者得1分。以上测查，分数愈高表示病人暗示性愈强，被催眠的可能性就愈大。

（4）使病人处于强烈的期待状态。

2. 清醒状态下暗示治疗的常用方法

（1）言语暗示：通过言语的形式，将暗示的信息传达给受暗示者，从而产生影响作用。如在临床治疗工作中讲"认真配合治疗，你的病一定会好转的""这种药是专门治疗你这种病的，服药后你的疼痛就会减轻""针刺的止痛效果特别好"等等。

（2）操作暗示：通过对受暗示者的某些操作，如躯体检查、仪器探查或虚拟的简单手术而引起心理、行为改变的过程。如一男性结扎输精管后，认为自己"伤了元气"，并自诉头痛、头晕、失眠、多梦、健忘、乏力、性欲缺乏长达2年，不能正常生活和工作。经过多家医院诊治，效果均不能尽如人意。后在局麻下行输精管再通术（实际只是切开皮肤，然后缝合），术后郑重告诉病人，吻合手术非常成功，结果病人竟然戏剧般痊愈。

（3）药物暗示：给病人使用某些药物，利用药物的作用而进行的暗示。例如，用静脉注射 10% 葡萄糖酸钙，在病人感到身体发热的同时，结合语言暗示治疗癔症性失语或癔症性瘫痪等疾病。

（4）其他的方法：在应用暗示治疗方法时还可以采用环境暗示、笔谈暗示、自我暗示等多种方法，均可以取得一定的疗效。

四、催　眠　疗　法

（一）概述

催眠疗法（hypnotherapy）是在催眠状态下，借助暗示性语言，以消除心身障碍的一种心理治疗方法。在这种状态中，病人的意识范围变得极度狭窄，病人的接受暗示性明显提高，自主判断能力或自主意愿及行为能力明显减弱或丧失，几乎是无条件地服从催眠师的指令。由于催眠疗法的实质是靠暗示在发挥作用，所以有些著作又把催眠疗法称为催眠状态下的暗示疗法。

虽然催眠疗法作为一种治疗疾病的手段已经有 2000 余年的历史，但是真正把催眠术作为一种治疗方法应用于医学领域的是 1775 年奥地利的医生 Mesmer，他用磁铁作为催眠工具，用神秘的动物磁气说来解释催眠机制。直到 1841 年英国外科医师 Braid 对催眠现象作了科学的解释，认为是病人所引起的一种被动的、类睡眠状态，并借用希腊文"hypnos"（即睡眠的意思）一词改为"hypnosis"（催眠），至今一直沿用这一术语。

关于催眠术的机制研究很多，如 Pavlov 曾对催眠现象的生理机制做过阐述：在催眠状态下，由于人的大脑皮质高度抑制，封锁了过去经验，对新刺激的鉴别判断力大大降低，从而使当作刺激物的暗示，具有几乎不可克服的巨大力量。后来不少学者都对催眠术提出过自己的理论观点，从不同的侧面对催眠术的机制做了阐述，这些距真正揭示催眠现象本质仍还有很大差距。但这并不妨碍催眠术的应用，因为催眠疗法早已为医学界和心理学界所承认，并且在心理治疗体系中占有一定位置。

（二）分类

1. 按言语性暗示配合不同的感官刺激分类　①言语暗示加视觉性刺激：让被催眠者全神贯注地凝视前方的某一物数分钟，治疗师使用单调的暗示性语言进行暗示："你的眼睛已经开始疲倦了，已经睁不开眼了，闭上眼睛吧，现在你的手、腿都开始放松了，全身都开始放松了，眼皮发沉了，头脑开始模糊了，你要睡着了，睡吧。"病人如果暗示性较高，可立即进入催眠状态，如果第一次暗示不成功，应重新暗示，并把凝视物放到离病人双眼更近些，以加强暗示，使两眼皮变得更加沉重。②言语暗示加听觉刺激：在言语暗示的同时，让病人听节拍器或感应器发出的单调的声音或滴水声。在暗示时还可以加上数数。③言语暗示加皮肤感受刺激：使用轻微的皮肤感受刺激作为诱导催眠的方法。治疗师可用温暖的手作同一方向、缓慢均匀地按摩其面部、双颊到双手的皮肤。同时使用言语暗示。

2. 按人数分类　①个别催眠：施术者对病人单独进行催眠。②集体催眠：对一组病人同时进行催眠。

3. 按距离分类　①近体催眠：直接对病人单独进行催眠。②远距离催眠：施术者与病人相隔两地约定施术时间进行催眠，这种方法实际上是经暗示后病人根据既往催眠时的经验，按施术者的指令在家中施行的一种"自我催眠法"。也有通过电话进行远距离催眠的。

4. 按意识状态进行分类　①觉醒状态下催眠：在意识清晰状态下对病人施行催眠。②睡眠状态下催眠：对一些暗示性不强或 7 岁以下的小孩或不合作者，利用夜间熟睡之际进行催眠。③麻醉药物催眠：某些病人暗示性低，可先用 2.5% 的硫喷妥钠稀释后，进行静脉缓慢注射，等病人进入半睡眠状态时，再导入睡眠状态。

（三）实施

1. 催眠治疗前的准备工作　首先，建立良好的医患关系，了解病人的治疗背景，向病人讲解及解答有关催眠治疗的问题，把治疗的目的和步骤讲清楚，以取得病人的同意和充分合作。其次，要测试病人的受暗示性程度。这两点是保证治疗顺利进行的必备条件,尤其是后者,是决定催眠疗法疗效好坏的关键。受暗示程度低或不受暗示者,一般不宜进行催眠治疗。暗示性的测试方法本节前文已述及。

2. 催眠的状态　目前大多数学者把催眠状态分为浅、中、深三个级别,具体划分如下。

(1)浅度:表现为被试呈舒适的安静放松状态,眼微闭,全身肌肉稍松弛、乏力、活动困难,呼吸缓慢平稳,意识清晰度下降,但被试的接受暗示性不是很强,仍保持着一定的判断能力,如给予白开水喝时,虽施术者暗示是糖水,被试仍能辨别。用同种方法给予无味的液体闻时,嗅觉保持正确辨认力。因此,在浅催眠状态下,施术者的暗示应恰如其分,否则会遭到受术者的抵抗。催眠解除后,能回忆起催眠过程中所发生的一切事情。

(2)中度:意识呈恍惚状态,意识范围缩小,在催眠下肌肉明显松弛,不能抬脚举臂,对于相似或近似事物辨别能力减退,如给予白开水喝时,暗示是糖水,则会感到是甘甜的糖水;失去自主能力,在催眠师诱导下四肢僵直后难以弯曲,用针刺被试皮肤时,痛感减弱或丧失;被暗示性增强,判断能力减弱及消失;在催眠师诱导下,可进入"梦境"幻想;催眠解除后,只能保留催眠过程中的部分记忆,并可出现后催眠效应。

(3)深度:表现为被试者面部表情呆滞、肌肉完全松弛;呈高度的被暗示性,绝对听令于催眠师,而对周围的任何外界刺激均无感受;意识及感觉完全失真(在催眠师诱导下,可出现各种被暗示性错觉和幻觉,如忘记自己的年龄和性别、嗅到强烈的花香、听到悦耳的歌声、见到久别的亲人,把白开水当作糖水饮用而产生血糖上升症状等);能毫无顾虑地陈述心中的隐秘,甚至埋藏已久而被"遗忘"的轶事也能回忆起来。如果在深度催眠状态下暗示他睡了 4 小时(实际仅睡 5 分钟),清醒后会感到精神振作,精力充沛,确认已睡了 4 小时。清醒后记不起催眠中的情况,呈完全性遗忘。

施行催眠术过程中,随着催眠术的实施,受术者的暗示性会有所提高。即第一次只能进入浅度催眠状态,第三次就能进入中度或深度催眠状态了。因此,催眠师可充分利用这种时间优势,耐心施术,逐渐令催眠状态加深。

(四) 适应证与评价

1. 适应证

(1)减轻或消除心理压力导致的各种心理上和躯体上的疾病,如焦虑状态、失眠、胃肠炎、胃溃疡、结肠炎、高血压、慢性哮喘、冠心病等。

(2)治疗神经症,如癔症、焦虑症、恐惧症等。

(3)培养学习兴趣,增强记忆力、注意力,提高学习效率。

(4)矫正各种不良习惯及行为障碍,如戒除烟酒、控制儿童多动、抽动症及神经性厌食症。

(5)消除各躯体疾病引起的或功能性的疼痛。

(6)治疗性功能障碍及痛经、盆底肌松弛、经前期紧张症及更年期综合征。

(7)催眠术还可以作为其他各种心理治疗方法的辅助疗法,和其他心理治疗结合起来发挥它的作用。

2. 催眠的不良反应及禁忌

(1)催眠的不良反应:催眠中可以出现下列不良反应。①情绪的剧烈变化:被试既往受到的心理创伤由于在催眠中被涉及而引起强烈的情绪激动,可能突然表现出对治疗师的不友好,甚至谩骂攻击,或者对自己的痛苦经历悲伤不止。②感知障碍:在催眠中因暗示语言不当,会出现不同情况的感知障碍。针对这些不良反应治疗师要通过暗示性指令积极治疗,使其消失。

(2)催眠治疗的主要禁忌证:①精神分裂症及其他重性精神病病人。此类病人在催眠状态下,可能会诱发幻觉妄想,促使病情恶化。②有器质性疾病所致意识障碍的病人,如脑炎后遗症、癫痫等病症的病人催眠状态下容易诱发病症及出现副作用。③严重的心脑血管疾病,如冠心病、脑动脉硬化症等。④对催眠有严重的恐惧心理,经解释后仍持怀疑者。

五、松 弛 疗 法

（一）概述

松弛疗法（relaxation therapy）是一种在治疗师指导下，主要由病人自己控制的行为治疗方法，是通过一定程式的训练，使全身发生条件反射性松弛反应，降低神经系统的兴奋水平，促进机体心身平衡调节的一种方法。

松弛过程中通过有意识的控制放松肌肉，使交感神经活动功能降低，表现为呼吸频率和心率减慢，血压下降，并有四肢温暖，头脑清醒，心情轻松愉快，全身舒适的感觉，从而有效地调节了在压力状态下产生的紧张焦虑等不良情绪。同时加强了副交感神经系统的活动功能，促进合成代谢及有关激素的分泌。因此松弛疗法是通过对神经、内分泌系统功能的调节，来影响机体各方面的功能，从而达到增进心身健康和防病治病的目的。

基于松弛疗法特有的心理生理效应，该法适用于治疗和预防多种功能性和器质性疾病，例如高血压、紧张性头痛、支气管哮喘、失眠、慢性腰背痛等，同时也可用于矫正一般的职业性紧张和焦虑症状。

（二）种类及实施

松弛训练技术方法很多。世界各种文化中的许多传统健身治疗方法或某些宗教仪式都或多或少包含着松弛反应成分。如渐进松弛训练、自生训练、生物反馈辅助下的放松训练、坐禅、气功、瑜伽术、超觉静坐等，都是以放松为主要目的的自我控制训练。目前常用的松弛训练有以下两种。

1. 对照法 又称渐进性松弛训练，该方法要求被试者通过对肌肉进行的反复"收缩-放松"的练习，学会体验肌肉紧张和肌肉松弛之间个人感觉上的差别，从而能使自己主动掌握放松的方法，然后进一步加深松弛训练，直至能自如地放松全身肌肉。具体过程大致如下。

（1）每次训练20～30分钟：在安静的环境中，被试采取舒适放松的坐位和卧位，做3次深呼吸，每次呼吸持续5～7秒。然后按指导语以及规定的程序进行肌肉的"收缩-放松"对照训练，每次肌肉收缩5～10秒，然后放松30～40秒。

（2）常用的指导语："现在，伸出你的前臂，握紧拳头，用力握紧，注意你手上的感受（5～10秒）。好，现在请放松，彻底放松你的双手，体验放松后的感觉，你可能感到沉重、轻松，或者温暖，这些都是放松的标志，请你注意这些感觉（30～40秒）。

（3）被试闭上眼睛，静听或默诵带有暗示性的指导语，用缓慢的速度交替地逐一收紧然后放松身体各处的肌群。首先从手部开始训练，然后依次是前臂、二头肌、头颈部、肩部、胸部、背部、腹部、大腿、小腿、脚部。每进行某一部位的收紧和放松时，同时让被试体验紧张和松弛的感觉差别。

（4）经过反复训练，当被试学会了通过对简单的肌群放松感觉的回忆就能自动放松全身时，上述紧张放松训练即可逐渐停止。此后，被试可以在任何情况下能凭个人对放松的感觉，反射性地使自己放松。

2. 直接法 又称自生训练或自主训练法，该法是由治疗师或自己重复说一些编排的指令（如我的双臂发热），同时体验由该指令所描述的效果在身体上出现的感觉，使身体直接进入放松状态。直接法的程序如下。

（1）置身于安静的环境中，取一个舒适的身体姿势，身体靠在支撑物上，松开紧身衣服。发指令时做平稳的深呼吸动作，同时，要为积极地体验自己的感觉做好准备。

（2）被试闭上眼睛，静听或默诵带有暗示性的指导语。缓慢而逐个部位地体验肢体沉重感训练、温暖感训练、呼吸训练、心脏训练、腹部温暖感训练以及前额清凉感六种训练带来的放松效果。常用的指导语有：①我的双手、双臂沉重而发热；②我的双腿、双脚沉重而发热；③我的腹部暖和、舒服；④我的呼吸深沉而平稳；⑤我的心跳平稳而规则；⑥我的额头冰凉；⑦当接近结束时，深吸一口气，慢慢地睁开眼睛，"我感到生命和力量流遍了全身，我会保持松弛和精力充沛的良好状态"。

　　放松过程中如有身体的瘙痒感觉或身体发热、沉重,偶尔的肌肉抽动、颤动、麻木感等,都是紧张消除、肌肉放松的表现。

(沐林林)

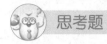 思考题

一、单项选择题

1. 认知治疗的创立者是
    A. 罗杰斯　　　　　　　　B. 森田正马　　　　　　　　C. 贝克
    D. 弗洛伊德　　　　　　　E. 马斯洛

2. 对于认知治疗不正确的描述是
    A. 它是一种短程心理治疗
    B. 强调发现歪曲的认知,并通过修正歪曲的认知达到治疗目的
    C. 聚焦于症状的改善
    D. 主要通过发现无意识的冲突起作用
    E. 着眼于不正确的认知所造成的影响

3. 森田疗法的治疗原理是
    A. 顺其自然　　　　　　　B. 以人为本　　　　　　　　C. 为所欲为
    D. 自由联想　　　　　　　E. 克制欲望

4. 森田认为,神经质发生的基础是某种共同的素质倾向,称为疑病素质。有关其表现,说法错误的是
    A. 精神外向　　　　　　　B. 内省力强　　　　　　　　C. 疑病倾向
    D. 求全欲过强　　　　　　E. 疑心重

5. 森田疗法的适应证按症状分类不包括
    A. 神经衰弱　　　　　　　B. 强迫观念症　　　　　　　C. 发作性神经症
    D. 精神分裂症　　　　　　E. 焦虑症

6. 住院森田疗法住院治疗一般顺序是
    A. 绝对卧床期-轻工作期-重工作期-社会实践期
    B. 绝对卧床期-重工作期-轻工作期-社会实践期
    C. 轻工作期-重工作期-绝对卧床期-社会实践期
    D. 轻工作期-重工作期-社会实践期-绝对卧床期
    E. 轻工作期-重工作期-轻工作期-社会实践期

7. 森田疗法的基本理论不包括
    A. 疑病素质论　　　　　　B. 精神交互作用　　　　　　C. 生的欲望和死的恐怖
    D. 死的欲望　　　　　　　E. 神经质

8. 内观疗法不包括
    A. 集中内观　　　　　　　B. 分散内观　　　　　　　　C. 渐进内观
    D. 超脱内观　　　　　　　E. 洞察

9. 催眠疗法的禁忌证不包括
    A. 精神分裂症　　　　　　B. 器质性精神障碍　　　　　C. 神经症
    D. 严重心脑血管疾病　　　E. 对催眠持恐惧或怀疑态度者

二、填空题

1. 森田疗法的实施包括_____、_____及_____。

2. 支持疗法的基本技术是_____、_____、_____、_____、指导与建议、环境改变。

3. 内观疗法强调人性暗淡的一面,要求病人学习正确的_____方法。

三、名词解释

1. 支持疗法

2. 暗示疗法

3. 催眠疗法

4. 松弛疗法

四、问答题

1. 如何评价精神分析心理治疗?

2. 简述当代行为治疗的两种基本概念和发展方向。

3. 在以人为中心治疗中,治疗师应具备的三种特质是什么?

4. 简述森田疗法的基本理论。

5. 简述住院式森田疗法的基本过程。

6. 简述松弛疗法的常用方法。

第六章

近代心理治疗技术

近些年来,心理学家在经典心理疗法的基础上,不断探讨甚至争论相关技术应用的专业化,逐渐形成了新的不同的理论流派。本章中所叙述的心理治疗方法是我们称之为近代心理治疗技术中的几种方法,包括家庭疗法、交互疗法、心理剧等。它们在出现时间上较上一章中表述的经典心理治疗方法稍晚,成为经典心理治疗方法的重要补充。

第一节　家庭疗法

案例6-1:一位16岁的女孩赵某,以"成绩下降、与母亲争吵半年"为主诉,在母亲的陪伴下来到诊室。此病人身材娇小,俏皮可爱,满脸洋溢着恋爱的甜蜜气息。母亲王某,四十出头,身着黑色大衣,眉头紧锁,神情疲惫。母女一起走进治疗室,给人一种母亲仿佛是病人的错觉。母女在女儿学校老师的介绍下来进行家庭治疗,主要希望改善母女关系。既往母女关系融洽,但是自从女儿谈恋爱后,母女之间的矛盾不断增加,直至不可调和的地步。目前女儿初三面临升学考试,却与校外一名辍学男孩交往,每天回家很晚,成绩明显下降,母亲心急如焚,为此来诊。女儿自幼由母亲一个人单独抚养,母女二人生活拮据,勉强可以维持生活。在谈恋爱前,女儿成绩优秀,乖巧懂事,母亲虽辛苦却很欣慰;谈恋爱之后,由于整日跟辍学男友在一起,成绩开始下降,经常迟到早退,偶尔晚上不回家。母亲十分担心,后来变得愤怒,不停地责骂女儿,为此母女经常上演"星球大战",但始终没能解决问题。最后母亲找到了女儿的班主任,接受班主任建议前来进行家庭治疗。

本案例中这个孩子出现的问题,并非孩子个体的问题,而是孩子和母亲的关系或者说是家庭系统出现了问题,因此在解决问题时也不能单独对"有问题的女儿"进行治疗,而是着重对家庭系统内的互动与关系进行治疗。

一、概　述

家庭疗法(family therapy)起源于20世纪50年代,第二次世界大战以后,以美国为代表的西方国家,随着工业化、都市化进程的加快,生活节奏也越来越快。在社会生活方面,婚姻冲突明显增加,导致了离婚率上升,青少年违法犯罪现象增多。面对这些问题,社会各界对家庭模式的转型,开始给予极大的关注,家庭疗法也应运而生。

家庭疗法是以家庭为治疗单位,通过会谈、行为作业及其他非言语技术消除心理病理现象,促进个体和家庭系统功能恢复的一类心理治疗方法。家庭疗法的理念主要是从家庭系统角度去解释个人的行为与问题,认为个人的改变依赖于家庭整体的变化,将视角放在家庭系统内的互动与关系上,不仅仅是着重分析或改变家庭成员个人的心理状态和行为。这就要求治疗师要有系统的、整体的观念,从整个家庭宏观调控的角度出发,关注每个家庭成员。家庭疗法的基本理论是系统学说,即认为一个系统里(如一个家庭),组成系统的各种因素相互影响,如某一个因素出现问题,往往会引发连锁反应,并影响到整个系统,因此家庭疗法认为,家庭中某个成员的问题,往往不是单纯的个人问题,而是父母子女(整个系统)的相互关系出现了问题,所以要以全局的眼光来了解问题的根源与性质。

二、家庭疗法的基本理论

1. 鲍恩(Bowen M)的家庭系统理论　该理论认为个人的心理活动不是孤立存在的,而是在与家庭成员互动过程中形成的,个人的问题只不过是家庭问题的一个缩影。个人心理活动的改变依赖于家庭系统整体的变化。家庭结构包括三角关系、亚系统和界线。

家庭疗法不关注家庭中的某个人首先做了什么事情,而是将家庭问题看作在重复的周期中的一系列运动和反向运动,对此进行理解和治疗。著名心理治疗师杰克逊(Jackson D)的"动态平衡"理论强调了功能紊乱的家庭总是抵制变化,他们会花费很大精力去解释问题的原因,而不是为改变做实际的努力。家庭系统是在一定的家庭规则之下运行着的,经历着平衡机制与改变机制的冲突与调整。平衡机制主要保持家庭系统内部的稳定和正常运行,但如果内部稳定过强也会导致病态问题的出现。同时改变机制也受系统内部与外部的干扰变化,当它发生时会打破系统的平衡与秩序,带来暂时的混乱,与此同时也将增加系统的活力,增强系统的适应能力。Bowen 用"自我分化"描述家庭成员与家庭的分离程度。"未分化的家庭自我团体"是用来描述家庭中过度的情感反应或缠结。这是系统治疗师分析家庭问题的主要角度。

2. 策略派家庭治疗理论　根据侧重点不同分为两种。一种是以哈利(Haley J)为代表的"结构或策略模式",一种是以贝特森(Bateson G)和 Jackson 为代表的"短期或交流式"。该理论认为症状最基本的功能就是维持家庭系统的固有平衡。有症状的家庭维持了功能失调的固有平衡模式。家庭把症状看作威胁,而不是改变的机会。该理论学派提出了家庭平衡机制、互补与对称、双重束缚等理论。

3. 结构派家庭治疗理论　代表人物是米纽钦(Minuchin S),该理论认为家庭是由家庭成员构成的,但不是所有成员的简单相加,而是要大于相加之和。家庭成员间逐渐形成的相互关系组成了一个网络。所有家庭都有其结构,如家庭成员的角色,谁是权威等。划分不同系统的潜在规则就是界限,主要有清晰、僵硬、混乱三种界限。

4. 经验性家庭治疗理论　体验式家庭疗法代表人物有萨提尔(Satir V)、维特科(Whitaker C),此理论更加强调此时此地的经验作用,强调情感经验,而不是关系中的动力。病人在求助时,所描述的问题都是由于家庭成员的情感受到压抑或否认,相互逃避或自我保护。该理论认为人们有四种不良的沟通方式,指责型、讨好型、打岔型和超理智型。因此经验性家庭治疗师相信揭示深层次的经验是最好的治疗方法。

5. 系统式家庭治疗理论　此理论发源于意大利的米兰学派,在德国和美国有较大的发展,代表人物有帕拉佐莉(Palazzoli S)等。该理论认为,在家庭这个系统中,每个成员都有自己的认知模式,叫内在解释(inner construction)。内在解释决定了某人一贯的行为模式,反过来又受行为效果影响,形成环型反馈。家庭中某个人的内在解释和外在行为,在影响家中其他人的时候,又受到其他人的影响。无论是正常或是病态的行为,均是此循环反馈、层层作用的结果。

6. 索解和叙事家庭治疗理论　随着对话理论、构建主义理论等认知理论和思维方法的发展,家庭疗法也受到了巨大影响。20 世纪 80 年代后,突出表现为索解家庭疗法和叙事家庭疗法的发展。迪沙泽(de Shazer S)是索解家庭疗法代表人物。他认为同一个人,对于不同的事有不同的经验与理解。寻求帮助的家庭常常只看到问题,往往忽视了他们自己内在的资源和潜能,也忽视了解决问题的方向,主张在治疗的过程中把关注点放在怎么样解决问题上,而不是去探究原因。叙事家庭疗法代表人物是怀特(White M)与艾卜思通(Epston D)。他们认为,寻求帮助的家庭往往对生活充满了问题的描述,表现出一种无力感,在治疗的过程中治疗师要以一颗谦卑真诚的心,去帮助病人重新定义、组织、讲述一个新的故事。治疗的过程也就是一个对家庭生活故事重新创作的过程。

三、基本技术及适应证

（一）建立良好的治疗关系

所有的心理治疗都要求以建立良好治疗关系为前提。对于家庭疗法而言,良好的治疗关系更为重要。因为家庭治疗师需要面对整个家庭,每个家庭成员会有不同的认识和行为,这对治疗师的要求会高于个别治疗。治疗师必须对每一个家庭成员都表达出一种真诚、信任、温暖和接纳的姿态,通过提供一种信任的、没有威胁的氛围来邀请病人真诚地表现自己,并作出行为的改变。

共情能够在治疗师与病人之间建立一种有强力的联结,并且通常是建立一种很亲密的治疗关系。然而家庭疗法面对整个家庭,共情会较为困难和复杂。治疗师也许不会面面俱到,所以家庭疗法特别强调治疗师的中立原则,这种中立不是疏远某人,而是"多边联盟",治疗师学会如何与病人建立适当的情感界限,也是顺利开展工作的基础。

治疗师专注和积极地倾听病人也是很重要的支持技术。随着治疗师开始对病人所讲的事情作出反馈并理解病人所讲的事情,以及许诺探讨病人所有的感受、想法或经历的时候,病人就会感到放心,这为建立新的可能性提供了坚固的基础。"全身心地倾听和支持病人"会产生非常不同的效果。

（二）正常化

正常化(normalization)指治疗师将病人的症状表现,看作病人与个体或家庭生活处于某一特定发展阶段相联系的正常行为。从积极的方面重新考虑症状与问题的意义。如将13岁孩子的情绪变化和对仪表、隐私的特别重视等说成是"青春期再正常不过的一部分"。通过这个方式将某些行为看作正向的、善意的,这样能帮助家庭系统保持平衡,从而也能增加促进家庭的凝聚力与幸福感。

（三）家庭仪式

家庭仪式(family rituals)可用来介入家庭固有模式,转变想法、信念、关系并形成新的处事方式。它的理念是与其给家庭提供一个他们可能会抗拒的直接处方,不如把处方行为仪式化,这样不但可以为家庭提供新的方式,也更有可能促使家庭去改变。通常采用矛盾处方的方式,"过于"详细的描述要做些什么、什么时间去做、做多长时间、由谁去做以及在什么情况下去做等。一般来说,执行者必须去完成挑战僵化且外显的家庭规则这一项任务。

（四）家谱图

家谱图(genogram)是使用图示的方法描述家庭的发展变化过程。典型的家谱图,一般包括三代,需要列出每一代所包含的家庭成员以及他们的关系成员,每一代所发生的重要事件以及时间。还需要一些符号来表示成员之间的互动,如感情的疏远、冲突、隔离和过度缠结等。

（五）言语技术(verbal technology)

1. 循环提问 轮流且反复地请每一位家庭成员表达他对另外一个成员行为的观察,或者对另外两个家庭成员之间关系的看法;提问一个人的行为与另外一个人的行为之间的关系。如:"你的妈妈心情不好的时候,你们家里的哪个人常常是第一个去安慰她的人?"这种提问是在治疗师对"系统成员之间因为存在差异而产生互相影响"的假设引导下进行的,目的是了解家庭成员之间的差异,并同时使他们注意这些差异。通过几轮提问,便可勾画出一个家庭内的关系格局及其对不正常行为的影响。一般这种讨论所涉及的问题应尽量集中于积极方面的意义。

2. 差异性提问 促使病人意识到症状性行为的出现是有条件的。尤其注意提问"例外情况",即在某人生病后,其他人因集中注意力于消极方面而不会留意的病人的其他积极方面。如"孩子在谁面前很少或从来没有像那样暴怒过?"

3. 前馈提问 即对未来取向的提问,将病态行为的积极赋义投射到将来。此种提问刺激家庭作出有关未来的人、事、行为、关系等的计划,故意诱导这些计划成为将会"自我应验的预言"。如"请你想象一下,如果我们今天的会谈有效,你明天会是什么样子? 你完全康复了又会是什么样子呢?"

4. 假设提问　基于对家庭背景的了解,治疗师从多个角度对家庭提出疑问。治疗师通过假设给病人及家庭照镜子,即提出看问题的多重角度,让受治者自己认识自己。这种治疗方式有助于家庭行为模式改变,促进成员进步,或者让病人将病态行为与家庭里的人际关系联系起来。如"假如从现在开始,妈妈不再经常去打麻将,你爸爸发火的机会是会更多呢,还是会少一些?"

5. 去诊断　将病人从病态标签的压抑下解放出来,解除病人角色。以语言学叙事动词的角度看,将动词"是"("我是病人")改为"做"("我表现得像个病人"),暗示有些心理行为症状并非人格结构中不可动摇的成分,也不是器质性病变的后果,病人对其症状仍具有影响力。

6. 积极赋义　这个观点从家庭困境所具有的积极方面出发,将家庭困境作为一个与事件背景相关联的现象来加以重新定义。重新定义的过程传达这样的信息,即心理行为问题可以有多种角度——"横看成岭侧成峰"。

（六）非言语技术(non verbal technique)

1. 艺术性技术　如家庭雕塑、"星座排列"、心理剧、绘画分析等。当家庭成员用言语表达他们对彼此的感受或态度可能令人搞到为难或危险时,可以用上面这几种技术。帮助他们揭示家庭成员在家庭中的位置和感受,促进其对家庭结构和家庭互动模式的认识,以达到家庭成员的领悟。

2. 家庭作业　这是让家庭成员共同完成的,目的在于使治疗师的治疗信息通过行动、通过隐喻深入人心,使家庭成员能利用自身的资源和动能,实现其家庭关系的良性互动和发展。主要有悖论(反常)治疗、单—双日作业、记秘密红账、角色互换练习、厌恶技术等。

3. 其他技术　通过主观评定标尺、角色互换等技术可以使家庭成员意识到平时很模糊、难把握的心理感受、关系现象等被量化、形象化之后,是可以把握、操作和改变的,并使家庭成员记住彼此理想的情境,从而在生活中自动发生一些转变。

（七）家庭疗法的适应证

家庭疗法适用于青少年期的各种身心障碍、夫妻与家庭冲突、躯体疾病的调试、精神疾病的康复期等,主要包括:①家庭关系、婚姻关系冲突、不协调;②家庭代际关系紧张,无法调和;③孩子成长中出现的各种问题,家庭教育的困惑;④家庭生活中遇到的重大挫折困难、生活事件;⑤家庭生命周期的不同发展阶段,需要面对的各种特殊心理问题;⑥各种精神、神经症状、情感问题及人格障碍;⑦个体心理治疗没有达到预期效果的情形。

四、评价与进展

目前家庭疗法被广泛应用于儿童、青少年和成人心理障碍的治疗。对现有的大量有关治疗效果的研究进行元分析显示,家庭疗法效果明显。家庭疗法尤其在儿童问题行为、婚姻或人际关系困扰、物质滥用方面的治疗上效果较好,还可以在重性精神分裂症的康复治疗中作为比较有效的治疗方法之一来使用。

然而对家庭疗法进行科学研究还存在一些挑战。首先,研究者很难用量化的指标来评估家庭治疗是否比其他治疗方法更有效。其次,治疗一段时间后家庭模式变化的评估也是极其复杂的。再次,如何评估治疗师对家庭的重要变化所起到的作用也是一个问题。

随着科学、经济、研究条件的发展,"整合"已成为家庭疗法领域的主导性潮流,其中包括折衷主义和选择性借鉴两种方式的整合。前者是由不同的模式和方法混合而成;后者是技巧层次上的整合或为临床问题特别设计的整合模式,如吸收不同影响因素的理论性模式、由两种互补方式结合形成新的治疗模式、为某种临床问题而设计的特定整合模式等。在整合的过程中,治疗师的眼界变得开阔,对家庭的洞察也不断扩大和深入,使家庭疗法的知识以一种新的方式汇集在一起,这给家庭疗法的未来发展注入了新的活力。

第二节　交互分析疗法

一、概　　述

交互分析(transactional analysis,TA)又称沟通分析、交流分析或交往分析,是由美国心理学家伯内(Berne E)于20世纪50年代创立的。该理论是在古典精神分析的基础上发展起来的,是一种针对个人成长和改变的、有系统的、容易理解、简便易行的心理疗法。

交互分析疗法的发展分为四个阶段:第一阶段(1955—1962)为自我状态阶段。在这一阶段Berne发展出自我状态的概念,也是该治疗方法最主要的理论基石,他将自我状态分为"父母自我状态(parents)""成人自我状态(adult)"以及"儿童自我状态(child)",这三种自我状态整合成一个完整的人格结构,称为PAC理论。第二阶段(1962—1966)为心理顿悟阶段。这一阶段,Berne引入了"沟通分析"和"心理游戏"这两个概念。交互分析此时只是一种分析认知取向的方法,没有太关注情绪处理问题。第三阶段(1966—1969)为技术处理阶段,即"脚本分析"阶段;此阶段Berne提出,决定个体生命过程的生活"脚本"在人2~3岁时形成,它是一种以童年所做决定为基础的生活计划。最后一个阶段(1970至今)为精神自我阶段。这一时期许多新的技术合并到交互分析的实际工作中。例如完形治疗、人类潜能运动开发、心理剧及会心团体等技术。

交互分析基于"人有改变决定的能力"为基本假设,治疗师通过与病人一起制定契约来推动治疗,让病人了解到他们有能力再决定,能够改变那些已不适的早年决定,并能重定生活方向。在治疗中,治疗师可使用结构分析、沟通分析、角色分析、游戏及苦难经验分析以及脚本分析等技术。在交互分析中所使用的重要概念还包括决定(decision)、再决定(redecision)、游戏(game)、生活脚本(life script)、考验(racket)、抚慰(stroke)与折扣(discounting)等。

二、基 本 理 论

(一)人性观

交互分析建立在反决定论的哲学思想基础之上,认为人们有能力超越旧的行为习惯模式,并能够选择新的目标与行为,它强调"人"是自己的主人,并有能力控制自己的未来。但同时人也受社会力量的影响,并不一定完全由自己来决定生活中的关键,尤其是受到生活中最重要的人的期望与要求的影响。因此,在心理治疗中,治疗师不接受病人的"我无能为力""因为我太笨,不要责怪我"等借口。如果病人能够了解他们为了求生存,在小时候所做的一些有用的决定,现如今已不再管用了,他们就会选择新的并且有效的方式去重新生活。

(二)自我状态

根据Berne的理论,自我状态(ego states)就是一种人格结构。每个人都有三种自我状态:父母自我状态(P)、成人自我状态(A)、儿童自我状态(C)。

父母自我状态是指将父母或父母型人物的行为加以内化。在这种状态中,我们会重新体验到,我们对别人的感觉与行为如同我们的父母对我们的感觉与行为一样。在这种状态中,有一个"抚育的父母(nurturing parent)"和一个"批判的父母(critical parent)"。

成人自我状态是指个体的客观部分,是收集外在实际的资讯并且客观处理事实。它不会是情绪化或者批判性的,但是在解决许多问题时还需要靠同感与直觉。

儿童自我状态包括情感、冲动、自发性的行动。我们每个人的儿童状态又分为"自然儿童(natural child)""小教授(little professor)"与"适应儿童(adapted child)"三种。不同的自我状态均有一些典型行为,如图6-1中所示。

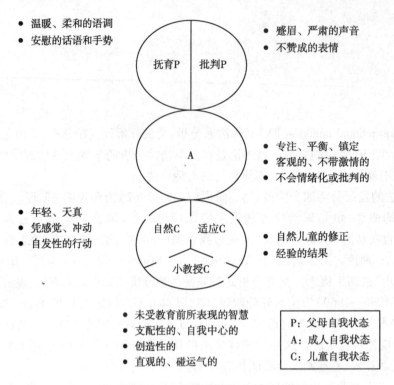

- 温暖、柔和的语调
- 安慰的话语和手势

- 蹙眉、严肃的声音
- 不赞成的表情

抚育P 批判P

- 专注、平衡、镇定
- 客观的、不带激情的
- 不会情绪化或批判的

A

- 年轻、天真
- 凭感觉、冲动
- 自发性的行动

自然C 适应C

- 自然儿童的修正
- 经验的结果

小教授C

- 未受教育前所表现的智慧
- 支配性的、自我中心的
- 创造性的
- 直观的、碰运气的

P：父母自我状态
A：成人自我状态
C：儿童自我状态

图 6-1 自我状态的典型行为

（三）心理地位

心理地位是描述孩子在最早期的时候，对于自己、他人、世界的信念或结论。在最初的经验里，个人的需求如何被满足、他人是如何反应的，都会在三岁之前被统合成某种信念或决定。这些决定往往是具体的。如"我是一个没用的人""妈妈根本不爱我""所有人都冷落我"。这些信念一旦得到一个基本地位后，其后一生中的思想、感觉与态度都会受其影响。我们会加强这个已选定的地位，然后用它来维持自己所创造出来的世界，进而逐步根据自己所选定的地位发展出人生的脚本。

交互分析通过两个相对立的状态（我和你），得出四种不同的心理地位，分别是：①我好、你也好——这一类是健康的，又称为"赢家"，也是最有建设性的地位，是心理治疗所追求的目标。②我好、你不好——这是"傲慢"与投射的心里地位。从临床的观点来看，属于妄想型。③我不好、你好——采用这种方式的人在面对外界时会感到无力、退缩。从临床的观点看，这属于抑郁型，极端时候会出现自杀。④我不好、你不好——这是一种没有意义的地位。这类人身上可能会出现反社会型人格倾向，自伤、自杀或者杀人都有可能出现。

（四）理论整合

1. 早年决定 是指个人在幼年时为自己的生存所做成的结论。它是一个人生活脚本的基础，并且与其情绪性经验有很大的关联。高登（Goulding R）夫妇将那些影响孩子们较早的早年决定归纳如下：不行（Don't）；不要成为这样（Don't be）；不要去靠近（Don't be close）；不要成为重要的（Don't be important）；不要当小孩（Don't be a child）；不要长大（Don't grow）；不要成功（Don't succeed）；不要成为你自己（Don't be you）；不要太理智也不要太健康（Don't be sane and Don't be well）；不要属于任何团体（Don't belong）。

2. 抚慰 作为交互分析的专门术语，是获得认可的一种形式，在人际交往中人们常常使用抚慰来沟通。抚慰包括两种表现方式"正面抚慰"与"负面抚慰"，还可以分为"有条件"（conditional strokes）与"无条件"（unconditional strokes）的抚慰。有条件的抚慰主要是"针对个人所做的事"，无条件的抚慰则"针对个体本身"予以回应。通过图6-2可以更直观地理解抚慰的含义。

3. 苦难经验 是指游戏结束后产生的不愉快的感觉。这些感觉来源于我们与父母朝夕相处时的

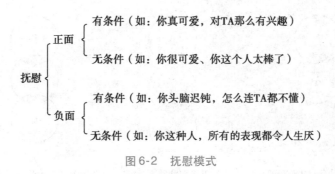

图6-2 抚慰模式

体验。这种感觉也是我们在孩提时表现某些行为时所得到的。苦难经验影响着孩子的早年决定,是成长过程中生活脚本基本的部分。例如有一位病人为了生存,从小得到"不要亲近"的训导,并且决定不要亲近任何人,久而久之他(她)可能会累积愤怒、压抑、不舒服的感觉,并去证明他(她)为什么要与别人保持距离。

4. 重做决定 是指即使早年的决定已经形成,也不意味着不能改变。既然以前我们能作出指引生活的决定,现在同样也可以作出新的决定,并且这种决定是适当的、允许我们重新体验生活的。在与病人一起重新做决定的过程中,治疗师要求病人回到作出这些决定的幼年情境,在病人处于自我的儿童状态下,帮助病人重新做决定。

5. 游戏 是生活脚本的一部分,是人与人互动关系中最重要的部分。游戏真正的本质在于阻止亲密,目的在于支持个人早年的决定。交互分析的目的之一是协助自己了解自己与别人互动的本质,这样才能形成直接、完整与亲密的沟通。常见的游戏包括"喧闹(uproar)""可怜的人(poor me)""侵犯(harried)""是的,不过(yes,but)""如果不是为了你(if it weren't for you)""殉难者(martyr)""瞧你使我做了什么(look what you made me do!)""木头脚(wooden leg)"等。父母常使用各种策略去控制孩子,而孩子也会变成游戏的行家予以应对。

6. 生活脚本 就像一场有情节的戏剧。当人们在早期必须以某种方式维持心理或生理的生存时,脚本就已编好了。这些生活脚本包括父母的讯息,对父母教导所作的决定,为维持早年的决定所玩的游戏,为调适我们的决定所体验到的苦难经验,以及对我们人生的戏剧该如何演出及如何收场所抱有的期望。如果病人希望改变生活的脚本,就需要治疗者以强大的父母姿态给予指导。

三、基本治疗技术及适应证

交互分析的治疗技术主要包括结构分析、沟通分析、苦难经验分析、脚本分析等。这些技术大部分均可用在个别治疗与团体治疗之中。

(一) 结构分析

结构分析(structural analysis)是指治疗师帮助病人察觉其父母、成人与儿童的自我状态的内容与作用的技术。因此交互分析的病人必须学会如何确认自己的自我状态。结构分析是帮助他们解除固着状态,使他们找到行为所依据的自我状态。与人格结构相关的问题,可用结构分析来处理,它分为污染(contamination)与排斥(exclusion)两种。

当一种自我状态混杂了其他自我状态时,即为污染(图6-3)。排斥作用见图6-4。

(二) 沟通分析

沟通分析(transactional analysis)是指分析两个人在接触、互相交谈、传递讯息时,彼此自我状态交互运作的情况。沟通分析具体包括三种情况。

(1)互补沟通:这种沟通是适当、良好、抚慰的正向沟通,是刺激与反应相互平行的沟通。

(2)交叉沟通:当刺激与反应相互交错,即发出刺激的人没有得到预期的反应时,使发出刺激者感到挫折、感觉不受重视,因而产生冲突的沟通形式。

(3)暧昧沟通:这是一种常常带给人不舒服的感觉的沟通,除表面上传达社会可接收的沟通之外,

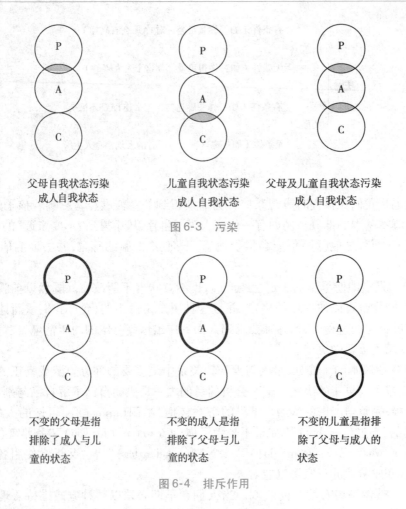

父母自我状态污染　　　儿童自我状态污染　　　父母及儿童自我状态污染
成人自我状态　　　　　成人自我状态　　　　　成人自我状态

图6-3　污染

不变的父母是指　　　　不变的成人是指　　　　不变的儿童是指排
排除了成人与儿　　　　排除了父母与儿　　　　除了父母与成人的
童的状态　　　　　　　童的状态　　　　　　　状态

图6-4　排斥作用

还隐藏着心理层次上的沟通。

（三）游戏与苦难经验分析

游戏与苦难经验分析（analysis of games and rackets）是了解人们与外界沟通的重要层面。学习了解一个人的苦难经验，以及这些经验如何与一个人的游戏、早年决定、生活脚本发生关联，在交互分析中是一个重要的历程。同时苦难经验也涉及去唤起与收集感觉，用来辩护生活脚本及各种早年决定的正当性。交互分析认为心理游戏是抚慰的代替品，会导致不好的感觉及自己预先想好的结果上演。同时，心理游戏大多是以P(父母的自我状态)←→C(儿童的自我状态)的方式进行的，所以，在交互分析治疗中，及时发现此沟通方式并用交叉式沟通中断即可得到疗效。

（四）脚本分析

人们之所以失去自主性，根源在于对生活脚本的承诺。人们是依据早年已经决定好的生活计划而活。作为治疗历程的一部分，生活脚本可确认病人的生活型态。脚本分析（script analysis）可以向病人说明取得脚本的历程，及个人如何为脚本中的行动辩护。当病人能察觉其生活脚本时，就已经处于能采取改变计划的状态了。脚本分析可以凭借"脚本量表"来进行，量表中的各个项目与生活的态度、苦难经验、行为以及游戏相关。这些全都是生活脚本中主要的功能要素。

（五）交互分析的适用情况

交互分析治疗的主要目的是促进个人的成长与改变。交互分析的概念和技术可适用于个体治疗、团体治疗、婚姻家庭疗法，特别是用在团体辅导和治疗上，效果更加显著。目前主要有四个应用领域：临床心理治疗、心理咨询、学校教育、组织管理。

四、评价与进展

交互分析的主要贡献体现在五个方面：①交互分析的契约方法非常实用，是任何心理治疗都可以借鉴的要素。它可以帮助病人对咨询结果承担更多的个人责任；②交互分析的观念务实，与完形疗法的某些观念结合起来是有极大益处的；③交互分析在治疗历程中激励病人更清楚地觉察自己早年的决定，使其更能自在地生活；④交互分析的游戏分析，能够更好地帮助病人有效地沟通；⑤交互分析具有开放的特征。交互分析作为一种人格理论，为治疗工作提供一种视野。

任何治疗方法都不是完美的，交互分析疗法同样也有其自身的局限性。首先交互分析过于强调"结构问题"，很容易把治疗者置身于事外。其次这种方法仅止于心智上的经验，缺乏感受和体验。最后交互分析的一些分析观念及程序不能加以客观化验证，因而缺乏科学效度。如果具有良好的研究设计，并运用行为结果进行量化，则交互分析的理论可以得到很大的拓展。

（汤艳清　冷海霞）

第三节 心 理 剧

一、概 述

几乎所有的心理治疗师都同意应该用整体的眼光来帮助病人解决困扰，有人认为病人的话语可能言不由衷，谈话性治疗有时是一种幻觉，无法达到身体、心智、情绪、灵性整合的治疗目标，而身体却不会撒谎，我们会掩饰真正触及内心的东西，但隐藏在心底的心理症状，却会在身体上反映出来，在治疗中经常看到病人强颜欢笑，但是身体却在痛苦地抖动。所以身体就为整合性治疗提供了一个独特的心理治疗视角。心理剧（psychodrama）就是在身体层面进行操作的治疗方法。心理剧以戏剧的形式，通过病人具有自发性和创造性的演出以及与他人会心时的心电感应，让病人在发生过、未发生过的场景中扮演新角色，同时赋予旧角色新的生命，从而重写自己的人生。

心理剧由精神科医生莫雷诺（Moreno JL，1889—1974）于1921年创立于维也纳，并与他的夫人托门（Toeman Z）一同将其发扬光大。心理剧的诞生与Moreno的个人成长史有着密切联系。Moreno出生于罗马尼亚的一个犹太裔家庭，母亲14岁时嫁给了32岁、四处奔波做贫穷销售员的父亲，Moreno是6个孩子中的老大。4岁那年，Moreno第一次与小伙伴玩自己扮演上帝的游戏（此被认为Moreno作品的起点），此后多次玩扮演上帝的游戏同时得到母亲的鼓励。Moreno从小聪明伶俐，很受老师的器重。14岁时初恋，不久父母分居，他从一个彬彬有礼的少年变得放荡不羁。一次深夜在公园耶稣像前突然灵感涌动，认为自己与众不同，从激烈诅咒世界变成立志改造世界，开始思索生命的意义，广泛阅读。20岁时进入维也纳大学，与某同学组建"会心教"，同时在大学学习哲学、精神医学课程。大学期间，喜欢在花园里给小朋友讲神话故事，让小朋友加入故事的表演，另外也参与团体心理治疗以及到法院看各类审判并与亲友重构、预判案件。1917年获得医学学位，就职某地公共卫生官，收入良好，私下给人看病不收费用。通过给一个寻死富翁的治疗发明了"互惠剧场"的治疗方法。1921年4月1日在维也纳布置一个舞台，舞台上有国王宝座、皇冠等，Moreno自己扮演一个弄臣，邀请台下观众自愿上台，叙述理想的领导者是怎样的人，以及亲自坐在王位上感受。这一天标志着心理剧的正式诞生。1922年Moreno租了一个容纳70人的教堂，让一群演员以每日新闻为题材即兴表演，很受欢迎。同年Moreno发明了运用三层阶梯循环式呈现主角现实世界的舞台。1925年自发性剧场开始转变成治疗性剧场，通过与剧中成员分析一幕幕心理剧，探索早期心理剧的技巧。同年因为执着于心理剧没时间行医导致经济困顿，同时剧场中一位病人自杀引起争议，Moreno被迫移居美国。刚到美国不是很顺利，1927年在Carnegie厅训练资深演员演出"即兴剧场"。此后的二十年在弟弟威廉的资助下，Moreno的创作进入高峰期，1941年华盛顿伊丽莎白医院院长邀请Moreno在医院建构心理剧场。1949—1974

年可以说是心理剧的成熟期,Moreno 在世界各地讲学,从巴黎到东京共组织 7 次心理剧的国际研讨会,编辑了 5 册《心理治疗的发展》。心理剧的文章一时成为竞相阅读的材料,Moreno 自称这是"第三次精神医学革命"。1974 年 Moreno 因中风逐渐体力不支,无法创作,因而变得沮丧。世界各地的仰慕者自发来到纽约州比肯为他举行了最后一场公开心理剧。Moreno 于当年 5 月 14 日离开了一手开创、深爱不渝的心理剧。

Moreno 生前,妻子 Toeman 以亲密爱人以及得力助手的角色辅佐着 Moreno,在他离世后,Toeman 仍不辞辛苦地为国际心理剧事业发展而努力。Moreno 与 Toeman 于 1949 年结婚,Toeman 曾负责心理剧的推广,架设出心理剧的构架,使其成为今天的形式。

二、基 本 理 论

Moreno 认为,人应该对自己的行为、现状和未来负全责,人类进步的原动力就是自发性与创造力。当人的反应受到生活经验、角色、习俗与文化等的影响时,自发性与创造力受到限制。通过心理剧,可以帮助人释放自身的自发性,尝试新的角色,赋予旧角色新的生命,就会得到健康与有创意的新生命。Moreno 之妻 Toeman 认为,人是生命舞台上的即兴演员,角色的演变、创作、改变、深入都是一个过程,这个过程就是心理剧所重视的自我与他人互动的过程,而不仅仅是内在角色的扮演。总之,人类社会化之后带来的问题是自发性与创造力受阻,使人面对问题时不能创造性地作出适当的反应,基于这一假设,Moreno 发展出心理剧治疗模式。通过心理剧中某些独特的方法催化个人恢复天生的自发性与创造力,使人适应性增强,通过角色创造在文化传承中另创新角色。心理剧是一种复杂的心理治疗方法,可以和其他心理学理论整合,从而扩展自身内涵,没有一个严谨、稳定的理论框架,只有一些基本的概念充实心理剧的发展和应用。某种程度上讲,没有一个单一、严谨的理论框架反而更有利于心理剧的发展潜力得到最大化的发挥。该疗法主要内容如下。

1. 自发性和创造力(spontaneity and creativity)　自发性与创造力息息相关,很难抛开其一单独讨论另一个。自发性是最能在生理、心理、人际等各个层面促使人们发挥创造力的一个概念。自发性就是在恰当的时间与恰当的地点发挥作用,促使一个人恰当地面对新环境,对旧情景作出恰当的新反应的过程。自发性关注"当下所发生的",让人不要陷入"过去"或者"未来"等不切实际的幻想,立足现在、放眼未来,让生命充满希望。Moreno 将心理剧称为自发性剧场,鼓励自发性演出,这本身就是一种创造力。创造力暗指新的或者不一样的东西形成,常常发生在通过暖身活动后人们有较大弹性、投入的自发性的基础上。创造力的焦点在于创作的行为,自发性关注创造过程中的状态是否足够投入与有弹性。创造力好比被自发性这把弹弓弹射出的作品,没有自发性,就不会有作品一飞冲天。当然自发性也不是一把"现成"的弹弓,它必须在恰当的暖身活动中让团体成员在安全和谐的气氛中发展出良好的自发性。

2. 会心(encounter)　会心是指有能力与身边的人相遇时彼此觉察、彼此在心里与他人角色交换,在心理剧中,不仅可以与别人会心,通过空椅子技术或者辅角的协助,主角将自我具体化后,也可以与自我会心。会心是一种经验,让人很快面质自己与生活中重要他人的关系;会心是一种艺术,让人学会开放、关怀、欣赏他人的创造力。通过会心,一个互动、发现、成长的人际关系出现,通过会心,人们学会用他人的视觉、感觉和思想来发现这个世界,与他人互动分享体验从而丰富、扩展自己的生活。

3. 心电感应(tele)　心电感应是指人与人会心时相互感受到的体验,例如吸引力、厌恶感或者冷漠。心电感应有三种情况,正性心电感应(相互喜欢)、负性心电感应(相互排斥)和中性心电感应(生活中认识的重要或者不重要人物,与他没有特殊感觉)。心电感应是相互的,包括共情、移情、反移情,而移情、反移情是心电感应病态的表现。移情是指历史呈现在,通过移情的方式把旧的关系模式投射在身边的某人身上。Moreno 认为移情不可能是一个单向过程,精神分析学家所呈现在病人眼里的角色也经过了病人的调整后呈现在两者的相互关系中。另外移情把过去与他人的相处经验带到现在的关系中,扭曲了现在真实的关系,而心电感应却是一个人对另外一个人复杂的真实情感引发的相互感受。另外,心电感应这种互动不止存在于心理剧中,也存在于生活的方方面面,例如交朋友、选择配偶等过程中,心电感应都扮演着重要作用,凭借心电感应人们学会了新的方法改变他们的生活。

4. 附加现实(surplus reality) 附加现实是指把个人幻想、欲望以及幻觉视为真实存在的状态并在心理剧中真实扮演出来的过程。这就是心理剧神奇的地方,不仅可以演出真实生活场景,而且可以演出从来没有过、将来不会有或者根本不可能有的场景。心理剧是一个内心剧,在心理剧中呈现的世界是主角的现象场,个体的经验在客观现实中可能不存在,但是对于当事人来说,却是一种主观中的事实。对于可以经验的主观加以探讨而对并未验证的客观情况存而不论,在胡塞尔(Husserl EE,20世纪现象学学派创始人)看来是一种最严谨的科学精神,凡是经过人思考讨论过的事物将不再完全客观,当一个人郑重其事地称自己客观时,无形中已经陷入主观的樊笼。心理剧是以现象学为基础的心理疗法,不推崇科学,也不自称客观,但是谦虚而真实地承认心理剧是在主角的现象场中进行,因此Moreno 称心理剧是"真实的剧场"。

5. 角色(role) 角色是指个人在特定时刻与其他事物在特定情境中所采取的真实、有形的功能形式。Moreno 认为,角色不仅是一个概念,更是一种理论。人一生中要扮演大致三种角色群,身心角色(呼吸者、进食者、睡觉者等)、心理角色(英雄、冒险家、神话人物等)、社会角色(职业、家庭、朋友等)。个人内心渴望展现的角色远多于现实生活允许呈现的角色,一个人拥有的角色越多,生活品质就越好。心理剧就是通过在心理剧场这个安全的氛围中让人不断尝试不同角色,增加个人角色目录。创造新角色,同时对各种角色进行整合,通过整合发展出后设角色(meta-roles)。后设角色带给人们一种自我反思的能力,心理剧不是为了艺术或娱乐,而是想通过增强自我反思能力的应用让每个人自我反思过程更加具体化,对自我有一个更清楚的评价,从而过上更有效的生活。

三、基本技术及适应证

心理剧是一种探索心理和社会问题的方法,参与者不使用叙述,而是以表演日常生活中的相关事件来进行探索。它不仅可以应用在心理治疗层面,也可以应用于教育、商业、宗教等情景中。心理剧是一种戏剧形式的团体治疗方法,参与者不是围坐在一起探讨问题,而是在治疗师(或称为"导演")的带领下,在"心理剧场"内(有阶梯,理想状态下可以有可调整的灯光。如果没有正式的道具,选择一些椅子、箱子、毯子等身边易得的东西做道具),参与者可以做观众,也可以做演员,通过某一参与者(过去、现在和将来)的生活场景,将其思想、感受、人际关系或者梦想演出来,从而增强所有参与者的洞察力、自发性和创造力,帮助他们度过困境,达到个人整合与人际关系的和谐。

(一)心理剧的基本要素

1. 舞台(stage) Moreno 要求舞台由三个同心圆的平台组成,实际上大部分心理剧都没有像Moreno 所设计的那样,一般用一个人的房间、团体辅导室、空的会议室为舞台,需要注意避免舞台过于空旷、狭窄或嘈杂。现实生活让每一个人由于束缚而失去灵活性,通过舞台这个多向维度的自由空间,参与者可以自由地体验与表达,在舞台上变成他想要变成的任何东西,从而找回灵性。通过建构一个尽可能真实的生活空间,例如厨房里的对话,可以摆设出椅子、桌子,同时想象窗户、冰箱、灶台等位置,设想具体的时间是白天还是晚上,气氛是温暖还是冷淡、敌意还是友善,设想空间大小以及人与物品的距离等。通过实实在在观看,可以轻松获得可能需要几个月言语性治疗才能收集到的信息。在这个介于象征与具体化之间的空间里,参与者的创造力得到实现,从一个现实生活中没有弹性、重复动作的机器人变成一个真正的人。

2. 主角(protagonist) 在心理剧中,主角是从事最主要演出的人。一般由有经验的导演根据团体的需要选出主角,或者由团体协商选出主角。导演会帮助主角找到自己想要探索的问题,例如,我害怕死亡、我与女儿的关系、我与上司的关系等,导演协助主角搭设发生在过去、现在或者未来的场景,通过主角的演出与辅角的协助,在舞台上呈现想象中或者具体的事件,并在附加现实的层面上创造新的剧情,尝试新的角色,提升自发性程度,让自己的角色更加真实和开放。演出结束后进入团体分享阶段,这个阶段主角保持沉默,仔细聆听别人对自己生命的联结。在整个演出过程中,主角有特权探索情景中任何方面的自由,主角自己操控一切并受到团体的倾听与尊重。

3. 导演(director)　在心理剧中,导演是受过训练引导主角演出的人。有一点要明确,导演是协同制作人,团体才是真正的制作人,也就是说整个心理剧的重点是团体的需要而不是导演的需要。导演即使准备一些暖身活动,也要遵循一条基本原则:导演要跟随团体,而不是引导团体的走向。导演负责提升主角的自发性,提词,引导与架构心理剧以及提前准备好舞台;通过一些适当的暖身活动营造一种相互信任的气氛;让团体成员"真诚""自发性"地开始演出;在演出时辨识出核心问题,帮助主角将问题演给团体看而不是说出来;如果合适也可以分享导演自己的生命故事,但这种分享是为了满足主角而不是导演自己的需要。总而言之,导演就是催化剂,在团体结构中,依据心理剧的规则与技巧创建一个安全的环境,引导主角探索特定的生活情境,开展心理治疗,导演只是一个催化演出的人。

4. 辅角(auxiliary ego)　在心理剧中,辅角是扮演主角生命中重要他人的任意团体成员,例如主角的某位家庭成员、一只小狗、一棵树等外在角色;或者害怕的主角、小时候的主角或者主角内心的一个声音等内在角色。辅角通过表情、姿势或距离等非言语部分表达与主角有关但是没有被说出来的秘密。一般辅角由主角根据剧中需要以及主角与辅角之间的"心电感应",选择某人扮演辅角。辅角通过扮演角色时的身体姿势,产生某些想法和感受,说出只有这个角色自身才可能说出来的话。一旦进入角色,辅角会被鼓励去发展超越这个角色的自发性表演,超越主角所给予的信息,说出主角一直不敢说、不敢想的话,从而让主角对自己所处的环境有更多的了解与领悟,这时根本不需要心理治疗师做任何分析解释。但是如果主角的自我界线比较脆弱,辅角自发性过度会让主角感到困扰,这时导演的重要性体现出来,要维护主角的利益,坚持辅角尽可能跟随主角所说的每一个字,也就是说辅角创造力的天赋必须慎重使用。总之,辅角通过适当的自发性表演把主角生命戏剧中真实或者想象中的人带到团体这个外在现实中,协助心理剧的演出,与主角共同营造符合治疗需要的情景。

5. 观众(audience)　在心理剧中,不在舞台上担任主角、导演、辅角的人成为观众,一般为6~20人。在心理剧过程中,观众或者成为辅角的来源,或者担任主角心理剧的见证人,或者成为下一个剧的主角。总之,观众的职责就是与主角同在,共同经历主角与自己的生命故事,在团体中经历新的角色或者丢掉某些角色。在心理剧演出结束的分享阶段,观众会走上舞台分享演出时如何触动他,回想自己类似的体验或者他现在仍被困扰的类似体验。有一点至关重要,在分享阶段,观众不允许对主角进行分析、评价,观众只可以分享自己生活中发生在自己身上的类似体验。

(二)心理剧的过程

每一场心理剧过程都包括三个阶段:暖身阶段、演出阶段、分享阶段。为了接受训练的导演学习需要,有时心理剧会增设审视阶段。

1. 暖身阶段(the warm-up phase)　每个成员在暖身阶段都有适合自己的暖身方法,Moreno的常用方法是与每一个团体成员接触,促使成员之间亲密交谈,逐渐从团体中选出一个目前在生活中遭受困扰的人,且该成员自愿成为本次心理剧的主角并得到其他成员的接受。通过暖身,团体成员感到自己处在一个安全的摇篮里,每个人逐渐开始相信导演、团体以及心理剧这种治疗方法,感到被一个温暖的怀抱包裹,团体成员感到以往做不到的事情在这个团体里可以做到,可以表达出平时无法表达的东西,在这个信任的团体里,将自己的生活问题呈现在一个充满爱、关怀和创造力的环境中,尤其是主角通过逐步暖身,触及长期深埋内心、阻碍成长的困扰,在导演的引导下,认识到自己的困扰并愿意主动扮演出自己的困扰。

2. 演出阶段(the enactment phrase)　在导演的引导、辅角的协助演出、观众的支持包容下,主角将期待探索的事件(具体事件、梦境、幻想或者身体的感觉等)通过肢体体验、行为动作等表达方式具体形象地呈现出来,在整个演出过程中,除非承担角色,其他成员不能坐在舞台上。主角在演出时,可以自发、即兴地离开原来设计的剧本,创造新的剧本,从而达到在过去的场景中宣泄,在现在的场景中领悟,在未来的场景中获得希望。心理剧是以现象学为基础的心理治疗,谦虚真实地承认演出是在主角的现象场中进行,是基于主角主观的事实,在看似虚幻的演出中,主角上演真实的自己,体会自己真实的人生,通过演出为主角的内心世界与外在世界搭起沟通的桥梁。有一点必须强调,心理剧最好在一个经过事先设计的、具有仪式性的舞台上进行,很多尝试在没有设计过的舞台上演出的心理剧由于空间或者系统上没有界限导致失败。

3. 分享阶段(the sharing phrase)　在演出阶段,如果有足够好的暖身阶段,主角会在信任的气氛下把自己的情绪赤裸裸地用行为表达出来,好比在手术室内进行一场手术,如果没有合理的分享阶段,脆弱的主角很容易受到二次伤害。分享阶段是心理剧中必不可少的步骤,在分享阶段,主角会被带回团体中,导演要求团体成员分享他们曾经历过的、同主角剧中类似的经验和感受,绝不可以分析主角的剧情,不可以给主角提建议或者批评主角在剧中的作为,不能问主角问题,只可以分享自己在心理剧中被触动的内心感受。这种分享可以是言语也可以是非言语,尤其是眼神的接触,会传递很多内容。通过分享,主角会逐渐休息、恢复、沉淀下来,感到有很多人与自己有类似的地方从而获得支持的力量,另外分享也可以让团体冷静下来,让团体成员重新进入各自的现实世界里。最后导演也可以鼓励有类似感受的成员进一步探索,或许可以成为下一场心理剧的主角。总之,分享阶段是必不可少的,也是这次心理剧结束的过程。

4. 审视阶段(the processing phrase)　一般情况下为了让接受训练的导演开展学习,会在心理剧结束24小时内安排审视阶段,主角可以参与也可以不参与审视阶段,大多数人愿意参加审视阶段,但对某些人而言,聆听别人对自己的"剖析",会有些难以接受。在审视阶段会检查治疗过程中信息处理与运用是否得当,讨论理论假设、理论根据、治疗契约等,这种讨论对于受训的导演有很大的帮助,对于某些主角,也远比前三个阶段对自己和他人的理解更为清晰。不过审视阶段重点在于导演的学习需要,对心理剧中的理性部分进行解构,了解每一幕、每一个切入点,以及整个过程中到底发生了什么。

心理剧主要用于离婚、吸毒、自杀、违法者,也可以用于心智失常但能主动参加的精神病病人。

四、评价与发展

国外心理剧的研究比较成熟,心理剧的应用包括嗜酒者、妇女健康教育、护理教学、胃肠功能紊乱者、糖尿病患儿等多个方面。心理剧创新形式有治疗性螺旋模式心理剧、音乐心理剧、易术心理剧等。国内心理剧研究主要处于引进与学习阶段。心理剧是一种要求主角通过戏剧性舞台积极主动表达内心诉求的治疗方法,对于在"枪打出头鸟""不要太张扬""家丑不可外扬"的文化下长大的中国人来说,与其在"大庭广众"之下走上舞台,参与可能成为"目光的焦点"的心理剧中,大多数人目前更愿意做一名被感动、有所收获的观众。Moreno的遗孀Toeman女士在对中国心理剧发展的建议中提到,"要接受专业培训,同时要培养你们自己的工作者",结合中国文化的现实情况,发展本土化心理剧。目前国内已有学者结合中国实际,开始在大中院校开展校园心理情景剧的探索,既顺应我国心理教育需求,又对心理剧进行消化吸收和创新,值得每一个心理学工作者思考和借鉴。

第四节　艺术疗法

一、概　述

艺术疗法(art therapy)是指在专业人员指导下,在与病人的艺术互动中进行某些躯体与心理疾病的诊断、治疗或康复的方法和过程。艺术治疗主要由艺术作品、艺术创作、艺术欣赏三个方面组成。艺术作品是艺术治疗的媒介。在专业人员的指导下,艺术创作和艺术欣赏的过程使病人再现创伤经历,发泄压抑的情绪,同时病人在艺术创作、艺术欣赏时的表现可以间接帮助心理治疗师了解病人的人格特质,有助于心理疾病的辅助诊断。艺术治疗有两大取向:一,艺术创作就是治疗,在创作过程中参与的人需要集中注意力,从而避免了胡思乱想导致的情绪波动,有利于自我认识与自我成长;二,艺术作品与艺术作品所表达的内容之间的联想,有助于维持内心世界与外部世界之间的平衡。总之,艺术治疗具有不受年龄、语言、认知能力、环境、疾病种类等的限制,同时操作相对简单方便,容易被人们接受,在临床心理治疗中得到广泛应用。

艺术疗法的起源,最早可追溯到史前人类的岩洞壁画。近代艺术疗法形成于1930—1940年的精神治疗运动。1930年,农伯格(Naumburg M)建立了运用艺术的表达作为治疗的模式,鼓励病人自发地描绘,并对其图画加以自由联想和解析。同时一些艺术家自愿进入精神病院参与治疗和研究,最终得出艺术方法可以治疗一些疑难病人的结论。至此,"艺术"作为一种基本治疗的方法,而非其他治疗方法的辅助治疗,正式成为精神治疗领域里的一个专有名词。1950年,乌尔曼(Ulman E)致力于残障儿童的美术教育,发展了艺术疗法用于各种不同团体疗法的理念,发展出日后广为重视的"Ulman评估程序"系统(Ulman assessment procedure)。同年,克雷默(Kramer E)强调艺术创作过程和艺术升华作用在治疗中的功效,主张艺术活动和其作品均是治疗环境的一部分,团体的领导者扮演艺术家、艺术教师和治疗师三种角色。Kramer的观点对艺术治疗的影响一直持续至今。20世纪60年代艺术治疗逐渐被心理治疗专业所接纳。1961年Naumburg和Ulman共同创立了美国艺术治疗专业期刊。1969年美国艺术治疗协会正式成立,组织每年学术研讨、提供专业培训等。70年代美国开始艺术治疗专业的研究生培养,大多数州允许在获得艺术治疗的认证后具有心理治疗师的资格。

二、基本理论及适应证

心理学基础和艺术教育理论共同奠定了艺术治疗的理论构架。大量的研究结果论证了艺术对人大脑发育与行为发育的影响,艺术欣赏可以使人的情绪(尤其是四种基本情绪:喜悦、悲伤、恐惧、愤怒)发生改变,例如某些音乐作品使人喜悦时,大脑分泌乙酰胆碱、5-羟色胺、多巴胺等神经递质增多;某些音乐作品使人长期悲伤时,副交感神经兴奋增加,T淋巴细胞的功能降低,免疫功能改变。Kramer认为"艺术就是治疗",艺术作品可以使病人在不干扰其防御机制的情况下合理地表达无意识内容;心理动力学理论认为,艺术作品可以呈现病人以往的创伤经历,通过艺术治疗可以宣泄、升华、象征化,从而使病人情绪得以净化,实现意识与无意识的整合;行为认知理论认为,通过结构化的艺术表达与系统化的行为改变就可以达到治疗的目的;人本主义理论认为,在足够安全的氛围里,艺术治疗的形式可以让病人更加接纳自我,利于人格整合;艺术治疗师加布里埃尔斯(Gabriels R)认为,人的内隐思维大部分以视觉的方式呈现,记忆部分很可能是前语言或被压抑的,个体的创伤性体验遭到压抑后仅仅靠语言无法提取,艺术作品作为一个中立的表达形式可以绕开社会舆论褒贬的干扰,为人们提供一种安全自由的表达方式,乐于被人接受且表达出无法用语言表达的感受。

艺术疗法主要用于适应障碍、进食障碍、自闭症、家庭暴力等。近十年来,国内外多名学者利用音乐、绘画、雕塑、沙型、陶艺、戏剧等在癌症、白血病、进食障碍、手术康复、自闭症等多个方面进行了探究。

三、基本技术

(一)美术疗法

美术疗法基本操作过程包括:①治疗师通过一些书画作品让成员了解美术治疗的特点,逐渐帮助成员建立对美术治疗的兴趣与信心。②通过一些历史上、生活中自觉不自觉运用绘画调节心理的例子,指导成员收集生活中类似的事例,让每个成员讲述自己对美景、美人、美物的真实感受与情绪反应,诱发成员对生活经验的联想,加深对生活中美的体验,激发对生活的热爱,认识美术与生活的关系。③不同的人喜欢不同题材、不同风格的艺术作品,不同的艺术作品可以引发不同的情绪和认知活动。组织团体成员参观美术馆,寻找自己最喜欢的作品,休息时分享各自体验,交流真实感受,了解各自的心理投射。④学习美术基本知识,通过对色彩、线条、简单构图的学习,让成员体验到线条造型、色彩变化与自己内心认知、情绪变化的联系。⑤学习通过美术形式(绘画、剪纸、泥塑等)表达内心世界的方法,初学者可以由治疗师指导绘画题材与绘画材料,例如铅笔画人头像、房子等生活场景,逐步过渡到自由创作,独立完成,最后大家互相面质与分享。治疗师可以协助成员探索作品与心理问题之间的关系,帮助成员更好地认识自我。

美术疗法的指导方式有:①在治疗开始时,通过热身练习,让成员了解美术疗法,同时成员之间相互熟悉,降低部分焦虑成员对艺术体验的敏感性,诱发美术治疗动机。诱发过程中,尤其是幼儿,通过适当的美术材料和游戏的方式给幼儿合理的视、听觉刺激,从而促进幼儿自信心与创造力。②每次活动根据不同的目标确定明确的主题,例如"我们在一起玩""放风筝"等,鼓励成员通过活动分析、认识自我心理投射,从活动中获得启发,认识到生活中美与情感的关系,从而对生活更加热爱。③选择不同的美术材料,例如为了促进幼儿的感觉统合成长,选择有利于幼儿发展眼、手协调,强化幼儿大小肌肉发育的硬质材料(色彩鲜艳的粗蜡笔、笔芯粗短的铅笔、彩色笔和粉笔等);对于低自尊、内向或情感压抑的成员选择指画(面糊、黏土等);对于精神分裂症等精神障碍恢复期病人,可选用多种基本材料刺激其情感表达和主动探索。

总之,在美术治疗指导中,不能以"像不像"的标准来评价艺术作品,避免让成员产生创造的焦虑,不利于表达内心世界。常用的美术选材有颜料、拼贴画、雕塑、黏土、彩纸、玩偶壁画、线描等。常用的活动有热身、曼陀罗、肖像、团体协作、节假日计划、百宝箱等。

(二)音乐疗法

音乐治疗是指以心理治疗的理论和方法为基础,运用音乐特有的生理、心理效应,使病人在音乐治疗师的共同参与下,通过各种专业设计的音乐行为、经历音乐体验,达到消除心理障碍、恢复或增进身心健康的目的。大量研究表明,音乐可以引起血压降低,呼吸、心跳减慢,血液中去甲肾上腺素增加等生理反应,促进人体内稳态,减少紧张焦虑,促进放松。音乐活动本身就是一种非语言社交活动,对于孤独症、老年痴呆症以及因长期住院而导致社交不足的病人,音乐治疗师通过唱歌、乐器演奏、舞蹈等为病人提供一个安全愉快的人际交往环境,从而帮助他们逐渐恢复和保持社交能力。音乐活动可以为病人提供一个通过音乐和语言交流来表达、宣泄内心情感的机会。总之音乐疗法让病人在音乐活动中获得成就感,提高自信心,从而促进心理健康。

音乐疗法一般包括四步:①确定评估病人的问题;②制订长期和短期的治疗目标;③根据治疗目标制订与病人的生理、智力、音乐能力相适应的音乐活动计划;④音乐活动的实施并评价病人的反应。音乐疗法的形式,分为集体治疗和个体治疗。个体治疗是指治疗师与病人一对一探讨分析病人的内心世界,是精神分析学派的音乐治疗常用方法,集体治疗是指8~12人与治疗师共同组成一个多层次互动"小社会",在音乐活动和音乐交流中学习沟通技巧、学习接纳别人与自己的过程。

音乐疗法分为三种,接受式是指通过聆听音乐的过程来达到治疗的目的;再创造式是指通过主动参与演唱、演奏现有的音乐作品,根据治疗的需要对现有的作品进行改变来达到治疗的目的;即兴演奏式是指通过在特定的乐器上随心所欲地即兴演奏音乐的活动来达到治疗的目的。

1. 接受式音乐疗法(receptive music therapy) 强调的是聆听音乐以及由聆听音乐所引起的各种生理心理体验。简单地介绍如下。

(1)歌曲讨论是最常用的方法之一,多用于集体治疗中。由治疗师或病人选择歌曲,聆听之后对音乐以及歌词的含义进行讨论。目的在于:①引发小组成员之间的语言和情感交流。治疗师以讨论的主题和讨论的方向选择歌曲;病人选择的歌曲则透露出他的想法和情感状态以及与其他成员分享自己的想法和情感的意愿,这些都是引发和促进交流的契机。②帮助病人识别不正常的思维和行为。病人常常对歌词的含义有不正常的理解或认识的误区,通过小组讨论,治疗师与其他成员可以对不正常思维进行澄清和纠正。③病人对某一种音乐风格、形式或某一首歌曲或乐曲的喜爱和认同往往可以反映出他的深层心理需要或人格结构特点,治疗师通过对病人提供的歌曲或乐曲进行深入的分析、体验和探讨,了解和发现病人的深层心理需要和问题。

歌曲讨论的方法既可以在浅层支持层次的治疗中使用，引导病人简单地进行对歌曲的音乐欣赏体验的讨论；也可以在认知层次的治疗中使用，引导病人对歌曲中表达的思想观念进行讨论，以达到改变错误认知的目的；还可以在心理分析的深层次的治疗中使用，通过对音乐体验的讨论来发掘病人的无意识。

（2）音乐回忆是指治疗师要求病人选择一个或数个在他生活中有着特别意义的歌曲或乐曲在小组中播放，同时引发由音乐所伴随的情感和回忆。当此方法运用在集体治疗时，小组的成员互相倾诉自己的往事，宣泄自己的情感，互相支持和安抚，促进相互理解和情感沟通。另外，可以通过音乐回忆来达到探索和了解病人的生活历史和情感事件的目的。例如治疗时要求一个新来的病人按照自己成长阶段的顺序，选择与每一人生阶段相联系的一段音乐，则形成的一个"个人音乐历史"，治疗师可以通过这些音乐在较短的时间里很快地了解到病人较为完整的成长史和情感发展史。

（3）音乐同步是指治疗师使用录制好的音乐或即兴演奏音乐来与病人的生理、心理状态同步。当病人与音乐产生共鸣后，逐渐地改变音乐，把病人的生理、心理和情绪状态向预期的方向引导，以达到治疗目的。例如治疗师给抑郁病人播放或演奏与他的情绪状态一致的，缓慢忧伤的音乐，当病人的情绪与音乐的情绪共鸣后，安排使用较为明朗抒情的音乐，然后使用节奏较为明确稳定、情绪较为积极的音乐，最后再使用节奏欢快、情绪积极振奋的音乐。而对于躁狂或焦虑的病人则可以安排相反顺序的音乐。

（4）音乐想象是指病人在特别编制的音乐的背景下产生自发的自由想象。这种想象通常是生动的视觉联想，有时会伴随强烈的情绪反应，想象不会是无意义的，它往往会与病人深层的内心世界和无意识中的矛盾有关。治疗师可以给予病人导向性的指导语，例如，"想象你走在一条小路上……，你看到了一座房子，这是你小时候住过的房子……"。治疗师也可以不给病人明确的指导语，而是说"请你仔细体验着音乐，看看音乐会给你带来什么样的画面"。个体的治疗中，治疗师与病人在音乐想象的过程中可以保持语言的交流，随时了解病人想象的内容和当时的情绪状态，并在需要的时候对病人的想象进行引导。在集体治疗的场合中，治疗师不与病人保持语言交流，而是在音乐结束后，病人向治疗师报告想象的内容，双方共同探讨想象内容的意义，帮助病人了解自我，体验自己的内心世界。

（5）音乐引导想象技术是美国音乐治疗师邦尼（Bonney HL）在非指导性音乐想象方法的基础上发展而来的，使用音乐想象为手段的治疗方法。这一方法成为目前音乐心理治疗中最复杂、也是最强有力的方法。由于这种方法涉及的心理层次很深，在使用不当的情况下可能会给病人造成很大的心理伤害，因此在美国除了受过专门训练并获得专门执照的人以外是不允许使用，即使专业的音乐治疗师也不例外。此方法对于精神分裂症的病人或有认识障碍的病人，以及自我人格结构不健全和情感过于脆弱的人是禁用的。

还有一些音乐聆听的方法被用于普通综合医院的临床实践中。如为病人播放音乐以提高痛阈，减轻外科手术、分娩以及手术愈合期的疼痛。还有用音乐促进人体的放松，减少紧张状态，在音乐背景下进行放松训练，以及在生物反馈的放松训练中用音乐作为强化刺激信号、音乐系统脱敏等，也属于接受式疗法。一些中国的研究者用音乐的声波变化转换成电频的变化，研制出了音乐电疗仪和音乐电针灸仪，克服了在传统的电疗和电针灸中身体产生适应现象的问题，取得了较好的疗效，这种方法可以理解为接受式音乐治疗与物理治疗和针灸治疗的结合。

2. 再创造式音乐疗法（recreative music therapy）　强调的是让病人不仅仅听，更重要的是亲身参与各种音乐活动。此方法通常包括演唱演奏与音乐技能学习两类。根据治疗目的和所依据的理论不同，音乐演奏演唱的治疗活动可以是非音乐性的，即活动的目的不在于音乐，所以演奏演唱出来的音乐是否好听是无关紧要的。但也可以是音乐性的，即活动的目的在于音乐，对病人的演奏演唱要求好听、具有相对较高的艺术性。同样，音乐技能的学习，根据治疗的目的不同，可以是以非音乐为目的，也可以是以音乐为目的。音乐技能学习通常以个体治疗的方式进行，而演奏演唱虽可用于个体，但更多用于集体治疗。

　　无论是演奏演唱还是技能学习,当音乐活动是非音乐目的时,治疗的中心在于音乐活动的过程,即病人在演奏演唱和技能学习过程中所表现的行为和相互间的反应。在集体的音乐演奏演唱时,病人必须克制自己的反集体行为,学习和适应在集体活动中担任适当的角色,并努力与他人合作。当音乐活动是以音乐为目的时,治疗的中心则集中在音乐行为的结果,病人克服自身的生理或心理障碍,努力学习音乐技能,最终获得音乐上的成功。

　　3. 即兴演奏式音乐疗法(improvisational music therapy)　在欧美国家运用得十分普遍,所采用的乐器多为简单的、不需经过学习训练即可演奏的节奏性和旋律性打击乐器,如各种不同型号的鼓、三角铁、铃鼓、木琴、铝板琴等。而治疗师大多数情况下用钢琴或吉他参与演奏。即兴演奏的音乐治疗方法分为很多不同的流派,有精神分析取向、人本-存在主义取向、格式塔取向等。每一种流派都有各自不同的评估方法、治疗设计和操作模式,以及对演奏中所呈现出的音乐现象进行不同分析的方法。

　　音乐治疗操作要点:①了解病人的背景资料,确定治疗用的乐曲。医生准备实施音乐治疗前,应对病人的人格、心理症状的性质和历程、文化程度、家庭背景、个人爱好等个人资料有必要的了解,选择适合病人背景和符合治疗目的的音乐作品。②治疗前的语言指导主要指治疗师告诉病人音乐治疗的效果或体验到的生理与心理反应,主要取决于欣赏的人把注意力投入作品、把自己融入到作品意境的程度,而不取决于欣赏的人所具有的音乐修养和文化程度的高低。因此,任何文化、音乐修养程度的病人都不必有什么担忧。③治疗环境要求选择一个安静和光线柔和的地方。病人采取坐、卧、躺任何舒适的姿势均可,聆听音乐时要轻轻地闭上眼睛,这样有助于大脑皮质的放松。④设备要求用较好的音乐播放设备。音乐的声音应由小逐渐增强,音量恰到好处。⑤治疗时间一般来说以 30～60 分钟为宜。疗程可短可长,以有所感悟为准。在耳痛、头痛剧烈、情绪极度激动时应暂时避免使用音乐治疗。

　　美国著名音乐治疗家惠勒(Wheeler B)于 1983 年根据以往心理疗法的分类体系和临床实践以及研究,将音乐疗法临床应用分为三个层次。①在支持性的层次,音乐疗法是为病人提供参与和体验治疗过程的机会,强化病人健康的行为。活动的目标是增强正常的心理防御机制,促进正确的行为控制能力,支持健康的情感和思想,打破社会性孤立状态,提供安全感,把病人置于集体的动力影响之下,并对紧张焦虑的病人起到安抚作用。不同程度的病人,从自我人格基本完整,仅是在紧张状态下暂时产生心理障碍的正常人,到心理创伤,心理严重退行或有幻觉妄想的急、慢性障碍都可以从这一层次的音乐治疗中获益。②在认知和行为的层次,音乐活动的同时伴随着治疗师与病人之间的语言交流,且语言的交流成为重要的组成部分。在治疗过程中,音乐活动的内容主要针对情感和思想观念来安排,并成为语言讨论过程的主题。治疗强调暴露个人的思想、情感和人际之间反应的问题。治疗的注意力主要集中在对"此时此地"的体验,以及治疗师与病人之间的人际反应过程。在这一层次的治疗中病人的心理防御机制和不正常的人际行为都可能受到挑战,而治疗的目的是建立和促进正确的行为模式。③在心理分析和体验的层次,音乐治疗活动常常被用来引发联想和与现在或过去经历有关的情感,病人的无意识内容被用来重建新的心理防御机制,深化自我理解,促进自我的冲动控制能力、成熟的本能动机和内驱力,进而达到重建人格的目的。这一层次与认知与行为的层次治疗的区别在于要求病人内省的程度和质量不同,并集中在病人的过去经历(精神分析取向)、人格内部的结构或矛盾冲突(存在主义、格式塔主义取向)。通常,心理分析层次的治疗主要用于对心身疾病、抑郁症、人格障碍和神经症。在这一层次上,要求治疗师必须受过高级水平的训练和督导。参与这一层次治疗的病人通常是要向自己的现有人格结构进行挑战,并有足够的治疗动机参与这种通常为长程的治疗。

　　(三) 书法治疗

　　篆书(指小篆)笔画分布均匀对称,结构环抱精密,内含筋骨,给人以含蓄美;章法平正划一,给人以整齐美。适合焦虑、紧张和躁动者调节心理,也可用于 A 型行为者、高血压、冠心病者。隶书笔画一波三折,曲中有直,直中有曲,活泼中有稳重,轻松中有浑厚,充满曲线美和柔性美。有助于培养人的柔性,适合缓慢释放不良情绪,调节焦虑不安或偏执型人格。草书有章草、今草、狂草之分。体势放纵,笔势回绕,离合聚散,大起大落,变化无穷,给人以春风拂面、万马奔腾、生机勃勃的感觉,适合于情感压抑、抑郁症者。楷书端庄工整,结构紧密,四满方正,对于培养循规蹈矩的人格有潜移默化的影响,适合焦虑症、恐惧症、疑病症、冠心病、高血压、心律失常者调节心理。行书介于草书与楷书之间,是楷书的直接快写体。字体灵活多变,书写便捷,下笔收笔,起承转合,多顺势而为,一带而过,给人以生动活泼的感觉。有助于培养人的应变能力,适合强迫症、抑郁症以及手足麻痹、脑中风后遗症者。魏碑豪放有力、雄浑阳刚、苍劲古朴。适合于心情压抑、意志消退、行为退缩者。

中国书法治疗作为华文地区中常用的一种心理处方,广泛应用于多种心理疾病和躯体疾病康复期的治疗中。

四、评价及进展

由于文化背景不同,中国艺术与西方艺术从古到今有着巨大的差别。"天人合一"的自然论是中国古代艺术的核心:人与自然和谐相处,人关联于自然之中的诸多部分,东方人创作的艺术作品注重的是表达思想情感,艺术风格讲究"神形兼备",甚至神似重于形似;在"虚实结合"的艺术手法中强调"留白""写意"。程式化表演的戏曲、空间透视表现的绘画、追求"浑然天成"的雕刻、如歌如舞般挥洒的书法,淋漓尽致地展示出东方重表现的艺术观念。西方古典艺术以再现性为主流,古希腊时期模仿论、文艺复兴时期的再现性理论都以逼真地再现为最高境界。

由于上述差异,导致中、西艺术治疗中的工具、方法、标准等不同,即便同样的艺术工具,例如音乐、美术,作用于中、西方同样疾病病人身上的效果也会不同。在艺术疗法的研究中探索中国特色艺术治疗方法尤为重要。

中国目前艺术疗法的研究和实践主要在医院进行。急需建立我国的艺术治疗学科和专业艺术治疗高级人才的培养体系,创建出有中国特色的艺术治疗教育体系。艺术治疗是一个边缘性学科,同时需要学习艺术、医学和心理学课程。结合目前我国高等教育现状,在研究生阶段完成另外一个专业的学习(先艺术,后学医,或者反之)是切实可行的方法,通过有机结合两者,成为艺术治疗师,从而获得心理治疗师的资格,毕业后可以在心理诊所、精神科、老人院、学校等多个场所发挥作用。

（秦海兵）

第五节　集体心理疗法

一、概　述

集体心理疗法(group psychotherapy)也称团体治疗或小组治疗,它在近几十年发展起来,并逐步在心理治疗领域确立起自己的地位,成为心理治疗的一种新形态。集体心理疗法指以集体为治疗对象而实施的心理治疗。这种治疗方式一般是由1~2名治疗师主持,治疗对象可由8~15名具有相同或不同问题的病人组成。治疗以集体的方式出现,每周可一次,每次时间1.5~2小时,治疗次数可视病人的问题和具体情况而定,一般在10次左右。在治疗期间,集体成员就大家所共同关心的问题进行讨论,对自己的问题的认识和解决是通过成员之间的交流、相互作用、相互影响来实现的,这就使得集体心理疗法具有个体治疗所没有的独特优势。

集体心理疗法的发展主要依赖欧美两洲的倡导人。普瑞特(Pratt J)是人们公认的集体心理疗法之父。他最早使用集体心理治疗的方法,且在肺结核病人中引起了强烈反响,病人纷纷报告在治疗中受益匪浅。Moreno是最早使用"集体治疗"这一术语的人,他于20世纪初在维也纳开始使用集体治疗方法,首创了"心理剧治疗"的形式。第二次世界大战后,集体心理疗法作为一种经济、简捷和高效率治疗手段被用于对战后士兵中精神病病人或心理障碍病人的治疗。20世纪60年代Rogers所推进的以"会心小组"为标志的人类潜能运动对集体心理治疗产生了重大影响。我国在 20 世纪 50 年代开展这一技术，并在 80 年代后进行了真正意义上的研究和实践。

集体心理疗法特别适合于人际关系适应不良的病人，其适应范围主要包括：①神经症或神经症反应，包括各种社交焦虑或社交恐惧；②轻度的人格障碍，特别是人际关系敏感或有交往缺陷者；③青少年心理与行为障碍；④心身疾病，尤其是各种慢性躯体疾病病人，旨在改善继发的心理问题；⑤重性精神疾病缓解期，特别是社区中的康复期病人；⑥各种压力应对性及适应性问题。

二、基本理论

集体治疗的基本思路为心理问题、行为障碍及各种适应问题是在人际交往中或特定的社会环境下产生、发展和维持的，那么解决这些问题就必须通过集体关系的功能来实现。这一点是集体治疗所依据的最重要的理论思想。Maslow 说："如果可以把普通的个别治疗看作一个由两个人组成的理想社会的雏形，那么集体治疗就可以看作一个由十个人组成的理想社会的缩影。"

集体治疗的机制主要包括被他人接纳、宣泄、倾诉、发现相同性等团体的情感支持，成员间相互学习与模仿，享受团体凝聚性和领悟互助原则等正性体验，重复与矫正"原先家庭经验"和支持体验"感情纠正经验"等。治疗改变是一个非常复杂的过程，而且随着人类各种体验的复杂的相互作用而产生，这种相互作用称之为"疗效因子"（therapeutic factors）。根据集体心理治疗家的看法及临床经验，亚龙（Yalom ID）等概括总结出 11 个疗效因子。

1. 希望重塑（instillation of hope）　塑造对集体治疗的疗效和解决自身问题的希望和信心。

2. 普通性（universality）　集体成员领悟到他们的思想、情感和行为的普通性和普遍性。

3. 传递信息（imparting information）　小组成员以开放的心态接受治疗师的指导、意见和建议。

4. 利他主义（altruism）　小组成员感受到一种给予他人关心和爱的意识。

5. 原先家庭的矫正性重现（the corrective recapitulation of the primary family group）　小组成员把治疗师和（或）小组内的其他成员认同为家庭中的角色。

6. 社交技巧的提高（development of socializing techniques）　集体成员学习有效回应他人，解决冲突，准确地体验和表达情感。

7. 行为模仿（imitative behavior）　集体成员模仿治疗师形成自己的行为模式。

8. 人际学习（interpersonal learning）　在如同社会缩影的集体中，改变扭曲的人际关系，获得矫正性的情感体验。

9. 集体凝聚力（group cohesiveness）　集体成员融为一体。

10. 宣泄（catharsis）　小组内的成员经常公开讨论各种感受和体验。

11. 存在意识因子（existential factors）　组成员能够更多地意识到自己的思想、情感、和躯体应答。

这些疗效因子的区分是人为的，彼此间相互依赖，它们既不独立存在，也不独立发挥作用，他们代表改变过程的不同部分。疗效因子的相互作用和相对重要性在各个团体治疗中有着很大的不同，而同一个团体中不同的病人也可能依据不同的疗效因子而获益。

三、基本过程与技术

（一）病人的筛选

几乎每个病人（少数例外）都有适合参加的团体。集体治疗小组成员的选择在很大程度上要看提供的是什么类型的治疗。

1. 纳入标准　临床上最为重要的纳入标准也是最明显的标准——治疗动机。病人总体上必须具备强烈的治疗动机。另一个重要的纳入标准是病人在人际关系领域上是否存在明显障碍，且是否愿意为这些问题负起责任，或者至少能承认这些问题的存在，并有寻求改变的意愿。在选择时除了常规的诊断类别外，一个有用的方式是考虑病人目前的主诉，而不要妄加猜测，添加任何有关的动力学问题。

2. 排除标准 绝大多数治疗师并不筛选适合集体治疗的病人,相反,他们只是提出那些不合适的病人。我们所谓的排除标准是针对某一个具体团体而言的。临床上的一致观点认为,下列病人不宜参加治疗团体:脑器质性病变、偏执型人格障碍、疑病性神经症、药物或酒精依赖、急性精神障碍或反社会型人格障碍;正经历急性生活危机的病人也不适合团体治疗。另外,恒定的出席是发展团体凝聚力的必要条件,所以要排除那些无法规律出席的病人。如果没有明显的排除指征,绝大多数寻求治疗的病人都可以接受集体治疗。

（二）基本阶段

1. 治疗前的准备阶段 这一阶段主要是治疗前的准备工作。治疗师根据自己所持的理论确定集体治疗的性质和目的,并在此基础上选择适合参加集体治疗的对象。在这一阶段治疗师要对即将参加集体治疗的各个成员的具体情况有所了解。治疗师可在集体治疗前对每个成员先进行几次个体会谈,这有助于建立良好的治疗关系,另外也让病人对团体治疗做好准备,同时,未来的小组成员也可以自己判定领导人和小组是否适合于他们。在准备阶段必须完成以下目标:澄清对团体治疗的误解,消除不切实际的恐惧与非理性的期望;预测集体治疗中可能出现的问题并尽量减少和避免这些问题;向病人提供一个认知框架,使他们能够有效地参加到团体中。

此外,在这一阶段治疗师还要选择适合集体治疗进行的场所,并且为集体存留的时间、新成员的加入、治疗频率、每次治疗的持续时间,以及团体的规模等拟定计划。

治疗师还应确定团体是开放式的还是封闭式的。一个封闭式团体一旦开始治疗,就不再接受新成员,并按照预定的次数进行;而开放式团体则保持一定团体规模,一有成员离开就会有新成员填补进来,通常开放式团体都是没有治疗期限的。而大多数的封闭式团体都是短期治疗团体,每周治疗一次,一般持续 6 个月。

2. 小组形成 团体的组合对团体功能的许多方面都产生重大的影响。小组构成的一个重要方面是小组的同质/异质性。异质性组合指团体包含不同类型的、具有多种不同人际风格以及内心冲突的成员,病人的问题各不相同,需要在形形色色的社会环境里去认识自己和他人,并检验新的行为方式。同质性组合由问题相似的病人组成,如烟瘾、同性恋、肥胖者,所有成员基本上都有类似的目的。在组合团体时,凝聚力是其首要的指导原则。Yalom 强调指出,与异质小组相比,同质小组能够更快地建立起一致性,凝聚力更强,能提供更多的支持,冲突更少,成员的参与性更高。另外,对于个人成长小组而言,为了便于最大限度地增加凝聚力、使人际关系学习达到最好的效果,性别混合方式是一种很适宜的模式。

3. 治疗进程 一般来说集体首先经历初期的定位阶段,其特征是确立集体的结构和目标,寻求共同点,寻求和给予建议,分清集体的界限。接着,集体进入冲突、支配与反抗阶段,开始频繁地互相批评指责,并对治疗师产生敌意,开始关注人际交往中的支配权问题;经过以上两个阶段的冲突之后,团体日益关注成员间的和谐与情感,在这个阶段,团体士气、相互信任感以及自我表露都会不断增加,成员间的分歧往往被团体凝聚力所替代,此时团体关注的是亲密感。团体逐渐发展成为一个具有凝聚力的整体。治疗师必须对成员所作出的对集体有建设性作用的行为及时加以强化,对阻碍集体关系形成的行为加以制止,促进集体逐渐建立默契关系,形成有形式、有规律、相互合作和认同的治疗环境。具体进程如下。

（1）治疗开始阶段:在这个阶段,治疗师的重点是发展集体的一致性和包容性,产生小组凝聚力。治疗师必须积极主动地运用一些技术来建立一个相互遵守的团体规范,如坦诚及保密原则。在这个阶段,集体成员说出他们自身的问题、想解决的问题以及所关心的事情。这一阶段的主要任务是让各个成员对彼此的情况有所了解,努力促使大家形成一种适合集体工作发展的关系和气氛,同时使他们对集体的结构和性质有一定的认识。为了使集体成员之间能达到充分的沟通,治疗师还应指出一些基本的交流准则和会谈时应注意的问题,这些技巧往往能有效地提高成员之间人际交流的质量。此阶段另一项重要工作是设置目标。这包括帮助小组成员建立个人的目标,也包括设置小组的总体意图和各种目标。治疗师可以帮助小组成员学习怎样确定、追踪和评价他们的目标。通过以上方法发展小组的一致性。

发展小组的包容性,使小组成员感到自己作为一个小组成员是优秀的、重要的、值得为此花费时间和精力等。这意味着小组成员能在这个集体中寻求到共同感、归属感,寻求到他人的注意和回应。治疗师在这个时候应当特别关心的问题是,那些把自己置身于小组中,并使自己配合小组关系的成员,他们以什么方式从这种关系中看见自己。所谓看见自己,即自己的意见被小组接纳,自己的观点成为小组共识的一部分,或者自己的感受成为小组共享和讨论的内容之一等诸如此类的迹象。看到这些迹象,当然首先是有自己被小组所包容的感受。更进一层,这些迹象也使个体不至于感到自己被小组的洪流所吞没,进而产生消极的结果。

在这个阶段要发展小组凝聚力,较强的凝聚力与小组取得的有效成果密不可分。可以使用下列方法来加强小组的凝聚力:鼓励参与、给予参与活动的各种指导、将小组行为中易于操作的部分作为范例、引发小组成员的参与意识、使用幽默以及应用小组互动练习等。

(2)治疗中间阶段:这个阶段的工作是整个集体治疗的中心。在这个阶段,治疗师必须激励自己运用和发展疗效因子,根据自己的治疗理论,使用相应的方法和集体治疗技术来指导集体中的各种反应,促使集体最大限度地发挥具有治疗作用的功能。因此这个阶段的工作具有较强的理论指导性。

需要强调的是,在这个阶段,重点关注处理集体冲突(虽然在整个集体发展过程中,冲突都是无法避免和需要处理的)。移情或恶意的扭曲、病人的自我贬低、竞争、新成员的加入或某些成员提前终止治疗、偏见、自恋性伤害、对事物的不同看法等都可能是冲突产生的来源。相互不信任是冲突敌意产生的基础,治疗师的任务就是要找到适当的平衡点,限制冲突,并用它来帮助团体成员。因此,团体凝聚力是成功处理冲突的重要要素,而共情是解决冲突及使争执更人性化的另一个重要元素。治疗师要试图帮助互相冲突的成员,让他们更深入地了解双方的立场,此时角色转换练习可能是行之有效的治疗方式。有时,检视一下集体的进展过程,要求集体追溯愤怒的意义,或"招呼"冲突外的一位成员,请他对整个过程发表意见,这都会有很大帮助,有时在持久且具破坏性的情境中,治疗师必须掌控集体并设定界限,如有必要,就得展示自己的权威性。

在前一阶段集体的一致性、包容性发展良好,并形成了一定的小组凝聚力后,这个阶段的自我暴露会越来越多。一个成员的自我暴露,通常会引发其他成员一系列可预期的反应。其他成员会在集体的良好氛围中,感觉自己有义务、有责任对暴露者负责,给予恰当的反馈回应、评论。同时其他成员也会连锁反应地暴露自己的问题。随着参与者持续、轮流地暴露,小组成员一点点越来越开放,越来越亲近,越来越信任,互相的关系越来越深,最终形成一个建设性的信任-自我暴露-人际学习的良好循环。随着集体成员自我暴露的不断深入,群体成员增强了参与度、责任感和义务感。当一个人第一次将积压在心头多年的事情暴露出来,为他人所理解并完全被接纳,这是人际一个非常积极的体验,治疗师就是这样利用集体的疗效因子,来促进集体治疗的稳步进行的。

(3)治疗结束阶段:这个阶段不仅仅是治疗的结束,也是集体治疗的重要组成部分。集体治疗结束会使成员产生失落感。有时为了避免结束治疗时的痛苦、不愉快的经历,集体经常故意忽略或否定治疗的结束,此时治疗师必须帮助集体成员关注这一问题。在集体治疗即将结束前,治疗师有必要提醒集体治疗已临近结束,并和集体成员一起总结集体的工作,组织讨论通过集体治疗,每位病人都有哪些收获,原来不适的情绪或行为反应有哪些改善,人际交往的能力是否提高,还存在哪些未解决的问题,以及如何在实际生活中加以改变等。这种总结式的讨论往往能够强化病人在治疗中所获得的积极的集体经验,并帮助他们在治疗结束后能够更好地适应现实生活。除此之外,治疗师还可介绍一些治疗结束后的技巧,让成员在最后一次集体会谈结束后仍有聚会,借以整合在整体过程中所获得的一切,并且为彼此进一步的治疗工作再做准备。

（三）治疗师的工作

集体治疗师也称为集体的领导者。克尔尼（Keaney R）认为，典型的领导作用包括组织小组、使小组有吸引力、对小组成员的问题和解决这些问题的可能性作出评价、控制问题行为、评估治疗进展、对具体改变的过程和方法作出计划并付诸实施、评价小组的各种问题、把握小组进程的方向、有计划地保持小组内出现的行为改变，并使这种改变在小组成员间传递。领导者并不去控制和支配小组，他（她）是一个敏感的观察者，并适时作出引导、归纳、确认、澄清等。

小组领导者具体任务：①确定问题：领导者把小组所关心的问题和疑难陈述出来。②设置目标：领导者帮助小组成员设定个人和集体的目标，并帮助他们评估自己在达到既定目标的过程中所取得的进步。③放慢节奏：领导者提醒某些成员或者要求其他人不发表评论，以便保持秩序或是集中注意。④观点平衡：领导者要学会平衡小组意见。他（她）可以通过操作来表达这一点，或者是简洁地表述自己对于小组意见的印象，并求得认同。⑤促进思想观念的发展：领导人应站在比小组更进一步的角度来看问题，对于各种思想和观念，帮助小组通过重申、概括、对比等方法予以澄清，并促进这些思想观念的深化发展。领导人并不引入新的材料，他们只是力求使问题变得更加清楚，或是得到更加全面的理解。⑥调控：领导人提醒小组注意各种限定，并在遵守这些限定的前提下运作（例如时间限定、权限范围、一般性规则等）。⑦激活：领导人力求促进小组去自己分派其工作任务，激发讨论。⑧为小组提供服务：领导人要为小组提供服务功能（例如做笔记、在黑板上做记录、分发纸张、调节光线等）。⑨做一个合适的参与者：领导人参与到讨论中去，这种时候他的身份只是小组中的一个成员，而不在任何方面行使领导职能。

特别强调小组领导者需要利用"此时此地"的积极作用，领导者需要把小组谈论的焦点从外部引向内部、从抽象引向具体。例如，每当小组中出现一个问题，领导人就想，"我怎样能把这个问题与小组主要的工作任务联系起来？我怎样才能以'此时此地'的方式把这个问题归结到生活当中？"如果一个组员讲述了他（她）与配偶或住在同房间的人的冲突，作为治疗师的领导者可以提这样的问题："如果你对小组里的某个人产生这种愤怒，那么你会对谁呢？"如果一个组员说他（她）说谎，或者对人抱有成见，或者在操纵小组，那么治疗师可以问："迄今为止你在小组里说谎的内容是什么？"或者"你能具体讲讲你对我们中的一些人抱有成见的情形吗？"或者"迄今为止你觉得你是怎样操纵这个小组的？"

（四）特殊辅助技术

1. 联合治疗与混合治疗　联合治疗（conjoint therapy）是指病人在接受某位治疗师个体治疗的同时，接受另一位治疗师的集体治疗。混合治疗（combined therapy）是指病人同时接受同一个治疗师的个体治疗与集体治疗。对于集体治疗来说，这两者并非必不可少。但事实表明，个体治疗对集体治疗进程具有推动作用；反之，集体治疗也可用以丰富或推动个体治疗的进程。无论是联合治疗还是混合治疗均能明显降低成员脱落率。有治疗师认为，在联合治疗中，集体治疗为主个体治疗为辅，个体治疗的目的是为了促进成员在集体治疗中的表现。而在混合治疗中，集体治疗与个体治疗的主导性完全是同等的，彼此取长补短互为补充。

2. 视听技术　运用视听技术可以有多种方式：在会谈结束后由治疗师或病人挑选片段"即刻回放"；治疗师选择有用的片段在下次治疗开始时播放；在常规的治疗期额外增加一次聚会，重放上次的录像带；专门安排一次聚会为某个病人播放磁带的一部分。通过观看录像，病人能直接获得反馈；处于防御状态的病人以他自己的方式歪曲一切，放录像能给他提供一个"亲眼看到"自己所作所为的机会；能让小组看到其工作是卓有成效还是一无所获。而缺点主要是影响进度、打乱小组节奏、治疗师可能控制过多。尽管如此，视听技术作为集体治疗的辅助手段对于集体治疗病人的潜在益处是显而易见的。

3. 书面摘要　书面摘要指治疗师在每次会谈结束后，对此次治疗所做的详细报告，然后寄给每位成员。摘要采用新闻报道式的叙述方式，描述访谈的流程、每个成员的表现、治疗师的表现，以及此次会谈治疗师的预感或疑问。不少治疗师相信这种做法能大大推动治疗的进程。对成员而言,书面摘要成为两次治疗间隔时段内的又一次团体接触,促成了集体治疗过程的连续性,帮助成员再次体验并了解访谈时所发生的重要事件,并能传递治疗师的临时观点,分享治疗师的观察常常给成员带来希望、支持与意义。另外,摘要可以直接或间接地强化规范。在摘要中,治疗师可能会提醒病人前来求治的目标,以使其持续注意主要任务。此外摘要可以弥补成员由于生病或请假而中断的治疗,使他们能跟上进度。而对于治疗师而言,"摘要"是治疗师的自我暴露过程。治疗师可以利用摘要表达自己此时此地的个人感受,以及对潜抑在自己集体行为背后的治疗理论和理念的看法,治疗师本人也可在摘要总结中获益。

4. 结构化练习 结构化练习特指集体遵循某些特定方向而进行的活动,是集体内的一项实验。一般都认为练习是一种加速措施,促进集体治疗的进程和成员间的互动,并加速个体进步。大量使用该技术的治疗师会立即受到成员的肯定,被认为更有能力、更高效且更有洞察力。但是,也有研究表明,这种练习多的集体疗效却不如练习少的集体。在练习较多的集体中,治疗师掌握了决定集体主题方面的主动权,这些联系使得团体迅速表现出很高的表达性,但同时他也阻碍了集体的发展任务,而且无法发展自主感和能力感。高度结构化、并以治疗师为中心的集体,其成员会认为帮助均来自治疗师,而抹杀了自己的能力,阻碍他们自己利用给集体的力量和资源,剥夺了其自身的责任感。而太少结构化则会导致集体进展迟缓、缺乏活力、高度疲惫。因此在使用结构化练习时应着重考虑练习的目的、重点、时机和程度等主要问题,切不可在集体似乎漫无目的时将练习当成有趣的事情来做。

四、评价与发展

集体疗法是心理治疗领域中的一股新生力量。它得以发展和流行的最深刻的渊源是人们获得了这种观念:许多心理问题的产生、维持和发展都与社会环境和人际交往有关,解决这些问题就必须通过集体关系的功能来实现。这是集体疗法重要的理论思想。集体疗法为病人提供了一个现实社会的缩影,把病人同他的问题产生的人际交往情境紧密结合起来。在集体坦诚、安全、亲切的气氛下,每个成员可以更为真实地表达自己,宣泄情绪,通过观察分析别人的问题而对自己的问题有更深刻的认识,并在别人的帮助下解决自己的问题,在治疗结束后能把集体经验带入其生活的现实情境。

自从20世纪40年代集体疗法问世以来,随着临床实践的不断变化,它也发生了一系列的变革。随着临床综合征、治疗设置或新理论的不断涌现,集体疗法的形式和内容也有着相应的改变。集体疗法的影响已不仅仅限于心理治疗领域,集体的方式已被广泛应用于教育和各种咨询、职业指导等机构,同时集体疗法也被应用于许多特殊领域,如婚姻治疗和家庭疗法。虽然人们仍使用"集体疗法"这一术语,但其目的已不仅仅是补救性的,而更着重于预防和发展。

但是,伴随集体疗法的发展,也出现了一些令人担忧的社会现象,这些是需要我们严加警惕的。当人处于群体中时,由于去个体化效应作用,自我意识会减弱,对自身行为规范的限制会放松,责任感会下降,但对团体规范的顺从会加强;这种情况下,群体中的人容易被欺骗甚至在精神上被操控。基于这样的原理,有一些人打着集体治疗的旗号成立组织,提供给成员健身操、喊口号之类的操作,给成员洗脑,搞个人崇拜。其后果轻则对成员的身心健康、人身财产安全造成伤害,重则可能发展出像邪教或传销之类的组织,成为国家的不稳定因素。以邪教组织为例,它们往往冒用宗教、气功或者其他名义建立,神化首要分子,利用制造和散布歪理邪说等手段来蛊惑、蒙骗他人,以此来发展成员,并且一般都以秘密结社的组织形式在行为、信息、思维、情绪等方面控制成员,不择手段地敛取钱财,危害社会。所以,我们需要区分正规的团体治疗和群体性事件、邪教、传销、洗脑式员工培训等其他非法的、敛财的团体活动。

第六节 其他近代疗法

日益受到重视的心理治疗方法还包括叙事疗法、焦点解决短程疗法、性疗法、生物反馈疗法等。

一、叙 事 治 疗

（一）概述

叙事治疗（narrative therapy）是受到广泛关注的后现代心理治疗方式，指治疗师通过倾听病人的故事，运用适当的方法，帮助病人找出遗漏片段，使问题外化，从而引导其重构积极故事，以唤起其发生改变的内在力量的过程。叙事疗法的创始人为澳大利亚临床心理学家怀特（White M）和怀特（White C）夫妇及新西兰的爱普斯顿（Epston D）。叙事疗法认为，人们把经历的事件按照特别的顺序联结在一起，并找到解释和理解的方式，创造出独一无二的生命故事，即主线故事。主线故事被赋予以独特的意义，并形成一个固化的自我认同。在以后的经历中，人们不可避免地根据已有的自我认同选择性地将符合主线故事的事件纳入自己的关注范围，而忽略其他事件，即支线故事。主线故事可能是积极、正向的，也可能是消极的、有问题的。如果主线故事恰好是有问题的故事，它们就会成为个体的精神监狱。一个浸润着问题的主线故事会把个体记忆和直觉中没有问题的故事过滤掉，所以就会排除个体自我描述中有希望、资源和力量的故事。

（二）叙事治疗模式的理论假设与分析框架

叙事治疗模式把人的生活视为日常生活经验故事化的过程，在故事中不断组织呈现和实现自己的生活；而人的故事的形成离不开与他人的交往，只有在相互沟通交流的过程中才能产生生活的意义。叙事疗法有四个基本理论假设。

1. 现实是社会建构出来的 按照实证主义的观点，一个外在的、性质和人类不同的世界是"天然"地存在着的，而且这个世界被动地等待着人类去发现和反映。而建构主义认为人类认识的世界正是自己不断建构的世界，是在长时间的社会交往过程中由人们一起构建的，必然受到家庭文化语言等社会因素的影响。

2. 现实是经由语言构成的 在叙事治疗模式中，语言告诉我们如何去看世界，也告诉我们看到的是什么。语言并不是中性的或被动的，每当我们说话时，就揭示出一个现实，每当我们以语言表达时，就把语言所产生的区别予以正当化。叙事治疗模式认为现实是经由语言构成的，并随着语言意义的变化而变化。

3. 现实是借助叙事组成并得以维持的 社会生活中占主导地位的主流叙事充斥着整个社会生活，甚至排斥压迫边缘文化，这样一来，日常生活经验本身的重要意义就被剥夺掉了。叙事疗法正是要借助主流叙事之外的生活经验，发现新的经验，并以此为基础逐渐发展出新故事，抗争主流文化的压迫。

4. 人的世界里没有绝对的真理 在叙事治疗模式的逻辑中，人必须借助语言才能认识和理解生活事件，并通过故事的不断讲述构建自己的生活。这样一来，对日常生活经验的理解和解释就具有多种路径，产生出多种可能性。需要注意的是，虽然叙事治疗模式认为没有绝对的真理，但这并不意味着任何方式都可以，叙事治疗模式只是通过强调没有绝对真理的方式，要求人们检视自己故事形成的过程及影响的要素，小心选择自己所坚持的信念和价值。

（三）叙事疗法的主要技术

叙事疗法的主要技术包括故事叙说、问题外化、解构、重写、局外见证人团队、信件和仪式等。

1. 故事叙说 故事叙说（narrative talking）指重新编排和诠释故事，让病人先讲出自己的生命故事，以此为主轴，再通过治疗师和病人的重写，丰富故事内容。叙事治疗认为，说故事可以改变自己。因为，我们可以在重新叙述自己的故事甚至只是重新叙述一个不是自己的故事中，发现新的角度，产生新的态度,从而产生新的重建力量。好的故事可以产生洞察力,或者使得那些本来只是模模糊糊的感觉与生命力得以彰显出来,为自我或我们所强烈地意识到。面对日常生活的困扰、平庸或是烦闷,把自己的人生、历史用不同的角度来"重新编排",成为一个积极的、自己的故事。这样可以改变盲目与抑郁的心境。

2. 问题外化 问题外化(problems externalization)强调将人与问题分开,即人不等于问题,问题才是问题。问题外化的目的是解构,把病人与问题分开,寻找一直困扰病人的无力、痛苦与病态的个人经验或故事的突破口,为叙事重建奠定基础。问题形成过程就是病人将问题内化为自己的一部分,并产生消极自我认同的过程。外化就是要逆转问题形成的过程,将问题和自我认同的剥离开来,让病人感受到自己和问题是分开的,这时,病人就会看到自己的技巧、力量、能力与承诺,并开始对问题采取对抗的行动,同时与治疗师合作,重写他们与问题的关系。

3. 解构 解构(deconstruction)指邀请病人探索问题、感受、想法的来历与历史,以及它们的影响力和结果,邀请病人看自己是如何被建构的,提供从不同的观点和角度来看自己故事的机会,以引出其他可能的叙事。解构的目的是帮助病人摆脱处于强势地位的问题故事的支配。解构包括两部分,解构的聆听和解构的问话。解构的聆听就是以放空、好奇的态度去听,时刻保持对病人言语的关注与贴近,并不企图教给病人什么,只是好奇地对病人有重要意义的词汇进行简短回应。解构的问话就是探索对病人具有重要意义的问题、感受、态度、信念的来历和历史,探索主流文化对人和这些问题的影响,引出病人的支线故事和特殊意义事件。外化与解构在治疗中并不是独立的,外化的同时也在解构,解构中始终渗透着外化的精神。

4. 重写 重写(re-authoring)是寻求病人主线故事之外的支线故事,通过丰富这些支线故事,挖掘病人故事中的亮点,即特殊意义事件。通过不同时空的见证和问话,把特殊意义事件串联起来,使病人的故事产生新的意义,重新建构积极的自我认同,并将积极正向的力量和自我认同迁移到现实生活当中。重写包括以下五部分,挖掘特殊意义事件、丰富特殊意义事件、见证、联结和迁移。挖掘特殊意义事件就是治疗师引发病人思考自己故事中宝贵的、不容易的地方或是不被问题影响的时候。特殊意义事件是新故事的入口,是任何不合主线故事的事件,或与主线故事相矛盾的事件。当病人看到自己宝贵的地方时,我们就要对这些特殊意义事件进行丰富,使它更加立体、生动、有力量,也可能引发新的故事。见证是让过去、现在和未来不同时空的自己或者病人生命中的重要他人来见证新的故事和新的自我。联结就是将病人在咨询过程中提到的不同的主题进行联结,发掘其内在的联系。迁移通常用在叙事治疗的结束阶段,在陪伴病人发现自己的力量,看到自己不容易的地方后,再引导病人带着现在这种有力量的感觉去看原来的自己,发展新的自我认同。

5. 局外见证人团队、信件、仪式 局外见证人团队要欣赏病人的难得与不容易,并联系自己的生命经验,找出被病人启发的地方,让病人觉得自己的故事是有贡献的珍贵的,是能够给人启发的。信件可以用来预测治疗结果、回顾治疗过程、反思治疗过程等。在叙事治疗的不同时期可以举行不同的仪式,包括问题界定仪式、阶段性进步仪式和治疗结束仪式。仪式把焦点放在呈现支线故事,让病人有转化的力量。

(四) 叙事治疗师的角色

叙事治疗师不是拥有真理的专家,而是与病人合作,一起重写生命故事的人。叙事疗法认为传统的治疗方法反映了治疗师和病人的权力是不平衡的,这无形中削弱了病人的能力。在传统疗法中,治疗师为病人进行诊断、提供解释、挑战不合理信念、反思情感,最后确认解决方法。而叙事治疗师在倾听病人故事的时候,采用好奇的学习者的态度。病人被认为是拥有智慧和资源的专家。这种态度使叙事治疗师在治疗过程中与病人共同构建他们的生活,而不是削弱病人的能量。叙事治疗师通过好奇、放空的态度,从外化问题的视角去质疑和挑战问题想法,开启有助于病人的支线故事,让其联结到他们自己喜欢的想法、思考和生活方式,让病人看到特殊意义事件,并且通过见证、联结、迁移、信件和仪式等方式来串联,使病人产生新的自我认同,进而完成其生命的重新整合。

（五）评价

叙事疗法有积极的人性观和独特的视角,强调平等的治疗关系。在治疗过程中,治疗师引导病人做自己生命问题的专家,更加体现了助人自助的原则。叙事疗法被广泛应用于进食障碍、性虐待、自闭症、Aspergers 综合征、儿童物质滥用、家庭暴力、婚姻冲突、悲伤事件、艾滋病以及精神分裂症、突发事件后的心理危机治疗等。但是,叙事疗法在什么情况下、对什么样的人群更有效,如何结合东方文化在叙事疗法的理论探索与临床实践中给予创新和发展,依然任重而道远。

二、焦点解决短期疗法

焦点解决短期疗法(solution-focused brief therapy,SFBT)是指以寻找解决问题的方法为核心的短程心理治疗技术,是 1980 年代初期由 de Shazer 和妻子金(Kim IB)以及一群有多元训练背景(包括心理、社工、教育、哲学、医学等)的工作小组成员创立的。它把重点放在问题的解决上而不纠缠于问题本身。治疗的中心任务在于帮助病人考虑此时此地应该做些什么可以使问题不再继续下去,而不是追究问题的原因。它的突出特点是使整个治疗历程大大缩短,具体技术操作简便易行。

（一）基本理念

SFBT 以解决为导向(solution-focused),用正向的、朝向未来的积极观点,来促使病人改变的发生,避免局限于探求原因或是问题取向的讨论,也即治疗的焦点放在朝向目标导向的谈话,而非问题导向的谈话。

1. 事出并非定有因 SFBT 的一个重要的理念是——事出并非定有因。许多问题发生的因果关系常常很难确定,问题往往是互动下的产物,原来的因演变成后来的果,后来的果又变成因,不断循环下去。如果一味进行因果分析,容易陷入“鸡生蛋,蛋生鸡”的矛盾之中。在治疗中与其耗费时间去寻找原因,不如指向目标,尽快寻找解决之道。因而,SFBT 强调建构解决方法而不是寻找问题,治疗的核心任务是帮助病人想象他所期望的情形会发生什么变化、有什么不同、想得到解决的必要条件是什么。

2. “问题症状”同样也具有正向功能 SFBT 认为一个问题的存在有时也有正向功能,协助病人寻求更好的方法取代问题行为,又能保有其正向的期待,是问题解决的重要关键。同时,SFBT 认为给某种行为贴上某个症状的标签是武断的,同样的行为在其他情景中或赋予不同的意义,它们可能变成适宜的和正常的。治疗师的一个主要任务是帮助病人感到他们的状况一天比一天好,越来越满意,这常常包括使行为正常化和为行为重新建构新的意义。

3. 合作与沟通是解决问题的关键 SFBT 认为在言谈的过程中,病人和治疗师的关系是一种合作互动的关系。SFBT 强调以“建构解决之道的耳朵”倾听病人述说故事,通过配合病人的声调、感情和用语,一步步进入病人的世界做积极的行动引导,促进病人的改变,协助他们搜寻并创造新的意义,产生新的想法与行为。SFBT 还特别强调治疗师要让治疗适合病人,而不是让病人来适应治疗。

4. 不当的解决方法是造成问题的根本 SFBT 假设症状或问题通常是人们试图解决问题但却“形成不适当的习惯模式”。问题本身不是问题,而是由于解决问题的方法不当,导致问题的出现,甚至带来更大的问题。治疗师在面对每个问题时,应考虑问题的多面性及特殊性,发展弹性的问题解决方法,并且相信病人有能力、有责任发展出适宜的解决问题的方法。

5. 病人是自身问题的专家 SFBT 认为病人有能力自己解决问题,治疗应从强调病人的优点而非缺点着手。这一理念突出表现在 SFBT 技术使用的实用性与灵活性,因人而异,没有统一的模式,主要关注病人的特性、力量与偏好。SFBT 认为问题解决的方法来自病人本身,治疗师的任务只是“引发”病人运用自己的能力及经验产生改变,而不是“制造”改变。

6. 从正向的意义出发 SFBT 强调病人的正向力量,而不是去看他们的缺陷;强调他们成功的经验,而不是失败;强调病人的可能性,而不是他们的限制。SFBT 是从正向的角度来拟定治疗目标,强调做什么能够解决问题。SFBT 努力启发、引导病人看到自身已存在的正性力量,并利用自身资源去扩大这样的正性力量,使病人有勇气跳出自责、负性的谈话与想法,转向积极的面谈,谈论他们以往的成功经验、他们还能再做些什么的想法。

（二）基本流程

SFBT 的会谈时间大约为 60 分钟。治疗分为三个阶段。

1. 建构解决的对话阶段（40 分钟） 它包括对话阶段、目标架构（正向开场与设定目标）、例外架构和假设目标架构四个环节。该阶段是整个治疗过程的重点所在,它又大致可分为三个区块:设定目标会谈区块（引导病人设定积极可行的具体目标）、寻找例外会谈区块（引导病人看到过去问题不发生时的成功经验）、发展未来想象区块（引导病人想象未来问题已经解决的远景,鼓舞病人建立希望并从中找到现在就可以开始做的步骤）。

2. 休息阶段（10 分钟）。

3. 正向回馈阶段（10 分钟） 它包括赞美、讯息提供和家庭作业三个环节。具体内容可以见后面的内容。

（三）基本技术与策略

1. 滚雪球技术（snowball technique） SFBC 坚信改变不是全有或全无现象,改变也不会一朝一夕之间发生。因此,治疗师应着眼于协助病人从他已经在做的有效行为入手,或从他所容易做到的行为开始,踏出第一步,并及时给予适当强化,病人则会因成功的第一步而体验到改变而带来的成就感,继而小改变会带动大改变。

2. 寻找例外（exception-seeking） 对病人而言,挫败的经验并不一定是不堪回首的事实,在挫败经验的回顾中,往往会发现病人其实也曾经有过成功的经验这一例外事件。因此,在寻求病人既往经验中的愉快或成功的体验同时,有效的问题解决方法也就出现了。

3. 元认知（meta-cognition） 所谓元认知是指将病人未来可能发生改变的结果呈现在治疗情境中,使病人因为能预见改变的方向而产生改变的动机。病人之所以产生问题,大多是因为其深陷于当前问题的情境中而无法摆脱,也就是说,"短视"正是多数病人的问题。因此,拓宽病人的视野,有助于让病人预见改变对自身带来的好处,而使其乐于改变。

4. 家庭作业与追踪（tasks/homework） 治疗是否有效,要靠实践生活来检验。治疗师与病人一同来商量如何将治疗结果落实于生活当中,这就是家庭作业的布置。治疗师告知病人他希望有机会在若干时间后（通常以 2～3 周为宜）,协助病人一同来检视其在家庭作业的实践当中可能遇到的任何问题。这样使病人明确不仅要为自己的改变负责,也要对治疗师的要求负责。更重要的是,病人会有一个机会与治疗师一同再次检查他可能需要注意的问题,包括他所可能遇到的难题。透过家庭作业追踪策略的运用,病人对自身改变的信心将逐渐增强。

（四）评价

焦点解决短期疗法抛弃了传统治疗理论的庞杂繁复,强调实践性和可操作性,以正向的、朝向未来的、朝向目标的积极态度,寻找病人的成功经验,从小步的改变做起,以促使病人的困扰逐步减轻。SFBT 具有过程简洁、目标明确,强调病人的主动角色的特点。SFBT 也存在一定的局限性,如过于强调理论与技术方面的策略模式、缺乏丰厚的心理学理论基础、治疗过程显得比较简单化和手段化、治疗缺乏深度等。

三、性 疗 法

性疗法是由马思特斯（Masters WH）和约翰逊（Johnson VE）在 20 世纪 60 年代后期创立的,并为著名性治疗学家卡普兰（Kaplan HS）等认同并发展为特殊治疗技术。性治疗师主要由精神科医生和临床心理学家组成。在对病人的性功能状态进行全面评估后,治疗师可根据病人的具体情况和其性功能障碍的类型与病人共同商讨治疗方案,拟定具体的治疗计划。

（一）性疗法的基本观点

1. **性是自然功能**　性反应是一种自然的功能,一种本能,治疗的目的就是设法排除干扰与阻碍性反应的因素,使病人能适应自然的性反应或使病人的性反应恢复自然性。

2. **夫妻是治疗对象**　性疗法应该是夫妻同治,即两性都参与的治疗。在治疗中,治疗师要将功能性障碍作为关系问题进行评价和处理,积极争取性伴双方的理解、支持和参与是非常重要的工作。

3. **重构性观念**　在生活中,由于性知识缺乏或错误的性观念而引起性功能障碍的情况比较常见。性疗法的过程中一个非常重要的任务就是教育,给病人及其性伴侣进行一些有关性知识、性观念与性技巧方面的教育,帮助他们重建有关性的观念。

4. **尊重病人的价值观**　由于社会文化背景的不同,个人生活与成长的经历不同,每个人对性认识就会存在差别。治疗师需要了解病人对性的认识和有关的性观念,掌握病人的价值体系或构架,然后在病人的价值构架中有效地开展治疗工作。

（二）性疗法基本技术

1. **逐级治疗模式**　性问题的逐级治疗模式被分为几个不同水平的治疗层次,将每一治疗水平的英语词汇首字母缩略成为一个新词"PLISSIT"。

治疗的第一级水平(P)是给予宽容(permission),如公开地讨论性及性问题,在使用性的语言时不内疚,或从事一些属于正常的性行为或性活动。这一阶段的目的主要是消除病人的焦虑与恐惧。在这个时期,治疗师必须小心谨慎,不要支持病人触及或对抗任何久存于其内心的且牢不可破的性价值观。

在第二级水平(LI),治疗师可以提供一些特定的信息(limited information),这些信息通常是和解决病人的性问题有关的,如有关性的发育、男女的差别、生殖器解剖生理等方面的知识给病人,让他们对人类的性有更多了解。

对于部分病人而言,前面的治疗就能解决他们的性问题。如果问题还存在,治疗就进入第三级(SS)。这时,治疗师可针对病人的具体情况提出特别的建议(specific suggestions),如改变性活动的时间和地点,使用一定的性技巧,设法更好地接近性伴侣,用支持性的或用对方能接受的方法拒绝性活动,等等。

通过上述三级水平的治疗,基本上可以解决80%～90%的病人所存在的性问题,只有少数病人需要进入第四级水平的治疗(IT),进行更深入的治疗(intensive therapy)。

2. **感觉集中训练**　又称性感集中训练(sexual sensation focus exercises),是一种应用非常广泛而又非常重要和非常有效的性疗法方法和技术,适合于治疗各种性功能障碍。相对于传统的心理治疗而言,这种治疗是短期的。从理论和技术上来说,它是行为取向的,是一种针对夫妻的特殊训练处方,其目的是要在特殊的问题上帮助他们。在这个训练过程中,治疗师要向参与治疗的人特别地强调,要他们好好地使用他们自己的触觉、视觉、听觉和嗅觉等身体感官的功能,充分体验由这些感官带给他们的感受。

第一阶段为提高身体感受阶段(非生殖器性感集中训练),每周2次,每次1小时。训练时,夫妻相互轮流刺激对方。一个人主动,一个人被动。根据病人存在的问题,在制订治疗计划时就指导他们两人或其中一人采取主动方式。在这个阶段的训练主要是病人相互接触身体,通过抚摸,把注意力集中于柔软的皮肤、身体的曲线和温度上。同时,也可以相互激发性欲,但禁止夫妻接触外生殖器和其他性特征器官。这样做既可以减少心理压力,又可以有机会进行非语言的交流,引起性感官的知觉。

第二个阶段为增强生殖器感受阶段(生殖器性感集中训练),这一阶段的不再限制性器的接触。鼓励夫妻继续进行全身的刺激,然后可接触抚摸性特征器官。事实上,这个阶段的训练是鼓励夫妻重新考虑作为性交前戏的亲密接触的典型特征,并领会这一过程的全部动作和愉快的体验。可以进行生殖器官之间的接触,但不能用故意诱导性高潮的方式。

第三阶段的训练内容因性功能障碍的类型或症状的不同而变化,主要训练目的就是要进一步减轻焦虑并向性交过渡。

在进行感觉集中训练时,训练过程一定要循序渐进,一个层次一个层次地进行,不能性急。如果不能适应某一阶段的练习或对此阶段的训练产生了抵触,就应退回上一阶段的训练,直到能很好地耐受为止。在这个时候,治疗师还应针对这种情况和病人讨论并分析原因。

四、构造化联想法疗法

构造化联想法(structured association technique,SAT)是1980年代初由日本保健学博士宗像恒次创立的心理疗法。它通过结构化的方法(提问法、联想法等),有效地激发病人的闪现、联想等右脑活动,促使其解决问题。SAT融合了心理学、脑科学、免疫学及遗传学等学科的知识,高度结构化,具有简捷易学、操作性强、短程高效、适应面广、效果稳定等特点。

(一) SAT 的基本理念

1. 心理的本质需求　人类所有的行为,不管自身有否觉察,其目的都是为了使自己的需求得以满足。如果人们能保持需求的满足与无法满足之间的平衡,就能从行动中获得快感,保持身心的健康;反之,若长期处于需求未被满足的状态,身心的平衡就会被打破,不但身体容易罹患疾病,精神及行为方面也容易出现各种问题。宗像认为人类拥有两种需求,一种是诸如食欲、性欲等为了保存个体及种族繁衍的生理需求;另一种是心理的本质需求,即渴望被爱、渴望爱自己、渴望爱他人的需求。如果其中某一种需求过强或过弱,都会使心理的平衡遭到破坏,而引发一系列的心理及行为问题。

2. 本来的自己与社会的自己　无论是谁,都拥有一个独一无二的本来的自己——即真实地按照遗传的气质类型而生活,能实现人格平衡统合的自己。但在现实生活中,由于社会的准则、父母的期待等各种原因,那个本来的自己并不能按照自己的方式生活,而更多地表现为努力地使自己的行为规范及价值观符合社会的标准,在追求学历职位与人际关系的过程中,逐渐形成了社会的自己。社会的自己与本来的自己日益偏离的后果,必是招致各种压力不断累积,自己的身心健康受到严重威胁。

3. 信息混淆妨碍生活方式的改变　我们每个人可能都曾有过明明知道不对,却改不掉某种不良行为和想法的感受,宗像指出这是由于我们自身的信息混淆,过去的负面信息会妨碍我们积极乐观地面对现实环境。信息可分为显在信息和潜在信息。显在信息是指3岁以后的意识记忆信息,多数能为人所知觉。潜在信息是指胎儿期或婴儿期透过身体的视、听、味、触等感觉而记住的程序记忆信息,这些信息会在大脑内以电信号或化学信号的方式存在,不但在很大程度上左右了本人的知觉,而且通常的心理疗法也无法使其自觉化,因而难以真正解决问题。SAT疗法与传统的心理疗法最大的区别在于,通过联想印象,导出人们体内所存在的内含身体记忆遗传信息或电信号等潜在信息,并对其负性印象脚本进行替换。

4. 替换印象脚本　SAT疗法强调印象脚本(指大脑神经活动的方式)的重要性。负性印象脚本,根据环境的不同,会成为条件刺激因素打开大脑杏仁核内愤怒及恐惧的记忆开关,从而自动引发出一系列负性的精神行为乃至身体的反应。SAT认为,利用病人的潜在信息,找到导致那些未解决问题的根本原因。找出负性印象脚本后,用正性印象脚本来替代。SAT疗法引导病人构建出一个在养育者无条件的爱的守护环境下诞生养育的联想景象,而这种愉快体验是在自己过去的实际记忆中未曾有过的,利用这种体验,可以使病人意识到本来的自己,看到这个本来的自己的联想印象,与现实的自己的印象做比较,本人立刻能够理解这其中的差异,好好审视这个理想与现实中的差距,从而构建出一个全新的自我印象,找到属于自己真正的需求,减少内心矛盾,促进人格成长,提高心理平衡复原力。

(二) SAT 疗法的五个原则

1. 自我决定原则　很多时候,病人并不知道自己真实的需求是什么,也不知道自身真正的压力来源。SAT疗法促使病人意识到自己真正的心理需求,增强其行动动机,最终促成病人去改变或调整自己的行为。例如,戒烟的动机如果是为了渴望获得治疗师或妻子的认可,这是基于他者报酬型的行为改变,反而会累积压力,使自己更加不健康;真正的戒烟动机应该取决于是否能够自我满足以及是否真正能为了自己和他人的健康着想。

2. 活用右脑闪现原则　在大脑的功能构造中,左脑注重逻辑常识理性思维等,右脑注重情感闪现直觉思维等。右脑思维通常能对所面临的问题迅速作出结论性判断,体现指明方向的效应,被喻为问题解决脑。通常,经人们深思熟虑的内容,由于受到自己所持有的社会常识的影响,反而容易引发问题。SAT疗法主要针对人的无意识信息,它不依赖左脑的思考,而是促使病人动用自己右脑的快速闪现功能来捕捉被海马和杏仁核所记忆的负性情景,并最终得出有效解决问题的办法。

3. 心理需求阶层性满足原则　不管是通过现实的体验,还是通过大脑内的联想体验,为了满足心理的本质需求,必须遵循阶层性满足原则:即没有获得被爱,或无法感受到被他人爱着,就无法真正地爱自己;而不能够爱自己的话,就无法真正持久地去爱他人。这是SAT疗法根基的心理需求理论。然而,通常的心理疗法,一般都是在预见病人的第一层心理需求能被满足后就结束了。但事实是,病人根本无法获得真正的幸福感,因为即便被爱需求一时得以满足,可一旦遭遇与过去的负性往事相似的状况,一定会再次经历相同的负性体验。原因在于病人并没有真正学习到能用有效的行动去克服相似问题的方法。为了克服问题,勇敢面对造成负性体验的最根本的原因,具备自我成长的决心,拥有真正能够去爱自己的力量是不可或缺的。

4. 重新学习原则　大脑对所有事物的知觉和认知,几乎都是基于自己过去的记忆形成的。因此,对于过去没有被爱记忆的人,无法去理解被爱着是怎么一回事,也便无法认知到自己是否被他人爱着。由此可以推测,如果当事人没有学习过如何满足自己的心理需求的方法,若今后再次遇到类似问题,必定难于逾越。SAT疗法先促使病人意识到过去未解决的相似问题,并引导其用有效的方法全方位地解决它,制造出新的印象脚本,以此为鉴,就能从中学习到克服现实问题的方法

5. 目标化原则　在帮助病人自己制订解决问题的实际行动目标时,需要遵循一个原则,即按照大目标、中目标、小目标的顺序来制订;其中最重要的小目标需满足以下5个标准,具体化、现实化、执行自信度80%以上、期间限定、可测定性。

(三) SAT疗法在我国应用的适应性

中国人的情绪体验与日本人很相似,情绪常常受到他人评价和环境的影响,心灵深处存在着一种发自内心的不轻松。这种东方文化限制了人们对快乐的感受能力,很多中国人不善于表达自己的情感需求,尤其是当生活和工作出现一些变故,情感交流的渠道又被阻塞,许多人不会通过恰当的方式进行弥补或改进,只能通过躯体症状表现出来。心理问题躯体化正是打上了以中国、日本为代表的东方文化烙印的临床现象。SAT疗法针对改善在工作生活学习环境中长期存在紧张压抑或心理矛盾所引起的焦虑抑郁等不良情绪,以及抑郁症、强迫症等精神疾患与各系统身心疾病,改善婚姻关系、亲子关系,提高压力管理社会技能等方面均有较好的疗效。

(朱志先　杨　灿)

 思考题

一、选择题

1. "交互分析疗法"认为人格的自我状态不包括

A. 父母式自我(P)　　　　B. 成人式自我(A)　　　　C. 儿童式自我(C)

D. 理想自我　　　　　　　E. 现实自我

2. 在心理咨询的各种形式中,最主要而且最有效的方法是

A. 电话咨询　　　　　　　B. 面对面咨询　　　　　　C. 专题咨询

D. 互联网咨询　　　　　　E. 团体咨询

3. 团体咨询最适宜的对象是
   A. 学习困难者　　　　　B. 人际适应不良者　　　　C. 情绪困扰者
   D. 人格障碍者　　　　　E. 行为问题者

4. 咨询师与来访者的咨询关系在行为方式的表现为
   A. 支配-服从　　　　　B. 独立-依赖　　　　　　C. 平等-平等
   D. 主动-被动　　　　　E. 指导-被指导

5. 下列哪一种治疗中最强调角色扮演
   A. 心理剧　　　　　　　B. 意识训练　　　　　　C. 家庭治疗
   D. 交朋友　　　　　　　E. 系统脱敏法

6. 下列哪一种治疗中最强调角色扮演
   A. 主题班会　　　　　　B. 娱乐法　　　　　　　C. 哑剧表演
   D. 游戏法　　　　　　　E. 放松疗法

7. 按照心理学的观点,大部分心理问题来源于
   A. 家庭内部　　　　　　B. 社会环境　　　　　　C. 人际关系的处理
   D. 自身的内部冲突　　　E. 躯体疾病

8. 关于家庭疗法的说法错误的是
   A. 它以整个家庭为对象来规划和进行治疗
   B. 不太注重家庭各个成员的内在心理结构
   C. 家庭治疗的重点是调节家庭各成员之间的人际关系
   D. 人格障碍是家庭治疗较好的适应证
   E. 家庭治疗着眼于家庭系统对每个成员的影响

9. 下列不属于交互分析的基本治疗技术的是
   A. 结构分析　　　　　　B. 沟通分析　　　　　　C. 苦难经验分析
   D. 人际关系分析　　　　E. 游戏

10. 下列不属于音乐疗法的基本步骤的是
    A. 制订长期和短期的治疗目标
    B. 确定病人是否是音乐爱好者
    C. 确定评估病人的问题
    D. 根据治疗目标制订与病人的生理、智力、音乐能力相适应的音乐活动计划
    E. 实验音乐治疗并评价病人的反应

二、填空题

1. 家庭疗法的基本理论是_____,即认为一个系统里(如一个家庭),组成系统的各种因素相互影响;如某一个因素出现问题,往往会引发连锁反应,并影响到整个系统。

2. 心理地位是描述孩子在最早期的时候,对于_____、_____、_____的信念或结论。

3. 心理剧是一种探索心理和社会问题的_____心理治疗,参与者不使用叙述,而是以_____日常生活中的相关事件来进行探索。

4. 你所在大学的心理咨询中心的电话是_____。

三、名词解释

1. 家庭疗法
2. 自我状态
3. 心理剧
4. 艺术疗法

四、问答题

1. 简述叙事治疗师的角色。
2. 简述焦点解决短期治疗的三个阶段。
3. 简述构造化联想法疗法的治疗原则。
4. 简述家庭疗法与精神分析和行为主义的主要区别。

第七章

心理治疗评估与治疗督导

心理治疗作为一种帮助人们促进自我认识、提高社会适应性、摆脱痛苦的治疗方法迄今已有200年的历史。但由于其出发点是基于对人的心理活动不同角度的认识和解释，不同学术领域有各自不同的理解和认识，至今已经产生过上千种。虽然经过了反复的去伪存真、优胜劣汰，保留下来的仍然有一百多种。伴随着医学的进步，尤其是循证医学的兴起，心理学也开展了循证实践的探索，即遵循证据进行心理治疗。为了更加规范、科学地发展，需要进一步深入探寻心理治疗可能的作用机制，全面、客观地研究和评估其作用，以及可能的消极影响，并在督导下不断提高效力，培养治疗师的职业胜任力。本章将对此展开介绍。

第一节　心理治疗评估

在19世纪末20世纪初，以Freud为代表的一大批心理学家开始高举心理治疗的大旗，主张心理疾病与生理疾病一样，是一类发生于人类身上的基本病症，认为心理疾病并非是某种神秘力量所导致的，也非不可告人的隐私，它完全可以通过谈话等方式来进行治疗。但是，心理治疗实施过程中的一个重要问题——心理治疗的有效性问题，从其产生开始就不断受到质疑。正式研究心理治疗的有效性是源于Eysenck（1952）对心理治疗有效性的一个评估。他发现，病人在接受精神分析治疗时，治愈或显著改善的只有44%，接受折衷主义方法治疗的改善率为64%，而那些仅仅加以妥善看管或一般处理的病人的自愈率为72%。治愈率与心理治疗之间存在负相关，即心理治疗越多，治愈率越低。因此，Eysenck得出结论，在心理治疗的有效性得到严谨的证明之前，就贸然断定"心理治疗一定有效"确实是一种冒险。Eysenck的研究结论受到了来自各方的攻击，很多人批评他所选择的原始研究没有得到严格的控制、每个病人病情的严重程度不一、后续的跟踪研究不充分等。这些批评当然并非没有道理，Eysenck本人也同意其中的一些批评。但是，心理治疗不受信任的"潘多拉盒子"已经打开，即使Eysenck最终否定了自己的研究结论，他也已经无法左右这种不信任的情绪在社会上蔓延。近年来一些心理治疗形式造成了恶劣社会影响并酝酿出了相关非法组织，如与集体疗法相关的邪教行为等。为此，心理学家踏上了一个漫长的自我证明之路。

一、心理治疗的作用

心理治疗是专业心理人员在建立恰当的治疗关系基础上，运用心理学的原理和方法，帮助病人发现自身问题及其根源，从而挖掘病人本身的潜力，来改变原有的认知结构和行为模式，提高其对生活的适应性和调节周围环境的能力的过程。心理治疗是在神经系统的潜力和可塑性的基础上，按照条件反射和学习理论的原理，通过言语、情绪与生理功能的交互影响、认知等途径而发挥作用的。心理治疗的作用可以分为基本治愈因素和特殊治愈因素。基本治愈因素是通过治疗者对病人的关心，给予的后盾、支持和安全感，在激发治疗动机和改变的期望过程中，帮助病人树立对未来的信心而发挥作用的。特殊治愈因素则是根据不同流派的理论和方法而发挥作用的,如精神分析通过宣泄、领悟、分析和解决阻抗、治疗关系的分析等发挥作用;认知治疗主要是纠正错误认知,行为治疗通过强化消除非功能性行为,建立功能性行为;婚姻、家庭治疗是改善婚姻或家庭关系,恢复适当的婚姻和家庭结构和功能等。有关对特定心理治疗技术的评估,请详见本书第五、第六章。

心理治疗的作用可以具体体现在以下几个方面。

1. 建立新的人际关系　一个真正富有成效的心理治疗过程应能够以病人为中心,并且运用丰富的行为知识和一套熟练的帮助别人的技巧,治疗师与病人之间建立一种不同以往的新型人际关系,并促进病人逐渐在日常人际中发展出新的、更加适应性的人际关系。

2. 帮助个体认识内部冲突　心理治疗可以帮助病人认识到,大部分心理困扰是源于自己尚未解决的内部冲突,而不是源于外界,外部环境不过是一个舞台,内心冲突就在这个舞台上面展开。

3. 纠正错误观念　病人通常确信他们十分清楚自己需要什么和在干什么,而实际上并非如此,而是存在种种非理性观念,心理治疗促进他们对自己的错误观念进行认真思考,代之以更准确的理性观念。

4. 深化病人的自我认识　心理治疗师引导病人进行自我探索,当人们真正认识了自己时,他们也就认识了自己的需要、价值观、态度、动机、长处和短处,只有认识了自己,才可以根据自己的情况规划自己的人生。

5. 学会面对现实　需要进行心理治疗的病人一般都会逃避现实,往往会花很多时间来回味过去、计划未来,话题总离不开昨天和明天,回避现在。病人不仅通过躲避现实以减少自己的焦虑,并总想按照自己的愿望摆布现实,而且还经常想方设法求得周围人的支持以利于他们逃避现实。治疗师需要使病人充分认识到自己的这个问题,引导其充分面对现实。

6. 增加心理自由度　大多数前来寻求心理治疗的人至少在一个相当重要的方面缺乏心理自由度,心理治疗师协助他们给自己的心理以更大自由的机会,接受矛盾和自身的不完美。

7. 帮助病人作出新的有效行动　只有协助病人采取导致欲望的合理而有效的行动,才能减少内心烦恼。心理问题的要害,不在于病人控制不住自己的思想和情欲,而是因为病人不能通过有效行动去改变或满足。

二、心理治疗的副作用

心理治疗作为一种治疗方法与其他所有的方法一样,不可能只有正性、积极的作用。一方面,一些从事心理治疗的人可能别有用心,而不是以帮助病人为初衷,这样轻则造成病人的人身财产损失,重则形成诸如邪教、传销等非法组织,对社会造成重大危害。另一方面,即使怀有良好的初衷,也可能在治疗中出现副作用、不良反应。副作用是指按正常方法进行心理治疗时所出现的与治疗特性相关,但与治疗目的无关的作用,包括了正性作用与负性作用;不良反应(adverse reactions)是在预防、诊断或治疗疾病的过程中,按照正常做法和强度应用心理治疗时,出现的与治疗目的无关的有害反应和事件。不过,由于有害反应或事件有可能是纯属偶然叠加,不一定与正在进行的治疗有关,因此需要明确有害事件和正在进行的治疗之间的因果关系。各种潜在的原因,按照可能性大小分为与治疗不相关、与治疗可能不相关、与治疗可能相关、与治疗很可能相关、与治疗相关等。另外,需要明确的是很多时候有害反应或事件是由不当治疗或不合理治疗造成的,不属于副作用或不良反应。

过去社会学的经验认为心理治疗作为以语言治疗为主要手段的技术活动,它对个体不容易产生不利影响,加之心理治疗的隐秘性,很多问题不容易被暴露出来。研究显示在心理治疗过程中出现不良反应的发生率为3%~15%,与药物治疗出现这一情况的比率类似,在病人中可能出现有害事件的发生率为5%~20%。然而,由于存在认识误区,治疗师会更多地关注心理治疗的"有益"作用,较少注意不良反应;副作用的定义和分类没有达成共识,缺少系统研究;缺乏对心理治疗过程中不良事件的监测,难以深入研究副作用;由于难以区分心理治疗过程中不良事件的来源,很难区分副作用是发生在正确的治疗中,还是因为不恰当的治疗造成的;由于存在知觉偏倚,治疗师可能会归因于病人等原因,心理治疗界对副作用未引起足够关注,缺乏认识,一直认为不存在或很小。

（一）心理治疗副作用的原因

心理治疗的副作用按照来源可分为病人、治疗师以及理论与方法三个方面的因素。

1. 病人的因素　一般包括:①诊断、症状与人格类型:某些类型的人格障碍的病人容易出现,如边缘型人格障碍等;②人际功能:人际关系的紊乱程度、缺乏信任、敌意、缺乏人际交往能力等与发生率呈正相关;③病情严重程度:病情严重程度的评估来源于自己和他人两个方面,自我评估较轻但同时他人评估较重的发生率较高;④对治疗的期望、态度、动机:过高和过低的期望、态度、动机均对治疗不利。

2. 治疗师的因素　心理治疗不同于其他治疗方法,需要治疗师运用自身的成分投入其中。因此,除了理论和方法本身的局限外,运用技术的人自身的特征也有可能会带来副作用。这些特点包括治疗师的人格特质、价值观、个人经历、专业背景、治疗关系等。

缺乏共情、负性反移情、维系治疗关系的能力欠缺、治疗评价不恰当、经验缺乏、伦理界限把握不当、价值观冲突、个人品质欠缺以及治疗师既往经历未获得充分处理等因素影响较明显。研究者一致认为技术使用错误或不当不是最重要的。

3. 理论与方法的因素　心理治疗的理论来自心理治疗师对人格的解释和对人格发展和形成的认识。每种心理治疗方法都建立在其独特的理论基础之上,然而,心理学发展到今天,还没有哪一种理论可以令人信服地、比较全面系统地解释人的心理现象。

尽管有研究认为心理治疗存在"渡渡鸟"效应,即所有的疗法效果及副作用类似,但是也有许多研究认为各种疗法之间以及某些技术上在副作用的出现及影响上还是存在不同的。例如,表达-体验疗法(expressive-experiential therapies)与其他疗法相比出现消极后果的比例更高,该疗法强化情感经历对病情严重者有负面效果。这种疗法被发现易发生快速获益和快速恶化,恶化很可能是与其他变量交互作用的结果,如急性严重症状,治疗无结构等;行为疗法中,负性强化和惩罚对一部分病人会导致消极后果。聚焦和循序渐进的放松训练分别导致30%和50%的病人焦虑增加,症状替代现象在行为疗法中出现较多。行为疗法关注症状本身可能加强病人的不良人际沟通模式,即通过症状引起别人的关心,表面上看正在治疗问题,实际上存在认同病人的人际交往模式、强化症状的可能;认知疗法也会产生消极后果,其消极后果发生率比 Gestalt 疗法或者是自我指导的读书疗法低,比人际疗法、药物治疗和不治疗组高。认知理论重视认知,但容易忽略动机和情绪在人格中的作用,因此常有病人反馈说道理想得通,就是做不到。单独认知疗法所带来的副作用常常是使某些病人更加纠缠在观念中,无法突破自我局限,没有行为上的实质变化;心理动力学疗法非常强调人格理论,而人格病理、疑心和依赖都与消极后果有关,也非常强调自省,可能不适合病情严重的病人。

（二）心理治疗副作用的表现

由于心理治疗副作用的定义仍然存在争议,对心理治疗副作用的表现也存在不同观点。但一般认为包括出现治疗目的以外影响,比较重要的是产生消极影响的,包括对家人和朋友的情况。心理治疗引起的消极后果可归纳为7类:对治疗师的过度依赖(某种程度类似于药物依赖或者滥用情况)、心理治疗引起病人出现错误记忆、症状加剧和功能退化、治疗师对病人灌输不当观念、病人获得肤浅的洞察力、出现新症状和功能失常行为、医源性装病。

由于判断心理治疗副作用较为困难,所以,有学者认为应该将所有心理治疗中出现的意外事件均纳入评估。意外事件可能包括新症状的出现、现有症状的恶化、疾病没有得到改善或者疾病恶化、治疗期顺延、病人的不合作、医患关系紧张、医患关系过好、病人依赖治疗、家庭关系紧张或变化、工作关系紧张或变化、病人生活环境变化、污名化等。

此外,有一个非常重要和常见的现象,就是治疗师的耗竭。这个部分也应该纳入副作用的范畴加以评估和处理。

（赵阿勐　张　宁）

第二节　心理治疗的督导

一、督导的作用与模型

心理治疗督导（supervision in psychotherapy）是指心理治疗师在有经验的督导师的指导和帮助下，实践治疗技巧，监控治疗服务质量，改进治疗工作，提高自身专业水平，促进个人成长的过程。

（一）督导的必要性

心理治疗的实践性与专业性决定了督导的必要性。心理治疗具有很强的实践性，对于学习者而言，理论的学习并不能成就一位合格的治疗师，如同很多技能的学习需要在实践中不断练习一样，治疗师也需要在不断的实践中才能真正掌握技能。因此，实践是心理治疗师培养过程中必不可少的一部分，也是治疗师发展职业能力的一个必要条件。

心理治疗专业与其他专业之间最显著的不同在于，心理治疗专业人员比其他专业的工作者具有更多的自主权，需要在不确定的条件下进行判断，还需要大量的专业知识作为基础，而这些专业知识是一般人很难掌握的。因此，一方面，治疗师需要在督导师的反馈、教育与指导下不断获得职业成长。另一方面，由于外行没有办法监督与规范心理治疗专业人员，所以只能由督导师、专业组织或行业学会承担监督功能。

在有些国家（如美国）的心理学会规定，治疗师取得心理学博士学位后，必须至少具有 2 年（约 3000 小时）被督导的心理健康服务经验，方可申请开展心理治疗工作的资格，即使在通过行业资格考试取得独立执照后，也必须接受终身的专业督导。中国心理学会专业人员注册系统也要求，临床或咨询心理学专业硕士申请注册心理师的必要条件之一是其在获得学位后的 2 年内，接受有效注册的督导师规律的、正式的、面对面的案例督导时间不少于 50 小时，集体案例督导小时数不少于 50 小时，或两者累计不少于 100 小时。前面提及心理治疗存在副作用的问题，为了尽可能地预防或减少副作用的发生，质量监控是必不可少的措施，而督导则是质量监控的有力手段。

（二）心理治疗督导的作用

有学者将督导的作用归纳为以下 14 条：协助治疗者选择合适的个案；帮助治疗者有深度地了解个案的病情概念；督导治疗者养成能抓住问题重心与要点的能力；协助治疗者思考并决定治疗的方向与策略；纠正治疗者操作会谈的要领与技巧；讨论并帮助治疗者采用适当的治疗模式；协助掌握分析病情而进行指点的要领；督导咨询关系；督导两方无形中呈现的"转移关系"；协助治疗者发觉、处理并运用"转移关系"；帮助治疗师与病人发展非职业性关系；监督治疗者避免采取不符合医德的措施；支持治疗者的心情与处境，并协助处理心理上的负担；启发治疗者的个人优点与特性。归纳起来主要涉及以下几个方面。

1. 提高被督导者的专业能力　督导是治疗师职业发展道路上必不可少的一部分。在督导过程中，被督导者可以在督导师的指导、反馈之下，学习各种技能，如治疗技能、个案概念化的技能等，进而获得专业上的成长。

2. 促进被督导者的个人成长　在心理治疗中，治疗师非技术性的个人因素对治疗的影响不容小觑。这些非技术因素包括治疗师的人格特质、对自我的觉察能力、对外界的开放程度和对自我的认识与接纳程度等。在督导过程中，督导师需要与被督导者讨论这些因素对治疗过程产生的潜移默化的影响，并不断完善自己。

3. 管理被督导者对病人提供的服务　督导师通过监督与评估被督导者对病人提供的服务来保护病人的利益。实际上，心理治疗督导的最初目的便是对被督导者向病人提供的服务进行监督、管理。督导师在督导过程中除了创设督导情境以助于提升被督导者的专业能力外，还需要时刻监督被督导者的行为是否符合心理治疗的伦理规范和职业道德。

（三）心理治疗督导的模型

心理治疗的督导模型分为三类：第一类是基于各种心理治疗理论的各种模型；第二类是基于职业训练和督导经验发展的发展模型；第三类是基于督导师和督导者的期望和行为的基本特征的社会角色模型。

1. 以心理治疗理论为基础的督导模型　本部分主要介绍以三大心理治疗流派（心理动力学疗法、认知行为疗法与人本主义疗法）的理论为基础的督导模型。

（1）心理动力学督导模型：目前看来，以心理动力学理论为基础的督导模型对整个心理治疗督导的影响超过了其他任何一种模型。纵观心理动力学模型的发展，对权力、知识和权威的认识是三个主要的议题。1902年，经典精神分析学派的创始人 Freud 每周三在自家举行的集体讨论是"督导"最早非正式地出现在精神分析领域。作为世界上第一位心理治疗督导师，Freud 的建议和说教式的指导成为以病人为中心的督导模式的早期雏形，代表真理、知识、权利的形象成为督导师的原始形象。最早的心理动力学督导模型是20世纪70年代初建立的以被督导者为中心的督导模型。该模型认为，督导的目的不是治疗而是教学，应以被督导者为中心。在"督导"这一教学过程中，需要特别关注病人、治疗师与督导师之间的关系，以及三者的相互作用。督导师希望治疗师在督导过程中学会正确理解督导师和自身关系中的心理动力学，进而有益于治疗师今后理解和处理自身与病人的关系。心理动力学的督导模型强调，不管是以病人为中心的督导还是以被督导者为中心的督导，都应将督导师定位为"不参与治疗的专家"。督导的目的不是提供治疗，而是教学，使被督导者学会理解和解决与督导师之间的关系冲突中的心理动力学，从而习得处理与病人工作中冲突的能力。

（2）人本主义督导模型：如同人本主义疗法对现代心理治疗的影响力与渗透力一样，人本主义的督导模型对整个心理治疗督导也具有深远影响。该模型认为督导既非教学，也不是治疗，将督导看作融合了教学与治疗元素的一种有影响力的过程。人本主义疗法创始人 Rogers 认为，督导与治疗是一个变化发展的连续体，督导只是治疗的一种修改形式。人本主义疗法的人性观是人性本善，认为人的取向是成长且可以自然地成长，相信每个人都具有一定的潜能，只要有很好的促进条件（如无条件积极关注）就可以做到自我实现。因此，不管是创始人 Rogers，还是后期的代表人物都认为，在督导过程中，督导师必须向被督导者示范其对人性和改变的态度以及对自身的态度，无条件积极关注、真诚、同感等促进条件对被督导者也同样重要。这种对人性及自身态度的示范使得人本主义的督导对被督导者具有更直接的影响力。Rogers 及其同事甚至还设计了专门的教学程序来传授对治疗关系和督导师与被督导着之间关系的态度，这一教学程序被目前大多数用于培训学生基本面谈技能的课程直接借鉴。

（3）认知行为督导模型：认知行为疗法是行为疗法与认知疗法的融合，其理论建立在对行为的功能分析和学习理论的基础之上，强调对行为后果的预期常常会激发和维持问题行为，认知、情绪和行为三者之间存在着相互作用的关系。该疗法遵循"循证治疗"的理念，治疗过程具有很强的操作性和目标性，对治疗手册、病人手册的运用也远多于其他疗法。以该疗法为基础的督导模型认为，督导应以目标为导向，采用学习理论的原理，运用 Socrates 式提问等方法来挑战被督导者的不合理信念，强调被督导者对技术的掌握以及疗法的保真度，即治疗师在实际工作过程中正确运用其所习得的技能的程度，并对被督导者的进步进行持续地评估与监控。认知行为疗法的督导师在督导过程中也会使用一些常用的认知行为治疗技术，如行为演练、角色扮演等，以加强被督导者对技术的掌握程度。行为主义督导师的督导过程被描述为：建立信任关系，分析与评估被督导者的技能，设立督导目标，构建并实施用以达成目标的策略，以及跟踪评估学习成果的泛化。

2. 发展性模型　发展的督导模型基于的假设是：第一，在提高能力的过程中，被督导者要经历一系列性质不同的阶段；第二，如果要使被督导者获得最佳的满意度和职业成长，就必须为被督导者经历的每一个阶段提供不同性质的督导环境。发展性模型强调以被督导者为中心，主张督导师的督导架构与风格需结合被督导者的发展阶段，建议督导师基于被督导者所处的发展阶段，通过创设不同性质的督导环境以使被督导者获得职业成长。

斯托尔滕博格(Stoltenberg CD)等提出的整合发展模型(the integrated development model)是使用最广泛的发展性督导模型。该模型提出了评估治疗师发展阶段的三个标志:自我-他人意识,即治疗师的自我意识及对病人的世界的认识程度;学习与实践心理治疗的动机程度;自主性,即治疗师在治疗过程中的独立程度。基于这三个标志,整合发展模型提出了治疗师职业成长的四个阶段:第一阶段,被督导者在所接受督导的特定领域中具有有限的培训或经验;第二阶段,被督导者正在实现从高度依赖、模仿和无意识向一个高度结构化、支持性和有着较多指导的督导环境转变;第三阶段,被督导者关注以个人化的方法进行实践以及在治疗中使用并理解"自我";第四阶段,被督导者将多个领域进行整合,具备了熟练跨越这些领域的能力,且已经清楚地意识到自己的优势与劣势。

该领域的其他研究者也提出了与 Stoltenberg 发展四阶段模型相似但角度不同的发展模型。斯科夫霍特(Skovholt TM)和罗内斯塔德基(Ronnestad MH)对于治疗师的面谈,总结出了基于治疗师的六个发展状态的六阶段发展模型等:外行帮助的状态、初级学生的状态、高级学生的状态、新任专业人员的状态、有经验的专业人员的状态和高级专业人员的状态。洛根比尔(Loganbill C)、哈迪(Hardy E)和德尔沃斯(Delworth U)提出的三阶段发展模型假设,治疗师在停滞、疑惑和整合这三个阶段的不断循环和再循环中逐渐发展完善。在停滞阶段,治疗师不能意识到自己的不足或可能遇见的苦难;在疑惑阶段,治疗师对督导师的依赖被愤怒和挫折所取代,治疗师体验到烦恼、疑惑和冲突;在整合阶段,治疗师对督导建立起一种全新的认识和个人安全感。

3. 社会角色模型　社会角色模型将"督导师"看作一种包含教师、治疗师、管理者等其他职业角色的更高层次的角色。

社会角色模型基于的假设是:督导师在他们的职业实践中已经形成特定的职业角色,这些角色也会成为督导师工作时的象征或模板;督导师可以看成一种包含其他涉及职业角色的更高层次的角色。根据大量理论家提出的督导师角色,这些角色涉及教师、顾问、治疗师、推动者、讲师、评价者、监控者、示范者、管理者等,霍洛韦(Holloway EL)将特别关注这些角色的督导模型总归类为社会角色模型。但是,督导师在一些特定情况下采用的角色会受到很多因素的影响。因此,社会角色督导模型中包含大量的个别模型。较具代表性的有伯纳德(Bernard JM)的区别模型,霍金斯(Hawkins P)和肖赫特(Shohet R)的督导七眼模型和 Holloway 的系统模型。

(1)区别模型(the discrimination model):Bernard 于 20 世纪 70 年代中期建立的,关注被督导者在督导过程中所呈现的,其在对病人治疗过程中的治疗技能、概念化技能和个性化技能。督导师在对被督导者这三个方面的能力进行判断之后,必须在教师、治疗师和辅导顾问这三个角色中选择一种角色来实现督导目标。因此,督导师在督导过程中可以根据被督导者的需要,区别性地选择以下九种方式中的一种或多种进行督导:教师角色-治疗技能,教师角色-概念化技能,教师角色-个性化技能,治疗师角色-治疗技能,治疗师角色-概念化技能,治疗师角色-个性化技能,辅导顾问角色-治疗技能,辅导顾问角色-概念化技能和辅导顾问角色-个性化技能。

(2)系统模型(system approach supervision):Holloway 于 20 世纪 90 年代提出的系统模型将影响督导的一系列因素(督导关系、督导者、被督导者、病人、督导机构)与督导任务、督导功能进行整合,这统称为督导的七个维度。该模型认为,督导是一种动力过程,在督导过程中,需以督导关系为核心,以督导任务与功能为导向,且系统内七个维度存在着相互作用的关系。其中,督导任务涉及咨询技巧、个案概念化、专业角色、情绪觉察和自我评价五个层面。督导功能涉及监管/评价、指导/建议、示范、咨询和支持/分享五个层面。Holloway 将影响督导的督导者因素、被督导者因素、病人因素和督导机构因素统称为督导的情境因素。其中,督导者因素涉及督导者的理论取向、治疗及督导经验、角色期待、文化特性和自我表征。被督导者因素涉及被督导者的理论取向、治疗经验、学习风格与需求、文化特性和自我表征。病人因素涉及病人的特质、诊断与治疗关系。督导机构因素涉及机构的服务对象、组织的结构与气氛、专业伦理与标准。

二、心理治疗督导的过程与分类

（一）心理治疗督导的组织过程

心理治疗的督导过程可以分为三个阶段：计划阶段、实施阶段、总结与评估阶段。

1. 计划阶段　如同制订治疗计划对实现治疗目标的重要性一样，预先制订督导计划也是实现督导目标所必需的首要过程。在计划阶段，督导师需与被督导者签订督导协议，协商督导目标与任务，安排督导时间、频率与地点，确定督导的内容、形式和方法等内容。

在督导正式实施之前，督导师需要与被督导者协商确立督导的目标与任务，这将会为督导过程确立方向。依据督导的系统模型，督导目标与任务的确立需要考虑五个因素：督导关系、被督导者、督导者、督导机构和病人。例如，被督导者的治疗经验、督导师的理论取向、督导机构的组织结构、病人的诊断等因素均会影响督导目标与任务的确立。教学机构中的督导与实践机构中的督导存在本质不同，前者围绕教学进行组织，后者围绕服务的传递进行组织。教学机构中督导的主要目标是训练学生更好地掌握专业技能，而实践机构中督导的主要目标则是向目标人群提供保质保量的服务。

督导时间、频率和地点的安排需要考虑督导任务、现实条件（如地点的便利性），甚至病人的治疗情况等诸多因素。治疗会谈的频率一般每周一次，但对于督导频率并无统一的规定，可以定期或不定期地进行，督导师与被督导者可以根据实际情况协商确定，甚至是在被督导者或治疗出现紧急情况时，可以临时安排紧急督导。

督导的内容可以涉及治疗技术、治疗关系、治疗师的个人成长等。督导的形式一般包括个别督导和团体督导。在督导方法中，目前比较广泛使用的方法包括自我报告法，过程记录与案例记录法，会谈录音、录像法，现场督导法等。其中，尤以自我报告法最为常用。

2. 实施阶段　在实施阶段，督导师按督导计划对被督导者实施督导。督导计划并非要机械地执行，在督导实施过程中，督导师会对督导过程进行阶段性或持续性评估，并根据督导的实际情况，与被督导者实时沟通、讨论和修订督导计划。此外，无论督导计划有多全面，一些意外事件总会不可避免地发生。优秀的督导师在面对缺乏意外事件应对经验的被督导者时，会预先准备好应对意外事件的行为策略，以供被督导者参考。

3. 总结与评估阶段　在督导的结束阶段，督导师与被督导者需要对督导过程进行总结与评价。作为督导师，需要被督导者的反馈信息，如督导是否被很好地组织。作为被督导者，需要督导师对自己形成一个最终的评价，并对今后的督导或治疗提出建议。

（二）心理治疗督导的分类

按照督导的内容，可以将心理治疗的督导分为技术性督导和个人成长督导。技术性督导的目的在于提升被督导者的治疗技能，更多发挥的是督导的教育与指导功能。个人成长督导的目的在于促进被督导者的个人成长，如处理被督导者的未完成事件、加深自我认识、促进自我接纳等，更多发挥的是督导的治疗功能。

此外，按照被督导者的身份，可以将心理治疗的督导分为职前督导和在职督导。职前督导通常发生在教育机构中，如对大学里的社会工作、心理学、教育学等相关专业的学生在学习专业知识与技能的过程中，参与实际咨询与治疗工作的实习给予指导、协助，以培训学生作为合格治疗师所应具备的知识和技能。在职督导主要是指对正在从事心理治疗工作的治疗师定期进行督导，以协助他们解决疑难个案，处理自身的情绪，提升专业能力。

三、心理治疗督导的形式与内容

（一）心理治疗督导的形式

心理治疗的督导一般包括个别督导和团体督导两种形式。具体做法包括：经过治疗者的摘要性报告而给予的督导；由治疗者作详细报告而接受督导；观看会谈录像记录而作评论与督导；会谈中督导者做旁观性观察,事后作评论与督导;督导者做示范性会谈而事后做回顾性督导;督导者与治疗者共同实施治疗会谈,事后回顾与讨论;群体治疗者轮流治疗同一病人,事后讨论与督导。

1. 个别督导 个别督导几乎是所有治疗师都经历过的,也是最常见的督导形式。在个别督导中,督导师对督导方法的选择与运用会对督导效果产生很大影响。在选择督导方法时,需要考虑到以下六个方面:被督导者的学习目标,被督导者的经验水平和发展问题,被督导者的学习风格,督导师对被督导者的期望目标,督导师的理论取向以及督导师自身在督导经验方面的学习目标。可供选择的督导方法主要包括自我报告、过程记录与案例记录、录音录像和现场督导。

(1)自我报告:自我报告是一种简单、常见的督导形式,被督导者可以在督导过程中作摘要性报告也可以作详细报告。被督导者在自我报告时会涉及病人的人口学信息、问题与诊断,对病人个案的概念化以及治疗过程等内容。自我报告是被督导者对治疗过程的再加工,这就难免会出现美化倾向,即被督导者为了给督导师留下有能力胜任的印象而美化治疗过程。

(2)过程记录与案例记录:过程记录是指被督导者书面记录治疗的整个过程,包括治疗会谈的内容、治疗师与病人的互动、治疗师对病人问题的个案概念化等。案例记录是指书面记录与案例相关的所有重要信息,涉及治疗、管理及法律等多个方面。由此可见,过程记录与案例记录实际上是对与治疗相关的所有重要信息的详细书面描述。书面记录除了可以包含一些常规内容外,也可以记录与督导目标相关的信息,进而对治疗过程起到直接的指导作用。虽然书面记录非常烦琐,但对于一些初学者而言,详细的书面记录有利于他们更好地掌握谈话技能。

(3)录音录像:对治疗过程逐字稿式的书面记录,只能显示会谈内容,即治疗过程中治疗师与病人的言语互动,而那些对治疗可能会产生重要影响的非言语互动则无法被呈现。录音录像能完整呈现治疗过程中的言语与非言语互动,是对书面记录的强有力的补充。在使用录像进行督导的方法中,人际互动过程回顾最广为人知。在使用人际互动过程回顾技术(interpersonal process recall)进行督导时,督导师与被督导者通常一起回顾录像,在某一方认为录像中发生了某些重要的事情时便停止录像播放,双方随即对涉及的重要事情进行讨论,在讨论时,督导师不是指导被督导者如何做,而是引导、激励其在一定的心理空间内自我探索解决问题的心理过程。因此,督导者常会说的话诸如"你对那件事的感受是什么?""当时你在想什么?""你想让他告诉你什么?"等,它们对被督导者的自我探索起到引导、激励作用的话语。

(4)现场督导:上面提及的督导方法有一个共同点,即治疗发生在督导之前,且督导师并未直接参与被督导者对病人的治疗过程。现场督导则是指督导师在被督导者对病人进行治疗的过程中进行督导。现场督导通常需要一些设备作为支持,如耳机、监控、电话、电脑等。耳机治疗、电话治疗和咨询间断治疗是最常见的现场督导方法。

2. 团体督导 团体督导是另一个心理治疗督导的基本形式,是个别督导的重要补充。团体督导为被督导者在督导师的协助下,通过来自团体成员及其相互作用过程中得到的反馈,监控工作质量,提高对病人以及他们所提供的服务的全面理解。团体督导中督导师的任务有以下四项:讲授治疗方法;对具体案例提供建议或反馈;重点关注某一被督导者对病人产生的情感反应;处理团体的互动与发展。团体督导对团体的人数并没有统一的限定,但是,团体人数越少,就越有破裂的风险。

团体督导一般经历了组前、形成、风暴、规范确立、操作和解散这六个阶段。督导师在组前阶段需要完成的主要任务是筛选团体成员和选择督导地点。督导师在筛选团体成员时,主要会考虑团体的一致性问题。团体的一致性涉及很多方面,如理论取向的一致性,治疗经验的一致性,文化背景的一致性等。同质性与异质性这两种团体形式各有利弊,同质性团体有利于增强成员对团体的认同,但是不利于成员视角的拓展。异质性团体允许成员依据自身特点扮演不同的角色,增加了团体的多样性,但也不可避免会增加成员间的冲突。因此,督导师在筛选团体成员时需要结合督导目标、自身能力等因素作出恰当地选择,并在督导过程中尽可能地弥补团体一致性问题带来的不利影响。督导师在形成阶段需要完成的首要任务是确立督导的基本原则和结构,例如成员间的保密原则、督导的频率、个案的提交方式等。风暴阶段是指被督导者出于证实自身能力的需要出现互相竞争的局面。成员间的竞争不可避免,督导师在这一阶段需要适当地控制与引导。在确立规范阶段,督导师需要引导团体成员确立具体的团体规范,如不允许成员随意退出团体等,并在督导过程中不断修改和完善团体规范。在操作阶段,督导师需结合督导目标,带领团队成员开展工作,并处理一些可能会出现的问题,例如团体的停滞。在这一阶段,如果督导师能够高效而有质量地完成督导目标,团队成员会觉得更有安全感,团队也会充满活力。最后一个阶段是团体的解散。解散是任何一个团体都必须经历的阶段。在这一阶段,督导师需要着重处理好成员的分离情感。

团体督导具备很多个别督导所难以拥有的优势:时间、金钱和专业人员的专业性;减少被督导者的依赖性;团体成员拥有了替代性学习的机会;团体成员有机会了解更多不同类型的病人;被督导者将接收到更多数量和多样性的反馈;团队成员可以向被督导者提供更高质量的反馈;增加了督导师对被督导者的了解;督导师使用行为技术的机会更多;很好地示范了团体治疗的基本架构等。团体督导的劣势主要包括:团体的形式可能无法满足成员的个性化需求;虽然保密是团体督导的基本原则,但是团体督导的保密措施不如个别督导有保障;团体督导的形式不能很好地示范个别治疗的架构;某些团体现象可能会阻碍学习;团体督导可能在小部分人的问题上浪费时间等。

(二)心理治疗督导的内容

心理治疗督导的内容主要涉及评估与诊断、治疗技术、治疗师个人成长与伦理。

1. 评估与诊断 如同躯体疾病决定临床医生采用何种治疗方式,评估与诊断对于心理治疗师来说也非常重要。一方面,正确的评估与诊断有助于治疗师选择合适的个案进行治疗,例如,对处于精神分裂症发作期的病人或存在强烈自杀意念的重度抑郁症病人而言,心理治疗并非首选。另一方面,正确的评估与诊断也有助于治疗师对病人实施恰当地治疗,因为对病人问题的评估与诊断会影响治疗师的个案概念化、治疗方法的选择等。年轻的治疗师由于缺乏足够的经验,常常会对病人的问题作出不恰当的,甚至是完全错误的评估。例如,一位病人因为在人际交往中觉得恐惧、焦虑而前来治疗,治疗师可能最先想到的是病人是否患有社交焦虑障碍,如果这一诊断成立,认知行为治疗将会是一个不错的选择。但是,有经验的治疗师在仔细询问后发现,病人在人际交往中觉得恐惧的原因是他感觉到周围人都在评价、议论自己,自己心里面想的内容大家都知道,这可能就涉及精神病性的症状,病人很可能是一位精神分裂症病人,如果这一诊断成立,药物治疗则是首选。因此,对病人问题的评估与诊断会决定治疗的方向。评估与诊断对于治疗师来说是非常重要也是必不可少的督导内容。在督导过程中,治疗师在督导师的指导与协助下,逐步学会抓住病人问题的重点与本质,从而作出恰当的评估与诊断。

2. 治疗技术 治疗技术的督导是督导中最不容易被忽略的内容,因为每一位治疗师都希望从督导者那里学到技术,技术也很容易在督导中呈现出来。前面提及心理治疗具有很强的专业性和实践性,这决定了治疗师不可能只通过学习理论就能达到掌握治疗技术的目的,实践是必经之路。但是,单纯自我摸索的实践并不能成就一位合格的治疗师,因为治疗师需要在实践中得到明确的反馈,只有督导才能提供心理治疗实践所需要的有目的的、明确的反馈。例如,一位行为治疗师在使用暴露疗法对广场恐惧症病人进行治疗时发现,暴露疗法不仅没有减轻病人对广场的恐惧,病人反而出现了更多的回避行为。督导师经过治疗师对治疗过程的自我报告后发现,治疗师在使用暴露疗法时指导病人不恰当地使用了放松技术。因为在暴露治疗时,如果不恰当地使用放松技术,病人的暴露过程常常不充分,暴露反而会成为症状的强化。因此,督导师向治疗师强调了充分暴露的重要性及实施要领。

3. 治疗师个人成长 在治疗过程中,技术固然重要,但使用技术的"人"比技术更为重要。如今,不管是哪一个治疗流派,都非常重视治疗关系对治疗的影响。治疗师对良好治疗关系的建立起到了决定性作用,在治疗师对病人的影响中,治疗师的人格对病人的影响远甚于技术对病人的影响。理想的治疗师应该拥有丰富的治疗经验,能熟练使用各种治疗技术,具备完善的人格和良好的职业道德。固然先不提理想的治疗师是否存在,但是从一名初学者到理想的治疗师并非一蹴而就,而是需要一段漫长的历程。在治疗师成长的漫长历程中,人格的不断完善是最艰难的过程。治疗师虽然可以通过自我觉察、自我探索、自我反省和自我实践来完善自己,但是每一位治疗师的成长道路还需要有督导师的陪伴与引导,因为人的内心总会存在他知而自己不知的一部分。有时,治疗师不仅不能正面影响病人,反而会因为自身的某些个人因素而对病人造成伤害。例如,一位自幼感到被父亲抛弃而对父亲充满愤怒的治疗师,如果没有很好地处理这些负性情绪,那么他在面对同样抛妻弃子的男性病人时,很可能会充满敌意与攻击。

4. 伦理 伦理、道德问题是治疗中必须要重视的内容,因此在督导过程中,伦理督导也是必不可少的。一方面,治疗师在对病人进行治疗的过程中会存在一些伦理方面的困惑,需要与督导师讨论。另一方面,督导师出于维护病人利益的考虑,需要在督导中监督治疗师的行为是否违背伦理和职业道德。未经正规训练的"治疗师"通常会忽略或轻视伦理。即使是经过正规训练的初学者,甚至是经验颇丰的治疗师也通常会在伦理问题上存在困惑。保密和双重关系是伦理问题中最常被提及的议题。例如,一位初学者虽然知道保密是心理治疗的基本原则,但是当他遇到一位因童年受到亲戚的性侵害而备受煎熬的病人时,可能会犹豫是否需要打破保密原则,即是否将此事告知病人的家人。又如,治疗师虽然知道在治疗过程中不能存在双重关系,但当他的领导推荐熟人前来做治疗时,治疗师可能会充满矛盾。这些伦理问题均可以成为督导的内容。

(杨 华 张 宁)

第三节 心理治疗师的培养

一、心理治疗师胜任力的评估模型

作为一位心理治疗师,从事该职业的能力水平可以通过胜任力模型来评估。鲁道法(Rodolfa E)等提出的心理治疗师应具备的胜任力发展的立方体模型,目前最被业界认可。该模型从专业人员发展的维度描述了两大胜任力领域:基础性胜任力(foundational competency domains)领域和功能性胜任力(functional competency domains)领域。

基础性胜任力是专业服务的基础,也是专业人员以后获得功能性胜任力的基础,包括:①反思性实践/自我评估(在自身能力范围内开展专业实践、践行终身学习的承诺、参与学术、批判性思维、践行专业发展的承诺);②科学知识与方法(理解研究方法、尊重经科学方法获得的知识、数据采集与分析的技术,理解行为的生物学基础、行为的认知-情感基础,以及人的毕生发展);③关系建立(有效地、有意义地与个体、团体或社区建立关系的能力);④伦理与法律标准/政策议题(伦理概念的应用;对专业活动中有关的法律议题的觉察,包括与个体、团体和组织所开展的专业活动;推广专业);⑤个体与文化多样性(在与不同的个体、团体和社区的专业工作中保持觉察和敏感性,这些个体、团体和社区体现了不同的文化个人背景及特性);⑥跨专业合作(发现并联手同事、同行;对相关学科的关键问题和概念的掌握,以及与相关专业人士互动的能力)。

功能性胜任力是专业服务所必需的知识、技能与价值观,包括:①评估/诊断/个案概念化(对个体、团体或组织的相关问题的评估和诊断);②治疗(旨在减轻个体、团体及组织的痛苦,以及促进其健康和福祉的治疗;了解那些得到经验事实证实的疗法);③会商(consultation)(能够提供专家指导或专业援助,以应对服务对象的需求和目标);④研究/评价(提出有助于专业知识基础的研究,及评价不同专业活动的有效性);⑤督导/教学(专业知识基础的督导与训练,及评价不同专业活动的有效性);⑥管理/执行(管理心理健康服务的实践,及执行卫生组织、项目和机构)。

此外,我国就心理治疗师的核心胜任力上也进行了本土化探索。2013年1月,在我国香港召开了"大中华地区临床心理学家核心胜任力研讨会",会上确定了8个领域的核心胜任力:专业态度与行为;伦理与法律;临床知识与技能;科学与研究;关系建立;多元文化;服务提供与管理;倡导与教育。

二、心理治疗师的胜任力培养途径

心理治疗师可以通过哪些途径来针对性地提高自身对工作的胜任能力呢？除了学校心理专业知识的系统学习外,培养途径主要有以下几种。

1. 自我分析 自我分析能力是心理治疗师提高职业胜任力应具备的基本条件。在心理治疗过程中治疗师能带进治疗关系中最有意义的资源就是他自己。治疗师的人格魅力,人际协调能力和自我觉察能力等人格特点是影响求助者最关键的因素。然而,心理治疗师首先是社会人,应该清楚地认识到即便自己的自我功能足够强大,也仍然存在盲区。因此,需要治疗师对自己保持适度的宽容,并注重自我修炼,及时发现自己、觉察和处理自己当前面临的情绪问题、觉察自己的固有信念、认识自己的互动模式以促进自助与助人。

2. 个人体验 个人体验即心理治疗师寻找自己的个人治疗师,进行稳定的、长期的心理治疗。个人体验能够帮助心理治疗师加深对病人移情作用的理解,增加不同类型的治疗体验,同时帮助心理治疗师应对生活压力事件、完成人生历程中的未完成事件从而处理好自身的情绪问题,完善人格。通过以病人的身份进行心理治疗,心理治疗师能够获得体验,提高自身的觉察能力,从而在心理治疗中作出正确的判断,充分共情。

3. 心理成长小组 心理成长小组主要指心理治疗师同行间为了个人成长而自发自愿结成的各种个人成长小组。心理成长小组通过定期开展心理培训、心理沙龙、典型案例分析等学习与交流活动,促进治疗师队伍整体治疗能力的提升。心理治疗师的成长既需要高一级的心理督导指引,也需要同行间的相互促进。不仅因为每个治疗师的治疗理念与治疗风格不同,他们各自所接待的病人的情况也千差万别,还由于每个治疗师都有各自不同的局限。因而,通过相互分析与交流可以互通有无、相互督导抑或相互倾诉(倾诉的过程也是心理治疗的过程),从而成功突破职业困境,获得共同成长。

4. 督导 详见本章第二节。

（张冰人 王 伟）

 思考题

一、选择题

1. 下列对心理治疗的作用的描述不正确的是
   A. 纠正错误观念是心理治疗作用的表现形式之一
   B. 心理治疗的作用可以分为基本治愈因素和特殊治愈因素
   C. 使用认知疗法来纠正病人的错误认知属于特殊治愈因素
   D. 心理治疗不存在副作用或不良反应的问题
   E. 心理治疗主要通过谈话的方式进行

2. 下列肯定不属于心理治疗不良反应的是
   A. 病人对治疗师的过度依赖   B. 病人出现医源性装病
   C. 病人的症状恶化   D. 病人的错误观念得到纠正
   E. 病人对治疗产生更强的抵抗

3. 下列对心理治疗督导的描述不正确的是
   A. 督导的目的并不仅是为了病人的利益
   B. 心理治疗的实践性与专业性决定了督导的必要性
   C. 督导的心理动力学模型是以病人为中心的
   D. 中国心理学会对申请注册心理师的治疗师的被督导时间有明确的要求
   E. 接受督导也是治疗者对自身健康的负责

4. 心理治疗督导的作用不包括

    A. 提高被督导者的专业能力

    B. 促进被督导者的个人成长

    C. 监督被督导者对病人提供的服务

    D. 评估督导师在心理治疗领域的专业能力

    E. 辅助被督导者对病人提供服务

5. Bernard 于 20 世纪 70 年代中期建立的区别模型属于

    A. 社会角色模型　　　　B. 系统督导模型　　　　C. 发展模型

    D. 认知行为的督导模型　E. 人本主义督导模型

6. Holloway 于 20 世纪 90 年代提出的系统模型的核心要素是

    A. 督导师　　　　　　　B. 被督导者　　　　　　C. 督导关系

    D. 督导目的　　　　　　E. 督导形式

7. 心理治疗督导的内容一般不包括

    A. 被督导者的治疗技能　　　　　B. 被督导者的个人成长

    C. 被督导者的职业伦理　　　　　D. 督导师的个人成长

    E. 被督导者的理论知识

8. 心理治疗师胜任力的培养途径不包括

    A. 个人体验　　　　　　B. 督导　　　　　　　　C. 自我分析

    D. 实验求证　　　　　　E. 心理成长小组

二、名词解释

1. 心理治疗的副作用

2. 心理治疗督导

3. 心理治疗督导的整合发展模型

4. 心理治疗师的胜任力评估模型

三、简答题

1. 请简述心理治疗作用的表现形式及会出现副作用的原因。

2. 请简述心理治疗督导的作用。

第八章

医患心理与医患关系

自 20 世纪 60 年代以来,越来越多的学者开始关注医患关系问题,认为医、护、患是构成医患关系的重要实体。美国社会医学家帕森斯(Parsons T)首先引入了病人角色概念,认为医患关系是社会文化特有的一个组成部分,是一种制度化的角色丛。在医患关系中,医、护、患各方都提供了一系列的行为期待,其焦点集中在病人角色和医务角色的关系和相互影响上,本章将对此展开叙述。

第一节 医患角色

一、角色的概念

角色(role)原本是戏剧学的术语,指的是戏剧舞台或电影中演员所扮演的剧中人物。20 世纪 20 年代,美国社会心理学家米德(Mead GH)首先将这个术语引入社会心理学,提出了"社会角色"的概念。社会角色指的是由一定的社会地位和身份所决定的,反映个体在社会生活和社会关系中所处的位置以及符合社会期望、社会行为规范的行为模式。社会角色往往具有某些特定的权利和义务。从某种意义上来看,人一生的发展过程也就是个体生命历程中在生活各个阶段所扮演的各种社会角色的综合。社会角色在很大程度上决定了扮演这一角色人物的心理活动,而心理活动又决定了这一角色的社会行为。任何一种社会行为都是个人按照一定的社会期望,运用一定权力来履行相应社会职责,反映出行为者的社会地位及身份,反映了个体心理、行为与群体心理、行为及社会规范之间的相互关系。

二、病人角色

(一)病人与病人角色

病人(patient)通常是指患有疾病的人,是医疗工作的对象,也是疾病现象的主体。Parsons 将疾病看作一种社会现象,而非个人的生理属性,且"健康整体水平过低或疾病发生率过高都是失调的,因为疾病状态使得个体不能有效地履行好社会角色"。但是,在实际生活中,病人身份与患病并不具有必然的关联。如,即使一个人患有疾病,如果其未进行诊疗,人们一般也不会视其为病人;相反,如果一个正常人如进行体格检查,或者因为自身感到不适到医院咨询就诊,也会被视为病人。可见,病人身份一般是在医疗实践活动中得到确认的。本书将病人定义为社会人群中身心感到不适或出现不适症状,并有求医或接受医疗服务的人。

当一个人被视为病人时,我们认为其就获得了病人角色。病人角色(patient role)是个体作为病人身份的一种特殊的社会角色,同其他类型的社会角色一样,也有其特定的社会行为规范或行为模式,并有特定的权利和义务,同时也存在着角色的期待、角色转换和角色适应等问题。严格地说,病人角色至少应包括三个要素:其一,有生理或心理异常,或出现有医学意义的阳性体征;其二,得到医学上的确认及医生或社会的认同;其三,有其相应的行为模式、权利和义务。每个人在社会中的一切行为都与各自特定的角色相联系。1951 年,Parsons 提出了病人角色,并从五个方面对病人角色特征进行了阐述。

(1)病人从常态的社会角色中脱离出来,可以免除原来常态的社会角色的职责,其免除程度视其患病具体情况而定。

(2)病人一般不需为自己陷入患病状态承担责任,病人患病过程中是需要得到关心照顾的。一般而言,疾病是超出了病人的自控能力范围的,也不符合病人的意愿。

(3)病人应当努力使自己痊愈,有接收治疗与努力康复的义务。

(4)病人在努力康复的过程中,应当寻求可靠的治疗技术的帮助,与医务人员合作,共同战胜疾病。

(5)病人康复后有义务承当常态的社会角色的责任。

(二) 病人角色适应问题

当一个人进入病人角色时,原来已有的行为模式以及社会对他的期望和给予的责任都随之发生变化,这种变化使得病人失去了原来的社会心理的平衡,需要在医疗过程中达到新的社会心理平衡。但是对病人来说,实现这个角色的转变是艰难的,往往会产生一定的心理行为问题,病人的角色适应不良主要表现为以下几种情况。

1. 角色行为缺失　主要指病人意识不到自己患病,或对患病持否定态度,未能进入病人角色,多发生在常态角色向病人角色转化时,或发生在疾病突然加重时。其产生的原因很多,主要是由于病人不能忍受现实状况和不能认识自己患严重疾病,这是一种否认心理。有的人因为担心患病对正常工作生活的影响,忽视或否认自己患病的严重程度;有的人由于缺乏相应的医疗知识,不能认识到自己患病;还有的人是"讳疾忌医",从心理上不愿意接受患病的状态。角色行为缺失者不易与医务人员合作,甚至拒绝治疗。所以,对于此类情况,医务人员应增加耐心,引导病人科学对待疾病,有策略地进行治疗。

2. 角色行为冲突　个体在社会生活中会承担多种角色,病人虽然能免除一定的社会责任,但却无法完全脱离社会。例如一个成年人患病之后,还要承担家庭责任,甚至原有的工作还需要部分承担。这样,就造成了病人患病后面临角色行为冲突,使病人在患病后难以立即放弃原有的生活行为模式,在各种角色行为中左右为难,影响其进入病人角色,不利于疾病的康复和其他社会角色功能的执行。

3. 角色行为强化　角色强化多发生在由病人角色向常态社会角色转化时,病人角色呈现过度的反应。主要表现出乐于病人角色,或夸大病情,或小病大养,或不愿出院,不愿重返原来的工作、学习和生活环境。其原因主要是病人适应了病人角色的生活,产生了对疾病的习惯性心理和行为模式,不愿意从病人角色行为中解脱;或病人患病后获得的免除部分社会责任、得到医务人员和家人的关照等,使得病人期待继续享有病人角色所获得的"继发获益",或以此来回避家庭和社会关系的矛盾。

4. 角色行为减退　病人疾病还未痊愈,却过早地从病人角色转入为常态的社会角色,使得病人没有进行完全或较为彻底的治疗,不顾病情从事力所不能及的活动,多表现出对疾病的考虑不充分或不重视,继而影响到疾病的康复。

5. 角色恐惧　病人对疾病缺乏正确的认识,表现出对疾病后果的过度惧怕,产生焦虑和恐惧,导致"乱求医"或拒绝就医的行为,一旦治疗效果不好,还可能任由疾病发展,放弃治疗。

6. 角色认同差异　病人角色认同差异主要表现出过多地强调自己的权利,忽略了应承担的责任义务,例如过分地要求获得优越的医疗服务,而不能很好地遵守医疗活动中的相关规定,不能认识到医疗的局限性。医患双方在角色认同上的差异,往往也是影响医患关系的重要因素。

(三) 病人的权利与义务

病人作为一类特殊人群享有与医疗卫生有关的相应权利。

1. 被尊重与理解的权利　病人患病后虽然需要求助于医务人员,或不能像正常人那样工作生活,但仍有被尊重与理解的需要,尤其是精神疾病等病人。

2. 享受医疗服务和要求保密的权利　《中华人民共和国执业医师法》中规定:医师在避免对病人产生不利后果的前提下,应当如实向病人或其家属介绍病情;未经病人或其家属同意不得对病人进行实验性临床医疗。

3. 全部或部分免除健康时所承担的社会责任的权利。

4. 监督维护自己医疗实现的权利　病人在医疗诊治过程中有其相应的知情权,如了解医院的规章制度、诊疗过程中的必要说明、治疗过程中引发的并发症或疗效等。

5. 参与评估的权利　病人有权在接受治疗过程中或结束后,对医院或医务人员的工作作出客观公正的评鉴,有权查核医疗费用并得到解释。

6. 其他　在医疗教学研究活动中,病人有权知道医院在涉及其本人治疗时是否与其他医疗或教育机构合作,由病人或其监护人决定是否作为研究对象。

病人除了享有一定权利外,也必须承担相应的义务,如应尽可能地及时就医;准确提供病史等医疗资料;遵守医嘱、遵守医院的各项制度和规定;按时足额支付相应的医疗费用;尊重医患人员和其他病人;在医疗过程中与医务人员全面合作;病愈后及时出院,协助医院的随访工作等。

三、医师角色

（一）医师角色的概念

医师与医师角色是两个不同的概念,医师是一种职业称谓,是就个人所从事的职业而言的;而医师角色则需处于医疗服务过程之中,当医师对病人承担着特定的诊疗责任时,才会充当医师角色。离开医疗服务过程的医师角色是不可理解的。根据《中华人民共和国执业医师法》,医师是指依法取得执业医师资格的,经注册在医疗、预防、保健机构中执业的专业医务人员。因此,在医患关系中医师角色是医疗诊治过程中具有一定医学知识和医疗技能,以对病人实施医疗服务的医务工作者。

（二）医师角色的职业特征

按照 Parsons 的理论,医师角色具有技术的专业性、情感的中立性、服务对象的同一性及职能的专一性。

1. 技术的专业性　这是作为一个医师必须具有的,医师的专业技术水平往往是赢得病人信任的基础。在医患关系中,医师角色的获得是因为其经过专业的学习和职业技术培训,并获得了行业的认可。可以说,技术的专业性是医师角色的内在特质和根本条件。

2. 情感的中立性　医师在医疗活动中需要确保感情的中立,要求医师在治疗过程中遵循客观规律,客观地评估病情、作出客观的诊治,防止主观性。因此,医师对病人既要有同情心,又要保持情感的理性;既要能理解病人的痛楚,又能客观地评估病情。Parsons 认为,在病人的治疗过程中,医师必须避免成为病人的同伙人。如果医师在感情上与病人太近或太远都会对医疗质量产生影响,会使得医师难以客观地评估病人的病情以及考虑合理有效的诊治方案。他认为,感情上处于中立状态时的医师在治疗精神疾病时体验得最为深刻,特别在男性医师给女性病人治疗中表现得尤为突出。在这种情况下,医师与病人在感情上的牵连不仅会破坏对病人的客观治疗,而且可能加重现有的精神错乱。医师在医疗活动中不能带有歧视的色彩,不管病人的疾病是否被社会接纳,是否对个人身心造成影响,都不应该把个人的价值观强加到对病人的医疗服务的行为中。

3. 服务对象的同一性　在医疗诊治过程中,医师的服务对象在社会地位、文化背景、种族、婚姻、职业等方面都存在差异,但是医师在诊治时应一视同仁。

4. 职能的专一性　Parsons 认为,"确保医师角色职能的专一性,是为了将医师职业行为范围严格地限制为医务工作,禁止医师把他的控制范围扩大到医务工作以外的其他方面"。随着医学模式的转变,医学的研究领域和服务范围在不断扩大。就具体的医师个体而言,职业行为范围得到越来越严格的限制,更加凸显不同专业医师的技术专长和权限。

（三）医师的权利和义务

由于医疗活动的特殊性，医师角色的职责也在不断拓展，除了承担医疗相关职责，还被赋予一定的社会责任。医师作为一个社会角色也具有其自身的权利和义务，只不过相对于其他社会角色而言，医师角色的权利和义务更多地来自医疗的职业特征，体现了医疗活动中的专业要求和相应的社会规范。

1. 医师角色的主要权利

（1）在其执业范围内，进行医学诊查、疾病调查、医学处置、出具相应的医学证明文件，选择合理的医疗、预防、保健方案。

（2）获得与本人执业活动相当的医疗设备支持，获取职务相应的报酬和津贴。

（3）从事医学研究、学术交流，参加专业学术团体，参加专业培训，接受继续医学教育。

（4）在执业活动中，人格尊严、人身安全不受侵犯。

（5）参与医疗服务管理过程。

2. 医师角色的基本义务　权利和义务是相辅相成、不可分割的，医生在享有主要权利外，还要承担基本的义务。

（1）遵守法律、法规，遵守技术操作规范开展医疗活动。

（2）遵守职业道德，履行职责，尽职尽责为病人服务。

（3）保护和尊重病人权益，保护病人隐私。

（4）加强学习，不断更新知识，努力提高专业技术水平。

（5）宣传卫生保健知识，对病人开展相关健康教育。

四、护　士　角　色

（一）护士角色的概念

在医疗活动中，医师、护士共同构成了医疗服务的主体，护士是医嘱的具体落实的执行者，其医疗活动是整个医疗行为的延伸和补充。"三分治疗，七分护理"。可见，护士角色在医疗活动中的重要性。

护士角色不同于护士的概念。护士角色即是护士医疗活动中应具有的与其职业相符合的行为规范或社会行为模式。只有那些在医疗活动中具有特定的工作职责、担负特定的社会期望，并承当护士角色的医务人员才是真正意义上的护士。需要指出的是，护士必须具有国家认可的资格并在医疗机构中进行合法注册，否则，即使一些人充当了护士角色，如果不具有国家认可的护士资格并注册也不能称为护士。如医院中某些"护工"、甚至医生在紧急情况下偶尔也可能需要履行护士的职责，充当护士角色，但他们不是真正意义上的护士。正确认识护士与护士角色的异同，对于分析护士角色的权利与义务及医患关系的协调等，具有重要的意义。

（二）护士角色的职业特征

相对于医师角色而言，护士角色具有较大的从属性。布朗德士（Freidson E,1970）认为，这种从属性表现在四个方面。

（1）在医疗活动中，护士医疗行为需要根据医师医嘱具体实施。

（2）护士的工作一般是辅助性的，而不是取代医师开展诊断和治疗工作。

（3）护士的大部分工作是在医师的"要求"下发生的，"医嘱"给他们提出工作要求。

（4）一旦治疗方案被确定，护理工作将对疾病的转归、预后起到至关重要的作用，护士角色将成为医疗行为的主要角色。

随着医学模式的发展和社会对医疗服务要求的不断提高，护理模式也进入了以"人的健康为中心"的模式，护士角色的职责范围也在不断拓展。护士角色应该是多方位的，主要应具有以下角色。

（1）护理者角色：提供相应的医疗护理服务，对病人提供理解和支持。

（2）教育者角色：主要是满足病人希望了解有关健康与疾病知识的需要。此外，护士也具有在全民中进行健康教育的义务。

（3）咨询者角色：护士除对病人的躯体疾病提供医疗服务外，还需帮助病人识别和应对心理压力或社会问题，也即需要向病人提供有关心理治疗的服务。

（4）管理者角色：护士对日常护理工作进行科学合理的组织、计划、协调与控制，充分合理利用资源，为病人提供优质的医疗服务。

（5）协调者角色：护士做好协调联系，保证病人正常的医疗需求得到满足。

（6）研究者角色：为提供医疗服务水平，护士还要积极加强学习，开展护理研究，不断改进护理服务方式，全面提高护理服务质量。

护士角色所承担的社会责任和义务似乎比医师角色更广泛、更复杂。在护理过程中，尤其在实施心理护理的过程中，护士明确自己的角色非常重要。护士无论是对病人提供直接照顾，还是间接引导，其角色会有认知、情绪或行为等方面的变化。在具体的护理过程中，他们需要凭借其自身的知识和技能能动地、灵活地开展工作，而不是机械地服从。医疗过程是医、护、患三方的联动与配合，需要诊治、护理和遵医的互动，需要医务人员与病人之间的密切合作。

第二节 病人心理特点

人在患病之后，会在生理、心理以及社会适应等方面发生一定的变化，这些变化会影响到病人的诊治与康复。我们把病人在患病或产生不适后，在求助医疗服务过程中伴随诊断、检查、治疗、护理以及康复过程中所发生的一系列心理变化，称为病人心理特点。

一、病人的心理需求与心理变化

（一）病人的一般心理需要

根据人本主义理论，需要是构成人心理活动的核心，控制着人的意识和认识，是人所有行为的根本动力。在临床工作中，医务人员不仅要关注病人的情绪、行为变化，更要重视情绪行为背后的心理需要，这也是提高医疗服务质量，改善医患关系，促进病人解决心理问题的重要途径。病人的心理需要归纳如下。

1. 被接纳和被尊重的需要　被接纳、被尊重是人的基本需要之一，病人也有被尊重的需要。在求医过程中，病人一般会暂时脱离正常的社会角色，由于信息接触的匮乏或信息不对称，病人的自尊心往往较敏感，被尊重的需要很强烈。病人希望得到医务人员的重视，尤其是期望得到特别的关心照顾。同时，病人需要了解他人，也需要让别人熟悉自己的身份和地位。因此，为了帮助病人适应病人角色，医务人员要主动与病人建立融洽的医患关系，积极进行交流，协助消除病友之间的陌生感，了解他们的苦恼、痛苦，及时进行疏导，满足他们的心理需要。

2. 安全感的需要　安全感的需要往往是病人最普遍、最重要的心理需求，人在患病后一般会感到无助、沮丧，担心疾病对自己健康、工作、家庭等方面的影响。在医疗过程中，病人担心误诊，担心医务人员忽略病情，担心医疗事故发生在自己身上，继而产生焦虑。这样，病人对医疗安全的需要显得较为明显，希望得到舒适的治疗环境、优质的医疗服务、规范的医疗管理以及周到的医疗保障等。

3. 康复的需要　病人求助诊治的目的就是为了战胜疾病，早日实现康复。病人希望能够得到帮助，通过医务人员规范的医疗诊治、细致的医疗服务，构建心理平衡，增强战胜疾病的信心。医务人员给予适当的心理安慰，有利于满足病人的康复需要。

4. 接受信息刺激的需要　病人在求医过程中，面临的是相对陌生的环境，需要了解大量的信息适应新环境。如了解自身的患病情况以及疾病对自己的影响，需要了解治疗方案和疗效。对于住院的病人来说还需要了解医疗管理规定、治疗进程以及医务人员等方面的信息。这些信息的获得有利于增进疗效,改善医患关系。另外,病人还有获得院外与自身有关信息的需要,如家庭、单位以及社会变化等方面的信息。

(二) 病人常见的心理变化

病人患病后,其心理变化会受到情境、认知评价和社会因素等多方面的影响,造成的心理反应也比较复杂,继而会影响疾病的发生、发展与治疗。病人的一般心理变化见图8-1。如对于同一病人而言,疾病的不同时期,病人的心理变化也会不同。因此,对待病人,不能只看"病",而忽略了"人",忽略了人的心理变化。为此,在医疗过程中,医务人员必须关注病人的心理变化,考虑病人的实际情况和具体反应,因人而异,采取有针对性的处置方式。

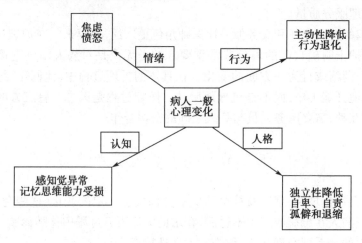

图8-1　病人一般心理变化

1. 认知活动变化　疾病状态会直接或间接影响病人的认知活动,严重者还会出现认知功能障碍,如感知、记忆或思维方面的变化。

(1)感知觉异常:病人的感受性提高,对各种刺激更为敏感,对各种症状的主观感知会增强,夸大疾病对自身的影响。如大部分病人对疼痛的感觉往往过于敏感,其主观感受或症状表现与躯体病变程度一般不相符合。病人的时空知觉也可能会出现异常,感到"度日如年",表现为病人在诊治过程中总是觉得时间过得慢,期待自己尽快康复。

(2)疑虑:疾病的折磨使病人变得胡思乱想、胡乱猜疑,甚至惶惶不安。这种没有根据的猜疑可以泛化到医疗的整个过程,如怀疑诊断的正确性,挑剔用药或拒绝用药等,有时会曲解别人的好言相劝。尤其是慢性病病人或者病情迁延的,更会思虑重重,既怕影响工作、家庭、生活、前途等,又担心别人的议论,会想方设法逃避矛盾。这种情绪会造成紧张的人际关系,对康复不利。有的病人当见到医务人员低声说话时,就以为是在讨论自己的病情,觉得自己的病重了,甚至没救了;有的人对别人的好言相劝也半信半疑,甚至曲解别人的意思;有的人对服药打针和处置检查也疑虑重重,担心误诊,担心服错了药,打错了针;有的人身体某部位稍有不适,就胡乱猜想。这种猜疑,还会影响医患沟通,有的病人凭着对医疗知识的一知半解,猜测自己的病情,甚至进行自我诊断、自我治疗,更有甚者会怀疑医务人员的治疗方案,发生医患冲突。一般说来,内向的人、易受消极暗示的人和心理疾病病人等的疑虑较重。

2. 情绪活动变化　病人的情绪活动变化的表现与程度主要取决于病人对疾病的认知评价,多为负性情绪反应为主,最常见的情绪反应有焦虑、恐惧、愤怒和抑郁等。

(1)焦虑与恐惧:病人的焦虑主要是患病后表现出的担心、害怕和紧张不安,是临床上病人最常见的一种情绪反应,其原因很多,主要是因为病人预感会发生不良后果,而自己又无能为力的一种情绪反应。焦虑轻者是担心,严重者是惊恐。恐惧是由于对陌生的环境、手术、检查、疼痛、致残、死亡情况的不了解和无法逃避而引起的情绪表现。病人在诊治过程中,感到矛盾重重,冲突尖锐,得不到解决,情绪紊乱,并伴发逃避行为。生理方面可表现出血压升高、神经过敏、出汗、呼吸困难、皮肤湿冷、面色苍白、失眠等。

(2)愤怒与抑郁:愤怒是个人追求实现目标愿望受阻时所出现的一种负性情绪反应,对于病人而言,多见于患病的初始阶段、久治不愈、治疗或康复受到阻碍时。病人由于愤怒会出现情绪很不稳定、对外界的刺激反应变敏感等状况。有些人生病后常常怨天尤人,严重的愤怒可转化为破坏性行为,如拒绝治疗,甚至破坏医疗器械、谩骂或伤害医务人员等,发生伤医行为。

当病人心中的愤怒无法发泄时,可转为内心的纠结而变成抑郁。抑郁是一种不良的情绪反应,多见于长期慢性病或久治不愈的病人,主要特征是伤感、沮丧、孤僻少语、束手无策、活动能力低下,严重时悲观绝望,有轻生意向和自伤或自杀行为。

3. 意志行为变化　在医疗过程中,病人除了忍受疾病的痛楚外,还需要忍受医疗检查、治疗过程中所产生的痛苦与不适,需要忍受医疗过程中由于生活方式改变而带来的不适,这些都要依靠病人的意志品质。但是,有些病人缺乏韧性,缺乏自制力,依赖性和被动型增强,希望亲人时刻陪伴。只要亲人在场,本来可以自己做的事也让别人做;一向意志和独立性很强的人变得缺乏主见;一向自信好强的人也变得没有信心。另外,行为可变得幼稚、软弱无力,对周围的事情漠不关心,做事情不自信,对他人过分依赖。

4. 人格变化　人格具有相对的稳定性,但是一些不鲜明的人格特质也会发生变化。疾病可以改变人原有的反应和行为模式,病人的人格特质也影响病后的行为。如有的病人变得孤僻,少言寡语,甚至有被遗弃之感;有的自我价值感丧失,认为产生罪恶感,特别是慢性迁延性病、传染病、精神病等病人,甚至会使得个体基本观念发生变化,继而引起人格行为的变化。这些变化也是影响医患关系、伤医行为的重要因素,甚至有的人仇视、报复社会,危害公共安全。

二、不同患病阶段病人的心理特点

患病后,人的心理活动和行为会发生变化,但是由于人和疾病的复杂性,病人在不同的患病阶段会出现不同的情绪和行为反映,在临床上还会出现某些特殊状态下的心理反应,如手术病人、传染性疾病和危重病病人等的心理变化,这就要求我们具体分析,区别对待。下面主要是介绍疾病不同阶段的病人心理活动特点。

(一) 疾病初期病人的心理活动特点

患病初期,病人开始会否认疾病的存在,一般在一两天内,随着对现实的反复评价,便能度过否定期;然后开始埋怨,埋怨别人没有照顾好自己、家人对自己关心不够,再者埋怨自己没有量力而行。新入院病人由于环境的改变和疾病的煎熬,常产生一系列不良心理反应,如焦虑、紧张、不安、恐惧、抑郁和悲观。特别是生活不能自理的病人,入院后由不相识的医务人员护理自己则感到拘谨,某些生活上的事情感到不方便,也难于开口,增加了他们的不适和痛苦,情感脆弱。医务人员要以热情的态度和亲切的言语来对待病人,并及时了解病人的心理,帮助他们面对现实、承认疾病的存在,鼓励他们表达自己的情感,给予关心、鼓励和安慰,帮助病人了解有关疾病的知识,端正病人对疾病的态度,以适应医院环境,并使其感到舒适、安静、满意。

(二) 疾病发展期病人的心理活动特点

经历了初期否认、不愿面对之后,病人慢慢进入病人角色,在心理上承认并接受疾病。此阶段病人主要是获得信息刺激的需要,注意力集中在自身疾病的变化及病后的痛苦体验上,迫切要求了解病情、诊断、检查结果和治疗护理方案以及预后的信息。病人迫切希望早日治愈疾病,往往较顺从、易合作,主动或愿意配合医务人员的医疗诊治。此外,病人也有一些负性心理状态,常见有敏感、多疑、易伤感,情绪易激动,好生气,猜疑,依赖性明显增加,自理能力也减弱,并出现种种不适的主诉。病重者觉得自己前途暗淡而情绪忧郁、恐惧。医务人员要协助病人获取关于疾病的知识和治疗的信息,利用这个机会进行健康教育。进行针对性的护理,仔细体察其心理变化,及时发现问题,尽快给予帮助,促使病人发挥潜能,树立战胜疾病的信心。

（三）疾病康复期病人的心理活动特点

经过治疗,病人逐步得到康复,各种临床不适得到缓解或消除,开始向病前的社会角色转化,对周围事物的注意与兴趣逐渐增加。康复期的病人心情变得开朗愉悦,但也有的病人心理活动较敏感,易受刺激,担心自己失去工作能力或无法完全恢复健康,或因住院恢复期过短影响痊愈或恢复不彻底而转为迁延性、慢性疾病等。还有的病人由于"贪图"患病状态给自己带来的关心、照顾和解脱等,行为表现依赖,拒绝角色转变。此时病人心理需要主要是了解疾病痊愈的信息,病后生活保障,以及需要受人尊重、爱抚及照顾等。医务人员要向病人说明疾病康复状况以及相关的注意事项,积极主动帮助病人恢复心理健康,做好出院指导,提供必要的保健方法,和病人一起制订健康重建及疗养计划等,以确保病人出院后治疗和护理的连续性。积极培训病人的"自理"能力,使其主动适应病后的生活环境。并要求家属要更多地爱护病人,提供多方面帮助,做好促进康复的工作。

三、不同年龄阶段病人的心理特点

按照心理活动的特点,本节主要介绍儿童、青年、中年和老年四个年龄段病人的常见心理活动特点。

（一）儿童病人的心理活动特点

儿童病人年龄小,对疾病缺乏深刻认识,心理活动多受治疗情境影响而迅速变化,对父母比较依赖,心理活动极不稳定。同时,儿童期年龄跨度大,不同的年龄阶段心理发展不同,患病时的反应也不一样。如新生儿期的病人易发生惊厥、哭叫和痉挛;幼儿期病人易产生恐惧与对立情绪;学龄前期儿童病人情感仍具有冲动性和易变性,患病后有依恋情绪,情感较为复杂;学龄期儿童病人有惧怕心理,患病后由于担心医疗诊治带来的不适体验,在对症状的表述时会有片面性或者是不愿承认患病。总之,儿童在患病期间,需要考虑到儿童病人所处的年龄阶段,给予针对性的医疗护理措施。儿童病人常见的心理反应有:

1. 分离性焦虑　由于儿童独立性较弱,对诊疗过程中造成的与父母的分离,会引起患儿极大的情绪反应,表现出分离性焦虑,可出现哭闹、不安、拒食、冷漠等现象。患儿的年龄越小,这种情绪反应越明显。

2. 恐惧　陌生的情境、医务人员和诊治措施都会给患儿造成心理上的不安和担心,加上曾经痛苦的诊疗经历,容易使患儿产生恐惧感。表现出患儿就诊时惶恐不安、哭闹不止,更有甚者排斥就医、逃离医院的心理。

3. 愤怒　患儿由于在诊疗过程中感到不适,生活单调,内心感到不满,会出现哭闹、叫喊、摔打东西、不配合诊疗等愤怒心理反应。

4. 抑郁自卑　患儿患病后会在日常的游戏、学习活动中受到限制,甚至被隔离,使得儿童产生自卑心理。患儿多表现为沉默寡言、情绪低落、不愿与他人交往等。

另外,儿童病人虽然情感表露比较直率、单纯,不善于掩饰病情,但由于年幼,常表达不清自己的思想感情与心理反应,因此家属往往成为孩子不恰当的代言人。当前,我国儿童大部分都是独生子女,他们一旦生病,父母往往会格外紧张、焦虑,他们大都过分照顾,夸大病情,对医务人员提出过高要求。

（二）青年病人的心理活动特点

青年阶段是心理逐步完善和适应的重要时期,个体将迈入社会、适应和承担社会职能,心理发育日趋定性,也是人生朝气蓬勃的时期。青年病人常见的心理反应有:

1. 否认　青年病人一般不愿意接受患病事实,突知患病会让其感到震惊,多会否认自己得病,不重视疾病,需要经历一段时间才会慢慢接受,这可能会贻误治疗时机。

2. 主观感受敏感　青年病人一旦认识到自己的患病状态,一旦承认有病,其主观感觉可能会变得异常敏锐,担心疾病对学习、工作、家庭和事业发展的不利影响。

3. 极端化　青年病人由于情感强烈而不稳定,容易极端化,加之其人生刚刚起步,疾病会让病人顾虑重重,一旦病程较长或有后遗症,青年病人易于自暴自弃、悲观失望,情感变得异常抑郁而捉摸不定;如果病情有所好转,他们往往又容易盲目乐观,不遵医嘱,不能很好地完成诊疗方案,导致治疗不彻底。

（三）中年病人的心理活动特点

中年人的工作、家庭比较稳定,但需要承担许多角色,如儿子(女儿)、父母、员工等。这样,中年人患病后往往由于担心疾病对工作的影响、对家庭带来的负担等,不能很好地进入病人角色。主要表现为病人角色行为冲突、角色行为减退等。中年病人会由于疾病对自身带来的痛楚,以及由此衍生的对工作职责、家庭生活、老人赡养、子女养育等问题的担忧,而表现出焦虑、急躁,不能安心养病。压力过大时,病人会悲观失望、抑郁,感到生活暗淡、前途渺茫,甚至有轻生念头。

（四）老年病人的心理活动特点

一般将 60 岁以上的个体称为老年人。老年人由于免疫功能降低,机体功能退化,体弱多病是普遍现象,老年病人的生理特点是各器官组织衰老,经常多病共存,且多为致残的慢性病。同时他们也往往面临着特殊的社会生活环境,如丧偶、空巢、退休等。因此,老年病人存在着特殊的心理问题,需要有针对性的心理康复。

1. 老年病人的心理活动特点主要表现

(1)认知能力的变化:老年人的感知觉能力和记忆、理解、计算等高级认知功能开始减退。除了老人自身的上述感觉,再加上周围人对他们老年角色的定位,勤于照顾,使老人易产生衰老感和丧失感。

(2)生死观变化和疑病:老年人的求生欲望很强,会更多地考虑到死亡,恐惧死亡。老人开始对身体的不适越来越敏感,害怕患病,容易产生疑病心理。

(3)情绪变化:老年人常常表现出对健康状况的焦虑,对身体功能减退、丧偶、空巢、退休状态易产生自卑、孤独感、无助感和抑郁。在患病和自理受限时时易产生悲观、绝望的心理。

(4)人格改变:人老后会"返老还童",变得自我为中心,较自私,更加固执,不懂妥协。此外,老年人更加多疑,除了疑病外,常怀疑子女会嫌弃自己等。

(5)无价值感和孤独感:老年人往往是慢性病病人,或者是迁延不愈者,对治疗缺乏信心,对病情估计过于悲观,自卑自怜,拒绝治疗。老年人往往社会活动减少,患病后交往活动会更少,甚至基本生活都不能自理,使得老年病人容易产生无价值感和孤独感。

(6)退化心理:有些老年病人的情感会变得幼稚,表现出自我中心或天真幼稚的行为,会为某些不顺心的小事而哭泣,为他人护理不周而生气。

(7)自尊心理:某些老年病人不服老,不愿听从医务人员安排,有很强的自尊心,会过分强调自理能力。治疗中,一旦感到受到冷落,往往会不耐烦、易激怒。

(8)焦虑:老年人一般不愿意改变原有的生活方式,适应新环境的能力差。所以,患病后会因为生活秩序被打乱而出现适应困难,产生烦恼和焦虑。

2. 老年人的心理康复不只是要针对其患病情况,还要考虑到其特殊性给予相应的调整,具体表现如下。

(1)治疗关系:因为老年人对死亡的强烈恐惧,医务人员的合理诊疗不仅能解决病人的躯体疾病,而且是老年病人的重要心理支持。医务人员的合理解释和鼓励更能缓解老年人的疑病心理。

(2)心理治疗:认知治疗会矫正老年人对健康、价值观、人际关系等多方面的不合理的认知,培养良好的行为习惯,使其更好地适应老年化和社会角色的变化。

(3)家庭支持:和睦的家庭气氛、良好的家庭关系是老年人拥有良好情绪的保证。子女要理解支持老人的合理的物质需求和生活需求,也要满足老人的自我实现、自尊和渴望被关心的心理需求。

(4)社会支持:帮助老人适应退休后的社会角色转变具有重要的意义。因此,离退休前的心理准备,离退休后的兴趣、爱好培养以及社会活动的参与非常重要。老年人要避免孤独,需要维持一定的社交活动,交一定的朋友。社区需要为老人提供娱乐、社交的支持系统。健全的社会保障系统可以为老年残疾者提供经济和医疗康复机构的保障。

(5)药物治疗:在老年病的康复中,不能忽视对基础疾病的药物治疗。同时,对伴有严重抑郁、焦虑、失眠的老年病病人,抗抑郁、抗焦虑、催眠药等精神药物也是可以使用的。

第三节　求 医 行 为

一、概　　述

在人的一生中,求医行为可谓不可避免,求医行为中的医患关系是一种社会关系,是病人与医师在诊疗或缓解疾病过程中所建立的相互关系。医患关系的重要性早在现代医学出现之前就已为人们所认识。然而,随着医学技术革命的发生,大量技术装备投放到临床,导致医务人员忽视病人的陈述而习惯于依靠各种检查数据来诊断疾病,使融洽的医患关系出现裂痕,纷争不断,这应当引起各级医疗管理部门和医务人员的高度重视。

(一) 求医行为的概念

求医行为(behavior of seeking medical help)是指人们感到不适或出现了某些不适症状之后,向医疗机构或医务人员寻求帮助的行为。人们感受到的不适或不适症状包括许多方面,一般包括:①生理性因素:身体某些部位或器官发生病变,感到身体不适或疼痛难忍而求医;②心理性因素:因生活中某些突然事件,使精神遭受刺激而导致心理紧张、焦虑,为寻求解脱而求医;③社会性因素:对社会产生现实的或潜在的危害而求医,如传染性疾病和性病等,或出于某种需要而进行的各种专门检查和预防等而求医,如例行的职工体检、献血前体检等。

(二) 求医行为的类型

根据求医行为发生的动因,通常将求医行为分为主动求医型、被动求医型和强制求医型三种。

1. 主动求医型　指的是就诊者有症状或体验到病感之后,以治疗疾病、维护健康为目的的主动求治过程。主动求医行为的病人角色往往是出于个人的自觉要求和主动行为。大多数常见的求医行为都是这一类型。但是,还有一种非正常的主动求医行为需要我们注意,即一部分个人为了获得假期、获取劳保待遇、降低劳动强度等继发性获益而采取主动求医的情况。

2. 被动求医型　被动求医行为往往不体现病人的意愿,而是由病人家属或他人作出决定而发生的求医行为。如婴幼儿、处于昏迷状态的危重病人和缺乏自知力的精神病病人。

3. 强制求医型　包括被强制性送进精神病院的精神病病人和某些传染病病人,考虑社会公共安全因素,一般由社会组织或他人作出决定强制其诊治而发生的求医行为。

二、求医行为的过程

个体对症状的感受与认识,是求医行为发生的主要决定因素。人们从感知症状到寻求医疗救助,一般要经历三个过程,即对症状的体验与认识、接受病人角色、作出求医决定与寻求医疗救助三个阶段。一般来说,以上三个过程是相互影响、呈线型发展的。

(一) 对症状的体验与认识

对症状的体验与认识是求医行为的第一步。有病感或不适感是个体求医的必要条件。每个个体对症状的体验和认识是因人而异的,多数情况下,人们所体验的症状并不是特殊的医学诊断。病人通常从三个方面体验症状:①个体感到身体有疼痛或不舒服之处;②承认一些情况(如疼痛、不适)是症状,并且这意味着一种疾病状态;③情感上承认有威胁生命的疾病状态。人一生中不同时期都会体验到症状,对症状的严重程度和是否需求医的认识,还与个体的文化、种族、年龄、性别及其他背景有关。

（二）接受病人角色

症状被认识之后，个体将要面临是否接受病人角色。病人患病后，会逐步体验到病感，并且其在社会中的身份也会发生某些变化，会渐渐地接受患病的现实。只有病人接受病人角色，才能更好地接受和配合治疗。

（三）作出求医决定与寻求医疗救助

接受病人角色的病人会对自己的病态作出应对。求助往往是病人应对疾病的最常见的方式之一。病人在作出求助时，往往会权衡利弊，考虑其中伴随的代价。

1. 心理代价 求助往往要以损耗自尊为代价，既要承认自己的无能或弱势，还要准备接受可能被拒绝而带来的自尊损伤。所以，多数人求助前都会感到窘迫。许多学者也认为，害怕失去自尊是大多数人不愿求助的主要原因。求医是一种专业型很强的求助，往往取决于医务人员的决定和帮助。这样，医务人员的态度、技术水平等都将影响病人的心理状态。

2. 社会资源代价 "投桃报李"是社会交往的一般模式。求助者还会考虑被求助者可能要求回报，如无法回报，求助者就会感到内疚。另一方面，求助者也会因担心社会资源的损耗而抑制求助行为。

3. 其他代价 包括个体在经济、精力和时间上的损耗等，尤其是经济的损耗，即求医的花费和病后经济收入减少等都是求医决定时反复权衡的重要因素。

三、影响求医行为的因素

求医行为不仅仅是一种个体行为，实际上它是一种带有社会意义的行为。求医行为的发生及时与否，关系到病人的治疗效果和预后。但是，现实生活中，并不是每个人出现病症后都能及时、合理地求医，有许多因素会影响着求医行为的发生，诸如求医者性别、年龄、民族、受教育程度、社会经济状况、医疗费用的支付方式以及对症状的认识与评价、医疗保健系统、社会经济状况、健康与疾病的观念。

1. 对病症的认知 病人对病症和医学的相关认识往往直接影响其是否求医。由于病人缺乏对症状的正确认识，认为病症不严重、自己能够应对病症以及误解医务工作人员等，往往会导致病人延迟求医或不求医。当病人认识到自己所患病症十分严重时，往往容易促发求医行为。

2. 心理因素 个体患病后会产生一定的心理需要和心理反应，如希望早日康复、获得疾病信息的需要和出现焦虑、紧张、恐惧等反应。病人会对医疗过程中一些检查手段、诊断结果产生恐惧，同时受到社会上有关医疗工作的负面信息的影响，担心医师对自己不负责、冷漠，使病人对求医产生顾虑，对求治失去信心。

3. 求医条件 病人所处的社会环境，如当地医疗水平、医疗环境、交通的便利程度等会影响求医行为的发生。另外，病人的自身经济状况、时间、工作和家庭生活等方面也会影响病人的求医行为。

4. 社会文化因素 个体的行为往往会受当地社会文化因素方面的影响，主要体现在风俗习惯、文化传统和宗教信仰等方面会影响病人求医行为的发生。

5. 诊疗效果 病人往往对自身健康特别关心、敏感，由于医疗水平的局限性，治疗效果不一定很快实现或者是未见疗效，病人对治疗缺乏信心，就会导致不愿就医。

6. 其他 还有些因素会促发病人的求医行为，如病人为获得经济补偿、减轻劳动负荷、获得假期、出现药物依赖等。

第四节 遵医行为与伤医行为

一、概 念

（一）遵医行为

有关遵医行为概念的形成，可以追溯到 20 世纪 60 年代初，伯格曼（Bergman AB）和波特（Porter

KRD)首先对病人的遵医行为状况进行了描述性调查研究。到70年代中期,发表的有关遵医行为方面的学术论文已达300多篇。到了80年代,国外关于遵医行为的研究在深度和广度上有了很大的发展,许多医学专著对遵医行为都进行专题探讨。

遵医行为(adherence behavior to medical staff)是病人对医务人员医嘱的依从性(compliance),是病人诊治过程中遵从医务人员的医嘱进行相关医学检查、治疗和预防疾病的行为。其内容主要包括:①坚持执行治疗计划;②接受随访;③正确地使用处方用药;④恰当地改变生活方式,如改善饮食规律、戒除不良习惯等;⑤避免发生禁忌行为,如不以酗酒的方式发泄不良情绪。遵医行为是病人应尽义务中的最基本行为。

(二) 伤医行为

在医疗过程中,病人以及病人家属由于疗效不佳、医患沟通障碍等因素,情绪不稳定或失常而有意识地对医务人员造成心理、生理等方面的伤害。这些影响医疗秩序、伤害或攻击医务人员的行为,称为伤医行为(injuring behavior to medical staff)。常见的伤医行为包括了"医闹"现象、言语谩骂、暴力伤害等,参与人员包括病人、病人家属、病人纠集的亲朋好友或职业"医闹"者等。

根据2015年中国医师协会发布的《中国医师执业状况白皮书》显示,有近6成的医务人员遇到过语言暴力,13%的医务人员受到过身体上的伤害。尤其是近年来,时常发生的医疗纠纷、伤医等恶性事件,不仅损害医务人员尊严,同时伤害医患互信以及医务人员的职业安全,严重影响了医疗秩序,成为了社会关注的热点。为维护正常的医疗秩序,国家加强了相关法制建设。2015年11月1日起,《中华人民共和国刑法修正案(九)》正式实施,将刑法第二百九十条第一款修改为:"聚众扰乱社会秩序,情节严重,致使工作、生产、营业和教学、科研、医疗无法进行,造成严重损失的,对首要分子,处三年以上七年以下有期徒刑;对其他积极参加的,处三年以下有期徒刑、拘役、管制或者剥夺政治权利。"可以说,为处理伤医行为提供了法律支持。

二、遵医行为的评估方法与影响因素

伤医行为与遵医行为是相互对立,而又相互联系的两个概念,遵医行为如果能得到很好的执行,那么伤医行为自然就会减少,而且遵医行为也影响着疗效。所以,提高遵医行为,实现医疗目的,才是提升当前医疗服务的根本。

(一) 遵医行为的评估方法

目前关于遵医行为的评估,主要包括自我报告、医生评估、药片计数和生物学测定的方法。

1. 自我报告法 通过对病人发放调查问卷、鼓励病人进行日常记录或者是进行随访等形式对病人的遵医行为进行评估。国内主要采用调查问卷法来评估遵医行为,测评的内容主要包括病人用药、饮食习惯、生活起居、康复锻炼及门诊随访等情况,对病人进行长期监测是最为理想的方法。

2. 医生评估法 主要由医务人员对病人的遵医行为进行评估分析。

3. 药片计数法 在诊治过程中,医务人员通过记录病人服用的药片数和药瓶中剩余的药片数,与根据医嘱要求病人应该剩余的片数进行比较,来评估病人的遵医情况。

4. 生物学测定法 也称血药浓度监测法,指以药物检测系统为基础的机器设备,如在药瓶上安装一块芯片,能够准确记录病人打开药品的时间、服用药物的正确剂量的百分比,并传送到研究者的数据库中,进行评估分析。

(二) 影响遵医行为的因素

医患双方都会影响病人遵医行为的发生,同时遵医行为还受着社会、家庭等多方面因素的影响。

1. 病人方面 ①年龄,有研究显示,不同年龄段的病人的遵医行为存在差异。老年病人较中年病人出现更多不遵医行为;青少年病人发生不遵医行为较多,而婴幼儿出现不遵医行为则较少。②文化程度,病人文化程度直接影响着病人对医嘱内容的理解,文化程度低者容易造成对医嘱内容的不理解,服药时存在一定的盲目性,不遵医行为发生率高。有研究显示,病人缺乏对治疗方案的正确理解,就会主动地放弃治疗,甚至是故意忘记治疗。另外,病人相关医学知识的缺乏也是造成医患冲突的重要原因。③经济状况,经济条件常常是病人难以维系遵医行为的现实因素,尤其是病人面临家庭、子女教育等冲突时,可能使病人发生不遵医行为。

2. 医务人员方面 ①技术水平:医务人员的技术水平会影响的治疗效果。如果疗效不好,病人就会根据以往的治疗经验,对医师的医嘱产生自我主观的负面评价,失去治疗的信心,导致不遵医行为的发生。②医德医风:由于医患双方在医学知识上的不对等,常常造成双方的认知偏差。医务人员如对病人缺乏耐心,不能与病人进行充分的交流,就会造成病人对医嘱的不理解,不能引起病人的足够重视,导致不遵医行为的发生。

3. 其他方面 紧张的医患关系,往往造成医患双方的不信任,病人对医务人员不信任,就容易导致不遵医行为的发生。另外社会环境的舆论氛围、社会支持等会影响到医患沟通,间接地影响遵医行为的发生。病人因为就诊过程中获得的某些继发性获益,可能会导致发生不遵医行为。

（三）提高遵医行为的方法

遵医行为对疾病的诊治和预后有着重要意义,同时遵医行为的改善有利于减少伤医行为的发生。调查显示,糖尿病病人的遵医行为非常令人担忧,有89%的病人会因为遵医行为不良而导致出现不同程度的慢性并发症,如心脑血管疾病、肾衰竭、失明、截肢甚至过早死亡。病人遵医行为不良不仅影响疗效,还增加了相应的医疗支出。国外的有关研究显示,有20%～80%的病人在诊治过程中不按照医生的处方服药,其中有35%的病人会因为不遵从医嘱而导致损害健康。可见,遵医行为常常决定着疗效和疾病的预后(图8-2),并且还影响医患双方的信任,影响医患沟通。所以,如何提高病人的依从性具有十分重要的现实意义,是医患双方都必须重视的问题。

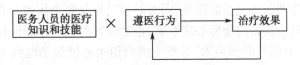

图8-2 遵医行为对疗效的影响示意图

要改善遵医行为的状况,需要社会、医务人员、病人及其社会支持的共同努力。

1. 进一步健全医疗保障体系,能够在一定程度上缓解病人的后顾之忧,提高病人的遵医行为。

2. 开展健康教育,指导和帮助病人学习医疗保健知识,树立正确的健康观念,使病人更易接受和遵从医嘱。

3. 制定制订医疗方案时,注重加强医患交流,医务人员要耐心说明医嘱及相关要求,尽可能地考虑到病人的实际情况。在条件允许的情况下,让病人或其家属参与到治疗方案的制订,提高遵医率。

4. 帮助病人建立社会支持,争取病人家属和社会的支持,从而为病人的遵医行为提供保障。

5. 关注病人的心理行为,探讨不遵医行为发生的原因及其影响因素,对症下药,有针对性地采取应对措施,从而更有效地提高遵医率。

（吴金庭）

第五节 医务人员的心理行为特点

一、医务人员的职业特点

在医疗实践工作中,医务人员是医疗的主体,起着主导作用。医护之间既有分工,又有合作,他们之间的关系是相互依存、互利共生的。医师、护士只有在工作中相互配合才能完成医疗行为。医师的主要工作是诊断与治疗,护士的主要工作是治疗与护理。人常说医生的嘴,护士的腿。虽然有一定的道理,但是医护双方在整个医疗活动中都需要各司其职,相互支持才能提高整体医疗工作的质量。

医师和护士长期处于应激情境中,如长期三班倒,日常生活不规律,职业风险高、劳动强度大、医患关系紧张,病人对康复的期望高,收入与付出不成比例等,导致医务人员心理压力过大。如果得不到及时地缓解,会造成医务人员心理健康状况的恶化,易出现疲劳,注意力涣散,注意力难以集中、心境恶劣、紧张等心理问题,还会在人际交往中出现挑剔、多疑、敏感、易激惹、冲动、控制力差等问题。

二、影响医务人员心理健康的因素

医务人员心理健康水平普遍较低的原因有以下几方面:①"健康所系,生命相托"的工作性质注定医护职业的高风险和高强度,长期处于这种工作中,会给医务人员带来各种有形和无形的压力;②医院工作中有时会出现医疗纠纷问题,病人及其家属、媒体等将矛盾根源都指向医务人员,使得医务人员的工作难度增加,给他们的工作和个人生活带来很多困难;③医疗工作的技术性和严谨性极强,医务人员除了需要努力工作,还需要不断更新知识,提高技能,这些都会给医务人员带来很大压力。

三、维护医务人员心理健康的措施

医务人员的心理行为特征与疾病的治疗和康复有着密不可分的关系,因此医务人员在日常工作中,要注意培养和保持良好的心理素养。

1. 保持稳定的情绪 人无时不处于情绪状态中,积极的情绪使人精神饱满、注意广泛、观察敏锐、记忆清晰、思维活跃、工作有序、失误少而效率高;情绪低落时恰恰相反。紧张情绪下易出事故差错。特别要防止和控制激情冲动而引起不必要的纠纷或失误;防止鲁莽行事,善于自我调节。凡事有心理准备,冷静处理、理智应对。掌握有理、有利、有节的分寸而正确处理,运用放松或转移的方法保持情绪稳定,这不仅有利于工作和医患关系的建立,同时对自我形象和个体的身心健康都是有益的。热爱病人、热爱专业是医务人员应具备的重要心理素质,也是做好医务工作和保持旺盛精力的原动力。医务人员的积极情绪对病人有强烈的感染力,对病人的同情关心能激励起病人战胜疾病的勇气。乐观自信的神情会使病人感到振奋;"一种美好的心情胜过十服良药,更能消除生理上的痛楚与疲惫";一句亲切的问候,如"今天您的气色看上去好多了"就会激发起病人的无限生机。敏感的病人易于接受暗示。当病人因病情而惶恐不安时,医师坚定的目光与果断的行为会使病人产生巨大的镇定作用,消除紧张与恐惧,由胆怯变为勇敢与合作,因此医师应保持稳重的风格和气度,以增强病人的安全感。

2. 养成良好的人格 具有良好人格的医务人员应有顽强的意志,在困难面前百折不挠,善于自控而不懈努力,善于总结经验教训而知错必改;他们有高度的理智,处事不乱不惊,应对从容;对病人诚恳正直、热情耐心、乐于助人。

3. 进行敏锐的观察 敏锐的观察力是医务人员工作质量优劣的重要标志。医疗工作中很强调对病人病情及心理活动的观察,通过观察手段,达到发现问题和解决问题的目的。

4. 学习有效的沟通技巧 良好的沟通可以表示医师对病人以及对自己治疗方案的信心,从而使病人感到医师的善意,增强战胜疾病的信心。医生的言语兼有"治病"或"致病"的作用。言语可引起暗示、激励、安慰、解释、帮助、协调作用,帮助病人消除顾虑,对医务人员产生信赖,增强自信与相互间的合作。语言的交流可以促进心灵相通,促进相互理解与信任,有利于疾病的康复和医患关系的建立。反之,语言不慎或用词不当,冷漠生硬,则可引起反感而加重病人的焦虑与不安。因此,医务人员要注意提高言语修养,遵守语言规范及交流技巧。在交流活动中要注意:言语清晰、语意明确、语气缓和、语调适中。采用礼貌性语言、安慰性语言、保护性语言而避免刺激性语言。为了加强言语效果,可以辅助运用手势、表情、距离、接触等非言语交流的形式。应注意掌握分寸,运用恰当,以表达医务人员美好的心灵与热忱为病人服务的愿望。

5. 掌握熟练的技能 医护工作既有脑力劳动,兼有体力劳动,是以专业技术为病人服务的。因此,要求医务人员要具备丰富的理论知识和熟练的基本技能,不断学习新医疗技术并掌握进展动态。

总之,疾病在人体中的变化过程是复杂的、多变的,导致医疗活动本身也具有多变性和复杂性,社会应允许在医疗行为过程中有一定的偏差,这样才是科学的,客观的。整个社会对医疗活动的宽容和接纳,给医务人员多一些理解和支持,少一些挑剔和责难,使他们在医疗行为中会更好地发挥业务和技术专长,更好地服务于社会,否则他们带着沉重的心理负担投入工作,对完成繁重的工作任务是不利的。医务人员也是人,也会犯常人可能会犯的错误,因此进入自己的角色后,也会产生各种各样的心理反应,如急于求成、自我表现、歧视厌恶等,再加上当前社会的不理解,医患之间的不信任态度都会对医务人员造成负面的影响,从而影响医疗效果。

在医疗过程中要从心理学、伦理学等方面出发,了解病人心理的变化过程及需要,这样医务人员在行使医疗行为时才会更好地满足病人需求,更好地发挥自己的知识和技术水平,使自己的业务得到恰当的体现。在整个医疗行为过程中,注重医、护、患三者之间的关系,积极配合、相互理解与沟通,努力促进良性互动才是医患关系和谐的关键所在。

第六节　医患关系模式及影响因素

医患关系(doctor-patient relationship)是人际关系的一种,是人际关系在医疗情境中的一种具体化形式。医患关系有狭义和广义之分,狭义的医患关系特指医生与病人的关系;广义的医患关系是指以医生为主的群体与以病人为中心的群体在诊疗疾病和预防保健康复中所建立的一种相互关系。

医患关系的实质是指医师在以自己的专业知识和技能帮助病人摆脱病痛、预防疾病、保持健康的过程中,与病人建立的相互关系。与其他人际关系相比,医患关系具有以下特点:①医患关系以医疗活动为中心,以维护病人的健康为目的;②医患关系是一种帮助性的人际关系,医师处于帮助者的地位,以自身的专业知识和技能解决病人的健康问题;③医患关系是以病人为中心的人际关系,一切医疗过程和医患交往过程都要服务于病人,以解决病人健康问题为目的。

一、医患关系模式

医患关系是医疗活动中最重要、最基本的人际关系,作为礼仪之邦的中国,自古以来就把"仁爱救人"作为处理医患关系的基本准则。唐代名医孙思邈在《备急千金要方·大医精诚》中指出:"凡大医治病,必当安神定志,无欲无求,先发大慈恻隐之心,誓愿普救含灵之苦",并提出"若有病厄来求者,不得问贵贱贫富,长幼妍媸,怨亲善友,华夷愚智,普同一等,皆如至亲之想"。"仁爱救人"的思想不仅是中国历代推崇的美德,而且在西方也一直受到称赞和肯定。希波克拉底誓言(The Hippocratic Oath)中提出:"我一定尽我的能力和思虑来医治和扶助病人,而决不损害他们""无论我走近谁的家庭,均以病人的福利为前提,务期不陷于腐败的坠落"。

然而随着科学技术的日新月异,物质财富的迅速增长,医患之间情感交融、相互信赖、亲密合作的和谐关系被打破,医患关系遇到了前所未有的挑战。

(一) 医患关系的演变

1. 古代医患关系的特点　15 世纪以前主要是经验医学,带有浓郁的朴素唯物主义和朴素的辩证观,医学分科不细,医生行医多以个体游走的方式,医生对病人的疾病必须全面负责、整体考虑。当时的医患关系特点主要表现为:①医患关系的直接性。医师从诊断到治疗均以直接与病人交往为前提,如中医的"望、闻、问、切"均要同病人直接接触。②医患关系的相对稳定性。由于当时社会经济及生产力水平低下,医师没有固定的诊疗场所,而采取一种游走性医治方法,因而任何一个医生对病人疾病的诊疗必须通盘考虑,全面负责,而病人也往往把自己的生命托付于医师,所以,医患关系相对稳定。③医患双方的主动性。在古代朴素的整体观指导下,医师重视病人的心理、生理、社会环境因素,主动接近、了解和关心病人。病人也渴望得到医师的诊治而主动向医师讲述有关情况,把医师视为救命恩人,遵医行为突出,由此形成医患关系双方的主动性。

2. 近代医患关系的特点　15～16 世纪后,自然科学从宗教经院哲学的束缚中解脱出来,并迅速发展,实验医学得以产生。医学发展及社会发展使集中诊治病人成为可能,大批医院纷纷建立,医患关系也随之发生了深刻变化,主要表现在:①医患关系物化的趋势。由于医学的发展,医疗设施大量增加,各种辅助检测手段日趋先进,借助于第三媒介来诊断疾病、治疗疾病已被临床医师广泛采用,医患之间面对面的交流明显减少,医患之间的感情日渐淡漠,医师与病人之间的人与人之间的关系,逐渐地被人与物的关系所替代。②医患关系多元化。由于医学分科越来越细,专业科室不断增加,专科医生各自负责病人某一系统,甚至某一器官的诊治,一个病人要由多位医师诊治,而一位医师也要负责多名病人的诊疗。于是,一位病人与多位医师建立医患关系,一位医师也与多名病人建立医患关系,导致医患之间稳定的交往关系减少,情感淡化。③病人与疾病分离。医学研究的分门别类,病因病种的单一深化,使局部认识增加而整体观念缺如,医师注重病人的局部病变与治疗,忽视病人所处的社会环境、心理因素在疾病发生发展过程中的影响,把整体联系中的社会人与疾病的诊治工作割裂开来。

3. 现代医患关系的发展趋势　现代医患关系是传统影响和未来发展的综合反映。一方面在医患交往中,医师占主导地位,病人消极被动的局面仍普遍存在于临床工作中。另一方面随着社会物质文明和精神文明的不断发展,尤其是新的医学模式的出现,现代人确立了独立的人权观和权益观,人们不仅追求生物学意义上的健康,而且希望达到社会及心理方面的完满状态。因此,在医疗人际交往中一种理想的、渗透人文关怀精神的新的医患关系逐步形成。具体表现在以下几方面:①理性上的尊重人。当今社会对人的认识和理解越来越深刻,越来越尊重人,体现在医患关系中就是强化医学服务的根本宗旨,树立"以病人为中心"的服务理念,尊重病人的人格和病人的自主权。②双方作用的医患关系。传统的医患关系是一种单向关系,只注重医者对病人的义务和权利,而现代医患关系不仅注重医者对病人的义务和权利,也强调病人的义务与权利,这就使传统的单向型医患关系转为双向型医患关系。医患关系的双方作用指医师与病人彼此相互尊重,相互影响,医师尽心尽力地用自己的知识和技术帮助病人战胜疾病,病人在医师的指导和帮助下,发挥自己的主观能动性,积极参与整个医疗过程,配合医师的治疗。③扩大医疗服务范围。随着现代社会经济的发展,人们的医疗保健需求已不再满足于以往的看病求医,仅仅限于躯体疾病的医治,医学模式的转变促使医学向社会化发展,需要医务人员为全社会成员提供主动的医疗保健服务。

（二）医患关系模式

医患关系模式是指在医疗活动中医患双方相互作用的方式。医患双方在交往过程中的地位、所起的作用受不同历史发展阶段的影响,并且随着病人、医师的观念和修养等方面的差异而变化。1956年,根据萨斯(Szasz TS)和霍兰德(Hollander MH)在 *JAMA Internal Medicine* 发表的 *A Contribution to the Philosophy of medicine:The Basic Models of the Doctor- Patient Relationship* 一文中的观点,按医患双方在临床活动中所处的地位和主动程度的不同,可把医患关系分为三种模式,按医师的主动性由大到小、病人的主动性由无到有再到大,依次排列如下。

1. 主动-被动模式(active- passive mode)　这是一种单向性的、以生物医学模式及疾病医疗为主导思想的医患关系模式。其特征是"医师为病人做什么"。在医患交往中,医师处于完全主动支配地位,其权威是绝对的,病人则完全被动服从,医师的权威不会被病人所怀疑,病人一般也不会提出任何异议。实际上,医患之间没有真正的相互作用。在这种模式中,医师的责任感、敬业精神和高尚的医德尤其重要,它完全决定了病人的生命安危。在这种模式下,病人被看成一个生物的个体,故不利于病人积极性的发挥,多适用于对婴儿、昏迷、休克及全麻未醒的病人、严重创伤病人及精神疾病病人的医疗过程。

2. 指导-合作模式(guidance- cooperation mode)　这是一种微弱单向、以生物心理社会模式及疾病治疗为指导思想的医患关系,其特征是"医师教会病人做什么",医师在医患关系中仍占主导地位。但医患双方在医疗活动中同处于主动地位,医师仍具有权威性,医师从病人的健康利益出发,提出决定性的意见;病人的主动以配合医师、尊重医师的权威为前提条件,病人可向医师提供有关自己疾病的信息,同时也可对医师及治疗提出意见。这种模式适用于急性病病人的医疗过程。因为此类病人神志清醒,但病情较重、病程短,对疾病了解甚少,需要依靠医师的指导以更好地配合治疗。此模式的医患关系要求医师具有良好的言语和非言语沟通能力,掌握健康教育的技巧,使病人能够在医师的正确指导下早日康复。

3. 共同参与模式(mutual participation mode)　这是一种双向的、以生物-心理-社会医学模式及健康为中心的医患关系模式。其特征为"医师帮助病人自我恢复",医患双方共同参与,相互协商诊治方案,并予以实施。这类模式以医患平等关系为基础,医患双方有共同的诊疗愿望,在诊疗过程中,双方各自发挥积极性,相互支持,相互配合,共同与疾病抗争。该模式不仅强调了医师的积极作用,而且充分发挥了病人的主观能动性,对于提高疗效非常有利。该模式适用于慢性疾病的医疗过程。慢性疾病病人不仅清醒,对疾病及其治疗比较了解,而且慢性疾病的防治也常常涉及生活习惯、生活方式、人际关系的改变和调整等方面,因此,此种共同参与决定适宜防治措施的模式便显得十分必要。这是一种理想的模式,需要以良好的医患关系为基础,并且对医务工作者的沟通能力有较高的要求。

美国学者 Szasz 和 Hollander 根据医生与病人在医疗决策和执行中的地位、主动性将医患关系概括为三种类型(表8-1)。

表8-1　医患关系的三个基本模式

模式	医务人员作用	病人作用	临床应用	模式原型
主动-被动	对病人做某事	接受者(不能反应或无作用)	麻醉、严重外伤、昏迷、谵妄等	父母-婴儿
指导-合作	告诉病人做什么	合作者(服从)	急性感染过程等	父母-儿童
共同参与	帮助病人自助	合作的参加者(利用专家帮助)	大多数慢性疾患	成人-成人

需要指出的是,这三种医患关系模式在它们特定的范围内都是正确、有效的。如对于昏迷病人,只能紧急决定各种抢救措施,而不可能让病人参与治疗意见,所以,此时只能采取"主动-被动"模式。另外,在医疗活动中,医务工作者与病人之间的医患关系模式并不是固定不变的,随着病人病情的变化,医患关系可由一种模式转化为另一种模式。如随着昏迷病人病情的好转和意识的逐渐恢复,医患关系模式可由"主动-被动"模式逐渐转入"指导-合作"模式;最后,病人进入复原或康复期,适宜的模式就变为"共同参与"。

从"主动-被动"到"共同参与"模式,医师对病人的"主导"或"控制"作用逐渐减弱,而病人在自己疾病诊治中的作用越来越明显,病人"人"的身份逐渐突出,同时,对医务工作者沟通能力的要求也逐渐增高。

二、影响医患关系的因素

医患双方的目标基本上是一致的,救死扶伤是医务工作者的职业责任,早日康复是病人的愿望,两者之间没有根本的利害冲突。但是,在医患交往活动中,仍存在各种各样的影响医患关系发展的因素。

(一)病人方面的因素

1. 对医护工作者的期望　医务工作者是病人康复所必须依靠的对象,因此,病人对医务工作者寄予很高的期望。病人希望医务人员能诊断明确,药到病除;希望医务人员能依其知识和经验了解自己的需要,并设法满足自己的需要。但是,临床医学发展到今天并不是所有的疾病都能完全治愈,如果病人不能客观分析自己的期望值与现实医疗水平的差距,就会造成对医务人员的不满,从而影响医患关系。

此外,过高的医疗费用使病人对医务人员寄予过高的期望,如果达不到病人和家属所期望的结果,也会导致对医务人员的不满。

2. 心理应激 患病本身就可产生心理应激；此外，病人又要面对生疏的环境、陌生的医务人员、要进行各种检查和治疗，这都可能导致病人产生强烈的情绪反应，对医务人员过分挑剔或态度冷淡，从而导致医患之间交往障碍。

3. 缺乏信息或信息超载 一方面，病人未能从医务人员处获得足够的信息会影响医患关系的建立，如患何种疾病、如何治疗、预后如何、应注意哪些问题等；另一方面，由于患病、心身不适，病人对沟通过程中的信息接受能力下降，医务人员提供的信息量过大或速度超载，也会影响良好医患关系的建立与维持。

4. 交往障碍 医患双方在交往过程中，语言表达未被理解或理解错误。

5. 未记住医嘱 病人未记住医嘱的原因有：医嘱过多，信息量过大，病人记不住医师护人员给予的信息或劝告；医务人员未强调信息的重要性；病人处于焦虑状态，容易遗忘。

6. 遵医行为差 由于医嘱复杂，难以理解；病人对交往不满意；病人对医务人员不信任，对治疗方法不满意等，均会导致病人遵医不良，从而影响医患关系。

7. 主动性受限 医务人员由于其医学专长，在交谈中常扮演主动角色，使病人处于被动地位，当病人不接受支配地位时，就会造成医患间的冲突。

（二）医护方面的因素

1. 心理应激 在医疗活动中，医患双方均会处于心理应激状态。对于医务人员来说，不仅要对病人作出正确诊断、治疗与护理，还要帮助病人解决某些心理、社会问题，当其认为自己能力不足，或担心自己不受病人欢迎时，就会产生心理应激，危及医患关系。

2. 服务态度 医疗的服务对象是人，是需要治疗和照顾的病人，医务人员除具有专业知识和技能外，采取何种态度对待病人也会对医患关系产生重要影响，这是医务人员心理道德水平的具体体现。不负责任、敷衍塞责、缺乏同情心、语言行为不良、推诿拒诊等不良态度将直接影响医患关系。

3. 信息不足 医务人员与病人之间沟通不畅，医务人员未能详细了解病人的病情及其需求，未能适当满足病人的需要，可能损害医患关系。

4. 过度发问或调查式提问 医务人员对病人持续提问，对病人不愿讨论的话题也要寻求答案，使病人感到被利用或不被尊重，从而对医务人员产生抵触情绪影响医患关系。

（三）其他方面

除病人、医务人员方面的因素影响医患关系外，其他如医院管理、社会文化经济因素等也可影响医患关系，如卫生组织管理方面的原因；卫生部门管理制度不健全、管理方法不科学、管理人员素质差等；医院经营管理思想偏差，片面追求经济效益；医院环境条件不理想等。社会方面的原因：社会风气的影响；医疗卫生供需矛盾；卫生法制不健全等。

三、良好医患关系的建立

（一）良好医患关系的重要性

1. 保障医疗工作的顺利 开展医患关系的稳定、和谐使医师与病人之间能保持及时的信息交流，有利于医疗工作的顺利进行。从诊断方面看，医患之间如果没有充分的信息交流，医师就难以收集到完整、准确的病史资料。尽管现代的医院拥有大量的高、精、尖的医疗设备和技术，但如果没有病人及家属的配合，也难以发挥它们的作用。从治疗方面看，病人遵从医嘱是治疗成功的关键，而病人的依从性与医患关系的好坏有着密切的联系，加之，疾病的防治往往涉及改变病人的生活习惯，没有病人的合作难以获得预期的效果。

2. 营造良好的心理气氛 良好的医患关系使医师与病人的心理距离缩小，使双方增进了解，心情舒畅。对于病人来说，良好的医患关系可以减轻病人因为疾病所造成的心理压力，增强病人对医师的信任感、安全感，提高病人的遵医率。良好的医患关系本身就具有心理治疗的作用，它为病人带来的愉悦的情绪反应，可以消除或减轻病人的疾病。对于医生来说，良好的医患关系使医疗活动充满生气,医务人员能从中得到较多的心理满足,从而有益于保持与增进医务人员的心理健康。

（二）如何建立良好的医患关系

良好的医患关系是医患双方共同努力的结果,两者缺一不可。然而,医疗部门与医务人员在提供医疗保健服务的过程中仍起主导作用。所以,改善医患关系的措施应当主要着眼于对医务人员的要求。

1. 树立新的医学模式下的医学观 医务人员必须从只重视疾病而忽视心理社会因素的思维方式中解脱出来,因为患病不仅仅是一个生物学过程,它也是一种心理体验和社会文化体验。个体对于疾病的体验与体内生物学过程有密切的关系,但不能完全用生物学过程来解释。病人对自身疾病的认知、体验,对疾病症状意义的解释等各方面都是一种个人体验,这种体验是由社会文化、个人经历、心理特征等多种因素决定的。因此,医生在诊治病人时不能只见疾病不见病人,只注意局部而忽略全身,应该从单纯的生物学诊治转向生物、心理、社会的立体诊治。

2. 具备广博的专业知识和精湛的技术 医学是一门极为深奥、广博的科学,要求医者博学多才,"上知天文,下知地理,中知人事"。清代著名医学家赵晴初指出:"医非博不能通,非通不能精,非精不能专,必精而专,始能博而约。"在对病人的诊治过程中,医生高超的医术、娴熟的技能容易使医患之间在技术水平上的沟通获得成功,进而有利于非技术水平上的沟通和良好医患关系的建立。

3. 培养良好的道德品质和心理素质 医务工作者要自觉进行道德品质的塑造,把符合社会要求的医德规范内化为自身的医德要求,如爱惜生命、尊重病人、恪尽职守、不谋私利等。医德信念的树立是一个长期积累、强化的过程,医务人员应经常自觉地自我省察,经过长期的自我教育,将社会要求的各种医德规范变成自己稳固的观念。同时,医务人员应具备良好的心理素质,面对困难百折不挠,应对从容,培养对压力与挫折的承受能力,以饱满的精神和积极的情绪激励病人树立战胜疾病的信心。

第七节 医患交往的原则和技巧

医患交往是产生医患关系的基础和必要过程,是医务人员与病人之间信息交流的过程,所交流的信息既包括同疾病诊治有关的内容,又包括双方的思想、情感和愿望等内容。

一、医患交往的原则

1. 尊重病人 医患之间的沟通应在平等和谐的气氛下进行。尊重病人就是尊重病人的价值观、人格和权益,并予以接纳、关注和爱护,它是建立良好医患关系的重要条件。尊重病人,为病人创造一个安全、温暖的氛围,使病人能够最大限度地表达自己,也有利于医务人员获取准确可靠的病史资料。

2. 遵循一定的社会语言规范 医患双方在进行沟通的过程中,应按社会约定俗成的语言规范来表达思想、情感和愿望,无论是口头语言还是书面语言,都要用词准确、通俗易懂,便于医患双方的理解。

3. 及时反馈 在医患间的沟通中对方提供的信息应及时作出反馈,可采用插话、点头肯定、面部表情的传递等手段进行应答,这是交往中必须注意的问题。如果在医患交往中有问无答、答非所问,就无法实现正常的医患交往。

二、言语交往的技巧

言语在交往过程中不但有信息传递功能,还有激励或抑制交往对象情绪的作用。在医疗活动中,掌握一些必要的言语交往的技巧,有利于帮助医务人员获取和了解病人的信息,促进医患关系的良性循环。有关此类技术的细节请参阅相关章节。

三、非语词性交往的技巧

医患之间的交往除言语交往外,还有非语词性交往,非言语的交往又称非词语性沟通,包括面部表情、躯体姿势和语调等。非语词性交往是人际交往的一种主要形式,是表达思想、传递信息的重要手段。医患之间往往有许多事情只能意会、不能或不便言传,通过非语词性交往手段可以了解病人的思想和愿望,推知病人对人对事是赞成还是反对,是接受还是拒绝。

在医患间的沟通中,非语词性交往的成功与否,与双方传递非语词性信息的能力以及对非语词性变化的识别能力密切相关。例如医生的举止、致意的方式、医患间交往的距离等非语词性信息传递都可能对病人的态度和期望产生重要的影响。

非语词性交往,可区分为静态和动态两种。静态非语词性交往包括容貌修饰、衣着打扮、风度仪表等。动态非语词性交往又称"体态语言",包括以下几种。

1. 面部表情　面部表情是指通过眼部肌肉、颜面肌肉和口部肌肉的变化,而表现出来的各种情绪状态。例如,憎恨时"咬牙切齿",紧张时"张口结舌",高兴时"眉开眼笑"等都是通过口部肌肉的变化来表现的。面部表情是医生观察病人并获得信息的重要手段,同时,也是病人了解医师心灵的窗口。面部表情在非言语沟通中具有重要的作用,有人在研究的基础上概括出以下公式:

$$信息的总效果 = 7\%的语词 + 38\%的音调 + 55\%的面部表情$$

2. 身段表情　身段表情指身体各部分的姿势动作。身段表情也是了解病人情绪情感的客观指标之一。人在不同的情绪状态下,身体姿势会发生不同的变化,如高兴时"捧腹大笑",恐惧时"紧缩双肩",紧张时"坐立不安"等。临床活动中,医师可通过病人的身段表情所传递的信息来了解病人的心理状态。

3. 目光接触　目光接触是非言语沟通的主要信息通道,眼睛是心灵的窗户,各种眼神可以表达和传递各种不同的情感,如高兴时"眉开眼笑",气愤时"怒目而视",惊奇时"目瞪口呆"。医患交往过程中,双方往往可以通过目光接触来判断对方的心理状态和信息接受的程度。

4. 语调表情　除面部表情、身段表情和眼神以外,言语中语音的高低、强弱、抑扬顿挫也是表达情绪、传递信息的重要手段。例如,当播音员转播足球比赛实况时,声音尖锐、急促,表达了一种紧张而兴奋的情绪;而当播音员播出某位领导人逝世的讣告时,语调缓慢深沉,表达了一种悲痛而惋惜的情绪。临床工作中,医生可通过病人的语调表情来判断对方的心理状态,同时,医师也可借助语调表情传递关注、同情病人等信息。

5. 人际距离　人际交往的距离反映出彼此之间亲密的程度。美国学者霍尔(Hall ET)提出广为人知的四种人际距离:①公众距离(3.5～7 米)。在正式场合,如演讲或其他公共事务中的人际距离,此时沟通往往是单向的。②社会距离(1.2～3.5 米)。彼此认识的人之间的交往距离,许多商业交往发生在这个距离上。③个人距离(0.5～1.2 米)。朋友之间交往的距离,此时,人们接受大量的体语信息。④亲密距离(0.5 米以内)。这是亲人、夫妻之间的距离。

在临床医疗活动中,医务人员应根据不同的情况保持恰当的身体距离,如对重症垂危的病人和行动不便的病人,可缩短身体距离,增加一些身体接触,如紧握重症病人的双手,搀扶行动不便的病人以表示对病人的关怀。

(吉 峰)

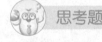 思考题

一、选择题

1. 李某,35 岁。近日患病后,不愿承认患病,不愿就医,依然从事正常的工作,这种角色适应不良为

    A. 角色行为缺失　　　　　B. 角色行为冲突　　　　　C. 角色行为强化

    D. 角色认同差异　　　　　E. 角色行为减退

2. 相对于医生角色而言,护士角色具有较大的

    A. 依赖性　　　　　　　　B. 独立性　　　　　　　　C. 自主性

    D. 从属性　　　　　　　　E. 依从性

3. 下面不属于儿童病人常见的心理活动特点的是

    A. 对疾病缺乏自己的认识　B. 心理活动变化快　　　　C. 对父母依赖性强

    D. 情感易冲动　　　　　　E. 心理素质较成熟

4. 关于求医行为,下面哪个是最正确的

    A. 求医行为的人肯定自觉有病

    B. 一个人身体出现病变是就会产生求医行为

    C. 求医行为的发生取决于疾病的严重程度

    D. 只要经济条件好就会产生求医行为

    E. 求医行为受多种心理社会因素的影响

5. 病人治疗效果受到医务人员医疗知识和技能水平与下列哪项的综合影响

    A. 遵医行为　　　　　　　B. 伤医行为　　　　　　　C. 求医行为

    D. 心理素质　　　　　　　E. 社会地位

6. 危重昏迷病人经治疗后脱离危险进入康复期,医患关系交往模式的类型将由

    A. 主动-被动型转为指导-合作型　　　　B. 主动-被动型转为共同参与型

    C. 指导-合作型转为共同参与型　　　　D. 指导-合作型转为主动-被动型

    E. 共同参与型转为主动-被动型

7. 应提倡的医患关系模式是

    A. 主动-被动型　　　　　B. 指导-合作型　　　　　C. 共同参与型

    D. 根据具体情况确定　　　E. 相互支持型

8. 按医患的相互作用,下列哪项属于医患关系模式类型

    A. 共同参与型　　　　　　B. 主动型　　　　　　　　C. 被动型

    D. 指导型　　　　　　　　E. 合作型

9. 随着病情的变化,医患关系可以

    A. 一直保持不变　　　　　　　　　　　B. 由主动-被动型转化为指导-合作型

    C. 最终都要进入共同参与型　　　　　　D. 由主动-被动型转化为共同参与型

    E. 由一种模式转向另一种模式

10. 关于良好医患关系的重要性不包括

    A. 提高病人的社交能力　　　　　　　　B. 有利诊断、治疗得到顺利实现

    C. 本身就是一种治疗手段　　　　　　　D. 提高病人对医务人员的信任度

    E. 造就医患之间良好的心理气氛

二、填空题

1. 按照 Parsons T 的理论,医生角色具有技术的专业性、_____、_____和_____。

2. 根据求医行为发生的动因,通常将求医行为分为_____、_____和_____三种。

3. 病人的一般心理需要主要包括_____、_____、_____和_____。

4. 求医行为的过程一般要经历三个阶段,即_____、_____、_____。

5. 目前关于遵医行为的评估,主要包括_____、_____和_____的

方法。

三、名词解释

1. 病人

2. 求医行为

3. 遵医行为

4. 伤医行为

5. 医患关系

四、问答题

1. 影响病人求医行为发生的因素有哪些？

2. 如何提高病人的遵医行为？

3. 如何建立良好的医患关系？

第九章

应 激

应激（stress）又称压力，是机体对各种内外环境刺激因素作出的适应性反应。虽然应激是个体适应环境和保障生存的一种反应模式，但当应激反应过度时又会对个体的身心造成损害。那么，生活中有哪些常见的应激源？应激源作用于个体后将导致机体出现哪些反应呢？这些反应的潜在机制是什么？为什么同一刺激性事件作用于不同个体会产生不同的影响？应激可能会导致哪些躯体和精神心理疾病的发生？本章将分节详细介绍应激及应激源的概念、应激的心理中介机制、应激的生理和心理反应、应激与疾病的关系以及应激所致的躯体和精神心理疾病。

第一节 概 述

一、应激概念

应激是指当刺激性事件打破了有机体的平衡，或者超出了个体的负荷能力的一种反应模式。医学最早将 stress 翻译为应激，着重于个体在各种刺激作用下的"个体适应性反应"。心理学早期更侧重于将 stress 视为紧张性刺激及其伴随的个体心理上的紧张感。而社会学更倾向于将 stress 视为压力，不仅造成个体主观上的感受，而且客观上引发社会功能的改变。因此不同的学科对于应激具有不同的界定，其概念内涵及其研究领域也有所不同。但是可以看出，应激包含生物、心理、社会等多种因素。来自外界或内部的刺激性事件统称为应激源（stressor），每一个应激源都是一个刺激性事件，引发机体作出适应性的反应，包括生理的、认知的、情绪的、行为的综合性反应。

二、应激的理论模型

自 20 世纪初以来的应激相关研究中，由于对应激的界定不同，以及生理和心理因素的侧重点的不同，提出了不同的应激理论模型。

（一）战斗/逃跑模型

1932 年，生理学家卡侬（Cannon WB）第一次科学地阐述了动物和人类对于危险的反应。此模型称为应激的战斗/逃跑模型（fight or flight）。该模型将应激解释为对刺激性事件的反应，主要是生理反应。来自内外环境的干扰性刺激打破了机体的稳态系统，引发机体神经系统和腺体的反应，使得躯体做好防御战斗或逃跑的准备。下丘脑作为应激反应的中心，一方面调控自主神经系统，如在应激条件下，交感神经肾上腺髓质系统兴奋，出现呼吸加快、心率增加、血压升高，脂肪动员，肝糖原分解等；另一方面下丘脑-垂体-靶腺轴引发多种激素的生理反应。Cannon 认为应激是个体的一种适应反应，但是持续的应激会导致健康问题。

（二）一般适应性综合征理论

1936 年病理生理学家谢耶（Selye H）首次探究了持续的严重应激对躯体的影响，提出一般适应性综合征理论。他认为当机体面对应激源时,它会调动自身的力量作出反应,无论任何威胁,机体都会采用同样的生理反应模式,这种反应是非特异性的。Selye 将机体在严重刺激下出现的一系列非特异性反应称为应激,并将这种非特异性反应称为一般适应性综合征(general adaptation syndrome,GAS),它包括警觉、阻抗、衰竭三个阶段(图9-1)。

1. 警觉期(alarm stage) 是一个短暂的生理唤醒期,机体被动员起来面对威胁,在这一阶段机体的抵抗力迅速的下降,而后随着应激激素的升高,唤起整体的防御能力。

2. 阻抗期(resistance stage) 是当机体持续暴露于应激源时,与警觉有关的身体信号消失,而抵抗力升高,增强对应激源的抵抗程度,机体可以忍耐并抵抗长时间的应激源带来的衰弱效应。

3. 衰竭期(exhaustion stage) 如果应激源强度足够大或持续时间足够长,机体所需要的生理资源会逐渐耗竭,转而进入衰竭阶段,机体的抵抗力低于正常水平,导致疾病的产生或死亡。

Cannon 的战斗/逃跑模型和 Selye 的一般适应性综合征理论为应激研究奠定了重要的基础,但是这两个理论模型也存在一定的问题,两者都认为个体对于应激的反应是自动的,无论应激源的性质如何,生理反应的变化是一致的,而没有解决个体差异的问题,忽视了心理因素的作用,将应激看成是个体被动对外部世界进行反应。

(三) 认知交互作用模型

20 世纪 70 年代,拉扎勒斯(Lazarus RS)将心理学引入到应激中,他认为应激包含了个体和外部世界相互作用的过程,当个体察觉或评价一种有威胁的情境时,应激反应才会出现,即应激反应出现与否以及如何出现,取决于个体对应激源的评价。通过初级评价对应激事件的性质进行评价,通过次级评价对自己的应对策略进行评价,因此通过认知评价,个体与应激源相互作用,而不是简单地对外部世界作出被动的反应(图9-2)。

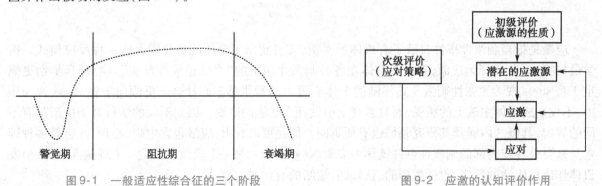

图 9-1 一般适应性综合征的三个阶段　　　　　图 9-2 应激的认知评价作用

(四) 应激的过程模型

应激过程由多因素参与,从应激源到应激反应,受到认知评价、应对、人格特质等多因素的影响(图9-3)。

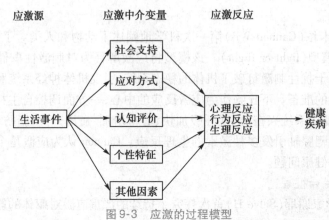

图 9-3 应激的过程模型

三、心理应激及其临床意义

心理应激(psychological stress)是指个体在应激源作用下,通过认知评价、应对、社会支持和人格特质等中介因素,最终以心理生理反应表现出来的多因素作用过程。心理应激强调个体对环境威胁和挑战的一种适应,其结果是适应和不适应的心身反应。

心理应激在理解应激与疾病的发病机制、治疗和预防方面具有理论与实践意义。从病因学方面,有助于理解心理社会因素与疾病和健康的关系,应激源通过认知评价、应对、社会支持、人格特质等中介因素的调节作用,造成个体非适应性的心理生理反应进而引发躯体或精神疾病。在治疗和预防方面,通过控制及调节应激源、改变认知评价、获得社会支持、应对指导及针对性的心理生理治疗,降低应激反应,起到治疗和预防的作用。

第二节　应　激　源

一、应激源的概念与分类

应激源是引起应激的刺激,要求机体作出适应性的反应。来自生物的、心理的、社会的、文化的各种事件,是引起应激的各种刺激物。

(一)重大生活事件

生活环境的重大改变是产生应激的来源之一。家庭事件是常见的应激源,从严重的生活事件如配偶死亡、离婚,本人或家人患有严重疾病,到中等程度的事件如夫妻两地分居、怀孕以及子女离开家庭等都是个体产生应激的主要来源。工作环境中的应激源尤其是那些需要个体投入很多精力却又是个体难以控制的工作,带来的慢性应激与疾病之间存在明显的关系,如长期伏案工作的生活方式、超负荷、角色模糊和角色冲突、社交关系不良、缺乏控制感、失业等。大多数应激并不是由个体生活中的某个角色引起的,而是由多种角色如家庭和工作共同起作用的。

(二)灾难性和创伤性事件

某些生活事件是消极的、无法预测、无法控制的,是不以人们的主观意志为转移的,包括各种灾难性事件,如地震、火灾、空难、海难、战争、恐怖袭击等,亦包括创伤性事件,如交通事故、绑架、性侵犯等。童年时期或成年期受过慢性的躯体虐待或性侵犯会大大增加个体健康受到损害的风险,这种创伤性体验会导致强烈的、持久的慢性应激的出现,进而增加个体心理和生理的负担。个体经历这些灾难性和创伤性事件,会导致个体出现闪回、噩梦、情感麻木、回避等心理行为问题。这种情绪反应可在灾难性或创伤性事件发生后立即发生,也可能在数月后或数年后发生,这种情况被称为创伤后应激障碍(post-traumatic stress disorder)。临床研究学者发现,第二次世界大战中的许多退伍军人出现了这种残余的应激障碍。

(三)社会和环境事件

对于多数人而言,慢性应激来自社会和环境条件,如各种环境污染、食品安全问题、交通拥挤、人口流动、经济条件差、犯罪、传染性疾病等。慢性应激可引起特定应激源对生理或心理的不良作用。如非裔美国人相对于白种美国人更易患高血压,其原因与较低的社会经济地位、有限的教育、在努力满足生活目标时的挫败感等有关,这种种族的偏见造成的慢性应激是导致其高血压的主要原因。研究表明,癌症、心血管疾病、抑郁等严重威胁人类健康的精神和躯体疾病都存在社会阶层差异,出生在社会底层家庭个体患病的风险性更大。社会经济地位低的人多从事比较低等的职业,人际关系相对紧张,工作的应激程度也比较高,最终出现心理困扰和心身疾病。

(四)日常困扰

相对于重大的生活事件、灾难和创伤性事件,个体更容易面临一些日常生活的困扰,如丢东西、收到停车罚单、与邻居吵架等。有研究显示,遭受频繁、强烈的日常困扰的人,其健康状况较差,无论是精神上还是生理上的,而当日常困扰减少时,其健康状况会有所好转。并且生命早期阶段的日常困扰也会对个体产生影响,如研究发现生活遭受更多挫折的孩子,如被嘲笑,其行为的攻击性和破坏性就越大。Lazarus 及其同事编制了用于测量微小应激事件的量表——日常应激量表。已有的一些研究将日常困扰和躯体健康的损害以及原有疾病的症状恶化联系起来。微小的日常困扰可以通过几种方式导致应激,进而损害躯体和心理健康。首先,日常的困扰可通过累积效应使身体疲惫不堪,导致疾病的产生;其次,日常困扰与重大应激事件相互作用,引发心理不适或躯体疾病。

二、应激源的研究

（一）应激源的评估

应激源影响着生理和心理健康。生活事件理论着重研究生活事件对应激的影响。20 世纪 60 年代,美国华盛顿大学医学院 Holmes 和 Rahe 编制了社会再适应量表,相关介绍详见第三章。

在社会再适应量表之后,研究者致力于研究生活事件的性质、种类、发生频度、持续时间等,并探讨其与健康和疾病的关系,如国内学者张明园编制的同类生活事件量表。一些研究显示生活事件单位与疾病的相关程度较低（$r = 0.30 \sim 0.40$）,从应激源到应激反应,还受到认知评价、应对、社会支持、人格等调节因素的影响。

（二）应激事件的特征

许多研究者认为,不能客观地将生活经历评价为应激性或良性,例如离婚对于某个人来说可能充满应激性,对于另一个人来说却可能是从不愉快情境的解脱。因此 Lazarus 提出,一个事件是否具有应激性,取决于个体如何对其评价。应激性事件具有以下特征:

1. 负性事件 很多事件具有潜在的应激性。当个体需要付出额外的努力或者面对特殊的困难,事件超出了个体自身的能力范围或者给个体造成负担,该事件便具有潜在的应激性。晋升、结婚、筹划聚会等正性事件,虽然同样消耗时间和精力,但是人们较少地认为是具有应激性的。同之相比,负性事件如失业、家庭成员的死亡等更容易引起心理上和生理上的不适感,更容易产生应激。负性事件可能会对自我概念造成不良的影响,如丧失控制感、自尊等,进而导致应激的产生。

2. 超负荷事件 完成较多任务会比完成较少任务者更易产生应激。应激源的累积效应会比同样的应激源单独作用时的产生的应激强度大,正如"压垮骆驼背的最后一根稻草"。工作超负荷是工作性应激源的一个重要来源,它使个体面临更多的健康威胁。有研究发现,每周工作时间超过 61 小时的男性心脏病发病的风险是每周工作不超过 40 小时的两倍。工作超负荷既是一种客观体验,也是一种主观体验。工作量的绝对值并不总是与精神和躯体受损的程度一致,往往取决于个体对工作负荷的主观认识。

3. 模糊事件 模糊的事件通常比清晰的事件更具有应激性。如果个体能够清楚地判定一个事件,个体就会产生有效的应对策略。但是当一个潜在的应激源处于模糊状态时,个体就会花费大量的时间和精力去了解应激源的相关信息,停留在了解问题的阶段,无法采取有效的应对策略。

4. 不可控事件 相比可预测或可控制的事件,不可预测或无法控制的事件更具有应激性。如不可预测的噪声比可预测的噪声更易产生应激。控制感不仅可以减弱应激引起的主观感受,而且能够影响应激的生理反应。当个体认为对应激性事件没有控制感时,儿茶酚胺的释放增加,免疫功能受到抑制。

第三节 应激的心理中介机制

一、认 知 评 价

（一）认知评价的内涵

认知评价（cognitive appraisal）是对应激源的性质、程度和可能的危害情况的认知评估。认知评价在心理应激中具有关键性作用,通过认知评价,能够判定外界的要求是什么,其威胁有多大,以及个体所具备的资源有哪些。Lazarus 和福克曼(Folkman S)(1984)将认知评价过程分为两个阶段。

1. 初级评价(primary appraisal) 即判断事件的意义。初级评价是针对潜在的应激性事件本身,其评估起自"发生了什么"及"这个事件跟我有关吗,是好是坏,有潜在的影响吗?"根据事件可能造成的后果,事件可能被评价为积极的、中性的或是消极的。如果事件被评价为消极的,个体会进一步评价其可能存在的威胁、伤害或挑战。

威胁(threat)是对事件在未来可能造成的损失的评估。如失业可能导致收入的丧失以及对家庭带来的各种困难。威胁性的事件对应激的生理反应具有重要的意义,如血压会随着威胁的增大而升高。

伤害(harm)是对某事件已经造成损失的评价。如被解雇对于自尊的伤害。

挑战(challenge)是指某事件是否可以被克服,甚至个体可以从中获益的评估。如考试前的备考。挑战性评价提高个体应对应激性事件的信心。

2. 次级评价(secondary appraisal) 是对自己的应对能力和资源条件的评估过程,即个体是否能够对抗应激事件带来的威胁、伤害或挑战。通过初级评价和次级评价的权衡,产生应激的主观体验,当伤害和威胁很大,而个体的应对能力很差时,应激体验就会很强烈,当个体的应对能力很强时,应激体验强度会较小。

(二) 认知评价在应激中的作用

在 Lazarus 的应激认知交互作用模型中,认知评价是其核心因素,通过初级和次级评价,个体与应激源交互作用,进而影响着应激反应(图9-4)。

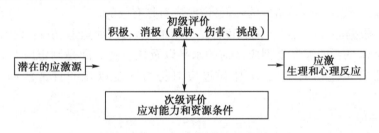

图9-4 认知评价在应激中的作用

国内的应激过程模型中,对应激源的认知评价会直接影响个体的应对活动和心身反应,因此将认知评价视为应激系统的关键因素。

二、应 对 方 式

(一) 应对的概念

应对(coping)又称为应付,Folkman 等(1986)将其定义为个体在处理来自内部或外部的、超过自身资源负担的应激源时所作出的认知和行为努力。

关于应对,一些研究者关注应对的"风格",一些关注"过程",也有关注"策略",应对是个体的一种特质,还是相对于时间和情境的一种状态,以及关于应对概念的内涵、外延、性质等还存在着争议。

(二) 应对的分类

1. 应对方式(coping style) 应对方式是人们在应对应激事件时表现出的个体差异,是以特定方式处理应激事件的倾向。应对方式与人格特质有关,但是比人格更为具体。

罗斯(Roth S)与 科恩(Cohen LJ)(1986)提出面对与回避两种应对模型。面对应对模式(approach coping style)是正视问题,收集有关信息和采取直接行动。相反,回避应对模式(avoidant coping style)用来处理威胁性事件,将事件的重要性最小化。面对应激事件时,两种应对方式各有其优点和缺点。采取面对应对方式能够较好地认识问题,调整情绪,便于采取行动有效地应对长期应激源;但是对于短期的应激源,面对可能会导致焦虑和某些生理反应。因此能否有效应对、采用何种方式应对取决于应激源持续时间的长短,如美国历史上的"9·11"事件后,许多人出现创伤后应激障碍,相比采用面对策略者,回避策略者的症状持续时间更长。

2. 应对策略(coping strategy)　应对策略是人们在应对应激事件时的具体措施、方法。当人们面临应激源时,可以采取问题关注应对和情绪关注应对两种类型。

问题指向应对(problem-focused coping)是针对应激源而采取的建设性的措施和方法,通过采取行动降低应激源的要求或者增加管理应激源的资源。如制订计划并严格执行,积极参加专业培训等。

情绪关注应对(emotion-focused coping)是针对应激中所体验到的情绪进行调节。人们可以通过认知和行为策略调控应激情绪体验,如倾诉、发泄、购物、看电影等方式调整应激情绪体验。

应对策略受到以下因素的影响:

(1)应激源的性质:针对工作问题常常采用问题关注应对,健康问题趋向于情绪关注应对。当认为问题可控的情况下,倾向于问题关注应对;若超出人们的控制,倾向于情绪关注应对。

(2)年龄:儿童倾向于采用问题关注应对,童年后期或成年早期发展起情绪关注应对。

(3)性别:男性倾向于使用问题关注应对,女性倾向于使用情绪关注应对。

(4)资源条件:可利用的资源较多的情况,倾向于问题关注应对;否则,倾向于情绪关注应对。

（三）应对的结果

在应激中如果人们能够成功地应对,可以提高人们对于应激的适应性,增加恢复力、维持情绪的平衡和社会功能。以下评估指标可以协助判断应对的结果:

1. 生理指标　生理和生化功能的测量,心率、脉搏、皮电、尿液中的儿茶酚胺和皮质类固醇水平等;如果应对的结果导致这些生理指标的降低,说明应对是有效的。

2. 心理指标　根据心理痛苦减少的程度评估应对的有效性,如焦虑、沮丧减少,说明应对成功。

3. 恢复力　个体是否能够恢复到应激前的水平以及恢复的时间是判定应对有效的指标。如长期的慢性应激对于日常生活的干扰,个体通过应对努力恢复以往的日常活动,这种应对就是有效的。

（四）应对的评估

针对应对的不同维度特征,可以采用心理测量的方法进行评估。

1. 应对方式评估　Folkman & Lazarus(1980,1985)编制及修订的应对方式量表(way of coping),将应对分为8种:对抗、淡化、自控、求助、自责、逃避、计划和自评等。

2. 应对策略评估　卡弗(Carver CS)等(1989)开发了一套从多个维度对压力策略进行测量的量表,其中包含测量问题指向应对的五个因子(分别为主动应对、计划、干扰通道清空、克制、寻求社会工具支持),测量情绪关注应对的五个因子(寻求社会情绪支持、正性再解释、接受、否认、宗教寻求),以及其他相对次要的三个因子(情绪宣泄、行为脱离、精神脱离)等。

三、社　会　支　持

（一）社会支持的概念

社会支持(social support)是指个体与他人及团体组织产生的精神上和物质上的联系程度。社会支持可以来源于亲属、朋友、同事,以及单位、工会、社团组织等。社会支持的形式包括信息支持、实物支持和情感支持。

信息支持(informational support)是提供应激事件的信息,帮助个体了解应激事件,可利用的资源和应对策略。如各种建议、反馈、咨询等。

实物支持(tangible assistance)是提供物质支持,如经济援助、运输、住房、食物、衣物等。

情感支持(emotional support)是给予他人尊重、关心与爱护等情感上的支持。

信息支持和实物支持是客观或实际的支持,情感支持是主观体验到的支持。社会支持的效果更多取决于个体感知到的,即主观社会支持的存在。

（二）社会支持在心理应激中的作用

1. 对应激中生理反应的影响 心理学家通过急性应激范式研究社会支持对即兴演讲的生理反应的影响,通过测量应激事件引起的交感神经和 hypothalamic-pituitary-adrenal（HPA）轴的反应,研究发现,同伴的鼓励和陪伴会抑制应激事件引起的生物学反应。亦有证据显示,早期经历中的情感剥夺,即失去社会支持,可产生神经内分泌的变化,如促肾上腺皮质激素（ACTH）及生长激素分泌（HGH）不足等。

2. 对应激中的心理反应的影响 研究发现,孤独感会引发健康问题,如睡眠障碍、心血管疾病问题等。应激事件中,老年人、独居者更容易出现应激的心理反应,可能经历更多的心理痛苦或更大的健康风险。在应激发生中,社会支持,尤其是情感性支持可以减少心理反应如抑郁或焦虑等。

3. 对健康和疾病的影响 社会支持可以降低患病的概率,加快康复或治疗的速度。研究发现,具有较高社会支持网络的个体患感冒的可能小,即使感冒了症状不是很严重;高社会支持的孕妇,分娩期并发症少,疼痛感较小。有证据显示,社会支持能够降低死亡风险。

（三）社会支持的抗应激作用机制

关于社会支持在应激中的调节作用,目前有两种假说（图9-5）。

1. 缓冲作用假说（buffering hypothesis） 社会支持对精神和躯体健康的作用体现在高应激状态时,通过提高个体应对能力,达到缓冲应激事件对健康的损害作用。Blumenthal JA（1987）研究证明,社会支持能够改善 A 型行为者的冠心病临床过程,而对 B 型行为者无意义。

2. 独立作用假说（the direct effects hypothesis） 无论应激存在与否,社会支持在应激和非应激状态时都具有积极意义。研究发现,无论对于人类还是动物,社会隔离都是导致死亡的一个主要危险因素。

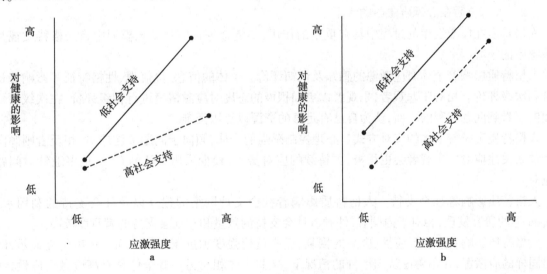

图9-5 社会支持的抗应激作用机制
a. 缓冲作用假说;b. 独立作用假说

（四）社会支持的评估

国内外多采用量表评估社会支持。如 Sarason 等（1981）的社会支持问卷（social support question-naire）,从社会支持的数量和支持的满意度对社会支持进行评估;伦威克（Renwick R）等（2011）针对艾滋病阳性或患病人群开发出一套社会支持量表,名为 HIV 阳性或 AIDS 患病人群社会支持问卷（social support inventory for people who are HIV positive or have aids）,它可以分别在三个维度进行四项内容的评估。三个维度包括设施支持、信息支持、情绪支持,四个内容分别是是否获得支持、所获支持是否所需、对于支持的满意程度以及支持的来源。

四、人 格 特 质

人格特质会影响对应激事件的认知评价、应对方式、社会支持等,并进而影响应激的反应。

(一) 应激的易感性人格特质

1. 神经质 具有神经质的个体在很多情境中易表现出焦虑、痛苦和不满。研究发现神经质个体更容易导致溃疡病、糖尿病、哮喘等。神经质个体在应激性事件的作用下,更易引发 HPA 轴的活动,导致血液中皮质醇水平升高,进一步强化了神经质与应激性事件之间的关系。神经质不但影响个体的健康,而且还会使个体产生更多的主观不适感,而这往往与客观检查的指标无关。在应激状态下,神经质个体往往缺乏有效的应对,更容易罹患某些疾病,表现出更多的心理问题和躯体症状。

2. 敌意 研究发现,具有敌意的个体对人际关系应激源的应激反应高于没有敌意的个体。当怀有敌意的个体愤怒时,其血压的变化会更大和更持久。敌意是引发心脏病的危险因素。因此,敌意与应激反应联系紧密。研究表明敌意可能通过两种途径影响健康,一方面,敌意往往和不健康的行为有关,如吸烟、酗酒、滥用咖啡因等;另一方面敌意可能与应激的其他调节因素有关,如敌意者可能回避社会支持,当处在应激情境时拒绝接受帮助,选择回避性应对方式。

3. 缺乏控制感

心理控制感是一种信念,即个体相信自己能够决定自己的行为、影响所处的环境,并达到预期的效果。心理控制感和自我效能感有助于人们应对应激性事件。心理控制感能够帮助个体避免高危的生活方式及不良的行为习惯,提升免疫能力,成功地应对应激。动物模型的研究发现,不可控的惊吓加速了老鼠肿瘤细胞的生长;在不稳定环境中的猴群统治者,由于其控制期望和现实发生冲突,其冠心病发病率高。人类模型的研究发现,高工作量、低满意度和低控制感成为冠心病的预测指标。

(二) 人格特质在心理应激中的作用

人格特质在应激发生的过程中具有重要的作用,姜乾金等在应激系统模型中将人格特质视为应激系统中的核心因素。

人格特质影响着个体对应激源的感知及认知评价。个体的信念、价值观、性格特征等影响着初级评价和次级评价。相对于悲观者,乐观者以更加积极的态度对应激情境进行初级评价,在次级评估中更倾向于看到问题有利的一面,认为自己有足够的资源以克服困难。

人格特质影响着个体的应对方式。心理控制感强的个体,倾向于问题关注应对,相反者则倾向于选择情绪关注应对。乐观者会更积极、更持续的应对努力,较少采用否认的态度,更多地针对问题进行应对。

人格特质影响着社会支持。人格特质影响着社会支持网络的建立以及社会支持的利用水平。Sarason 等的研究发现,相对于内倾者,外倾者社会支持的数量和对社会支持的满意度较高。

人格特质影响着应激反应性、应激的恢复、适应负荷强度和抗压力等方面。多项研究显示,即使给出同样的应激源,在不考虑认知评价的情况下,一些个体相对另一些个体具有高应激反应性,如应激反应高的儿童遇到的应激越多表现出的疾病越多。同样,个体在交感神经和 HPA 轴的激活恢复到应激前的水平也存在着个体差异,有些人比其他人恢复得快。适应负荷是机体在长时间遭遇反复的或慢性的压力之后的累积的躯体消耗。个体的适应负荷很高时,面临一个应激事件,很容易导致强烈的应激反应并引发疾病。

(周 莉)

第四节 应激的心理反应

应激源作用于人体皮肤、黏膜及感觉器官,由传入神经将讯息传递到大脑皮质,经过前额叶(认知脑)的认知和边缘系统、网状结构(情绪脑)的作用,产生情绪和行为,即心理应激反应。Kaplan 曾将应激的后果归纳为三期:第一期为冲击期,个体处于"茫然"状态,表现出某种程度的定向力障碍和注意力分散。第二期以明显的混乱、模棱两可及变化不定为特点,并伴有情绪障碍,如焦虑、抑郁或暴怒等表现。第三期为长期的重建和再度平衡。

一、应激的认知反应

视觉感知事物形态、颜色及第二信号系统的文字,听觉感知声音强弱、远近及语言,嗅觉、味觉及皮肤感觉,包括冷、热、痛及触觉,这些感觉冲动传达到大脑皮质区,经大脑的综合、分析、评估,成为内在的感受,即认知,可对这些感觉作出初步评价,是剧烈的或轻微的,是有害的或无害的。良性应激使机体处于唤起状态,对环境变化产生积极反应。良性应激也有利于神经系统的发育,使感知功能活动加强,注意力集中,视、听觉灵敏,记忆力增强,思维活跃,这些有利于个体应对外环境的挑战或威胁。但如果应激反应过于强烈,认知能力就会下降,对消极事件后果过分强调,处于较强应激的人常有不同程度的认知障碍。例如,疾病作为一种应激源,可直接损害人的智力、判断力,这是许多病人在患病中对事物难以作出正确判断的原因。智能受损与情绪不良又会干扰逻辑思维,使人作出错误的判断。认知障碍的表现为有:意识模糊,意识范围缩小,注意力下降,注意力容易转移,思维、记忆、想象力减退。此外,焦虑、恐惧、抑郁情绪也会影响注意力、思维和认知过程。不良情绪与认知功能形成恶性循环,即不良情绪使认知功能下降,失败、挫折增多,不良情绪增强,认知功能进一步下降。

应激也可导致自我评估降低,自我评价越低,焦虑水平越高。自我评价低的人工作能力普遍下降,使人丧失进取心和勇气。一个人生病时对自己的生活独立能力失去信心,易产生无助和依赖感,疾病使人悲伤,抑郁也降低了自我的价值感。

二、应激的情绪反应

1. 焦虑　焦虑是最常见的心理应激反应,是面临困难不知如何解决或担心事件将发生不良后果的心理状态。主观表现有紧张、害怕,但说不清楚怕什么,烦躁不安,心神不宁,担心,焦虑,不知如何是好。

2. 恐惧　恐惧发生于自身安全和个人价值受到威胁,对身体安全的威胁多来自躯体应激。如患病,遇到毒蛇猛兽或面临天灾人祸等,如地震、火山、洪水灾害、枪击、屠杀的血腥场面。个人价值和信念的威胁则来自社会应激源,如人际关系紧张、被人绑架、被勒索、被押为人质、树立仇敌或被起诉、判刑坐牢等,或对产生危害人类健康的传染病流行的恐惧,如非典型肺炎流行时,许多人有恐惧心理。

3. 抑郁　抑郁是以情绪低落为主的复杂情绪,表现为悲哀、寂寞、孤独、失落和厌世的消极状态,常伴有失眠、多梦、食欲缺乏、性欲降低、思维迟钝、呆滞、对事物缺乏兴趣等,常由于亲人丧亡、失恋、失业、事业受挫、慢性疾病引起,或由于追求的目标无法达到而产生失望灰心、丧气的情绪,长期抑郁是引起心身疾病的常见原因。

4. 愤怒　愤怒可由于在社会环境中受到不合理的、不公平的待遇引起,如得不到提职、提薪,或受人暗算、遇害、污蔑,或事业受到他人的破坏,把好事说成坏事,受到委屈而无处申诉,影响到自己的生存、生活、名誉、地位等,都会激起人们的愤怒,对他人产生怨恨和敌意,使人变得冲动甚至发生报复、攻击或仇杀行为。

5. 悲伤　悲伤常由痛苦引起,慢性病缠绵不休的剧烈疼痛是引起病人情绪恶化的主要原因,有人因疼痛变得悲观、苦闷、失望而产生消极行为,对任何事物均无兴趣、无精打采、不言不语、痛不欲生,甚至产生自杀念头,有人因疼痛而发生愤怒,对人粗暴、残酷甚至产生攻击行为。

三、应激的行为反应

各种应激源造成的紧张和压力都可引起行为反应,机体为缓冲应激源对自身的影响,摆脱紧张状态而采取应对方式,应激下的行为反应与情绪和生理反应关系密切,行为反应是生理和情绪的外在表现。应激所致的行为反应常有以下几种表现:

1. 回避或逃避 在人际交往中,一方采取过激的言论或行为,对方则选择宽容或避让,使矛盾不断弱化,这是较好的应对方法。也有人采取回避或逃避的态度,避免与应激源有关的人和事接触。甚至有人发生社交恐惧症,尽量少与人接触。儿童害怕老师斥责或家长的打骂,以逃学或离家出走应对,即逃避行为。

2. 无助与自毁 无助是一种无能为力,听天由命,无法解决,产生自怜或自恨情绪,产生悲观、失望的情绪。如在社会受到不公平的待遇,得不到提职提薪,被人污蔑、冤枉又无处投诉无处解决,为了发泄悲愤情绪,就捶胸顿足、撞墙滚地。又如工人讨欠薪得不到解决,房屋被强逼拆迁,有人以自残、自杀、自焚以示不满,也有些人以吸烟、饮酒等使中枢神经兴奋,以抵消不良情绪,即俗话说的"借酒消愁"。

3. 冷漠 如长期处于应激情境,而对应激源无法应对,只能将心中的愤懑压抑下去,以求得心理上的安宁。对事物采取冷漠的态度,好像一切事物都与自己无关,"事不关己、高高挂起"就属于这一类。

4. 敌对或攻击 敌对是内心有攻击的欲望,表现为不友好、谩骂、憎恨、羞辱他人、发生争吵等。攻击是气愤的高度发泄,采取了毁物、伤人、打架、仇杀等敌对行为。

5. 防御行为 对生活中受到的不良应激采取正确的应对态度,如患病积极就医,对他人的误解作耐心的解释,对复杂的问题采取商量的态度,使大事化小、小事化无,使问题不致激化,得到合理解决。

6. 退化与依赖 退化是个体遭遇应激时,表现出幼童期不成熟的行为方式,如啼哭、倒地、打滚等,解除意志努力,放弃责任与义务,完全依靠他人照顾和关心,以获得他人的同情、保护和关注,以减轻内心的痛苦与压力。退化常伴依赖心理,退化与依赖多见于慢性病病人、癌症和重症病人的康复期。

7. 固着与僵化 固着是指固定做无意义的动作,僵化是指一种以不变应万变,做无意义、盲目的、刻板的动作,如搓手、挠头、来回走动及强迫性行为。

第五节 应激与疾病

一、概 述

应激与疾病的关系见于20世纪30年代Selye的系统研究,他认为强烈持久的应激可产生"全身适应综合征",该反应可分为警觉、抵抗和衰竭三期,经后来学者的不断充实,应激的致病过程分为警觉期、抵抗期、恢复期、衰竭期。全身适应综合征可以是有利的也可以是有弊的,它使内脏器官发生了功能改变、新陈代谢改变、内环境改变,从而与外环境相适应。如果应激源很弱,作用时间不长,内环境也可恢复正常。如果应激源比较强烈,作用时间长,内脏器官的功能不能恢复,新陈代谢紊乱,使体内生理、生化改变,就可造成组织器官损伤,发生病理改变。

疾病的发生与应激源的种类和侵入的部位不同有关,不同的应激源或不同的侵犯部位可引起不同的疾病。例如,微生物应激源侵犯皮肤的不同部位可引起不同部位的炎症。如果是物理的、化学的应激源,对机体的作用可引起过敏、损伤或中毒。生活事件或语言、文字等意识形态的刺激源,是通过视、听等感觉器官将讯息传递到中枢神经系统的,故首先引起的是心理应激反应,继而通过中枢神经调控下丘脑自主神经,引起神经内分泌的应激反应和免疫反应。

当机体处于应激状态时,在神经内分泌的调节下,体内各个器官系统都会发生一系列的生理和生化的改变,影响机体内环境的平衡,即"内稳态"的改变,这种"内稳态"的改变是暂时的,当应激源去除后这种改变就可消失,机体内环境即可恢复正常。如果应激源的作用持续存在或应激作用加剧,就可造成器官、系统的功能异常甚至结构的改变，由生理、生化的改变成为病理的改变，即从量变到质变的改变，形成了应激损伤，导致疾病的发生。

总之，应激学说认为，人类的疾病都是应激源与机体应激反应相互作用的结果。

二、应激与疾病的关系

（一）应激时组织的氧化损伤

应激可对机体的抗氧化防御系统产生影响，导致许多组织细胞发生氧化损伤。在应激状态下，机体的新陈代谢增加，氧化活动增强，而抗氧化能力减弱，使自由基的产生远大于自由基的清除，自由基过多可直接攻击多种生物分子、激发脂质过氧化作用，并由此扩大了自由基的连锁反应，使产生有毒的脂质过氧化物，活性氧自由基与脂质过氧化物从各方面破坏细胞的结构和功能，使器官系统功能紊乱，以致发生疾病。

应激反应的突出表现是交感神经系统兴奋性增加，神经递质分泌增加，血液中儿茶酚胺浓度显著升高，高浓度的儿茶酚胺可从多方面导致过氧化损伤。

（二）应激造成各器官系统损伤

1. 应激对心血管系统的损伤　应激反应与心血管疾病关系非常密切，生活节奏紧张在心血管疾病发生中有重要作用，高血压和冠心病除了生物学因素、遗传因素外，与社会心理因素关系特别密切，如生活节奏的加快、社会的竞争、工作的压力、人际关系的紧张、使精神受到刺激等。这些对易于激动的 A 型行为者，更是重要的应激源。

（1）高血压：无论是心理应激还是躯体应激均可导致高血压的发生，特别是长期的心理应激如紧张、恐惧、焦虑、抑郁、忧伤等。

（2）动脉粥样硬化：应激时血压升高可使动脉内膜损伤，使得脂肪和胆固醇的沉积，可刺激平滑肌细胞增生，胶原纤维合成增加，使血管壁增厚、管腔变窄。应激时脂肪分解增加，使血脂升高。应激时糖原分解增加，使血糖升高，使动脉壁山梨醇途径代谢加快，导致血管壁水肿、缺氧、动脉内膜损伤，使得胆固醇和矿物质的沉积。这些均可导致动脉粥样硬化斑块的形成。

（3）心律失常：应激时交感-肾上腺髓质系统兴奋，通过 β 受体使心室纤颤的阈值降低，通过 α 受体使冠状动脉收缩痉挛，窦房结及传导系统缺血可致心肌电活动异常，易发生心律失常，既可发生快速心律失常和心室纤颤，又可发生心脏传导阻滞和心脏停搏、心肌梗死和猝死。

（4）冠心病：冠心病是由多种生物因素和社会心理因素诱发的。生物学因素包括遗传倾向性、人格、年龄、性别、体质等，也包括肥胖症、高脂血症、高血压、糖尿病。社会心理学因素包括心理应激、多食、脂肪摄入过多、吸烟、少活动等。

2. 应激对呼吸系统的损伤　应激时，交感神经系统兴奋，使呼吸、心率加快，呼吸困难，过快的呼吸可使换气过度，排出的二氧化碳过多，可致呼吸性碱中毒，血液中的二氧化碳分压过低，可反馈性引起呼吸抑制。持续的呼吸加快可致呼吸肌疲劳，呼吸中枢衰竭，呼吸节律紊乱，产生潮式呼吸、齿轮状呼吸及呼吸暂停、窒息及呼吸停止。副交感神经的应激反应可使呼吸、心率减慢，二氧化碳潴留，可发生呼吸性酸中毒，血中氧分压过低，可刺激呼吸中枢，使之产生强而大的深吸气，产生呼吸节律紊乱，即长吸式呼吸。副交感神经系统过度兴奋可抑制呼吸中枢及窦房结活动，使呼吸心跳停止。另一方面，副交感神经兴奋可使气管、支气管平滑肌痉挛收缩，产生吸气性呼吸困难，呼气延长，即哮喘症状。副交感神经兴奋可使呼吸系统腺体分泌增多，产生咳嗽、吐痰，如肺泡渗出增多，形成肺水肿，影响气体交换，产生缺氧和窒息，可致呼吸停止。

3. 应激对消化系统的损伤　胃肠道是对应激反应最敏感的器官之一，随着社会的发展、社会竞争的剧烈，人们在工作和人际关系中受到的心理压力明显增加，因胃肠不适而就诊的病人增加，临床上功能性消化不良和胃食管反流的病人增加，其中功能性消化不良的病例大约有 75% 与精神病学因素有关，多由于抑郁、焦虑、紧张、恐惧引起，器质性消化不良仅占 25%，在非特异性消化道动力疾病中，有84%与精神病学因素有关。

4. 应激对免疫系统的损伤 应激时,儿茶酚胺和糖皮质激素活性增加对免疫器官及其功能有抑制作用,持续的高强度应激负荷可导致免疫功能障碍,使病人抵抗力降低,免疫抑制表现为机体对细菌、病毒、毒素不能作出防御反应,易患呼吸道感染或导致多种潜在病原微生物的发作,使细胞及蛋白质和DNA损伤的修复能力降低,使肿瘤发生率增加。除躯体应激外,心理应激如精神紧张、焦虑、抑郁、严重精神创伤等均可引起免疫功能下降。免疫功能紊乱可诱发自身免疫性疾病,如系统性红斑狼疮、风湿性关节炎、过敏性哮喘等,病人病史中常可查到有精神创伤史和明显的心理应激因素。

5. 应激对内分泌系统的损伤 机体应激时主要通过神经内分泌系统起反应,同时系统内不同的内分泌体系也可互相作用,如应激持续存在可造成多种内分泌紊乱。

(1)生长轴与甲状腺轴:慢性心理应激可使儿童生长发育迟缓,失去父母的孤儿或受虐待、亲子关系紧张的儿童生长缓慢、青春期延迟、抑郁及行为异常,如异食癖等,称为心因性侏儒。在解除应激后,血中生长激素很快回升,使生长加速。慢性应激生长抑素和糖皮质激素增多,可抑制促甲状腺素分泌,糖皮质激素还可抑制T4转化为活性更高的T3,使甲状腺功能低下,导致儿童生长发育障碍。

(2)激素与性腺轴:应激时,糖皮质激素、ACTH增高,而睾丸素、雌激素、黄体生成素降低,使性腺对性激素不敏感。应激时,下丘脑分泌促性腺激素释放激素降低,在激烈的精神创伤、抑郁、焦虑、恐惧、亲人丧失等情况下,可出现性欲减退、阳痿、女性月经紊乱或停经、哺乳期乳汁减少等。

6. 应激对血液系统的损伤 急性损伤或感染等应激时,血中非特异性抗感染功能增强,表现为白细胞、吞噬细胞、巨核细胞及骨髓系统细胞增生、核左移,以抵御应激源的入侵。血液纤维蛋白原、血小板、血黏稠度、凝血因子Ⅴ和凝血因子Ⅷ、血浆纤溶酶、红细胞沉降增加,有利于减少出血,但血黏稠度增加可诱发血液应激综合征,易导致血栓形成弥散性血管内凝血(DIC)。

慢性应激(特别是慢性疾病)病人常同时有贫血,与营养不良、骨髓造血抑制和红细胞寿命缩短有关,常呈低色素性贫血、血清铁低,骨髓中铁含量正常甚至增高,补铁治疗无效。

7. 应激对泌尿系统的损伤 应激时,交感-肾上腺髓质系统兴奋使肾血管收缩,肾血流量减少,肾小球滤过率降低,肾素-血管紧张素-醛固酮系统激活也使肾血管收缩,抗利尿激素(ADH)分泌增多,使水钠重吸收增加,尿量减少,尿比重高,肾小球旁器分泌肾素,可转换成血管紧张素,使血管进一步收缩,导致高血压,高血压又可使肾血流量减少,形成恶性循环。

(三) 应激与精神心理疾病

心因性精神障碍是指一组心理社会因素所致的精神疾患,主要包括急性应激反应(acute stress reaction)、创伤后应激障碍(post-traumatic stress disorder,PTSD)和适应障碍(adjustment disorder)。其临床表现、诊断和治疗方法等详见本套教材中的《临床精神病学》。

(王 振)

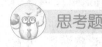 思考题

一、选择题

1. 下列关于应激理论模型的描述错误的是

A. Cannon应激的战斗/逃跑模型将应激解释为对刺激性事件的反应,主要是生理反应

B. Selye将机体在严重刺激下出现的一系列特异性反应称为一般适应性综合征

C. Lazarus认为应激反应出现与否以及如何出现,取决于个体对应激源的评价

D. 应激的过程模型强调从应激源、中介因素到应激反应的过程

E. Cannon和Selye的理论都忽视了心理因素的作用。

2. 应激的心理学观点更为强调哪个环节对引起应激结果的作用

A. 生活事件的性质　　　B. 对生活事件的认知评价　　　C. 反应的强度

D. 反应的持续时间　　　　　E. 社会支持

3. 下面对于认知评价的理解错误的是
    A. 如果事件被评价为消极的,会进一步评价其可能存在的威胁、伤害或挑战
    B. 在应激的交互认知模型中,认知评价在应激的发生中起到核心作用
    C. 初级评价是针对应激性事件的来源的评价
    D. 次级评价是对自己的应对能力和资源条件的评估过程
    E. 初级评价的结果可以影响到次级评价

4. 关于急性应激反应的治疗下列哪项不正确
    A. 急性应激反应的治疗首选心理治疗
    B. 急性应激反应的治疗首选药物治疗
    C. 当急性应激反应病人症状严重,可考虑药物治疗或心理治疗联合药物治疗
    D. 在创伤性事件发生当中或事件刚刚发生之后可对急性应激反应病人实施心理急救
    E. 急性应激反应的治疗可能长时间持续下去

5. 以下不属于应激的行为反应的是
    A. 逃避　　　　　B. 敌对　　　　　C. 愤怒　　　　　D. 退化　　　　　E. 冷漠

6. 个体在应激时表现为无能为力,听天由命,是哪一种行为反应
    A. 回避　　　　　B. 无助　　　　　C. 攻击　　　　　D. 退化　　　　　E. 逃避

7. 个体经历应激事件后,过分强调事件的潜在消极后果,该反应为
    A. 偏执　　　　　B. 反复沉思　　　　　C. 闪回　　　　　D. 灾难化　　　　　E. 退化

8. 下列哪类事件不具有潜在的应激性
    A. 可预测事件　　　　　B. 模糊事件　　　　　C. 不可控事件
    D. 消极事件　　　　　E. 灾难性事件

二、填空题

1. GAS 包括_____、_____和_____三个阶段。

2. 认知评价包括_____和_____。

3. 应对策略包括_____和_____。

4. 应激的心理反应包括_____、_____和_____。

5. 常见的心因性精神障碍有_____、_____和_____。

三、名词解释

1. 心理应激

2. 认知评价

3. 应对

4. 社会支持

四、简答题

1. 简述应激性事件的维度特征。

2. 简述社会支持在应激中的调节作用。

3. 简述评估应对结果的指标。

4. 应激所致的情绪反应主要有哪些?

第十章

心身及心身相关疾病

在国内综合性医院的初诊病人中,有近 1/3 所患的是与心理因素密切相关的躯体疾病。然而这些病人往往只能接受到躯体治疗,在心理层面极少获得关注。本章将系统介绍心身疾病的概念、发病机制及疾病特点,以及睡眠障碍、疼痛障碍、成瘾行为等与心理社会因素密切相关的心身问题,同时还包括临床上非常常见的高血压、冠心病等心身疾病。学习这些疾病与问题中"心"与"身"是如何相互作用的,以加深对"心"与"身"关系的理解。

第一节　心身疾病概述

一、心身疾病概念及疾病特点

心身疾病(psychosomatic diseases)又称为心理生理疾病(psychophysiological diseases),是指心理社会因素在疾病的发生、发展过程中起重要作用的躯体器质性疾病和躯体功能性疾病。躯体器质性疾病包括原发性高血压、冠心病、肠易激综合征等;躯体功能性疾病包括多汗症、睡眠障碍、咽部异物感等。心身疾病主要有以下特点:①疾病的发生与心理社会因素有关,其与躯体症状有明确的时间关系;②躯体有明确的器质性病变,或存在已知的病理生理学变化;③症状通常与自主神经支配的器官或系统相关;④结合心理治疗的治疗效果比单一的生物学治疗效果好。

从 1952 年美国精神障碍诊断与统计手册第一版(DSM-1)到 2015 年最新的 DSM-5,"心身疾病"的概念在临床医学中不断地变化发展。"心身疾病"从单独的一类疾病演变为"影响其他躯体疾病的心理因素",不再以"心身疾病"的概念出现。国际疾病分类(International Classification of Diseases,ICD)也曾有过"心理生理障碍"及"精神因素引起的生理功能障碍"的分类,然而 1993 年 ICD-10 将传统的"心身疾病"分别纳入不同归类,归为"神经症、应激相关的及躯体形式障碍",还有一些内容分散在"伴有生理及躯体因素的行为综合征"及其他分类中。我国《中华医学会精神病分类-1981》将"身心疾病"列为第十三类。而到了 1995 年,《中国精神疾病分类》又取消了心身疾病分类,但把相关内容放进了"与心理因素有关的生理障碍"和"神经症及与心理因素有关的精神障碍"中,这一分类一直延续到《中国精神障碍分类与诊断标准第 3 版》(CCMD-3)。德国及日本等国对心身疾病也很重视。1992 年日本身心医学会经过修订,把心身疾病定义为"躯体疾病中,其发病及经过与心理社会因素密切相关的,有器质或功能障碍的病理过程。神经症等其他精神障碍伴随的躯体症状除外"。可见"心身疾病"的界定已越来越具体化,心身交互联系和作用的理念作为生物-心理-社会医学模式的精髓,已融入到整个临床医学中。

二、心身疾病的发病机制

心身疾病是由多种因素引起的,各种因素又相互联系和影响。心身疾病的发病机制比较复杂,早期研究其发病机制的主要理论包括心理动力学、心理生理学和行为学习的理论。而近代心身医学的研究发现情绪、人格特质、生活事件及个体易感性等也与心身疾病的发病机制有关。

（一）心理动力学理论

心理动力学理论认为心身疾病的发病包括三个主要因素：①尚未解决的心理冲突；②躯体的脆弱易感倾向；③自主神经系统的过度兴奋。心理冲突多始于儿童时期，这些心理冲突常常被压抑在无意识中，当个体在成长过程中受到生活变故或社会因素的刺激时，这些冲突就会重新出现，进而表现出躯体上的症状。亚历山大（Alexander FG）是把心理动力学作为心身医学理论基础的代表人物。他认为无意识的心理冲突与躯体疾病存在着因果关系。当一个人存在不良情绪刺激时，并非由自我意识调节，而是通过无意识转换引起了相关躯体疾病的发生。

西弗尼奥斯（Sifneos P）则是首先将述情障碍与心身疾病的发生发展相联系的人，认为述情障碍的发生过程有明显的心理动力学因素。述情障碍（alexithymia）也被译为"情感表达不能"或"情感难言症"，述情障碍病人不能适当地表达情绪、缺少幻想，不能描述或辨别人类的基本情绪（悲伤、愤怒或焦虑等），并对内心冲突和情感完全缺乏幻想。对于述情障碍病人，应激诱发无意识内心冲突的唤醒，这些冲突未经"修饰"即直接转变为躯体症状。

（二）心理生理学理论

心理生理学理论的研究方向侧重于心身疾病的生物学机制。重点在哪些心理社会因素，通过何种生物学机制作用于何种个体，导致何种疾病的发生。心理生理学理论认为，心理神经中介途径、心理神经内分泌途径、神经内分泌、神经免疫途径是心身疾病发病的重要机制。此外心理生理学理论还把心理因素扩大为心理社会因素对人们的影响，强调了人们对环境刺激的心理生理反应。该理论对现代心身医学的发展起着决定性的作用。

（三）行为学习理论

行为学习理论认为个体在某些社会环境刺激下习得一些心理和生理反应，表现为情绪紧张、呼吸急促、血压升高等。由于个体素质不同、特殊环境因素的强化或者泛化使得这些习得的心理和生理反应被固定下来，而演变成症状和疾病。不论是 Pavlov 的经典条件反射理论，还是 Skinner 的操作条件反射理论，都能说明这些习得的心理和生理反应的强化过程。但人类心身症状的形成，还包括观察学习（observational learning）及模仿（modeling）。

（四）情绪与心身疾病

心理因素一般是以情绪活动为媒介，从而影响躯体内脏器官的功能，引发相应疾病的。情绪可以分为愉快积极的与不愉快或消极的两类。积极的情绪对人体的生命活动起着良好的促进作用，可以提高体力和脑力劳动的强度和效率，使机体保持健康。而个体处于一些压力情景下往往会产生以焦虑、愤怒、恐惧和抑郁为主的一些负性情绪，如果这些负性情绪的强度过强或持续时间过久，就可能导致神经功能活动失调，作用其相对的靶器官或系统，如肌肉、心血管系统、呼吸系统和内分泌系统等，对其产生不利影响，最终引发相应器官或系统疾病，从而导致心身疾病的产生。

（五）人格与心身疾病

人格决定了个体的行为方式、生活方式和习惯倾向，影响个体对心理社会压力源的认知评价、情绪的产生和生理反应性。人格既可以作为疾病的特异性因素，在不同的疾病中起作用，也可以成为某种疾病的重要条件，与心理健康和心身疾病有着密切的关系。如具有 A 型行为模式的人群通常成就欲望较高，争强好胜，容易恼怒、激动，不耐烦，有时间紧迫感等，这类人群更易罹患冠心病。

（六）应激与心身疾病

心身疾病的发生不仅与情绪、人格等因素有关，还与个体的应激性生活事件及个体的易感性有关。研究发现，生活事件如夫妻关系不和、家庭成员患病、双亲去世、严重的家庭破裂等都与心身疾病的发生有关。在相同的心理社会因素刺激下，并不是所有人都会产生心身疾病，其中只有一部分人群发病。这可能与遗传因素所带来的易感性倾向有关，加上以往生活经历中所造成的生理或心理反应模式,一旦再次遇到心理社会因素的刺激,就有可能在某一器官上出现病态反应。

(汤艳清 周一芳)

第二节 睡眠障碍

案例 10-1:一位 35 岁的女性,高中文化,农民工,已婚。因入睡困难、早醒半年余入院就诊。此病人半年前家里做生意亏本,并欠下 10 多万元外债,遂与丈夫外出打工还钱。此后病人感觉生活压力大,并逐渐出现入睡困难,经常在床上辗转反侧 1~2 个小时才能睡着,早上 4、5 点钟便会自动醒来,醒来后无法继续入睡。为了保证充足睡眠,病人尽量提早上床休息,但往往越想睡越睡不着,有时甚至上床后 3~4 个小时都无法入睡,睡眠时间平均每天维持在 4~5 小时。即使睡着后也会表现出多梦,容易惊醒等症状,早上醒来后仍感觉十分疲惫,白天工作时精神较差,经常出错,影响工作效率。曾自行短暂服用苯二氮䓬类助眠药物治疗,服药后可以入睡,但醒后仍感觉疲劳无力,停药后依然难以入睡。近 1 个月来,病人上述症状加重,基本每天都会出现入睡困难、早醒,有时甚至彻夜难眠,无法继续工作,遂到医院心理科就诊。入院后各项检查均未见明显异常。

本案例中的病人存在明显的睡眠问题。人的一生中约有 1/3 的时间是在睡眠中度过的。睡眠是人类生命活动所必需的生理心理过程,睡眠不好会严重影响人们的身心健康。然而,随着社会的发展,生活节奏日趋加快,现代社会中睡眠障碍发病率正逐步增高,睡眠障碍已成了一个备受关注的问题。本节我们将主要探讨临床上常见的睡眠障碍。

一、睡眠的意义及影响因素

睡眠是生物机体的本能行为之一,对维持种族延续和个体生存具有与饮食行为、性行为和防御攻击行为同等重要的意义。同时,睡眠还具有以下多种功能:

1. 调整和恢复体力 睡眠时机体生理功能发生变化。如慢波睡眠期间,副交感神经活动占优势,血压下降、心率减慢、体温下降、代谢率降低、骨骼肌反射和肌张力下降等。这些改变有利于机体消除疲劳,重新调整,保存能量。

2. 保护大脑皮质,促进脑发育 入睡后,人的感觉暂时减退,可使皮质细胞不再接受刺激,防止皮质细胞的破坏。尤其在快波睡眠期间,脑血管扩张,脑血流量增加,脑细胞代谢旺盛,使脑力得到恢复。

3. 增强机体新陈代谢 人体许多生物化学过程都是在熟睡中进行的。人体皮肤细胞的更新在睡眠时加快。深度睡眠时各种激素分泌加快,如生长激素、泌乳素等,有利于机体的生长发育和新陈代谢。

4. 提高机体免疫力 充足的睡眠能提高机体抵抗病原体的能力。实验研究发现,相比睡眠充足的小白鼠,睡眠被剥夺的小白鼠抗体反应明显减弱。

5. 保证有效的信息加工 实验表明,睡眠能过滤白天获得的信息,调整和巩固白天的记忆,提高信息加工的能力。因此,学习过后立即睡眠者,醒来后会有较好的记忆。

此外,睡眠剥夺实验发现,连续 72 小时持续不睡的受试者会出现错觉、幻觉、妄想和定向障碍,并出现情感淡漠,对外界环境不感兴趣。连续 200 小时睡眠完全被剥夺,可能会导致人的情感不稳定,易激惹、注意力涣散、记忆减退、思维迟缓和偏执状态。连续几天选择性剥夺快波睡眠则会使受试者变得情绪不稳定,冲动、焦虑、兴奋性较高且多动。这表明睡眠不仅能恢复体力和精力,而且与人的心理生理功能密切相关。

睡眠的影响因素有很多,其中心理因素是最重要的影响因素之一。心理因素占失眠原因的 35%~44%。应激性生活事件等各种原因引起的焦虑紧张、忧愁烦闷、激动愤怒、思虑过度、抑郁等都可引起睡眠障碍。有研究报告表明,以抑郁为主的情绪问题可能是 70% 失眠的真正原因。另外,失眠者对睡眠情况的估计与脑电图记录结果有明显差异,表现为对入睡时间往往估计过长,而对睡眠时间的估计又过短,表明这些人对失眠本身也有较高的心理压力。而个人的不良心理暗示又是导致失眠和失眠长久不愈的重要心理因素。

此外,生理因素(如过饥、过饱、过度疲劳、年龄等)、疾病及药物因素(躯体疾病导致的疼痛、瘙痒、呼吸困难等,服用中枢兴奋性药物等)、环境因素(噪声、光线过强、睡眠环境或节律改变等)也能明显影响睡眠。

二、常见睡眠障碍

睡眠障碍在临床上极为常见。睡眠障碍可见于正常人,也可以是各种疾病的伴随症状。调查表明,有 1/6~1/4 的成年人为睡眠问题所苦恼,精神病病人中睡眠障碍者更高达45%。2005 年发布的睡眠障碍国际分类(International Classification of Sleep Disorders)将睡眠障碍分四大类:睡眠障碍(睡眠失调,dyssomnias);睡中障碍(异态睡眠,parasomnias);精神、神经或其他疾病伴发的睡眠障碍;建议分类的睡眠障碍。

常见的睡眠障碍包括失眠症、嗜睡症(hypersomnia)、睡眠-觉醒节律障碍(sleep-wake rhythm disorders)、梦魇(nightmare disorder)、发作性睡病(narcolepsy)等。这些睡眠障碍的形成多存在一定的心理因素诱因或不良生活习惯因素。在治疗上可采用支持性心理治疗及行为治疗,必要时可结合小剂量的药物治疗。

三、失　眠　症

失眠症(insomnia)是指睡眠的发动与维持发生障碍致使睡眠的质和(或)量不能满足个体正常需要的一种状况。常表现为入睡困难、睡眠中途易醒或早醒。三者可单独出现,也可混合存在。

（一）临床特征

失眠症的诊断主要靠问诊,必要时做睡眠脑电图或多导睡眠图明确诊断。诊断时应参考美国的精神障碍诊断与统计手册第 5 版(DSM-5)中失眠症的诊断标准。

1. 主诉对睡眠时间或质量的不满,伴有下列(或更多)相关症状:①入睡困难(儿童可以表现为在没有照料者的陪伴下入睡困难);②维持睡眠困难,其特征表现为频繁地觉醒或醒后再入睡困难(儿童可以表现为在没有照料者的陪伴下再入睡困难);③早醒,且不能再入睡。

2. 睡眠紊乱引起有临床意义的痛苦,或导致社交、职业、教育、学业、行为或其他重要功能的损害。

3. 每周至少出现 3 晚睡眠困难。

4. 至少 3 个月存在睡眠困难。

5. 尽管有充足的睡眠机会,仍出现睡眠困难。

6. 失眠不能更好地用另一种睡眠-觉醒障碍来解释,也不仅仅出现在另一种睡眠-觉醒障碍的病程中(例如,发作性睡病、与呼吸相关的睡眠障碍、昼夜节律睡眠-觉醒障碍、睡眠异态)。

7. 失眠不能归因于某种物质的生理效应(例如,滥用的毒品、药物)。

8. 共存的精神障碍和躯体状况不能充分解释失眠。

在案例 10-1 中,病人有入睡困难、维持睡眠困难、早醒等三方面的表现,且对次日的生活造成了影响,产生了一定的心理负担。睡眠困难的频率以及时间也达到了相应的诊断标准,且不存在其他的精神障碍和躯体问题,可以明确诊断为失眠症。

（二）心理治疗

很多情况下,失眠症的发生与维持往往和心理因素有关。如生活事件带来心理冲突,造成情绪压力,导致生理警觉水平升高,从而发生失眠。在 10-1 的案例中,做生意亏本并欠下外债便是导致病人失眠的心理诱因。如果刺激因素持久存在,或者当事人不能从心理上有效适应,则失眠会迁延下去。而且随着时间推移,环境中某些无关因素可变成失眠的条件刺激,使原有失眠附加上习得性因素。药物治疗作为心理治疗辅助治疗手段,可应根据失眠特点、病程、药理特点和个体特征等合理地选用各种镇静催眠药物,如苯二氮䓬类药物、新型非苯二氮䓬类催眠药及抗抑郁药物等。具体用药方法详见本套教材中的《临床精神病学》相关章节。心理治疗的措施则包括支持性心理治疗、认知治疗、行为治疗、音乐治疗等。不符合失眠症诊断的其他失眠障碍也可参照这些心理治疗方法操作。

1. 支持性心理治疗　支持性心理治疗是最基本的心理治疗措施。一是宣讲睡眠卫生知识。睡眠时间因人而异,受多种因素影响;睡眠质量比时间长短更重要;短暂失眠不会对身心健康产生明显影响,而对失眠的严重担心则会严重影响个体身心健康;失眠并不可怕,是完全可以治愈的。二是对病人睡眠习惯和睡眠卫生问题提出建议和指导。生活应有规律,作息时间应相对固定;睡前应有一个放松过程,如听音乐、看报纸或闭目养神等;睡前不宜做剧烈活动和强脑力劳动;睡眠不好后不应采取某些不正确方法来促进睡眠,如睡前饮酒、睡前运动造成疲劳状态、上床后非机械重复性数数、次日补充睡眠等。三是合并药物治疗时要消除病人对药物治疗的顾虑。这些解释和建议有助于病人的治疗和疗效的巩固。

2. 认知治疗　失眠的维持认知模型认为,失眠者倾向于过度担心失眠及其后果,这些消极认知诱发自主唤醒和情绪苦恼,焦虑状态引起共同对内部和外部的睡眠相关威胁线索的选择性注意和监控,焦虑状态和选择性注意导致个体过高评估睡眠缺失和日间工作效率降低的严重程度。个体检测到睡眠威胁或睡眠缺失以后,会进一步激发其消极认知,从而进一步加重失眠。认知治疗就是要帮助病人"以合理的思维方式"代替"不合理的思维方式",以"合理的信念"代替"不合理的信念",通过对特定不合理睡眠认知的矫正来改善病人的焦虑情绪,从而治疗失眠。

3. 行为治疗　在病人对失眠有了正确认识和树立了治疗信心的基础上,传授病人一套能促进良好睡眠的行为准则。可根据不同对象适当选择应用。

(1)睡眠限制疗法:其依据是失眠的产生和卧床时间太长密切相关,故限制卧床时间会对失眠症有良好疗效。缩短病人的卧床时间,使其在床上的时间尽可能接近所需睡眠时间,通过部分睡眠剥夺以提高睡眠效率。①首先评估每晚平均实际睡眠时间,将此确定为每晚卧床时间;②严格按卧床时间规定,按时起床;③当卧床时间基本等于实际睡眠时间时,每次延长卧床时间半小时;④白天不打瞌睡,即使瞌睡难忍也不要睡觉;⑤直至得到基本睡眠时间为止。

(2)控制程序疗法:此方法认为失眠是一种对与睡眠相关的时间(床上时间)和环境线索(床和卧室)的条件反应。训练病人把入睡与床、卧室等建立联系,通过缩短与睡眠无关的活动(包括外显的和内隐的)和强制执行一个睡眠-觉醒时间表来完成。①控制入睡时间:有睡意时才上床,无睡意时不上床,上床30分钟睡不着就起床;②控制起床时间:不管夜间睡得如何,均按时起床,固定于某一时间,不分周末或节假日;③控制觉醒刺激:避免易引起觉醒的各种不良刺激,如卧室光线、噪声、温度等;④将床、卧室与睡眠建立条件性联系:床和卧室只用来睡眠和性生活,而不用来看书、看电视、谈心等;⑤控制并避免白天午睡或打盹;⑥控制每天最少睡眠时间:若达到每晚6小时,即可不再增加睡眠时间;⑦控制紧张刺激:采用放松训练来消除紧张。

(3)放松训练疗法:可以采用渐进性肌肉松弛法、腹式呼吸法、注意力集中练习法和行为放松训练法等来达到放松并诱发睡眠的目的。

(4)矛盾意向法:该方法认为失眠者因为对失眠的焦虑抑制了睡眠,如果让其放弃对入睡的努力,保持长时间的觉醒状态,结果焦虑将得以缓解,入睡便易于进行。这种方法的理论假设是:病人在有意进行某种活动中改变了自己对该行为的态度,态度的变化使得原来伴随该行为而出现的不适应的情绪状态与该行为脱离开。此方法为由原来想尽快入睡改为有意延长时间保持觉醒状态,拒绝入睡。

4. 心理分析治疗　心理分析治疗是根据心理分析的理论进行的,其治疗更多的是对失眠症焦虑情绪的治疗。由于心理分析理论认为失眠症状是内化性心理冲突的结果,因此,心理分析治疗着重于寻找失眠症状背后的无意识动机,使病人意识到其无意识中的症结所在,产生意识层面的领悟(insight),使无意识的心理过程转变为意识,使病人真正了解症状的真实意义,便可使失眠症状消失。心理分析治疗适用于伴有精神病学焦虑的失眠病人。

5. 音乐疗法　加拿大多伦多大学睡眠诊所的研究者发现,可以自行创造出特有的"乐曲",帮助人们摆脱失眠症的困扰。研究者通过给失眠者病人戴上可以测定脑电波的轻便仪器,将大脑输出的曲线输入,形成一种和脑电波的频率和波形一致的音频轨迹,这就是"脑音乐"。进一步测试结果表明,这种"脑音乐"有很强的催眠作用,而且听自己的"脑音乐"比听其他人的"脑音乐"更容易入睡。并且,"脑音乐"比其他的脑电波频率低,可以引导人进入一种轻松的深度睡眠。

(薛志敏)

第三节　疼痛障碍

案例 10-2:一位 44 岁的女性,初中文化,农民工,已婚。因头、颈、肩、腹部疼痛 2 年以上入院就诊。此病人 2 年前外出打工因经济及子女婚姻问题出现头痛、腹痛、身体不适等症状,曾入各级各类医院行各项检查未见异常,曾诊断为"阴虚""神经官能症""体虚""偏头痛"等并予各种药物治疗,但均未见明显好转,病人进而不信任医师诊断及治疗方案,每种治疗方案仅坚持 6～10 天便以"担心副作用"等理由停止治疗。上述疼痛时轻时重,一般闲时加重忙碌时减轻。1 年前病人因夫妻关系、家庭经济状况等多方面因素疼痛加重而返回本市,曾多次入医院求治但均未获得病人信服的诊断和治疗方案。1 个月前病人再次因儿子婚姻问题生气后出现疼痛,自诉乏力、步态不稳、全身多处疼痛,送入医院后经建议转入心理科。入院后各项检查未见异常。病人有敏感多疑的人格特质。

本案例中的病人存在明显的疼痛,我们每个人都经历过疼痛,医师每天也会接触大量因疼痛求治的病人。但本案例中的疼痛并非我们平时所见到的疼痛,你会发现这种疼痛并非器质性疼痛,而是一种心理因素导致的疼痛,本节我们主要探讨这一类疼痛。

一、概　述

(一)疼痛的概念

疼痛(pain)是一种与实际或潜在的组织损伤有关的不愉快的感觉和情绪体验。痛觉(pain sensation)是一种感觉,即各种伤害机体的刺激所引起的感觉。痛阈指个体首次报告引起痛觉最小刺激值。耐痛阈指个体耐受最大痛觉的强度。以上概念常用于疼痛研究实验中。

早期认为疼痛是对躯体损伤的反应,但大量临床实践表明,很多疼痛并没有明显的器质性损伤,同一种损伤造成的疼痛对不同人群,甚至同一个人不同时期反应也不完全相同。目前认为,疼痛已不再是单维度的感觉模式,而是生理、心理、社会等多因素相互作用形成的体验。一般认为疼痛包括生理反应(如血压升高、呼吸急促、心跳加快、出汗、散瞳等)、行为反应(如表情痛苦、咬牙、握拳、强直肌肉、躯干屈曲等)、心理反应(如烦躁、焦虑、恐惧、抑郁等)。

(二)疼痛的分类

疼痛有多种分类方式。按照疼痛性质可分为锐痛、钝痛、牵拉样痛等;按照解释方式可分为躯体源疼痛(也称器质性疼痛,可用生理机制解释的疼痛)和心因性疼痛(难以用器质性病理改变解释的疼痛,多与社会心理因素有关),其中躯体源疼痛又分为伤害感受性疼痛(躯体或内脏痛觉敏感神经纤维受到伤害时被激活引起,如多数癌症疼痛)和神经病变性疼痛(神经系统功能障碍引发,如神经压迫)。

目前,最为常见的疼痛分类方式是将疼痛分为急性疼痛(acute pain)和慢性疼痛(chronic pain)。前者指 3 个月以内的疼痛,属于生理症状,病人常伴有焦虑情绪,各类镇痛药物效果较为明显;后者指超过 3 个月的疼痛,症状反复发作,病程迁延,病人除焦虑情绪外还存在抑郁情绪,这类疼痛镇痛药物效果欠佳,治疗多考虑抗抑郁类药物和心理治疗,但完全治愈较为困难。

急性疼痛往往病因明确,采用特定治疗后疼痛会减弱或消失。而慢性疼痛可以发生于没有任何组织损伤的情况下,也可能是三叉神经血管系统功能障碍引起,如偏头痛,也有可能是炎症等引起的。相对于慢性疼痛本身,病人心理影响更为严重,主诉多为痛苦、情绪差、行为退缩、易激惹等,严重者甚至可影响社会功能。有人曾用3D形容慢性疼痛,即破坏病人生活(disruption)、抑郁(depression)和生活和工作能力受损甚至丧失(disability)。因慢性疼痛预后不明朗,往往引起病人持续性的情绪差和心理冲突,同时部分病人甚至存在获得赔偿、工作量减少、家人关注等继发性获益,诊断和治疗难度较急性疼痛更大。

慢性疼痛多与心理社会因素有关,但这些疼痛往往缺乏明确的病理性改变,常见的与心理障碍有关的疼痛如下。

1. 疑病性疼痛　疑病症病人主诉多为疼痛,担心自己患有不治之症,经检查和医师解释难以消除疑虑,因过分关注疼痛和担忧病情,其疼痛可持续较长时间,病人常伴有焦虑、抑郁情绪。

2. 抑郁性疼痛　抑郁发作病人多数伴有头痛、胸痛、关节痛等,临床研究证实,疼痛与抑郁症关系密切,某些隐匿型抑郁症病人早期主诉为不明原因疼痛,常被漏诊。需要指出,镇痛药物对抑郁发作病人的疼痛效果欠佳,但抗抑郁类药物往往能取得较好的疗效。

3. 焦虑性疼痛　焦虑情绪能够引起肌肉紧张性收缩,尤其是头颈部肌肉收缩,可出现偏头痛、紧张性头痛、心脏神经症等。

4. "心因性"疼痛　即心理因素所致疼痛,如癔症性疼痛、躯体形式疼痛障碍等。此类疼痛没有可以解释的躯体症状,疼痛与神经解剖不一致,但往往存在明显的心理因素刺激,且受心理因素影响较大。

5. 幻觉妄想性疼痛　部分精神分裂症病人受精神症状的影响可出现疼痛,如物理影响妄想的病人会诉说有仪器控制自己的大脑而导致头痛。

本节主要探讨慢性疼痛。

二、慢性疼痛的心身机制

(一) 慢性疼痛的生理机制

1. 痉挛性幻觉　如果身体受损或末梢神经受到侵害,会导致脊髓后角至脊髓视床路与大脑相对应的皮质感觉区的痉挛性反应,产生疼痛。但即使组织没有受到损害,末梢神经也会因各种原因出现痉挛性幻觉传导,使个体误认为机体产生损伤,引起疼痛。

2. 传导持续观点　该观点认为,当神经末梢受到损害时会产生负面的兴奋性传导,脊髓后角的传导细胞激活并保留一定的活跃度,产生疼痛感,但神经末梢不再受到刺激时,因脊髓后角保存传导活跃,中枢神经系统仍然会感到一定疼痛反应。虽然疼痛属于即时性反应,但因心理机制效应使神经传递过程产生传导的保留,形成了慢性疼痛。

3. 神经基质学说　临床实践表明截肢病人会产生已不存在的肢体痛觉。一种观点是残肢的痛觉神经还能够发出痛觉信号,存在神经基础;还有一种观点认为可能是皮质事件与所截肢体有关的记忆可能触发相关皮质的神经活动,诱发主观上对缺失肢体的疼痛感。相关研究表明,截肢病人的肢体疼痛幻觉与神经活动关系很大。麦扎卡(Melzack R,1993)提出,疼痛神经活动在一个更广泛的神经网络中进行,称为神经基质。痛觉产生于心理和生理相互作用。但在截肢病人等极端情况下,神经基质把个体身体本身的体验作为一个整体而永久保存。神经基质活动可能使个体持续感觉已被分离的部位的存在。以上观点可以看出,这一观点仅为推测,还没有严格的临床实验支持,但仍可以为缺乏器质性损伤的疼痛提供一种解释。

需要指出,慢性疼痛形成机制除生理因素外,还存在心理、社会因素共同作用,上述观点均为假说,还需进一步研究证实。

（二）疼痛的心理学机制

不同心理学派对慢性疼痛的解释存在差异。精神分析学派认为慢性疼痛病人过分使用了隔离、退化等心理防御机制，Freud 指出，强烈的情绪得不到表达会产生躯体症状，如慢性疼痛；而行为学派则强调错误学习的结果，如将他人或自己错误的疾病经验或不科学的宣传、医务人员的不当言语、错误的卫生经验形成了病理性条件反射。但需要指出，各心理学派对慢性疼痛的解释虽然有合理之处，但多缺乏实验或足够的临床经验支持。

（三）慢性疼痛的心理社会文化影响因素

无论是急性疼痛还是慢性疼痛，生物学因素只能解释一部分疼痛体验。大量临床经验表明，疼痛并不仅仅是组织损伤的生理问题，心理社会因素均能在一定程度上影响疼痛的发生、个体对疼痛的评价及疼痛的作用。以下是可以影响疼痛的心理社会因素：

1. 认知因素　个体对疼痛的境遇赋予不同的意义和理解，这些意义和理解能够影响他们所感受的疼痛性质和程度。二次世界大战时战场需手术的受伤士兵和类似的平民对镇痛药物的使用存在差异：士兵普遍只感到轻微疼痛，需要镇痛药物较少，而平民多数表示疼痛剧烈，需要吗啡等强效镇痛药物。进一步分析表明，伤兵虽然受伤严重，但毕竟能够从战场上活着回来，这是一件高兴的事，而对于平民来说受伤和大手术只会是一件不幸的事。这提示个体对疼痛意义的认识和期望能够影响一个人的疼痛耐受性。同样，病人的预期也可以影响疼痛程度，安慰剂在疼痛治疗中有效就是典型的例子。

2. 学习　疼痛是可以学习的，这种学习可以通过模仿观察，条件化或两种方式交叉进行最终对疼痛产生影响。如综合医院住院部某些病人会因为看到别人疼痛而自己感受不同程度的疼痛。疼痛同样也可以被强化，如存在争议的交通事故受害方疼痛感更为明显，也有病人在周围有熟人时疼痛感强烈，而没人注意时疼痛感较轻。总的来说，如果病人能够因疼痛获得收益，那么在最初的生理基础消失后其疼痛仍然能够长期存在。

3. 人格因素　同一种疼痛对不同的人格类型病人，其痛阈和耐痛阈存在明显差异。如自尊心较强的人往往表现出较强的疼痛耐受性，而敏感多疑、忧心忡忡者则倾向于过多表述疼痛体验。而安慰剂则可减轻表演型人格等易受暗示者的疼痛体验，但对偏执型人格疼痛者效果并不明显。慢性疼痛病人往往具有敏感多疑等人格特质，如通过明尼苏达人格问卷调查发现，慢性疼痛者疑病和抑郁分量表分数较高。虽然目前尚未确定是人格因素决定疼痛还是疼痛影响人格，但敏感的特质对个体情绪和认知必然会产生影响，间接导致疼痛体验发生变化。

4. 情绪因素　情绪不仅是疼痛的一个组成部分，而且也可以是疼痛的一个结果、导致疼痛出现的原因或两者的交互作用。总的来说，愉悦、兴奋等正性情绪可使疼痛者疼痛感降低，而焦虑、恐惧、抑郁等负性情绪可使疼痛者疼痛感加重。如绝大多数慢性疼痛病人存在抑郁情绪导致疼痛感加重，而疼痛又会加重抑郁情绪，使病人丧失信心、自我评价偏低、过分敏感、社交活动减少、自我实现下降而情绪更差，形成恶性循环。

5. 注意因素　疼痛与注意关系密切，如果病人将注意力集中于自身疼痛部位，疼痛会明显加剧，而加重的疼痛感又会使病人更加将注意力集中于疼痛部位，形成恶性循环。相反，如果病人将注意力转移到其他事物上，疼痛会有所减轻，如战场上的士兵在受伤时有可能感受不到疼痛，但一旦休息看到自己的伤口就会出现剧烈的疼痛。

6. 暗示影响　暗示可以影响病人的疼痛体验。安慰剂是临床上常用的药物暗示，通过借助病人的期望达到治疗效果。对于疼痛病人而言，安慰剂可以改善病人的情绪，转移注意力，达到减轻疼痛的目的。但需要指出，多次使用相同的安慰剂会减弱病人的信赖程度。

7. 社会文化因素　文化、宗教信仰、教育等因素也可以影响疼痛的体验。如现代社会中女性对分娩的恐惧可能加重分娩时的疼痛体验。而某些宗教中存在自伤的仪式行为，但这些信仰者并未表现出明显的疼痛感。这表明，社会文化因素可以通过影响个体的认知、情绪等因素，从而缓解疼痛。

三、常见的疼痛障碍

（一）偏头痛

偏头痛（migraine）是一种反复发作的一侧或双侧搏动性头痛，是临床上较为常见的基础性头痛，多于青春期首次发病，女性发病率约为男性的 2 倍，一部分病人头痛发作与月经周期相一致，一般随年龄增长而逐渐减轻，存在家族遗传的倾向。本病过去习惯认为是应激产生的心血管过程的产物，但现在多认为与 5- 羟色胺有关，核心病理为三叉神经血管系统的异常。

偏头痛的发生与社会心理因素关系密切，主要有：①人格特质：病人多具有共同的人格特质，如固执、高竞争性、自尊心强、易怒、易紧张等；②心理应激：病人发病前多存在家庭纠纷、工作压力、情绪低沉等；③社会因素：病人可因饮酒、狂欢、疲劳等社会因素诱发偏头痛。

本病最初是由情绪刺激引起颈内动脉收缩，随后头皮动脉扩张，继而颅内动脉扩张，三叉神经血管系统功能受损而出现偏头痛。典型表现还多伴随视野不全、恶心、呕吐、异常感、有闪光暗点等，同时出现偏向一侧的发作性中重度、搏动性头痛。光、声刺激或日常活动均可加重头痛，在安静环境、休息后可稍缓解。症状持续时间从数小时到 1 天不等，充分休息后缓解。另外，本病发病时症状明显，但发作间歇期无明显异常。需要注意，偏头痛的疼痛部位是随机的，如果长期头痛出现于同侧需考虑脑肿瘤。

（二）痛经

痛经（dysmenorrhea）是女性行经期或经期前后出现的下腹疼痛，可伴有其他的不适，进而影响日常生活、工作的疾病。临床上可分为原发性、充血性、继发性和膜样性，多见于未婚未孕的女性。原发性痛经病人生殖系统并无明显的器质性病变，受心理因素影响明显。研究显示，不良家庭教养方式和长期创伤性依恋模式分别可以加重原发性痛经女性的生活功能障碍和情绪困扰（Xu et al.，2016），该人群以神经性焦虑和冲动性感觉寻求人格特质为特点（Liang et al.，2012）。目前，5% ~ 10% 的青少年女性存在原发性痛经，其中大多为对月经存在错误的理解，造成紧张、恐惧、厌恶等负性情绪，导致子宫峡部张力增加，子宫肌必须加强收缩才可以排出经血，引起痛经。此外，也有因减肥而致体虚者。临床治疗过程中，放松疗法，如听音乐，分散病人对痛经的注意力，缓解紧张情绪，能够减轻症状。

四、慢性疼痛的心理治疗

总的来说，急性疼痛往往存在组织损伤，针对其损伤采用药物、手术等生物医学治疗方案可取得较好的治疗效果。但疼痛还与心理社会因素关系密切，特别是慢性疼痛，在治疗过程中还需要心理治疗。针对慢性疼痛，心理治疗的主要目标是使疼痛病人能够控制自己的情绪、调整心态、转移注意力、减弱或消除疼痛，减少镇痛药物使用剂量。在心理治疗过程中的基本原则是弱化疼痛病人的病人身份，着重恢复社会功能，尤其避免卧床休息；加强疼痛教育，使病人能够正确理解慢性疼痛，增强自信，改善情绪。同时需开展家庭教育，使病人家属对于其疼痛不要过分关注。具体常用的心理治疗如下。

（一）认知疗法

长时间的疼痛使病人产生抑郁、焦虑情绪，影响主观认知，如有慢性疼痛病人称疼痛影响注意力和记忆力，造成工作、学习效率下降。认知行为疗法的目标是改变慢性疼痛者因疼痛加重的负性自动化思维和错误的信念。首先，医务人员要耐心倾听病人对疼痛的倾诉，给予其宣泄的机会，缓解情绪，以便建立良好的医患关系；其次，要向病人详细解释慢性疼痛的病因、临床表现、对心理的影响，尤其要注重解释心身相关的观念，帮助病人理解自身的症状；第三，教育病人通过参加社会活动、转移注意力、自我调控、松弛训练等方式改善情绪，缓解疼痛带来的负面影响，达到适应慢性疼痛的效果。但需要指出，认知行为疗法对于老年人、儿童、文化程度偏低等慢性疼痛病人效果欠佳。

（二）行为疗法

按照行为学派的观点，疼痛是可以习得的行为。对于部分慢性疼痛病人可能从疼痛本身获得益处,如家人的关照、得到休息等,这些益处便成为奖励,强化病人的疼痛。在心理治疗过程中,医务人员需注意发现并去掉能够强化病人疼痛的因素,对病人忽视疼痛的行为予以适当的奖励,忽视原有强化疼痛的行为。常用的行为疗法有社会强化法、自我控制法等。

（三）暗示疗法

通过积极的暗示可使慢性疼痛病人放松、消除紧张,达到缓解疼痛的效果,临床上常采用安慰剂治疗疼痛,但暗示仅对受暗示强的病人有效。

（四）森田疗法

慢性疼痛病人多缺乏明确的组织损伤,其主诉多为疼痛影响情绪导致工作效率下降,森田疗法的"顺其自然""为所当为"的观点有助于病人保持社会功能,通过"带着症状去工作"达到适应疼痛的治疗效果。

（五）生物反馈疗法

生物反馈疗法源于行为疗法,通过训练慢性疼痛病人利用反馈信息控制和调整自身心理活动,控制皮肤表面电阻、肌电、皮肤温度等生理变化,缓解情绪,消除因生理变化带来的疼痛,达到治疗目的。生物反馈疗法对偏头痛、紧张性头痛效果较好。

（六）运动疗法

通过瑜伽、散步、太极拳等运动改善慢性疼痛病人的生理状况、减轻焦虑情绪和肌肉紧张,达到缓解疼痛的目的。

第四节　成瘾问题

案例 10-3: 一位 33 岁的男性病人,工人,离异。因饮酒 13 年,酒后凭空视物半个月由家人送入医院。此病人 13 年前开始饮用白酒,每天 3 两左右。3 年前饮酒量逐渐增加,每顿饭均要饮酒,每天饮酒 8 两至 1 斤,家人多次劝阻无效,饮酒后发脾气、打人、骂人、砸东西,如不饮酒则出现震颤、烦躁,妻子因此离婚。近半年病人记忆明显减退,说过的事转眼就忘,有时不知道自己在哪。因经常上班饮酒且迟到早退而被单位辞退。此后,病人整日在家饮酒,半个月前,家人发现病人在家胡言乱语,说有坏人要来杀自己,称能看到墙上有金字塔、小鸟和奇怪的动物,能听到奇怪的声音,还说自己父亲被别人打坏了。白天不吃饭,晚上不睡觉,有时乱跑。家人担心送入医院治疗。

本案例中此人的问题主要是由过量饮酒导致的,这属于成瘾问题。成瘾问题既包括大麻类、致幻剂、阿片类等毒品,也包括酒精、烟草、咖啡、镇静催眠类药物等非毒品。根据 2003 年联合国初步估计,全世界约 2 亿人使用非法药物。我国自 20 世纪 80 年代以来,全国范围内均在不同程度存在与毒品有关的违法犯罪行为。另外,因我国吸烟、饮酒人群庞大,这些合法的精神活性物质造成的健康影响也不容忽视。因此,对于这些问题,除对成瘾者本身需有针对性地开展治疗外,还需要全社会的关注和宣传。

一、概　　述

（一）基本概念

成瘾（addiction）一词虽然在我国广泛使用,但在不同领域含义不同。本书将成瘾定义为个体对某类事物或行为依赖性达到有伤害的程度。需要指出,虽然成瘾问题最为常见的是酒、烟草或毒品等有害物质,但也可以是糖果等普通物质,甚至可以是网络、赌博、运动等行为成瘾。精神活性物质（psychoactive substance）又称为成瘾物质（substances）,指能够影响个体心境、行为或改变意识状态,并可产生依赖作用的化学物质,个体使用这些物质的目的为取得或保持特殊的心理、生理状态。成瘾物质不等同于我国社会禁止使用的阿片类、可卡因等毒品,也包括烟草、酒精等合法使用的物质。依赖（dependence）是一组认知、行为和生理症状群,个体虽然明白使用成瘾物质会带来各类问题,但仍然继续使用,导致耐受性增加、戒断症状及强制性觅药行为。所谓的强制性觅药行为(compulsive drug seeking behavior)指成瘾物质使用者为了使用这些物质会不顾一切后果,甚至出现违法行为,这是一种在成瘾物质影响下出现的自我失去控制,并非意志薄弱或道德败坏。习惯上将依赖分为心理依赖(psychological dependence)和躯体依赖(physical dependence),前者也称精神依赖,指成瘾物质使用者因使用而出现愉快或满足感,进而产生强迫性用药行为,以便获得满足感、避免不适感,这是成瘾物质滥用和依赖的主要特征;后者也称生理依赖,是由于个体反复使用精神活性物质而造成的病理性适应状态,其主要表现为耐受性增加及戒断症状。

耐受性(tolerance)指成瘾物质使用者必须不断增加成瘾物质使用剂量才能够获得满意的效果,即原有剂量已无法满足使用者的要求。滥用(abuse)指个体有悖于社会规范或非医疗所需而反复使用精神活性物质,导致无法正常工作、完成学业、损害健康等不良后果。滥用并不一定有耐受性增加或出现戒断症状,强调的是不良后果,如出现则属于"依赖"。戒断症状(withdrawl state)是指成瘾物质停止使用后或减少使用剂量,或使用拮抗剂占据受体后出现的特殊心理和生理综合征。其原因是长期用药后因突然停药导致的适应性反跳(rebound)。戒断症状多表现为与使用的精神活性物质相反的药理作用,不同精神活性物质戒断症状不同,轻者感到难受、不适、失眠等,严重者可危及生命。

（二）成瘾物质依赖的危害

1. 心理方面 因精神活性物质使用者长期使用及强迫性觅药行为影响,成瘾者会出现难以矫正的成瘾行为,人格逐渐改变,变得自私甚至道德沦丧。成瘾所导致的人格改变机制尚不清楚,但一般认为原因为脑器质性问题;部分精神活性物质可导致使用者出现记忆等认知的改变。相关研究表明,物质滥用者精神障碍发病率高于一般人群。

2. 躯体方面 精神活性物质滥用最常出现的问题是急性中毒,如镇静催眠药过量使用可出现轻躁狂状态和意识障碍;急性酒精中毒可导致呼吸衰竭致死;孕妇妊娠期饮酒可导致"酒精胎儿综合征"。如果某种成瘾物质已达到躯体依赖,因停药或使用拮抗剂出现的戒断症状可出现身体不适,甚至危及生命。另外,吸毒人群也是艾滋病高发人群。

3. 社会方面 精神活性物质滥用不仅损害个体身心健康,还会产生家庭和社会问题。如酗酒者因酒后滋事导致家庭关系紧张,酒驾、毒驾也是交通事故的重要因素。因过量饮酒导致的自控能力下降引起与周围人的冲突、吸毒者为了得到购买毒品的资金而出现犯罪行为也非常严重,部分地区抢劫案件中60%以上为吸毒者所为。

二、成瘾问题的影响因素

目前研究表明,成瘾者中枢神经系统存在神经递质、受体、基因转录甚至神经元结构的改变,有观点认为,成瘾问题属于慢性脑部疾病。此外,遗传在成瘾问题中也起着重要的作用,一般认为,成瘾的遗传方式属于多基因遗传。然而越来越多的研究发现,心理学和社会学因素起着不可忽视的作用。

（一）成瘾问题的心理学因素

1. 人格因素 对于精神活性物质成瘾者是否具有人格缺陷,目前存在争议。如反社会型人格障碍因自身人格特质容易与酒精、毒品产生联系,但并非所有反社会型人格障碍均存在成瘾问题,同时,因该人格障碍成瘾者早年即有成瘾行为,也难以确定成瘾行为与人格障碍的因果关系。也有学者认为依赖型人格和孤独人格因情感不稳定、自信心不足、独立性缺乏、意志薄弱、模仿性强、人际关系障碍等特点,更容易从精神活性物质中获得满足。从这一观点来看,人格缺陷者更容易出现成瘾问题,但不能认为人格是成瘾问题的决定因素。

2. 学习因素 这一观点认为成瘾行为是通过条件反射理论的强化而习得的。精神活性物质使用时对个体会产生愉悦或舒适感,可以达到缓解焦虑的效果,如"一醉解千愁""饭后一支烟,胜过活神仙"。而不使用该精神活性物质,成瘾者会出现戒断症状,必须通过负强化,反复使用精神活性物质才能达到目的。对于吸毒者而言,因吸毒面临的家庭、社会、经济等压力,通过吸毒能够缓解压力,调整情绪,这也是其成瘾不断加重的强化机制,形成了两个恶性循环:"吸毒→家庭社会问题→负性情绪→再次吸毒"和"吸毒→依赖→戒断症状→再次吸毒"。

3. 负性情绪 孤独、苦闷、抑郁、焦虑、忧愁等负性情绪往往是成瘾的重要原因。例如饮酒,多数人饮酒的动机往往是借酒消愁,从某种角度而言,饮酒是面对负性情绪的应对方式。但借酒消愁也仅仅只能暂时缓解负性情绪,无助于解决实际问题,而且酒常与负性情绪形成恶性循环。相关研究表明,抑郁情绪是酒精依赖发生的主要原因,也是酒精依赖的结果。

4. 内驱力理论 这一观点最初由贝耶罗特(Bejerot N)于1972提出,指个体内部存在指向一定行为的倾向性。该观点认为,阿片类成瘾可以看成人工诱导的内驱力,通过成瘾物质对快乐中枢刺激而产生。这一观点可以解释很多吸毒者明知自己存在经济问题、法律问题及无法履行家庭责任,但仍不愿放弃毒品所带来的快乐。不过这一理论还缺乏足够的实验支持。

5. 精神分析观点 早在弗洛伊德年代就有"吗啡是成瘾者达到性满足的替代品,并提出只有重建成瘾者正常的性功能才能彻底戒断"的论述。也有精神分析观点认为,成瘾的根本原因是成瘾者童年父母关爱不足及社交能力等欠缺的相关人格特质等。20世纪70年代,汗则严(Khantzian E)等认为成瘾与自我功能受损有关,因成瘾者没有学会运用适宜的心理防御机制而使用精神活性物质。精神分析观点可以解释部分成瘾问题,但总的来说还缺乏实验和临床的支持。

6. 成瘾的初始动机 成瘾者往往从下列心理开始使用精神活性物质:好奇、逆反、侥幸、追求刺激与享乐、逃避现实与解脱等。

但总体而言,成瘾者的成瘾行为绝非仅受单独心理因素影响,往往是动机、情绪、对精神活性物质的认识、人格等多方面因素共同作用的结果。以饮酒为例,酒精的影响效应多取决于饮酒者的期望,即饮酒者对酒精带来的效果的认识,对希望能够获得积极的体验或效果的看法,如男性在饮酒方面期望效应强于女性,而这种正性期待是饮酒还是戒酒的关键。同样,饮酒的期望效应也受情绪的影响,负性情绪往往容易增加饮酒者的饮酒量。而人格也可以与期待效应相互影响,如外向者期望从饮酒中得到满足或用于社交,内向者则期望通过饮酒获得自信或进取心,焦虑特质者则期望从酒精中获得决断。酒精带来的好处本身又是一种强化,可以进一步强化饮酒动机,改善情绪,增加期望。即多种心理活动可以影响成瘾行为,而成瘾行为反过来也可以影响这些心理活动,存在交互影响。

（二）成瘾问题的社会学因素

1. 成瘾物质可获得性 越难以获得,成瘾的机会就越少。如新中国建立初期,因生活水平偏低,酒类供应紧张,故全国人均饮酒量偏低,而20世纪80年代改革开放后,我国经济高速发展,各种酒类供应丰富,人均饮酒量相对于过去有所增加。同样,因地理环境,我国成为"金三角"毒品流通的"过境国",毒品供应量大增,吸毒人数自然相对于新中国建立初期有所增加。

2. 家庭因素 该观点将家庭视为成员相互作用的有机整体。一位家庭成员出现成瘾问题也必然影响其他成员。如对青少年而言,父母及其他家庭长辈的榜样作用影响非常重要。如果家长吸烟、酗酒,甚至吸毒,会给孩子带来不好的榜样作用,使其认同家长对精神活性物质的态度,模仿成瘾行为。而家庭纠纷、单亲家庭等不和谐因素也是成瘾的危险因素。

3. 社会文化因素 不同的文化背景、社会规范对成瘾的看法不同。如我国吸烟人数占世界吸烟总人数的三分之一左右,其中一个重要原因是我国社交场合有递烟的礼节,从社会整体情况来看,电视节目中有较多的吸烟镜头、公共场合均未严格执行"禁烟令"。但国外女性因妇女解放运动等原因吸烟情况较为普遍,而我国因社会对女性吸烟持排斥态度,女性吸烟率较其他国家低。宗教信仰也可以影响成瘾问题,如伊斯兰教对酒精持强烈的反对态度,因此,信仰伊斯兰教的国家酒精成瘾问题并不严重。

4. 同伴影响 多数精神活性物质,如烟草、酒初始使用年龄多发生于青少年期,这一阶段个体因逆反心理、与家长存在代沟而与长辈、教师交流较少。而青少年作为具有共同世界观、文化背景的团体,同时因社会鉴别能力差,社会经验匮乏,易受周围同伴的影响,加上青少年好奇心重、寻求刺激、追求时髦、希望得到尊重,存在将烟草、酒精甚至毒品作为成年人的标志的可能,完成从最初的尝试到成瘾的过程。

总的来说,成瘾问题是多因素共同作用的结果,个体成瘾的原因存在生物易感性因素,而社会文化因素和心理因素起到诱发作用,绝非单一因素所致。

三、常见的物质滥用与依赖

(一) 烟草滥用与依赖

我国是烟草生产和消费大国,2015 年数据显示我国烟民已超过 3 亿,被动吸烟人数多达 7.4 亿,而且吸烟总人数,尤其是青少年和妇女吸烟人数还在进一步上升。

1. 吸烟的危害　烟草在全球范围内已流行数百年,限于当时的社会观念和科学水平,科学家都曾认为吸烟没有多少坏处,能起到镇静、缓解焦虑的作用。直到 20 世纪人类才开始认识到烟草对健康的危害。点燃的香烟产生的烟气中有近 200 种有害物质,其中至少 43 种致癌物质,如二甲基亚硝胺、联氨等,相关研究表明,吸烟者肺癌发病率比不吸烟者高 10 ~ 20 倍,喉癌发病率高 6 ~ 10 倍;而烟气中的一氧化碳(CO)对血红蛋白(Hb)亲和性很强,因吸烟而出现的大量 CO-Hb 可使运送氧的能力减弱,使吸烟者更容易罹患心脑血管疾病、呼吸道和消化道疾病。

2. 烟草成瘾的机制　烟草成瘾原因是尼古丁(nicotine)的作用。尼古丁进入体内,由血液传送并通过血脑屏障和乙酰胆碱受体结合,代偿性产生结合尼古丁的乙酰胆碱受体。如果体内尼古丁含量下降,脑内乙酰胆碱受体无法与尼古丁结合,会出现头痛、易激惹等心身反应,产生强烈的吸烟渴求。

3. 控烟措施及策略　建立无烟环境,提高人群对吸烟危害的认识对于预防吸烟非常重要。在我国,除加强宣传外,还需要改善不良的社交模式,如社交场合递烟。另外,还要针对青少年开展烟草知识教育,建立社会-学校-家庭监控教育体系,避免其第一次尝试吸烟。

4. 控烟相关治疗　世界卫生组织最主要的推荐药物治疗方式是尼古丁替代治疗(nicotine replace therapy),即使用含有尼古丁制品,如含有尼古丁口香糖、透皮贴剂等以减轻戒烟者戒断症状,降低复吸率。此外,不含尼古丁成分的盐酸安非他酮、伐尼克兰等也常用于戒烟。心理治疗方面,戒烟主要采用厌恶疗法、松弛训练、合理情绪疗法等,也可以通过亲友之间建立支持体系,创造无烟环境和禁烟范围,降低吸烟频率。但总的来说,只有极少数吸烟者可以一次努力就完成戒烟,多数吸烟者在戒烟后 2 年内均会出现不同程度的复吸,需要多次努力才能完成戒烟。

(二) 酒精滥用与依赖

本节案例中病人的饮酒行为已明显损害到社会功能,可以判断存在酒精滥用。饮酒有着悠久的历史。我国的诗经中的《大雅·既醉》就有"既醉以酒,既饱以德,君子万年,介尔景福"的描述,但长期过量饮酒所造成的躯体和精神损伤及因饮酒后自控力下降所产生的违法犯罪行为已给个体、家庭和社会带来严重的不良影响。我国 2005 年调查结果显示,酒精成瘾率约 3%。目前,酒精成瘾及伴发的问题仅次于心血管疾病和肿瘤,是居于全球第三的公共卫生问题。

1. 酒精成瘾的危害　虽然适量饮酒有缓解焦虑、减轻疲劳等积极作用,但因耐受性,饮酒者很难做到"适量"。一次性过量饮酒可出现麻痹症状,严重者可出现意识障碍,甚至导致死亡。长期饮酒对饮酒者可造成神经系统、肌肉、心脏、消化道、肝脏等多方面损害。酒精成瘾者特有的症状是记忆障碍,表现为近事遗忘、定向障碍和虚构,称为科萨科夫综合征(Korsakoff syndrome);因长期饮酒导致维生素 B_1 缺乏而出现共济失调、意识障碍、眼肌麻痹,称为韦尼克脑病(Wernicke's encephalopathy),部分病人还可转为科萨科夫综合征,大量补充维生素 B_1 可改善眼球症状,但记忆障碍难以恢复。酒精成瘾者因酒精对脑的长期影响,可出现人格改变、痴呆。酒精成瘾者如停止饮酒或仅少量饮酒可出现戒断症状,比较常见的是以震颤、出汗、恶心、焦虑、全身乏力等反应为主的单纯型戒断反应,部分酒精成瘾者可出现酒精戒断性谵妄(alcohol withdrawal delirium)。另有 30% 的戒酒者戒酒期间可出现类似癫痫发作的症状。

2. 酒精成瘾的机制　除生理因素外,压力、期待、学习等心理因素是酒精成瘾的重要原因,如成瘾者因情绪而"借酒消愁",但长期饮酒必然会因酒精本身及饮酒造成的社会问题出现焦虑、抑郁等负性情绪,进而增加饮酒量,形成恶性循环。此外,如果社会文化鼓励饮酒,如我国的敬酒习俗、药酒等,酒精成瘾者会显著增加。

3. 酒精成瘾的防治要点　减少酒精成瘾者最好的方案是预防,如不得向 18 岁以下的青少年销售酒精制品,在学校开展健康教育等。对于酒精成瘾者的治疗较为困难,戒酒最大的问题在于病人往往不认同饮酒有害,不依从治疗方案。因此,临床治疗酒精成瘾首要工作是取得病人的信任。具体治疗目标是防止过量饮酒对个体的伤害、减少社会不良影响并能够逐渐控制饮酒量,治疗过程主要为脱瘾、戒断和康复三个阶段,方法因人而异,如对戒断症状予以相应的对症治疗,对于康复阶段的酒精成瘾者可采用支持疗法、行为疗法和认知疗法等心理治疗以预防复发。在具体治疗过程中,酒精成瘾者的家庭及朋友起着重要的作用,家庭介入程度是取得疗效的重要因素,此外,国外"匿名戒酒会"等团体在酒精成瘾治疗及预防复发过程中效果显著,我国部分地区医院和社区已开展类似活动。

四、行 为 成 瘾

多数观点认为,行为成瘾与精神活性物质成瘾有相同的生理机制,某些易感人群热衷于某种行为而不能自控,出现类似于精神活性物质成瘾的特征。常见的行为成瘾有网络成瘾、病理性赌博等。

（一）网络成瘾

网络成瘾也称网络成瘾障碍(internet addictive disorder),于 1995 年由美国精神病专家戈德堡(Goldberg I)提出,指病人对互联网过度依赖而导致的一组心理生理症状群。国内报道网络成瘾发生率在 10% 左右,随着互联网功能的进一步完善,手机上网成瘾也纳入网络成瘾范畴,未来本病发病率有增加的趋势。

1. 网络成瘾的心理学机制　影响网络成瘾的因素包括外部因素和内部因素。外部因素主要因为网络的匿名性、时空延展性、交流对象的自主选择性对个体有较强的吸引力。但临床实践表明,不同个体对同一款网络游戏痴迷程度并不相同,即网络使用者自身因素是区分正常网络使用和网络成瘾的关键。Young 与 Goldberg 研究表明,网络成瘾者人格具有独立性、敏感性、内向性等特征,这些人往往逃避社会关系,与赌博成瘾者人格相似,网络的特点对这些人有较强的吸引力,因此相对于一般人更容易成瘾。但目前仍难以确定是网络使人成瘾,还是具有"成瘾人格"基础的人在使用网络出现问题。从行为学派角度来看,网络本身就是一种强化,成瘾者通过使用网络获得满足,免除痛苦和不快,不断强化使用网络,逐渐出现成瘾行为。

2. 诊断标准　按美国心理学年会的网络成瘾诊断标准:①沉迷于网络;②不使用网络有戒断症状;③上网时间比计划时间长;④多次试图减少网络使用而失败;⑤网络的使用使病人人际交往、职业、家庭生活受损;⑥花费大量时间在网络使用上;⑦虽然病人能够意识到网络使用带来的问题,但仍继续使用。如一年内符合上述症状 3 条以上,可视为网络成瘾。

3. 治疗目标　治疗网络成瘾的治疗目标为限制网络使用时间,能够自我控制网络的使用。目前对于网络成瘾的治疗主要为心理治疗,常见的治疗手段有认知行为疗法、支持疗法、家庭疗法等。我国也有采用电击治疗网络成瘾的报道。针对不同个体也可结合教育、药物辅助治疗等方案。

（二）病理性赌博

病理性赌博(pathological gambling)指病人有难以控制的赌博欲望,赌博目的不在于获取经济利益,赌博前感到紧张,赌博后感到轻松。病人因赌博而影响学习、工作及人际关系,为了得到赌博所需的钱财可能出现违法行为。本病男性明显多于女性且病人受教育程度偏低,病人多与其他成瘾行为者有相似的人格特点和家庭环境。本病治疗方案与其他成瘾行为类似。

（三）拔毛癖

拔毛癖(trichotillomania)也称病理性拔毛,指病人长期反复不自主拔毛,导致局部毛发缺失的行为障碍,病人拔毛前有紧张感,拔毛后有满足感,所拔毛发多为头发,也有阴毛、睫毛、眉毛等报道,成年病人可出现拔宠物、配偶的毛发。本病多发生于 10 ~ 13 岁,发病可采用森田疗法、厌恶疗法进行治疗。

(郑亚楠)

第五节　其他系统疾病

一、冠状动脉粥样硬化性心脏病

冠状动脉粥样硬化性心脏病(coronary atherosclerotic heart disease)简称冠心病,是指冠状动脉(冠脉)发生粥样硬化引起管腔狭窄或闭塞,导致心肌缺血缺氧或坏死而引起的心脏病,也称缺血性心脏病(ischemic heart diseas)。目前,冠心病已成为较为公认的心身疾病之一。心理社会因素在其发病机制的各个环节起着不可忽视的作用。

（一）心理社会因素

1. A 型行为模式(type A behavior pattern)　1950 年,美国心脏病专家 Friedman 和 Roseman 发现,冠心病病人有一些共同的行为特点:较高的成就欲望,富于挑战和竞争精神,容易发生无端敌意,争强好胜,不耐烦,有时间紧迫感等。由此提出冠心病病人存在"A 型行为模式"的假说,且这种假说已得到证实。具有 A 型行为模式的人其冠心病和心肌梗死的患病率及死亡率明显高于非 A 型行为的人。Friedman 称 A 型行为模式中的恼怒(aggravation)、激动(irritation)、发怒(anger)和不耐烦(impatience)为"AIAI 反应"。而相对缺乏这些特点的行为被称为 B 型行为:有耐心、谦虚、放松、有安全感、有适当自尊。Friedman 对 A 型行为和 B 型行为进行了比较,发现 A 型行为冠心病发病率为 28%,而 B 型行为的发病率为 4.0%。有学者还发现冠心病与其他人格特质也有相关,如病人病前的人格基础中有疑病、抑郁、癔症的表现。另有研究发现,冠心病病人在康复期也会出现一些心理问题,如焦虑症状和抑郁症状。但这些人格特点与冠心病的相关性以及使冠心病恶化的机制尚不清楚,可能与自主神经功能的变化相关。

2. 应激性生活事件　应激性生活事件常被作为冠心病发病的危险因素之一。1983 年有学者对 40 例急性心肌梗死病人与正常人进行对照研究,发现 68% 冠心病病人在发病前 6 个月内有严重生活事件的发生,如家庭的变故、社会地位的变化、事业上的失败、工作劳累等。情绪紧张、暴躁易怒等情绪的变化也是导致心肌梗死的主要诱因之一。

3. 负性情绪　有研究显示,抑郁症状可以诱发、加重心血管疾病,增加心血管事件的发生率和死亡率。冠心病、心肌梗死病人中,存在焦虑、抑郁情绪的病人比例是普通人群的 3 ~ 4 倍。冠心病和心肌梗死病人共病抑郁障碍的比率较正常人高 2 ~ 3 倍。

4. 不良生活习惯　如吸烟、过度饮酒、缺乏运动、肥胖等是发生冠心病的重要危险因素。这些危险因素常常是在特定社会环境和心理环境条件下形成的,如一定的经济条件、饮食习惯、文化背景易造成肥胖;特定的工作条件和技术的进步易造成运动缺乏等。

（二）冠心病病人的心理反应

1. 对诊断和症状的反应　病人在被诊断为冠心病后的反应与病人在患病前人格特质和对疾病的认识有关。悲观归因思维模式的病人会表现出紧张焦虑,甚至出现惊恐发作,充满对预期死亡的焦虑,还可继发抑郁。疾病行为将成为他们生活中的主要行为,不仅会加重冠心病,有时甚至会诱发心肌梗死。

2. 心肌梗死病人急性期　心理反应研究显示,处于心肌梗死急性期的病人,至少 80% 有不同程度的焦虑、58% 伴有抑郁情绪、22% 会出现敌对情绪、16% 则表现出不安。这些病人通常在第 1 天出现焦虑;第 2 天出现"否认"的防卫反应;第 3 ~ 5 天则主要表现为抑郁,其持续时间与焦虑相比更长。

3. 心肌梗死病人康复期　心理反应病人在康复期最常表现出疲乏、抑郁、睡眠障碍、不敢恢复工作及对性生活的担心等。因此，对大多数病人应在恢复早期就对其进行渐进性活动锻炼的指导。

（三）冠心病的心理治疗

1. 认知疗法　如果病人出现明确的焦虑、抑郁情绪时，则需要针对性的支持性心理治疗、认知矫正等多种方法。采用认知治疗的方法，在不同的临床阶段，针对其不同症状和心理反应，改变其对疾病的消极看法和态度，消除紧张情绪，打消思想顾虑，使病人积极配合治疗。

2. 行为疗法　吸烟、酗酒、过食和肥胖、缺少运动等不良生活方式的改变是一个循序渐进的过程，分阶段的计划可帮助病人逐渐克服改变不良生活方式的恐惧和不习惯。也可以采用各种松弛疗法，如放松训练、练习书法绘画、听音乐、呼吸吐纳、打太极拳、练瑜伽等，纠正 A 型行为。

二、原发性高血压

原发性高血压（primary hypertension）是以体循环动脉压升高为主要临床表现的心血管综合征，通常简称为高血压。原发性高血压的发病不仅与遗传、生活习惯（与高盐饮食、肥胖、缺少运动、吸烟及大量饮酒等）等多种因素有关，也与心理社会因素密切相关。

（一）心理社会因素

1. 人格特质　个体的人格特质对高血压的发病有重要影响。内向、谨慎、对外界的刺激有强烈的情绪反应、好斗等人格特质与高血压的发病有关。在应对方式中受压抑的愤怒表达和过分的愤怒表达与高血压发病有关。有心理学研究发现，A 型行为与高血压的发病也有关，高血压病人中 A 型行为占 63.6%。

2. 应激　个体在童年时期受到的应激如被虐待、社会隔离、低社会经济状态等可使个体面对挑战时神经内分泌系统处于高活动状态，致使个体血压升高。这种反应模式会固着下来，持续到成年期。因此这些存在童年应激的人群未来罹患高血压的可能性高于一般人群。慢性应激性生活事件也与高血压有关。如长期从事注意力高度集中、精神紧张而体力活动较少的职业，以及在对视觉、听觉形成慢性刺激的环境中工作，如在高应激水平下完成的空中交通管理工作等，都是导致血压升高的因素。

3. 负面情绪　长期的焦虑、抑郁、情绪紧张等负面情绪是原发性高血压的重要发病因素。有研究对 123 例入组时血压正常的受试者进行了 18～20 年随访后发现，在中年男性中，焦虑、愤怒情绪及发怒可明显增加高血压的危险度，是高血压发病的一个预警因素。此外大量研究表明焦虑障碍、抑郁障碍、双相障碍等与情绪相关的精神疾病会影响血压。

（二）原发性高血压病人的心理反应

原发性高血压常隐匿起病，病程较长，当病人发现自己患有高血压后会出现紧张焦虑等情绪，但由于是发病早期，血压可能波动在正常范围与异常范围之间，加之病人对疾病认识不足，疾病对病人的工作生活等社会功能影响较小，因此病人常常在早期忽略疾病的治疗，焦虑、紧张的情绪会逐渐好转。当疾病继续发展，出现明显的高血压症状如头晕，甚至更严重的并发症如脑出血、脑梗死时，病人紧张焦虑的情绪会再次袭来，并且可能会加重，致使交感肾上腺髓质系统和肾素-血管紧张素-醛固酮系统经常处于高反应状态，使血压进一步升高，血压升高又进一步引起病人的紧张与焦虑，形成恶性循环。

（三）高血压病人的心理社会治疗

1. 松弛训练　临床实验表明，长期的松弛训练可降低外周交感神经活动，达到降低血压的目的。病人通过长期反复训练，掌握放松时的个体体验，即在处于紧张焦虑时呈现这种心身状态，从而达到放松、避免血压增高的作用。有研究显示放松治疗加药物治疗优于单纯药物治疗。

2. 运动疗法　耐力性运动训练或有氧运动训练，如快走、跑步、骑自行车、游泳、滑雪等既可以降压又可减肥和减少心脏并发症。轻型高血压病人可通过耐力性运动训练来达到降压作用。但患有中、重型高血压者应避免竞争性体育项目。

3. 对共病的治疗 若高血压病人同时共病焦虑障碍或抑郁障碍等精神类疾病,应积极治疗其共病的精神障碍,优先选择心理治疗,必要时给予药物治疗。心理治疗可采用生物反馈疗法、支持性心理治疗、认知心理治疗等方法,必要时可给予抗抑郁药物和抗焦虑药物治疗。

4. 改变生活习惯 低盐低脂饮食、维持正常范围体重指数、戒烟和控制饮酒等对控制血压也非常重要。

三、糖 尿 病

糖尿病(diabetes mellitus)是一组由多病因引起的以慢性高血糖为特征的代谢性疾病,是由于胰岛素分泌或作用缺陷引起的。长期糖类以及脂肪、蛋白质代谢紊乱可引起多系统损伤,导致眼、肾、神经、心脏、血管等组织器官慢性进行性病变、功能减退及衰竭;病情严重或应激时可发生急性严重代谢紊乱,如糖尿病酮症酸中毒、高渗高血糖综合征。糖尿病除了遗传、肥胖等生理因素外,心理社会因素也在糖尿病的发生、发展中起着重要作用。

(一) 心理社会因素

1. 应激性生活事件 刺激性压力事件如亲人去世、婚姻家庭矛盾、人际关系紧张、居住环境恶劣、工作压力过大、难以忍受的挫折等均可导致病人焦虑、抑郁、愤怒等不良情绪的发生,从而使胰岛素分泌减少,血糖升高。有研究发现,糖尿病的发病与生活事件出现的强度和频度都有密切关系。还有研究表明,生活事件与糖尿病病人的代谢也密切相关,当生活事件的突然出现时,即使不改变糖尿病病人的饮食和治疗药物,病情也会在一夜之间迅速加剧,甚至出现严重的并发症。

2. 负性情绪和精神障碍 伴发抑郁使血糖控制的难度增加,并导致糖尿病并发症。糖尿病病人出现抑郁障碍时对血糖控制的依从性会下降,包括不及时、按时用药、难以控制饮食、运动量下降、社会功能受损、医患沟通效果差等。而如果抑郁症状控制良好,那么糖尿病的控制也会变得相对容易。

精神分裂症病人的 2 型糖尿病患病率高于正常人群,这可能与抗精神病药导致的肥胖、不健康的饮食习惯等因素相关。非典型抗精神病药的广泛使用增加了精神分裂症病人并发 2 型糖尿病的倾向,因此在对精神分裂症病人进行治疗过程中必须对病人的血糖、体重、血脂等进行监测。

3. 人格特质 邓巴(Dunbar J,1936)曾将糖尿病看作一种经典的心身疾病,她认为大多数糖尿病病人具有相似的人格特质。此后有学者指出,糖尿病病人具有明显的人格基础,如更易焦虑、抑郁、急躁易怒,这种负性情绪作用于下丘脑-垂体-肾上腺皮质系统从而使肝糖原分解,血糖升高。

(二) 糖尿病病人的心理反应

病人被诊断糖尿病后的心理反应的性质、强度和持久性取决于许多因素,包括病情的严重程度、病人既往的健康状况、个人的生活经历与社会支持、对疾病的认识和对预后的评估以及病人本身的应对能力和人格等。由于糖尿病病人的病情易于发生波动,所以病人常会感到烦躁、没有耐心、情绪不稳、失望、悲哀、忧愁、苦闷,对生活和未来失去信心,对外界挑战的应对能力和适应生活的能力下降,有些甚至导致自杀行为。不良的情绪对糖尿病的代谢控制和病情转归又会产生消极的影响。

(三) 糖尿病病人的心理社会治疗

对糖尿病病人进行心理治疗的主要目的,是改善其情绪反应,提高其对糖尿病治疗计划的依从性。

1. 糖尿病病人及其家庭的健康教育 使病人和家属了解糖尿病的基本知识、学会注射胰岛素和测定末梢血糖的技术,帮助病人科学合理地安排生活、执行糖尿病饮食和适当进行体力活动,避免肥胖和感染。

2. 心理治疗 一些随机对照研究结果发现,认知行为治疗、松弛训练和应对技能训练均可帮助糖尿病病人有效控制血糖。治疗师应主要采用支持性和解释性心理治疗,向病人说明糖尿病的性质、原因、危害及可能的并发症,引起其重视。治疗时对病人要表现出关心、理解、同情和体贴,鼓励病人消除紧张、恐惧心理,保持乐观的情绪,改变其对糖尿病的错误看法。动员病人的社会支持系统给予病人充分的支持。另外,还可以采用家庭治疗、团体治疗、音乐疗法、放松疗法、生物反馈疗法、行为疗法进行治疗。实践证明心理治疗效果显著。

3. 改变生活方式　饮食控制是糖尿病的基础治疗措施。为了提高病人对复杂治疗计划的依从性,可以采用一些行为治疗方法。例如,与病人订立一个"行为协议"。在行为协议中,为病人和治疗规定一系列责任和相互期待的行为;医生和病人相配合,共同为控制疾病负责。再如,让病人记治疗日记、对自己的行为做自我检测,这样也可以提高病人的依从性。日记中应该包括每天的饮食、活动、用药和末梢血糖等详细情况。医务人员应不定期地检查和复核。

4 共病的治疗　若糖尿病病人同时共病焦虑障碍或抑郁障碍等精神疾病,应积极治疗其共病的精神障碍,治疗上优先选择心理治疗,必要时给予药物治疗。心理治疗可采用认知行为治疗、生物反馈疗法、支持性心理治疗等。

四、哮　喘

支气管哮喘(bronchial asthma)简称哮喘,是由多种细胞(如嗜酸粒细胞、肥大细胞、T 淋巴细胞、中性粒细胞、平滑肌细胞、气道上皮细胞等)和细胞组参与的气道慢性炎症性疾病。

(一) 心理社会因素

1. 负性情绪及人格特点　现已发现该病病因较为复杂且因人而异,但心理社会因素是诱发哮喘发作的主要原因。由于失望、焦虑、愤怒、恐惧等心理因素能引发哮喘,故有学者提出"心因性哮喘"的概念。病人的人格特质多表现为被动、过分依赖、情绪不稳定、易激动、暗示性强、内向等。合并焦虑或惊恐障碍可能恶化哮喘。有30%的哮喘病人符合惊恐障碍和广场恐惧的诊断标准,这一患病率高于普通人群。

慢性哮喘病人还常伴有羞耻、低自尊和抑郁,而这些负性情绪也是导致哮喘加重的危险因素。抑郁伴发的睡眠障碍可能降低病人识别气道阻力增加的能力,而副交感神经的优势可能增加病人的气道反应性和阻力。

2. 应激性生活事件　目前认为哮喘的发生与免疫、感染、内分泌、自主神经、生物化学和心理因素等有关。单独的心理因素虽不能引起哮喘发作,但它却是重要的促发因素,5%～20%的哮喘发作是由心理因素促发的,常见的心理因素有母子关系冲突、亲人死亡、家庭不和、弟弟或妹妹出生、心爱的玩具被破坏、意外事件、进入幼儿园等。例如,美国纽约遭遇"9·11"恐怖袭击后,哮喘病人的症状严重程度增加27%。

3. 亲子关系　有许多哮喘病人(约50%)　有强烈的乞求他人(尤其是母亲)保护的无意识动机,这种动机源于母亲对病人儿童期的过分照顾,因此病人对与母亲的分离十分敏感。1940 年 Alexander 将哮喘病人的哮鸣音和气道分泌物解释为"对母亲压抑的哭声",认为特定的人格特质和特殊的无意识冲突是导致哮喘的主要原因。病人的母亲常表现出过分牵挂的、审美的、助人的人格特质,因此认为病人乞求保护的愿望是由母亲人格特点所引起的,一旦病人的需求得不到满足,就可能出现哮喘发作。但这一观点尚未被证实。长期反复发作的哮喘会引起病人的焦虑、抑郁、沮丧等,并会使病人过分注意自己疾病的行为模式。家长如果过分关注患儿或给患儿过多的照顾,不知不觉地运用了操作性条件反射的方法,促使哮喘症状延续下去,并且发作更加频繁。

(二) 哮喘病人的心理反应

由于对呼吸困难和死亡的恐惧,哮喘病人表现出过分紧张、忧虑、敏感,常伴有濒死感,并出现心悸、多汗、震颤等交感神经兴奋的表现。反复发作的哮喘病人因病痛折磨,容易对疾病的痊愈丧失信心,产生抑郁、悲观情绪,社会功能下降,甚至出现自杀观念。有些病人因长期患病,容易产生对激素和他人的依赖心理,使哮喘症状不容易被控制。

（三）哮喘病人的心理治疗

对支气管哮喘病人的治疗除使用药物等躯体治疗方法外,还应配合心理治疗,例如催眠疗法、暗示疗法、松弛疗法、生物反馈疗法等。对哮喘儿童应给予有条件的积极关注,创造一个和谐的家庭关系,避免对儿童的过度保护,鼓励患儿参加外部活动,帮助患儿成长。促进病人行为方式的改变,如加强锻炼也是非常重要的。应注意长期使用氨茶碱或皮质激素等给病人带来的不良反应,包括体重增加、情绪不稳定等,这些不良反应需在多学科合作下解决。

五、消化性溃疡

消化性溃疡（peptic ulcer）指胃肠道黏膜被自身消化而形成的溃疡,可发生于食管、胃、十二指肠、胃-空肠吻合口附近及含有胃黏膜的麦克尔（Meckel）憩室。

（一）心理社会因素

消化性溃疡是最早被归为心身疾病的。博蒙特（Beaumont W）最早观察到情绪可影响人胃的外观和功能,Pavlov用狗建立的条件刺激和条件反应使人们理解了胃肠道和脑的联系,恩格尔（Engel G）通过胃瘘在一个女病人身上发现成长因素、人际关系和情绪状态均可影响胃肠功能。已有大量研究证实灾难、职业和家庭问题等可增加消化性溃疡的发病率。研究发现,消化性溃疡的诱发因素包括生活事件的压力,尤其是发病前一周内的压力,如家庭成员的出生与死亡、升学与就业、结婚或离异、工作环境及生活方式的改变、社会地位和经济状况的改变、人际关系紧张、家庭矛盾增多等。国外研究还发现,溃疡病病人病前多有一定的人格基础,表现为竞争意识强烈、情感受压抑、具有依赖性、对自己要求严格、孤独自负、情绪不稳定、紧张焦虑、抑郁、性急易怒、神经过敏等。

情绪障碍可能通过危害健康的行为如吸烟、酗酒、缺乏饮食规律等影响消化性溃疡的形成。但焦虑、抑郁等情绪障碍是否是消化性溃疡的病因仍然缺乏直接证据。

（二）消化性溃疡病人的心理反应

病人在患病后通常表现为悲观失望、焦躁不安、愤怒、抑郁、恐惧等心理,而不良情绪又对疾病的复发有重要影响。

（三）消化性溃疡病人的心理治疗

实践证明对消化性溃疡病人综合运用心理疗法效果显著,尤其对防止该病的复发和恶化意义重大。实际工作中可以采用解释性或支持性心理疗法减轻病人的思想负担,消除其负性情绪,使其了解心理因素对疾病发生、发展、好转及治愈的影响,形成对疾病的正确认识。还可以使用放松疗法、生物反馈疗法。

六、癌　　症

癌症是指那些严重危害人类健康的恶性肿瘤,目前其发病率和死亡率也呈逐年升高的趋势。由于国际上还没有癌症治疗的特效药,因而被人们看作一种"不治之症",且人们经常存在一种"谈癌色变"的恐惧心理。

（一）心理社会因素

癌症的发病大多与病前遭受不良的心理社会因素刺激有关,如遭遇负性生活事件,伴有严重的心理丧失感等。另外,哈格（Hagnel M）认为癌症病人发病前有一定的人格基础,如情绪稳定性差、内向,在情绪抑郁时由于无法表达自己的情感而出现退缩行为。英国学者格里尔（Greer S）提出了C型行为的概念,它是容易使人患癌症的心理行为模式,表现为过度地压抑情绪,尤其是愤怒、悲伤等不良情绪憋在心里,得不到合理的宣泄等。

（二）癌症病人的心理反应

临床研究表明,癌症病人在病后主要表现出的情绪障碍为抑郁和焦虑。癌症病人在确诊后通常表现为情绪低落、哀伤、焦虑,但有些病人在躯体症状出现之前便出现抑郁症状,即"先兆抑郁",常表现为消极、焦虑、睡眠障碍,且对催眠药物缺乏良好的反应,大多无自杀观念。癌症确诊后自杀是抑郁最危险的后果。有些病人为了摆脱痛苦,减轻家人的经济负担和心理负担,通常采取这种"有效"措施结束生命。布莱巴特(Breitbart WS,1988)在癌症病人自杀研究中发现导致病人自杀的高危因素包括抑郁与失望感、难以控制的头痛、轻度谵妄、失控感、筋疲力尽感、焦虑、先前存在其他精神病情况(如物质滥用、人格障碍、重度精神障碍)、急性家庭问题、病前有企图自杀的病史、阳性自杀家族史等。

（三）癌症病人的心理治疗

对于有焦虑抑郁情绪的病人应选用抗抑郁药物治疗,另外还应积极配合心理治疗。

1. 支持性心理治疗　首先与病人建立良好的医患关系,取得病人的信任与合作,医生要关心、鼓励病人,要耐心倾听病人的倾诉,做到通情。治疗时应纠正病人的不良认知,向他进行必要的关于癌症的科学性解释,让病人正确认识癌症的发展及预后,消除不良情绪,树立信心,增强心理承受能力,乐观面对。医生还应积极动员病人的社会支持系统,给予病人充分的理解、照顾和关怀。实践证明,心理治疗对缓解不良情绪,提高生活质量,减少自杀有重要作用。

2. 生物反馈疗法　在生物反馈仪的指导下进行放松训练,使病人通过主观意识控制机体的生理和病理活动,达到心身平衡、治病强身的功效。

七、经前期情绪障碍

经前期情绪障碍(premenstrual dysthymic disorder)是经前期综合征(premenstrual syndrome)的主要症状之一,较为常见,发病率为5%～10%,常发生在妇女月经周期的黄体期后期,至少有一种心境障碍症状的严重发作,在卵泡期早期开始缓解,月经后一周消失。经前期情绪障碍的主要症状有明显的抑郁、焦虑、无望感、自责、紧张、情绪不稳、易激惹和人际冲突增加等,次要症状有兴趣减低、注意力不集中、食欲和睡眠的改变、躯体不适等,这些症状明显影响到病人的生活、工作和人际关系。5%～8%的经前期情绪障碍病人的社会功能受到影响。1/4的育龄期妇女受到经前期情绪障碍的影响,使她们的工作效率减低,影响了她们的婚姻关系和社会角色,导致直接和间接的高疾病负担。

在经前期综合征和经前期情绪障碍的最初治疗中,应该进行积极的心理治疗,消除病人紧张情绪,可以采取支持性心理治疗、认知治疗、团体治疗等方法。

（汤艳清　周一芳）

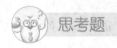 思考题

一、选择题

1. 同样的应激源对不同的个体会产生
   A. 相同的反应　　　　　　　B. 不同的反应　　　　　　　C. 类似的反应
   D. 积极的反应　　　　　　　E. 消极的反应

2. 某些疾病其发生发展转归与防治都与心理社会因素密切相关,这一组疾病称为
   A. 精神疾病　　　　　　　　B. 躯体疾病　　　　　　　　C. 社会疾病
   D. 心身疾病　　　　　　　　E. 流行疾病

3. 心理社会因素是多因素发病理论中的一个
   A. 基本因素　　　　　　　　B. 次要因素　　　　　　　　C. 诱发因素
   D. 综合因素　　　　　　　　E. 潜在因素

4. 可引起机体相应的功能障碍和器质性病变是由于心理社会因素的作用
   A. 过强　　　　　　　　　　B. 不强　　　　　　　　　　C. 一般
   D. 太弱　　　　　　　　　　E. 无关

5. 失眠的形式中哪种最常见

　　A. 入睡困难　　　　　　　　B. 睡眠表浅　　　　　　　C. 早醒

　　D. 睡眠不实　　　　　　　　E. 睡眠不足

6. 快速眼球运动主要出现在哪个睡眠时相

　　A. 快波睡眠　　　　　　　　B. S_1　　　　　　　　　C. S_2

　　D. S_3　　　　　　　　　　E. S_4

7. 以下哪些因素不大会影响睡眠

　　A. 心理因素　　　　　　　　　　　　B. 生物因素

　　C. 疾病及药物因素　　　　　　　　　D. 环境因素

　　E. 学界对睡眠现象的认识

8. 就慢性疼痛而言,下列哪项相关的治疗一般较少使用

　　A. 情绪调整　　　　　　　　B. 放松疗法　　　　　　　C. 卧床休息

　　D. 支持性心理治疗　　　　　E. 森田疗法

9. 下列哪项关于偏头痛的叙述是错误的

　　A. 绝大多数病人具有 A 型行为特征

　　B. 饮酒后易出现

　　C. 症状出现于头部相同的一侧

　　D. 放松疗法有效

　　E. 与情绪因素有关

10. 下列关于吸烟问题的流行病学资料错误的是

　　A. 从总体来讲,吸烟者比率正在下降

　　B. 大多数吸烟者有戒烟的打算

　　C. 在发达国家当中,体力劳动者吸烟率低于脑力劳动者

　　D. 青少年吸烟问题越来越严重

　　E. 吸烟可导致一些疾病发病率的上升

11. 下列哪种心理治疗手段可以更快速应用于戒烟

　　A. 精神分析疗法　　　　　　B. 行为疗法　　　　　　　C. 人本疗法

　　D. 认知疗法　　　　　　　　E. 放松疗法

12. 心身疾病也称心理生理疾病,是一类发生、发展和防治都与下列哪种因素密切相关的躯体疾病

　　A. 心理因素　　　　　　　　B. 社会因素　　　　　　　C. 心理社会因素

　　D. 生理因素　　　　　　　　E. 个人因素

13. 下列选项中,符合心身疾病诊断程序的是

　　A. 心理学检验-体格检查-病史采集-综合分析

　　B. 病史采集-体格检查-心理学检查-综合分析

　　C. 综合分析-病史采集-体格检查-心理学检查

　　D. 体格检查-心理学检查-病史采集-综合分析

　　E. 体格检查-医生面诊-心理学检查-综合分析

14. 目前普遍认为 A 型行为者中的过度敌意与下列哪项高度相关

　　A. 心脏病　　　　　　　　　B. 高血压　　　　　　　　C. 结肠炎

　　D. 胃溃疡　　　　　　　　　E. 癌症

15. 下列人格特质中与消化性溃疡无关的是

　　A. 孤僻　　　　　　　　　　B. 过分思虑　　　　　　　C. 乐观开朗

　　D. 苛求过分条理化　　　　　E. 压抑

16. 下列说法中错误的是
    A. 经前期紧张综合征的发生与体内雌孕激素失调有关
    B. 经前期综合征发病的原因可能是与体内促黑激素及 β- 内啡肽的异常释放有关
    C. 经前期紧张综合征与女性对月经的恐惧有关
    D. 经前期紧张综合征不属于心身疾病
    E. 经前期紧张综合征适合心理治疗

17. 下面哪种人不善于表达自己的感受,抑郁、焦虑,使个体在同样的环境下更易感受外界的刺激,在相似的不幸生活事件中也更容易产生抑郁、沮丧和无助等情绪体验,易患癌症
    A. A 型行为　　　　　　B. B 型行为　　　　　　C. C 型行为
    D. D 型行为　　　　　　E. E 型行为

18. 与癌症病人平均生存期延长的心理行为特点,不包括
    A. 始终具有治愈或康复的希望和信心
    B. 能及时表达和疏泄负性情绪
    C. 能积极参与有意义的或能带来快乐的活动
    D. 减少与周围人的联系
    E. 保持乐观的心情

二、填空题

1. 正常成人每夜睡眠一般经历_____个周期。

2. 2005 年发布的睡眠障碍国际分类(ICSD)将睡眠障碍分四大类,分别是_____、_____、_____、_____。

三、问答题

1. 简述心身疾病的特点。

2. 简述心身疾病的发病机制。

3. 简述失眠症。

4. 如何才能降低我国的吸烟率?

5. 我国酗酒的社会心理因素有哪些?

6. 随着网络的普及,网络成瘾问题愈发严重,思考如何减少我国的网络成瘾。

7. 冠心病发病的心理社会因素有哪些?

8. 如何对原发性高血压病人进行心理治疗?

第十一章

危机干预

当今社会人们的生活节奏不断加快,社会竞争日趋激烈,压力也越来越多。特别是当个体遭受灾难、重大生活事件和精神压力,凭借现有的生活条件和经验难以克服遭遇的困难时,他们就会陷入痛苦、恐惧、不安状态中,并伴有绝望、焦虑、抑郁等情绪及自主神经类症状和行为障碍,心理危机就产生了。20世纪90年代末,世界卫生组织专家曾经指出,"从现在到21世纪中叶,没有任何一种灾难能像心理危机那样给人们带来持续而深刻的痛苦"。近年来,国内外各种自然灾害(如地震、泥石流、火山爆发)和人为灾难(如生产事故、武装冲突、恐怖袭击等)频发,由此引发的心理问题引起了社会和政府的高度关注。出现此类情况时应当及时对相关人员进行危机干预,以便使其尽快度过心理危机。本章将对危机干预的理论、模式以及技术进行详细的叙述。

第一节 危机理论和临床表现

一、危机及危机干预的概念

危机(crisis)存在于各行各业,如政治、经济、军事、生活等,本章涉及的危机指的是心理危机,特别是因自然或人为灾难引发的心理危机。关于危机的概念有以下几种:①危机是当个体面临突然或重大生活遭遇如亲人死亡、婚姻破裂或天灾人祸等时所出现的心理失衡状态;②危机是个体运用常规的应对方式或机制仍不能处理目前所遭遇的外界或内部压力时所出现的一种反应;③危机是当人们面对重要生活目标受到阻碍时产生的一种状态;④危机是生活目标受阻碍导致的,人们坚信运用常规的方法和行为不能克服这种障碍;⑤危机是某些人的困难和遭遇,这些困难和遭遇让人们无能为力,不能有意识地控制自己的生活;⑥危机是一种解体状态,期间人们的生活目标遭遇挫折,他们原有的应对方式受到破坏,危机并非直接破坏个体躯体本身,而是个体因此出现恐惧、震惊、悲伤、焦虑的感觉。

上述概念较多强调的是个体的应对不足以解决其面临的困境。而重大自然、人为灾难的强度往往远超过个体应对能力范围,且这些灾难还会对社会结构造成破坏,导致个体所能获得的社会资源不足。是否引发心理危机主要与灾难性事件的强度和波及范围有关。综合上述概念,我们将心理危机(psychological crisis)定义为:个体面临某一事件或遭遇时运用自身的资源及应对机制仍无法解决困难的心理失衡状态,导致个体在认知、情感及行为方面功能失调。本章叙述的内容特指因重大自然灾害或人为灾难引发的心理危机及其干预。重大灾难引发的心理危机的特征及干预要点均不同于个人重大创伤所致的心理危机,后者将在其他有关章节介绍。

引发心理危机的重大灾难包括自然灾害、人为灾难和复合灾难等三类。常见的自然灾害包括地震、泥石流、火山爆发、台风、洪水等。常见的人为灾难主要有生产事故如车间/仓库火灾或爆炸、重大伤亡的交通事故、重大刑事案件、恐怖袭击、武装冲突等。复合灾难是自然灾害与人为灾难同时或相继出现,如地震后又出现核泄漏等情况。

心理危机干预(psychological crisis intervention)是指给处于心理危机中的群体提供有效的帮助和心理支持的一种技术,通过调动社会资源和个体自身的潜能来重新建立或恢复到危机前的心理平衡状态,获得新的技能,以预防或减轻心理危机。简言之,就是及时帮助处于危机中的人们恢复心理平衡。危机干预是一种短期的帮助过程,以解决问题为目的,并不涉及人格的矫正,是对处于困境或遭受挫折的人予以关怀和支持,使之恢复心理平衡,重新适应生活。它强调迅速满足个体减轻事件后果的当前需要,使受害者各方面功能尽快地、最大限度地恢复到危机前水平,其目的一是避免自伤或伤及他人,二是恢复心理平衡与动力。学者埃弗利(Everly GS)认为在危机干预中提供的心理服务主要有这样三个目标:①减少急性的、剧烈的心理危机和创伤的风险;②稳定和减少危机或创伤情境的直接严重后果;③促进个体从危机和创伤事件中恢复至正常状态。

二、危机及危机干预的理论

关于危机的理论,目前还尚未发现有任何一种学派或理论假说能够全部包含人类危机的所有观点及危机干预的各种模式。这里我们介绍三种理论假说,即基本危机理论、发展危机理论和应用危机理论,这些理论既是关于危机的,也是关于危机干预的。

(一)基本危机理论

基本危机理论是由林德曼(Lindemann E)于1944年最先提出的,1964年柯普兰(Caplan G)又进行了补充和发展。基本危机理论的发展以社会精神病学、自我心理学和行为学习理论为基础。Lindemann的基本危机理论主要是对理解因亲人死亡所导致的悲伤危机作出了贡献。他认为悲伤的行为是正常的、短暂的,是可以运用短暂危机干预技术进行治疗的。Lindemann所谓的"正常"悲伤行为反应有以下四个方面:①总是想起死去的人;②认同死去的人;③内疚并有敌意;④日常生活中常出现某种紊乱;⑤存在躯体不适的诉述。他反对把当事者的悲伤反应看作异常或病态。

Caplan将悲伤反应扩展到整个创伤事件。他认为危机是一种状态,导致这种状态的原因是生活目标在实现过程中受到阻碍,采用常规的应对方法是不能克服困难的。他的情绪危机模型显示,个体与环境之间在一般情况下是处于一种动态平衡状态,当面临生活境遇或不能应对解决的问题时,往往会产生紧张、焦虑、抑郁和悲观失望等情绪问题,导致情绪不平衡。也就是说,每个人都在不断努力保持一种内心的稳定状态,保持自身与环境的平衡和协调;当有重大问题或变化发生时,个体因难以把握或解决,正常的生活就会受到干扰。由于内心的紧张不断积蓄,继而出现无所适从甚至思维和行为的紊乱,便进入一种失衡状态,这就是危机状态。而平衡的维持与否与个体对境遇或事件的认识水平、环境或社会支持以及应对技巧三方面密切相关。

随着对危机的不断认识,危机理论得到不断发展。1957年泰赫斯特(Tyhurst JS)描述了个体在生活压力时的反应,提出危机"过渡状态"的概念。他将当事者的"过渡状态"分为三个阶段:①作用阶段,压力表现非常明显,过分的恐惧、激动或悲伤,更严重的表现是茫然或目瞪口呆;②退却阶段,即刻的压力事件已经过去,病人的反应形式显示为依赖或幼稚的行为;③创伤后阶段,病人察觉到自身的反应,并关注今后的需求与计划,且有效地依赖于周围的相互作用和有用的资源。

(二)扩展危机理论

随着危机理论和危机干预的发展,人们越来越清楚地认识到在发展、心理、社会、环境和境遇等多种因素的共同作用下,任何人在创伤事件中都不可能是"正常"的,都有可能出现短暂的病理症状。扩展危机理论从心理分析理论、适应理论、人际关系理论、系统理论和人格理论中都吸取了有益成分。该理论从社会、环境和境遇角度对重大事件引发心理危机的过程进行了解释和补充。

1. 心理分析理论　该理论认为通过对个体无意识思想和过去情绪经历的理解,可以帮助当事者理解其行为的动力和原因,以及伴随危机的不平衡状态。该观点将儿童早期的固着作为一个事件发展成为心理危机的主要根源。

2. 适应理论　该理论认为个体适应不良的行为、消极的思想及损害性的防御机制都会对其发生的危机起到维持作用。适应理论假设,一旦个体的适应不良行为转变为适应性行为时,就会促进积极的思维形成及积极的防御机制构建,个体的行为由懦弱变化为自强,他的危机就会消退。

3. 人际关系理论 该理论的要点是,如果人们相信自己,相信别人,并且具有自我实现和战胜危机的信心,那么个人的危机就不会持续很长时间。此理论以科米尔(Cormier)等增强自尊的多维度为基础,其对危机和危机干预的理解在于,它认为一个人的控制权的外失与他的危机会持续相等的时间。其目的在于将自我评价的权力收回自己的手中。

4. 系统理论 系统论的基本观点即认为"对一个生态系统,所有的要素都相互关联,且在任何相互关联水平上的变化都会导致整个系统的改变"。应用于危机和危机干预时,其注意的焦点不是强调处于危机中的个体的内部反应,而是关注人与人、人与事件之间的相互关系和相互影响。常涉及一个情绪系统、一个沟通系统及一个需要满足系统,且所有属于系统的成员都对别人产生影响,也被别人影响。其最大的突破在于不仅从病人的线性因果关系角度来考察危机,也从社会和环境的范畴。因此,在危机干预中,我们不仅关注作为病人个体的反应,也关注其所处的系统的影响。

5. 人格理论 人格理论是由布拉克普(Brockopp GW)在1973年提出的,他认为心理危机的发生除了客观环境作用外,还涉及面临危机时个体人格特质方面的问题。Brockopp对不同的人对危机情境的不同反应进行了研究并提出"危机人格论"。该理论认为,容易陷入危机状态的个体在人格上有一定的特异性:①注意力明显缺乏,日常生活中不能审时度势,看问题只看表面,不看实质,出现应付处理不当。②社会倾向性过分内向,这种过分内省的人格特质,使他们遇到危机情况往往瞻前顾后,总联想不良后果。③在情绪情感上具有不稳定性,自信心低,独立处理问题的能力极差,依赖他人的援助。④解决问题时缺乏尝试性,行为冲动欠思考,经常出现毫无效果的反应行为。具有以上特征的人容易出现心理危机,是危机干预的主要对象。

(三)应用危机理论

危机存在着个体差异,即每个人和每次危机都是不同的,因此,对每个人和每个造成危机的事件都应该看成是独立的。布拉默(Brammer)提出了应用危机理论,该理论包括以下三个方面。

1. 发展危机 发展危机(developmental crisis)指个体在正常成长和发展中,生活事件的发生使其出现异常反应。其实这些都是正常的,但是每个人及每个发展危机都是独立的,所以应该采用独特的方式对其进行评价和解决。

2. 存在危机 存在危机(existential crisis)指个体由于自我的人生观,如人生目的、责任、独立性等而引发的内部冲突和焦虑。它可以是基于现实,也可以基于后悔,也可以基于压倒性的、持续的感受。

3. 境遇危机 境遇危机(situational crisis)指当出现非常规突发事件时个体无法预测和控制而出现的危机。常见于地震、绑架、交通事故、强奸等,境遇危机具有突然性、不可预测性、震撼性、强烈性和灾难性。

三、心理危机临床表现

对于重大灾难事件的亲历者及相关人群来说,该事件都是一种创伤;然而灾难后的心理危机表现,多数并不符合创伤相关精神障碍的诊断标准,且其临床表现尚有一些不同特征。本章仅介绍心理危机的临床表现特点,急性应激障碍、创伤后应激障碍及有关疾病的临床表现参见有关教材的相应章节。

(一)常见临床表现

几乎所有灾难现场亲历者都会有至少一种应激相关的精神症状,部分人还会出现抑郁、焦虑和愤怒的情绪反应。最常见的症状依次是警觉性增高、惊跳反应、回想创伤事件时痛苦、记忆闯入、失眠和噩梦、回避创伤相关的想法或感受等。食欲缺乏和快感缺乏也是常见的症状。恐怖袭击、武装冲突等人为故意制造的旨在引起社会恐慌的事件,比自然灾害或者其他意外事件更让人们觉得没有安全感;因此亲历者对外界环境、周围的人、甚至自己都产生怀疑和不信任,表现出紧张、恐慌、愤怒等情绪。

坐立不安、过度兴奋和活动增多也不少见,尤其多见于伤员。需要注意的是,一些重伤员的言语和行为紊乱可能是意识障碍的结果,需要多学科会诊处理。有些人表现得过于冷静甚至淡漠,且其程度明显与本人或家庭所受的创伤或者损失的程度不符;对此更要加以注意,因有可能后期出现兴奋、抑郁甚至自杀行为。

有些身体没有受伤的亲历者或者前方救援人员,表现出坚持高强度从事某项工作的特点,如过于积极参与救援而不顾休息等。这往往也是心理危机的一种行为表现。

(二) 特殊人群的特点

灾难发生后,下列人群因其自身的特点,心理危机的表现或者重点有所不同,干预的时候也需相应调整策略。

1. 老年人 老年人因为人生阅历丰富,甚至经历过不少磨难,他们对救灾的意志力和适应力较强;但是由于身体较弱甚至有各种躯体疾病,容易受伤,也容易出现应激的症状。老年人恋旧心理较明显,不愿意搬离故居,也不容易适应安置点的生活,行为抑制比较突出,也较容易出现自杀意念。

2. 女性 在我国,尤其是偏远或经济落后地区,女性的社会经济地位和受教育程度较低,加上女性的生理特点,情绪稳定性和控制力相对较弱。而无论是日常生活还是灾后救援,女性也往往承担了不亚于男性的任务。因此,灾难后女性更容易出现应激相关症状,实施自杀行为的比例也高于男性。

3. 儿童 在救援中,往往会忽略儿童的心理危机反应。但是因为年幼,儿童无论从身体上还是心理上,对灾难的抗击打能力都较差,心理危机反应也比较明显。儿童的心理危机反应往往表现为发呆、易哭泣、注意力不集中、易发脾气、行为退缩/退化比较明显,如依赖父母、较大儿童出现遗尿、拒绝上幼儿园或者拒绝上学等。

4. 移民 和生长于本地的居民相比,移民的社会支持资源较少,社会经济地位较低,对当地的文化习俗尚未充分适应,偏见和被排斥也会发生。移民出现应激症状的比例也较高,由于缺乏资源,容易出现抑郁、焦虑和愤怒情绪,并产生攻击等冲动行为。

(三) 影响心理危机严重程度的因素

重大灾难引发心理危机后,虽然个体的人格、应对、社会支持等因素可以起到一些缓冲作用,但是影响心理危机严重程度的主要因素还是灾难的性质和强度等特征。

1. 灾难的性质 灾难的不可预测性以及灾难有关知识的缺乏,容易引发焦虑和恐慌情绪。危化品泄漏/爆炸、核辐射、恐怖袭击、武装冲突等事件更容易引发广泛的心理危机。地震后灾区群众对是否会出现高震级余震的担忧、亲属下落不明等也容易引发焦虑和愤怒情绪。

2. 灾难的强度与范围 灾难越严重(如高震级、高烈度地震)、人员伤亡越大、灾难波及地域越广,出现心理危机的人群就越大,心理危机临床表现也越严重。此外,有些灾难如地震或大规模的武装冲突不仅造成人员伤亡和自然环境改变,还会严重破坏当地社会结构和支持系统,导致救援不及时,也会加重心理危机。

3. 持续时间 某些灾难如洪水、火山爆发,持续时间越长,可能对民众的心理影响越大,波及人员也越广。

4. 社会资源 受灾难波及的群体越富有、各类社会资源越多,就越能有效应对和自救。而如果当地缺乏教育、技术落后、缺乏训练有素的救援体系、社会支持有限,就越有可能引发心理危机,而且心理危机影响面越大。

(四) 危机干预目标人群分类

重大灾难发生后,哪些人最容易出现心理危机?哪些人群心理危机更严重?按照世界卫生组织的建议,可以将有关人群分为六级。

第一级:直接卷入灾难事件的幸存者。他们亲历了灾难事件的现场,不仅身体受到不同程度的创伤,还可能有亲人丧失和财产损失。该群体是心理危机干预的重点人群。给予心理干预、协助保证其生命安全是最主要的工作。

第二级：灾难中罹难者和幸存者的家属和亲密朋友。他们虽然没有亲历现场，但亲友的离世/受伤，以及财产的损失，都会诱发其心理危机。该群体是心理危机干预的主要人群。

第三级：灾难现场搜寻和救援人员、前方医疗救治人员以及各类志愿者。灾后现场的惨烈、救援失利、伤员死亡以及高强度的救援工作都是诱发心理危机的主要原因。该群体也是心理危机干预的主要人群。

第四级：在后方提供各种物资和援助的人员与志愿者。

第五级：未在现场，但通过各种媒体间接暴露于灾难场景的人群。其中易感性较高者也会因间接暴露于灾难刺激而出现心理异常。间接暴露持续时间越长（如长期反复观看电视节目、现场视频或照片），出现心理异常可能性越大。

第六级：主要是第三级人群的家属和关系亲密的朋友。

第二节　危机干预模式与技术

一、危机干预模式

关于危机干预模式，有学者对提出了自己的看法，综合各派观点，我们介绍三种危机干预模式。

（一）经典危机干预模式

经典的危机干预模式是由贝尔金（Belkin M）提出的平衡模式、认知模式和心理转变模式，这三种模式为许多不同的危机干预策略和方法提供了基础。

1. 平衡模式　也称平衡/失衡模式（equilibrium model）。危机中的个体常处于一种心理或情绪的失衡状态，在这种状态下，当事者原有的应对机制和解决问题的方法不能满足其需要。平衡模式最适合早期干预，这时个体已经失去了对自己的控制，分不清解决问题的方向，不能作出适当的选择。通过平衡模式可以帮助当事者重新获得危机前的状态。此时期危机干预者主要的精力应该集中在稳定求助者的心理和情绪上，在重新达到某种程度的稳定之前，不应采取其他措施。该模式可以被应用于危机的起始期。

2. 认知模式　认知模式（cognitive model）认为危机导致心理伤害的主要原因是当事者对危机事件和围绕事件的相关境遇进行了错误思维，而不在于事件本身或与事件有关的事实。该模式要求危机干预工作者帮助当事者认识到自己认知中的非理性和自我否定成分，重新获得思维中的理性和自我肯定的成分，从而使当事者能够实现对危机的控制。认知模式较为适合于那些心理危机状态基本稳定下来，逐步接近危机前心理平衡状态的当事者。

3. 心理社会转变模式　心理社会转变模式（psychosocial transition model）认为人是遗传和环境学习交互作用的产物，危机是由心理、社会或环境因素引起的，因此人们应从心理、社会和环境三个范畴来寻找危机干预的策略。由于社会环境和社会影响总在不断地变化，人也在不停地变化、发展和成长，因此对危机的考察也应该从个体内部和外部因素着手，除考虑求助者的心理资源和应对方式外，还要了解同伴、家庭、职业、社区对其的影响。危机干预的目的在于把求助者的内部资源与社会支持、环境资源充分结合并调动起来，使求助者有更多解决问题的方式可以选择。同认知模式相类似，心理社会转变模式也适合于达到稳定状态的求助者。

将平衡模式、认知模式和心理转变模式整合在一起，形成了一种统一的、综合的危机干预模式，它是多种干预模式的有机整合。

（二）建构主义干预模式

建构主义关注个体是如何运用自己的经验、心理结果和内部信念来建构知识和作出对外部世界的解释。个体经验有差异，对经验的信念也不同，所以对外部世界的理解也存在很大差异。这要求个体主动的和创造性的对知识经验进行建构。建构主义共分三个阶段。

第一阶段，危机干预前期。此阶段中，尽管个体处于一个环境协调、压力适中的情境，其心理处于一个暂时性的平衡状态，能应付日常生活中的压力事件，但隐藏着潜在的危机。危机通常是突然发生的，所以在这个阶段，要注重采取预防措施，通过给予各方面的支持，帮助个体在自身内部进行初级建构，提早认识到危机发生的可能性和严重性，并学习应对心态和积极措施。初级建构是个体自身内部的一种行为，我们可以防患于未然，提前给其灌输这些知识，让其同化这些知识，在内部机制中形成一份新的知识图式，这就是个体进行的初级建构。

第二阶段，危机干预中期。这是帮助个体自身高级建构的阶段，相比较初级建构提出了更高的要求，要求个体在危机出现后通过真实体验，去内化、去建构更成熟、更科学的认知图式。危机发生以后，心理素质较好的个体在初级建构模式的帮助下就能积极、短时间地走出阴影。而心理承受能力较差，调节能力较差的个体，在危机后很长一段时间都不能摆脱阴影，走出悲伤。这时可以采取团体辅导、个别辅导等进行干预，在帮助他们积极作出应对措施的同时，帮助他们完善、巩固认知图式，学会用积极的办法接受现实，成功地解决问题，减轻焦虑，提高自我评价，从而恢复社会功能。这是个体进行高级建构的过程。

第三阶段，危机干预后期。这是个体完成高级建构的一个重要阶段。在危机处理后，通过多种形式协助个体从心理问题中正确汲取经验教训。从中学习到有效的自我调节方法，从而获得新的成长。这样，个体不断地内化、建构和完善图式。

不管是初级建构还是高级建构阶段，对个体实施具体的干预措施都要求提供相对具体的情境，使个体能够在具体的情境中，对以往由于自身知识经验而产生的不良信念进行矫正，得出合理的认知，从而在面对心理危机时作出理性的行为。从长远的角度看，提倡建构主义危机干预模式，能够优化人格，提高个体应对和应变能力，这是最根本的干预手段。

（三）新兴危机干预模式

1. 教育、支持与训练的社会资源工程模式　诺思（North CS）等（2000）提出了一种新的危机干预模型，即教育、支持和训练的社会资源工程模型。这一模型是在给某些社会团体面临危机时提供支持的基础上发展起来，其目的在于当人员资源有限时，通过训练团体领导，提供最初的危机干预和减轻情感上的痛苦服务，使团体内的心理健康资源得到最大程度地有效利用。这一模式也包括对其他人员如牧师和警察的培训，是开发环境支持资源的成功尝试。

2. 整合危机干预模式　整合危机干预模式又叫折衷危机干预模式。整合危机干预理论是指从所有危机干预的方法中，有意识、系统地选择和整合各种有效的方式和策略来帮助病人。其观点认为所有人的危机都是既独特又类似的。因此，整合危机干预模式很少有理论概念，而是将各种理论和模式根据实际需要结合起来，进行综合运用，是各种方法的混合物。

二、危机干预原则

人类的危机虽然比较复杂，但是我们通过对危机干预理论和模式的研究，仍然可以使用相对有效和直接的方法、技术来处理危机。

（一）心理危机干预总体原则

1. 心理危机干预是救援工作的一部分，需多方协作　心理危机干预要根据救援整体工作部署调整工作重点，心理危机干预队伍也要及时将有关信息反馈给指挥部供决策调整参考。由于心理危机干预的重点依次是第一、二、三级人群，和医疗救援融合是接触这些人群的最好机会，过于强调心理危机干预的独特性不利于工作的开展。凭着热情或其他目的无序涌入并进行危机干预可能会引发救援秩序的混乱。

2. 充分保护受干预人群的利益　心理危机干预是为了恢复受干预人群的心理平衡状态，切不可为了"治疗技术需要"或其他任何原因而对受干预者带来新的创伤。严格保护受干预者的隐私，尊重他们的各项权益。

3. 科学的态度对待心理危机干预 心理危机干预不是万能的,只是众多救援内容之一,不是解决任何问题的万能钥匙,不能凌驾于其他救援内容之上,更不可因此影响当地社会和人们情绪的稳定。

（二）个体急性期心理危机干预原则

人们在遭遇重大事件时,常表现为现实感丧失,对过去和现在有不恰当的认识,对前途不抱希望,绝望感、无助感使其情绪自控能力降低,因此进行危机干预时应把握以下基本原则。

1. 正常化原则 该原则强调在危机干预工作中,建立心理创伤后调整的一般模式,涵盖在该模式中的任何想法和情感均属正常,尽管有时是痛苦的情感体验。干预者必须建立起"合理即正常"的理念,只有"正常",才意味着一切反应都在干预者的掌控中。当干预者向被干预者解释为什么其反应为正常时,被干预者已主动参与到自己的情绪调整过程中了。

2. 协同化原则 在危机干预工作中,干预者与求助者的双方关系必须是协作式的,最好能建立一个联谊机构,对那些自尊感和安全感降低的个体要适当地授权,让其恢复自我意识。此原则对目睹亲朋好友遇难场景的创伤者尤为重要,一些极端残酷的创伤场景可使目击者的自我意识和生存价值感下降。

3. 个体化原则 该原则是指个体遭遇创伤事件后其康复通道是具有独特性的,因为每一个人的危机,每一次危机都有所不同,其反应是不一样的。干预者在遵循解决问题的一般指导原则的同时,也要估计到个体的特殊性,应与受干预者共同面对问题,一起寻找适合他们的人格化调整模式。

除上述基本原则外,在危机干预时还应把握以下要点:①要迅速确定要干预的问题,应强调以目前的问题为主,并立即采取相应措施;②干预者要按着先易后难、循序渐进的原则,鼓励当事者提出问题,帮助当事者分析、讨论、解决、处理可能会出现的后果和风险,鼓励自己选择并明确责任;鼓励当事者自信,不要让当事者产生依赖心理;③实施干预的重点应该放在个体的自我调整和改变上,改善个体与环境不协调的关系;④干预过程最好有其家人或朋友参加和协助;⑤一般应把心理危机作为心理问题处理,不要作为疾病进行;⑥干预者与当事者双方一旦达到商定的目标,干预即结束。在结束干预关系时,当事者可能会有情绪的反应,甚至有些当事者会出现新的丧失,这是自然的反应。⑦在干预的整个过程中,要突出及时性、有效性、真实性、现实性、支持性。

三、危机干预基本步骤

危机干预一般包括以下四个步骤。

1. 危机评估 评估在心理危机干预过程中起着非常重要的作用。干预者必须在短时间内通过评估迅速准确地了解个体的危机情境及其反应,这是进行整个危机干预的前提。评估主要包括个体经历的创伤事件,个体的生理、心理、社会状态,个体采取的应对方式等。评估必须贯穿于危机干预过程的始终。干预者必须通过评估确定危机的严重程度,并不断评估个体的心理状态,从而了解支持系统的有效性,确定有效的应对策略。目前国外常用的评估模型主要有三种。

（1）三维筛选模型:该模型主要是评估个体的认知、情感和行为三个方面的功能水平,这是一种简易、快速、有效的模型。其中认知评估主要包括侵犯、威胁和丧失三项内容;情感评估包括评估愤怒/敌意、恐惧/焦虑和沮丧/忧愁;行为评估包括接近、回避、失去能动性等内容。

（2）阶段性的评估模型:该模型主要是评估个体处于从出现压力应对到反应消除或恶化的哪一阶段。该理论认为个体从出现压力应对到反应消除或恶化一般需经历五个阶段。如要预防严重的创伤后应激障碍,个体需在48小时内接受适当的专业干预及治疗。

（3）人与环境互动的评估模型:该模型主要评估个体创伤及其影响因素。这一模型重视创伤事件的多样性。

2. 制订危机干预方案 在评估的基础上制订符合当事者实际情况的危机干预方案。方案设计中要充分考虑到可以解决当前危机或防止危机进一步恶化的方法,确定应该提供的支持。

3. 实施危机干预 实施危机干预时,要与当事者建立有效的沟通倾诉途径,指导当事者进行适当的情绪宣泄,以减轻焦虑;另外要帮助危机个体正确认识灾难,纠正错误、不合理的认知;同时还要向当事者提供应对技巧及社会支持。

4. 对干预效果进行评估 干预者通过观察、交谈以及使用量表等方法对个体进行危机评估,以了解干预效果,并及时调整干预方案。

四、危机干预技术

危机干预的目的是调动各种可资利用的内外资源,采取各种可能的或可行的措施,限制乃至消除危机反应,从而使现存的危机得以解决,最大限度地降低危机造成的伤害。危机干预的最低目标是在心理上帮助当事者解决危机,使其功能水平至少恢复到危机前水平;最高目标是提高当事者的心理平衡能力,使其高于危机前的平衡状态。

（一）危机干预的要点

在心理危机干预工作中,如下要点需要一一落实。干预者遵循哪个理论流派,具体采用什么心理干预技术,并不是最需要关注的问题。

1. 确认安全 确认干预者和受干预者双方的安全是首要的任务,包括双方的生命安全和环境安全。在不能确认安全的情境下,不要贸然实施干预。如果不能确定安全,则需寻求其他救援队伍的支援,如医疗救援等。

2. 社会支持 社会支持是指个体在压力过程中从社会各方面能得到的精神上和物质上的支持。社会支持具有减轻压力的作用,是压力作用过程中个体可利用的外部资源。亲子关系、家庭、亲密关系、婚姻、朋友、社团等均是重要的社会支持。在重大事件发生后,当事者的社会支持系统崩溃,出现心理危机。社会支持正是解决这一问题的有效手段。通过建立临时的社会支持系统,能够体现出社会的关爱。对于幸存的当事者,他们的社会支持系统依次为配偶或伴侣、可信任的家庭成员、亲密朋友、心理救援队伍、医生护士、救灾委员会、社会支援团体、社会工作者、宠物等。这些会尽力帮助当事者解决他们急需解决的问题,都能起到平复心理创伤的作用。在危机状态下,很多人情急之时往往意识不到自己的社会资源,干预者要帮助他们意识到自己都有哪些资源,以及如何获得这些资源的支持。

3. 多学科协作 心理危机干预只是灾难救援的一部分,许多问题都头绪繁多,多学科协作是必要的。重伤员的心理危机干预往往要考虑到其伤情,需要和外科、神经科、急诊科会诊。既往有精神疾病史者需要精神科会诊或者转介到精神卫生机构。干预对象人群的实际困难需要民政、交通等部门的协作。

4. 培训与组织 培训的对象包括受灾群众、各类一线救援人员、参与救援的志愿者。培训内容主要是重大事件发生后常见的心理反应,教育他们这些反应是自然过程。培训内容还包括如何识别周围人的心理危机以及该到哪里寻找专业帮助。对志愿者的培训还包括初级的心理支持、安慰、评估及宣传工作。

有效组织心理危机干预队伍是高效完成干预工作的保证。切忌各行业各系统各部门一拥而上,这样不仅不能完成工作,反而造成工作秩序混乱。从既往经验来看,由救灾指挥部统一领导,卫生部门组织,依托当地精神卫生专业机构开展心理危机干预工作,较为有效。

5. 宗教、文化、伦理问题 每个地方都有其独特的宗教或文化习惯。尊重当地群众的宗教信仰和文化习俗,有利于开展干预工作,也可以避免不必要的纠纷。伦理方面主要是尊重受干预者及保护他们的隐私。危机干预人员不可以"救助者"自居,尊重干预对象自己的选择;更不可以专业技术为名,给他们造成新的创伤。出于学术和教学目的进行文字、录音或视频方式记录有关资料要取得知情同意,并充分保护隐私。

6. 信息管理及与媒体沟通 信息透明有助于增加社会的安全感。危机状态下,有关部门需要及时发布准确、一致、可靠的信息,以减少小道消息甚至谣言的传播。从事心理危机干预者提供的信息要渠道清楚、消息准确无误。现场危机干预者也要将受干预者的需求和其他信息准确而迅速地反馈给指挥部,以便决策。

由于媒体人并不都具备专业的危机干预知识,不合理的宣传报道(如过度渲染报道现场的惨烈)反而会给其他地区的群众造成间接的心理创伤。危机干预人员需要取得媒体合作,合理发布真实、准确、专业的信息。通过媒体宣传,让需要干预的人知道哪里可以获得心理支持和帮助。

7. 特殊人群危机干预要点　儿童和老年人因其年龄特点,需要针对性的干预措施。对儿童的有效干预方法是尽早恢复之前熟悉的生活状态,如及早和其熟悉的家庭成员一起生活、和熟悉的伙伴一起玩耍、做游戏,年长儿童尽早复学等。其原则是用熟悉的环境和生活来恢复其安全感。对于老年人更多考虑其躯体疾病和身体功能下降带来的实际需要,例如行动不便需要帮助,没有足够的食物和水等问题。

(二) 危机干预的基本技术

沟通、支持和倾听是心理咨询或治疗中的基本技术,也是心理危机干预工作者的基本功;此外,心理危机干预中常用的技术有稳定情绪、放松训练和心理辅导等。这些基本技术在有关教材的相应章节有详细介绍,本章对此仅做简要介绍。

1. 沟通技术　危机干预首先要和受干预者建立良好关系,如果不能与其建立良好的沟通和合作关系,干预技术较难执行和贯彻,就不会起到干预的最佳效果。因此,建立和保持双方的良好沟通和相互信任,有利于受干预者恢复自信和减少对生活的绝望感,保持心理稳定和有条不紊的生活,以及改善人际关系。影响人际沟通的因素有许多,一般来说,危机干预工作人员应该注意以下几项:①消除各种影响双方诚恳沟通的内外部因素,提高表达能力;②避免双重和矛盾的信息交流,如工作人员口头上对当事者表示关切和理解,但在态度和举止上却并不给予专心的注意或体贴;③避免给予过多的保证,因为一个人的能力是有限的;④避免应用专业性或技术性的难懂的语言,多用通俗易懂的言语交谈;⑤具备必要的自信,利用可能的机会改善病人的自我内省和感知。

2. 心理支持技术　在危机干预中给予当事者更多的心理支持,而不是支持当事者的认知错误或行为。这类技术的应用旨在尽可能地解决目前的心理危机,使当事者的情绪得以稳定。可以应用暗示、保证、疏泄、环境改变、镇静药物等方法,如果有必要,可考虑短期的住院治疗。对于有自杀意念的受干预者,有关指导、解释、说服主要应集中在放弃自杀观念上,而不是对自杀原因进行反复评价和解释。

3. 倾听技术　良好的倾听技术是危机干预工作者必须具备的基本素质。危机有时会使人的观念发生改变,如原认为灾难性事件不会发生在自己身上却发生了;原本以为自己是很坚强的人,却突然发现自己原来也是怕死的。危机干预工作者在实施干预时就要注重倾听,对当事者的不良情绪状态要进行及时宣泄、疏通和引导,让其表达出内心真正的痛楚。倾听技术可以帮助当事者表达、处理自己复杂的情绪,尤其要帮助他们宣泄那些可能"自我毁灭"的负性情绪。倾听技术包括言语和非言语的技术,如关注、重复、重读、询问、情感反应等,详见有关教材的相关章节。

4. 稳定情绪技术　稳定受干预人群的情绪是心理危机干预的重要工作内容。受灾难影响的人群往往缺乏安全感、信息沟通不畅以及没有足够的社会支持。在良好的倾听和理解支持的基础上,增强受干预者的安全感,提供准确和权威的信息,给予实际的协助(如果超出自己能力范围,可以联系其他服务部门,或汇总后逐级汇报,由上级部门统一协调处理),都是稳定情绪的主要措施。运用语言和行为上的支持,帮助受干预者适当释放情绪,恢复心理平静,也是允许的。帮助受干预者积极寻找各种社会支持,包括从家庭成员、朋友、社区中获取支持,提供常见心理危机识别和应对的知识,均有助于受干预者积极应对,稳定情绪。

5. 放松训练技术　放松训练是指采用一些方法使身体从紧张状态松弛下来的一种过程,包括呼吸放松、肌肉放松和想象放松。过度警觉是心理危机最常见的表现。而通过调整呼吸和想象放松,并使肌肉放松,使整个机体活动水平降低,达到心理上的放松,有助于缓解警觉状态。如果分离反应明显,则不适合接受放松训练。

呼吸放松训练时,保持舒适的姿势,缓慢地通过鼻孔进行深而慢的呼吸,同时感觉腹部的涨落运动。肌肉放松是通过有意识地感觉主要肌肉群的紧张和放松,使身体能够即时控制肌肉活动,从而自动地缓解不需要的紧张。想象放松则是在安静的房间里,以舒适的姿势躺或卧,闭眼并放松紧张的肌肉,想象一个熟悉的、令自己高兴的情境,尽量准确地观察和描述其细节。在这种状态下停留一会儿,然后睁开眼睛,回到现实。

6. 心理辅导技术 心理辅导主要用于轻伤员、医护和其他救援人员的心理干预,往往以小组的形式开展。心理辅导的主要内容包括了解灾难后的心理反应、寻找社会支持资源、选择合适的应对方法。

小组讨论中,引导参与者说出灾难中的感受和体验,包括恐惧、震惊等内心感受,主持者要帮助他们意识到这些体验是真实的,并且给予正常化。然后让参与者逐一列出各自潜在的各种资源,如从哪里能够获得相应的帮助,包括家庭、朋友、单位及社区的相关资源。尽量具体化各种资源的名称以及能够提供什么样的帮助。最后讨论各自曾采用了哪些应对策略,哪些有效,哪些无效。鼓励参与者有目的地选择有效应对策略,提高他们的控制感和应对能力。

(三) 心理急救技术

心理急救(psychological first aid)是一种循证的结构式取向的技术,可以帮助经历自然或人为灾难的儿童、青年、成人和家庭度过危机。该技术可以降低重大事件引发的心理不适,并提升近期和远期的心理适应和应对能力。心理急救技术应用范围广泛,适用于不同的灾难性事件、不同地域、不同年龄段,只要简单修改即可适用于不同文化和宗教背景。心理急救技术包括八个主要内容,逐一介绍如下。

1. 接触与建立关系 与受干预者的首次接触并建立良好的关系是后续干预工作的基础。主动向对方介绍自己,并说明自己能做的事情。尊重他们的选择,如果对方拒绝接受帮助,可以礼貌地离开,并告诉他们可以到哪里获得心理上的帮助。有时候可能不需要很多的语言交流,充满关怀的眼神或者动作就能起到很好的作用。但在用动作接触对方时要考虑到当地的文化习俗、宗教信仰以及性别因素。对于儿童,接触他们的时候要注意身高和视线高度一致,干预者可以蹲下来或者坐在地上和他们交流。

2. 安全和舒适 安全感的重建是心理危机干预的重要目标,促进安全感可以减轻情绪痛苦和困扰。增加安全感可以从几个方面进行:让受干预者从事积极主动的、切实可行的以及他们熟悉的事情;让他们及时获得准确的信息,但要避免一些容易造成再次创伤的信息;获得当前可以利用的各种服务资源(如食物、水、衣物等);获得如何使局面更加安全的信息;与有类似经验者交流。保证身体的安全也至关重要,如帮助受干预者获得安全的住所,消除附近的危险物品,评估自杀自伤或者伤人的风险等。

3. 稳定情绪 绝大多数人在亲历灾难后都会出现应激症状,但不意味着每个人都需要协助稳定情绪。但如果发现有人情绪崩溃或者出现定向力问题,如眼神呆滞或空洞、对询问无反应、行为混乱、强烈且无法抑制哭泣或过度换气、浑身颤抖、从事危险行为等,就很可能需要协助稳定其情绪。

稳定情绪的方法可以通过语言交流和完成一些具体肢体动作来进行。如通过交谈,引导受干预者说出自己此时的内心体验,并进行正常化;让他(她)进行慢而深的呼吸,引导他(她)说出身边可以看得见的几件东西,做一些具体的动作如握手等。通过这些简单的方法可以让他/她逐渐体验到周围环境的真实感,从而稳定情绪。必要的时候可以给予一些精神科药品,或者转介到精神卫生机构。

4. 评估和信息收集 在进行干预时,要对受干预者的情况进行评估,并且尽量全面了解其关注的内容以及实际需求。受干预者可能关心其失联亲友的情况,缺乏必要的生活物资,到了救援后期可能更关注财产损失、重建情况以及交通和经济来源等问题。收集这些信息有助于后续的干预和协助工作。

5. 实际帮助　灾难引起的各种秩序混乱导致平时唾手可得的东西都很难获取。协助他们及时获取水、食品和住所等生活必需品是心理危机干预的常规内容。

6. 联系社会支持　社会支持是顺利度过心理危机的有效资源。和受干预者一起评估目前可以获得的各种社会支持资源,例如附近的亲友、同事、志愿者及各类公益机构。必要的时候通过救援指挥机构,如交通和民政部门等,统一调配必要的社会资源。协助他们联系到家庭成员中的"主心骨",因为家庭成员的出现和陪伴是最好的支持。

7. 应对技巧　干预者需要和他们讨论应对当前问题的方法。通过讨论可以帮助他们思考可能的应对方法,找出他们自己的长处和可行方法,思考不良应对方法所带来的不良后果,鼓励他们有意识地选择有效的方法应对困境,从而提高应对能力并增加控制感。回避、物质滥用、冲动行为、不照顾自己都是消极的应对方法。而健康的生活方式、积极获取支持和信息、充分的休息和规律的饮食都是得当的应对。

8. 多方协作　心理危机干预不是万能的,很多干预工作都是各专业救援队伍通力合作下完成的。与医疗机构、学校、公益机构、政府有关职能部门的协作是干预过程中必不可少的。向受干预者提供这些帮助信息,将受干预者的需求逐级反馈给这些部门,都是协作过程中的常见工作内容。

心理危机干预"要做"与"不要做"见表 11-1。

表 11-1　心理危机干预"要做"与"不要做"

要做	不要做
观察、判断哪些人需要干预,并在恰当地时机进行干预	试图一上来就干预每一个人
多数人心理危机反应是一过性的,给予支持帮助即可,个别需转介治疗	给受干预者贴上"创伤""疾病""诊断"等标签
提供对方需要的支持和实际帮助	强调自己的心理治疗技术和理论
平等、平静、陪伴、倾听、商量、耐心	以专家、帮助者、施恩者自居
提供准确、来源可靠的正式消息	传播未经证实的、非官方的消息
在力所能及范围内,为其他救援队伍或受干预者提供实际的帮助,如食物和水	只做"心理专家该做"的事情
评估需要,帮助寻找可利用资源和支持	辩论、质疑、指出其错误

(四) 危机干预中的团体干预和其他技术

1. 团体辅导　团体辅导在危机干预中是一种经济、简捷、高效的手段,它是一种为了某些共同目的将成员集中起来进行心理危机干预的方法。团体辅导可以达到帮助当事者应对危机的目的。团体危机干预涉及面广,人数众多。一般以讲座、游戏的形式进行,可以同时对数百人进行干预,通常以8~10人为宜。团体辅导的时间控制在一个半小时左右。有学者指出,团体危机干预应该包括接触、评估、教育、支持、群体干预环节。在进行团体辅导之前要制订完善的计划,进行充分的准备。韦尔伯强调团体干预要注重以下四个方面的引导:①对悲伤状态进行描述,鼓励情绪的表达;②识别高危人群;③鼓励健康的应对方式;④预防自杀。

2. 其他技术　危机干预具体的方法和措施是多种多样的。如电话危机干预、面谈危机干预及社区危机干预等多种方式。干预技巧既有共性之处,也各有侧重,如绘画技术、空椅子技术、自我对话、放松训练、安全岛、认知转变技术、合理情绪疗法等。在创伤事件发生后,严重应激状态的当事者,大多伴有焦虑、恐惧、抑郁等负性情绪,应予以积极的支持性心理治疗,必要时结合药物治疗,以最大限度减轻其痛苦。

（童永胜　杨艳杰）

第三节 自杀预防

一、自杀的概念

自杀是一个复杂的心理和社会现象,也是严重的公共卫生问题。总体来说,自杀现象包括自杀意念、自杀未遂和自杀死亡,还有人将自杀姿态也纳入自杀行为的范围。

1. 自杀意念(suicidal ideation) 是指一个人认真考虑希望结束自己生命的想法。有的人在产生自杀意念后,会有相应的准备,如计划自杀的时间、地点、工具或方法。也有的人产生自杀意念后,仅是希望外界力量帮助自己结束生命,如希望自己睡过去不再醒来,或者意外事故身亡等,此谓被动自杀意念。

2. 自杀未遂(attempted suicide) 是指实施了意图结束自己生命的行为,但没有导致死亡的结局。也有学者称之为准自杀(parasuicide)或者非致命性自杀行为(nonfatal suicidal behavior)。

3. 自杀死亡(completed suicide) 是指实施了意图结束自己生命的行为,且导致了死亡的结局。由于英文单词 suicide 本身就含有自杀死亡的意思,所以不加注明的情况下,自杀(suicide)指的就是自杀死亡,如自杀率(suicide rate)指的是自杀死亡的发生率。

从理论上说,无论是自杀未遂还是自杀死亡,在实施该行为的时候都应该有结束自己生命的意图,即有自杀意念。然而有些人在实施行为时自杀意念并不强烈,甚至出于某些顾虑时候否认自己曾有自杀的想法,尤其在我国农村地区较为常见。为了避免有无自杀意念这一纠缠,有些学者,尤其是欧洲地区学者常常使用蓄意自伤(deliberate self-harm)来指代自杀未遂。

4. 自杀姿态(suicide gesture) 是指有些人做好了自杀准备但没有实施最终行为的现象。如有人在高楼的楼顶/窗户上,或者爬上高塔,准备往下跳但还没有跳下去的现象。

二、自杀学有关理论

自杀是非常复杂的现象,是多种因素综合作用的结果。目前有多个理论观点试图解释自杀行为产生的原因。

(一)社会学观点

迪尔凯姆(Durkheim E,或译涂尔干)是很早开始研究自杀现象的著名社会学家。他通过对当时欧洲各国自杀率的详尽分析,认为一个人之所以会产生自杀意念甚至实施自杀行为,主要和社会凝聚力有关。一个家庭、小团体乃至全社会如果是稳定的,那么成员之间互相的联系就很亲密,凝聚力就强,有助于阻止自杀意念和自杀行为的发生。而如果社会结构遭到破坏或者社会结构等级比较低,没有足够的凝聚力阻止自杀,就会导致自杀率的上升。

他将自杀分为三种类型:利己性自杀、利他性自杀和反常性自杀。利己性自杀发生的原因是社会的风气败坏。社会规范、伦理道德和社会秩序遭到破坏乃至瓦解,社会成员之间的凝聚力下降甚至丧失,导致自杀行为的发生。利他性自杀发生于低级社会里。因为社会生产力不发达,丧失了独立生活能力的成年人成为社会负担,就有自杀的"义务"。反常性自杀行为与自然灾害或经济危机等人为灾难有关。一些人不能适应外界环境的突然变化而选择自杀行为。

Durkheim 还描述和解释了自杀的模仿或"传染"现象。他认为所谓的自杀模仿(imitation)或传染(contagion),只是这些先后实施自杀行为的人具有类似的社会环境,而不是自杀真的具有"传染性"。

(二)精神医学观点

世界各国的研究证据都表明,精神疾病和自杀行为之间有着紧密的联系。西方国家的研究结果显示,几乎所有的自杀死亡案例和约90%的自杀未遂案例,在他们实施自杀行为时都符合至少一种精神疾病的诊断。学者因此提出,无论根本原因有哪些,导致最终实施自杀行为的直接原因是共同且是唯一的,即精神障碍。然而来自中国近十几年来数个大型研究证据都表明,有超过30%的自杀死亡案例和超过一半的自杀未遂案例,在其实施自杀行为前都没有精神障碍。该结果有力地挑战了精神疾病是自杀行为直接原因的观点。

虽然精神疾病不一定是自杀行为发生的最终唯一通路,但两者之间的紧密联系还是毋庸置疑的。强烈的抑郁和焦虑情绪常常伴发自杀意念,病人在幻听或妄想症状的支配下实施自杀行为。抗精神病药氯氮平和心境稳定剂碳酸锂已被证实具有预防自杀的作用。抗抑郁剂和预防自杀的关系较为复杂。一方面是自杀率的下降与抗抑郁剂的处方量上升具有很强的相关;另一方面美国和英国的药监部门发出了黑框警告,指出抗抑郁药特别是5-羟色胺再摄取抑制剂(selective serotonin reuptake inhibitor,SSRI)有诱发青少年病人产生自杀意念的风险。然而近年来越来越多的研究证据支持使用SSRI类药物预防自杀。对于成年的抑郁症病人,SSRI类药物治疗可以降低自杀未遂和自杀死亡的发生率;即使有病人在接受SSRI类药物治疗期间实施自杀行为,往往和药物引起的副作用有关,或者治疗起效初期病人具备了"实施自杀行为的能力"有关。而对于青少年抑郁症病人,虽然有证据表明使用SSRI类药物可能增加自杀风险,但是病人服用该药物自杀的致死性明显低于传统抗抑郁剂。

(三)压力-素质模型

压力-素质模型(stress-diathesis model)是指某些人具有实施自杀行为的易感素质或者特质,具有素质易感性的人在诱发因素(如生活事件)的激发下实施了自杀行为,而某些保护因素(如社会支持、宗教、文化等因素)可以保护他们,不去实施自杀行为。

5-羟色胺是这种易感性重要的生物基础,它的活动水平基本上由基因决定。其他重要的易感素质有关的因素还有人格特质、社会经济地位、年龄、家族史、精神疾病、物质滥用、童年创伤等。压力-易感理论模型不仅打破了自杀是某种精神疾患或单纯是某种危机应对结果的传统看法,而且注意到了易感性的生物和心理两个层面,并将易感性放到各种个体素质和社会文化环境的角度上来加以考察,为自杀的评估和治疗提供了一个新的视角。

(四)其他理论

1. 逃避自我理论　此理论最早由贝奇勒(Baechler D)提出,后经鲍迈斯特(Baumeisterr R)完善。该理论集合了其他多种理论[如瓦拉柯(Vallacher R)等的行为身份理论、裴尼贝克(Pennebaker J)的思维层次理论、Carver等的自我觉知理论、希金斯(Higgins E)的自我差异理论、归因理论]的要素,将自杀中的认知因素与动力因素熔为一炉。逃避理论认为只有环环相扣地经历以下六个阶段,自杀才会发生。

(1)最近的某个事件或状况达不到自己的期望和标准。可能是因为期望高得不切实际或者是确实出现了严重问题、重大挫折,也有可能两者均有。

(2)不恰当的内归因。将对事情的消极评价转换成了对自己的责备,认为自己有某种稳定的、不好的特点,会使以后遇到更多的麻烦。

(3)觉得自己没有能力、不受人喜欢、有罪等,也就是开始出现自卑和低自尊。

(4)由此产生消极情绪,即因自己达不到自己的标准而抑郁,因自己没有完成外在的责任与义务而焦虑。

(5)认知降低。为了驱除抑郁或焦虑,人们对自己或自己的行为只从具体的短期的角度来看待,只注意眼前的活动和感觉,只考虑近期目标,让意义的维度从感知和思考领域中消失。例如降低对身份的意识就可以减少负罪感。

(6)当降低认知策略也不能抵挡恶劣的情绪和观念时,长期的认知降低带来的丧失意义、不分对错、易于冲动等特点,就会使死亡在当下成为逃避恶劣情绪和痛苦的自我意识的手段。

此理论解释性较强,例如,有些自杀者没有表现出焦虑和抑郁,因为它们被认知降低解除了。有些自杀者并无冲动的人格特点,其冲动是认知降低、抑制解除所致。很明显,认知是该理论的核心。

2. 心理动力学理论　在Freud看来,自杀行为是一种主要来自个体无意识层的原发性内部冲突所致。对以前是爱恋着的、现在痛恨着的客体的强烈的、攻击性意向的内向投射,使个体感到对自己的愤怒和敌意,其结果就是抑郁,继而自杀。在一些极端的案例中,自伤或自惩意向可能转化为攻击他人,产生他杀。

精神分析学者门宁格(Menninger K)认为自杀是一种反射性谋杀,自杀者将对别人的愤怒向自我转化或把自杀当作一种自我惩罚的手段。他还描述了一种自我死亡本能(self-directed death instinct,与死亡本能类似),提出自杀者的敌意有三个组成部分,即杀人的愿望、被杀的愿望和死的愿望。

另有些精神分析学家认为,自杀者从小就不善于表达自己对别人的敌意和愤怒,形成强烈的自卑感和依赖人格。这种人理想的自我与现实的自我之间存在着明显的距离,企图通过自杀求得精神上的再生和重新构造自我。这类假设带有很大的随意性。

3. 学习理论 社会学习理论认为,虽然社会结构、无意识冲动和神经化学物质切实影响一个人的学习、感觉和行为表达方式,但行为是有动机的,没有证据表明像自杀这样复杂的行为只是由遗传所决定的,因此不应用学习理论就不可能充分理解自杀行为。确实有一些支持学习理论的证据,例如父母及家庭其他成员,关系密切的朋友有过自杀行为,个体自杀的可能性就大;电影、电视,小说中主人公的自杀行为亦有人模仿。医师的高自杀率可以解释为医师经常接触病人,了解各种有效的自杀方法,而以此作为自身摆脱苦恼的途径。

奇利斯(Chiles JA)认为自杀是一种习得的问题解决方式,这种方式常被内部和外部原因所强化。前者指的是自杀后躯体、心境或精神状况的改变。包括:①许多自杀病人的焦虑和害怕在自杀行动后得到缓解,而焦虑和害怕正是他们情绪危机的核心;②情绪得到释放。外部强化指的自杀行动后的环境改变,包括脱离危机环境,可能获得暂时的人际关系改善和得到别人更多的关心和帮助等。

三、自杀的国内外现状

(一) 自杀率的国内外比较及我国独有的特征

根据世界卫生组织的估计,2012 年全球约有 80.4 万人死于自杀;年龄标准化后的世界年自杀率为 11.4/10 万,男性为 15.0/10 万,女性为 8.0/10 万。由于自杀在很多国家都是敏感甚至忌讳的话题,在有些国家甚至是非法行为,这个数字极有可能是低估的。

按地域划分,日本、韩国、东欧和俄罗斯、印度、东部非洲国家属于高自杀率国家,年自杀率超过15/10 万;美国、阿根廷、澳大利亚、西班牙、北欧部分国家的年自杀率为 10/10 万 ~15/10 万;而中国、加拿大、巴西等国年自杀率介于 5/10 万 ~10/10 万之间;墨西哥及阿拉伯国家的自杀率最低。

无论是哪个国家,自杀率大都随着年龄增长而上升。但是在死因排序上,自杀是 15 ~29 岁人群死亡的第二位主要原因。在发达国家,自杀率的男女性别比为 3:1,但在低中收入国家,该性别比降到了 1.5:1。自杀方式的选择各国之间差异很大。美国最常见的自杀方式是用枪支射击自己;农业国家最常用的方式是服农药;高处坠落、使用刀和绳子也都是各国比较常见的自杀方式。

中国的自杀率有独特的模式。在 20 世纪末,我国的年自杀率超过 20/10 万,属于世界上少数几个自杀率最高国家之一。然而 21 世纪的前 10 年,我国的自杀率急剧下降了一半,目前全国平均年自杀率为 9.8/10 万。我国的自杀率男女性别比几乎是世界上独一无二的。20 年前该性别比为 0.8:1,即女性自杀率比男性高 25%;近年来由于女性自杀率下降模型,性别比接近 1:1,男性自杀率仍未高于女性。我国自杀率模式另一个特征是农村自杀率高于城市,而发达国家情况相反。近些年来虽然我国总体自杀率及中青年人群自杀率明显下降,但老年人的自杀率明显上升。加上人口老龄化的影响,目前我国每年死于自杀的老年人超过所有自杀死亡数的一半。我国农村地区最常见的自杀方式是服农药,城市地区服用药物、高处坠落、使用刀和绳子自杀较为常见。

(二) 自杀未遂的发生率及特征

和自杀死亡相比,每年自杀未遂的人数更多。目前对自杀未遂的监测是个难题,各国普遍采用医院急诊登记系统监测自杀未遂的发生率。监测的数据表明,到医院就诊过的自杀未遂发生率是自杀率的 6 ~ 8 倍。然而部分后果不严重的自杀行为没有到医院就诊,导致医院监测的自杀未遂率明显低估。各国专家估算总自杀未遂率可能是自杀率的 8 ~ 10 倍,部分专家甚至认为可高达 20 倍。

自杀未遂的男女性别比例大致为 1:(1.5 ~ 2.5)。虽然女性实施自杀行为的比例高于男性,但是女性因自杀行为致死的比例只有男性的 1/6 左右,导致最终男性自杀率是女性的 3 倍左右。自杀未遂者中,中青年人比例明显高于老年人。自杀未遂者常用的自杀方式中,高致命方式如枪支、上吊的比例低于自杀死亡者,服毒特别是服用药物的比例较高。

我国自杀未遂率和世界各国差不多,女性自杀未遂率是男性的 2 倍左右。由于我国女性自杀行为的致死比例是男性的一半左右,导致女性自杀率与男性持平。农村地区自杀未遂者常用的自杀方式依然是服农药,城市常见的方式是服用治疗药。

四、自杀行为的影响因素

自杀行为是一个非常复杂的现象,影响自杀行为发生的因素互相叠加甚至互相影响,导致个体最终实施自杀行为。诸多因素中,增加自杀行为风险的因素可以称为危险因素,而有助于保护个体免于自杀行为的因素可称为保护因素。

有自杀家族史者其自杀风险较高,甚至有自杀行为的“家族聚集”现象。曾有学者认为自杀家族史的发生与该家族情感障碍疾病遗传倾向有关,新的解释则倾向于自杀家族史与该家族中的某些冲动人格特质的遗传有关系。也有一些证据认为这些自杀行为的遗传与 5-羟色胺的基因多态性遗传有关。此外,研究发现有自杀未遂行为的精神疾病病人其脑脊液中 5-羟吲哚乙酸(5-HIAA)的浓度较低,而且脑脊液中 5-HIAA 水平低下往往提示将来可能出现自杀及自杀未遂。神经影像学研究则发现有自杀未遂史的抑郁症病人其左脑内囊体积略小,可能与自杀行为有关。遗传学因素和神经生物学机制都反映了个体的自杀行为易感素质,而不是绝对决定一个人是否以及何时会实施自杀行为。接下来详细介绍自杀的人口学因素、精神心理因素和社会环境、文化因素。

(一) 人口学因素

与自杀行为相关的人口学因素主要有性别、年龄、居住地、受教育程度等。

1. 性别 在大多数国家,男性是自杀死亡的危险因素,而女性是自杀未遂的危险因素。在我国女性是自杀未遂的危险因素,而自杀死亡男女相当。性别与自杀行为相关的机制不甚明了。有人推测,女性情绪更不稳定,容易冲动;而男性一旦决心自杀,求死心更强,选择的方式致命性更高。在我国,也有可能是女性社会经济地位较低,较易遇到更多的生活事件。

2. 年龄 目前学界大都不将小于 10 岁儿童的伤害行为定为自杀行为。从 10 岁起,随着年龄的增长,自杀率都上升。老年人由于自杀行为致死率高,在高自杀率的同时,自杀未遂率并不高。

3. 居住地 如前所述,在我国居住农村是自杀死亡和自杀未遂的危险因素,而在发达国家居住城市是自杀死亡和自杀未遂的危险因素。居住地本身未必会影响一个人是否自杀,但是居住地往往是社会经济状况的一个综合性指标。在我国,居住在农村往往意味着社会地位较差、收入低、劳动强度大而且可用的社会资源少,这些都不利于有效应对面临的困境。而在发达国家,居住在城区往往是低收入者,他们缺少各种社会保障,容易产生自杀行为。

(二) 精神心理因素

精神心理因素包括精神疾病、人格特点、生活事件以及个人既往的自杀未遂史等,往往与自杀行为有比较直接的联系。

1. 精神疾病 几乎所有研究证据都证实精神疾病是自杀行为的主要危险因素。虽然我国 60% ~ 70% 的自杀死亡案例和 40% 左右的自杀未遂案例在实施自杀行为时符合精神疾病诊断,明显低于西方国家相应数据,但是在所有危险因素中,精神疾病的自杀行为风险最高。在各类精神疾病中,情感障碍(双相障碍、抑郁障碍)的自杀风险最高。焦虑障碍、物质使用相关障碍、精神病性障碍次之。

2. 人格特点 冲动性和攻击人格特质与自杀行为也有密切关系。各类人格障碍病人的自杀风险明显增高,边缘型人格障碍病人的自杀风险是其他人的 40 多倍。我国,尤其是农村地区有很大比例的自杀行为属于低自杀意图强度的行为,这些往往与冲动性人格特质有关。

3. 生活事件 生活事件往往是自杀行为最终实施的诱发因素。我国一些农村女性在没有精神疾病背景下的自杀行为,大多是因为一些急性生活事件如夫妻吵架或邻里纠纷诱发的,其自杀意念并不强烈。除了自杀行为前的急性生活事件起到诱发作用外,慢性生活事件如贫穷、多病积累形成的长期精神压力也是自杀行为的重要独立危险因素。

躯体疾病往往是老年人重要的生活事件。慢性病痛的折磨使老人社会功能下降甚至丧失,另一方面造成的经济负担也是大问题。这些因素的共同作用下,老人感觉自己活着失去了价值,甚至是个负担和累赘,无助和无望下产生自杀想法乃至实施相应行为。

4. 个人心理因素 有既往自杀未遂史的人再次自杀未遂或自杀死亡的风险也更高。一方面,既往有自杀未遂史的人本身具有自杀行为易感素质,遇到诱发因素更容易采取自杀行为。另一方面,既往的行为可能是一种"榜样"作用,再次遇到生活事件或其他诱发因素,倾向于采取类似的行为去解决问题。

有自杀未遂史者常有共同的认知特征:①习惯采用非此即彼和以偏概全的思维模式来分析处理问题,易走极端,看不到解决问题的多种途径,在挫折和困难面前不能对自身和周围环境作出客观评价;②易于将遇到的问题归因于命运的安排,相信问题所带来的痛苦是不能忍受的,是无法解决的,是不可避免的;③对困难常不能正确地估计,或缺乏解决困难的技巧,应付压力机制单调生硬,缺乏耐心,渴求即时成功,即刻满足,行为具有冲动性和盲目性,不计后果;④对人、对事、对己、对社会均倾向于从阴暗面看问题,心存偏见和敌意,从思想和感情上把自己与社会隔离开来。

自杀未遂和自杀死亡最大的区别是其结局——是否死亡。在西方国家,自杀死亡案例比自杀未遂案例的自杀意念更强烈、精神疾病更严重、采用的自杀方式更致命。而在我国,尤其是农村地区两者差别相对较小,自杀死亡比自杀未遂者自杀意念更强烈些,但是精神疾病的比例或严重程度差别并不明显,常用的自杀方式都是服农药。是否导致死亡,更主要的决定因素似乎是医疗救治的水平,即是否能将自杀意念并不强烈、没有患精神疾病的服农药者抢救成功。

(三)社会环境、文化因素

社会环境和文化因素弥散在我们生活的各个角落,对人们行为的影响几乎无处不在。与自杀行为关系密切的社会、文化环境因素有社会经济地位、社会支持、文化和宗教信仰、行为模仿和学习、自杀手段的可及性等等。经济危机、战乱或者天灾人祸都会导致自杀率的明显上升。

1. 社会经济地位与社会支持 受教育程度、社会地位和经济收入较高的人,自杀风险较低;反之自杀风险增高。生长于本地的人自杀风险低于外来移民。从事专门职业的医生、律师、作家、音乐家、经理阶级及行政管理人员的自杀率较高。独居,尤其是对于老年人而言,是自杀行为的重要危险因素。婚姻和生育子女是自杀行为的保护因素,但是在我国农村,婚姻和家庭可能会给女性带来更多的压力和生活事件,反而起不到保护作用。前述的这些社会经济因素,大多与社会支持的获取和利用有关。社会地位高的人获得支持资源的可能性较大;家庭和婚育带给大多数人新的人际凝聚力和各种社会支持。较高的社会支持有助于面临困境者免于自杀。

针对我国农村女性高自杀率现象,有学者提出了"扭力"概念。当一个受过良好教育,见过城市生活"世面"的女性在农村成家养育子女,面临着与其"见识"有巨大落差的现实生活,就产生了"扭力",容易引发自杀意念甚至实施自杀行为。

2. 自杀相关的文化禁忌与宗教 很多宗教在教义上对自杀行为有很多限制,这在一定程度上降低了自杀行为的发生率。Durkheim 曾指出,不一定是禁止自杀的教义降低了自杀率,他认为宗教信仰给人们提供了互相紧密联系的社会凝聚力,从而降低了自杀率。另外,在一个认为自杀是一种较好的解决问题方式的团体文化背景下,其团体成员也会认同自杀是一种可取的选项,从而在面临问题时可能会采用自杀行为来解决。

3. 模仿与社会学习　名人自杀后,特别是经过媒体广泛报道之后,短期内会有自杀率上升的趋势。有证据也表明,无血缘关系亲友的自杀行为史也是一个独立的自杀危险因素。学界将这些现象称为自杀的模仿效应。有人将该现象解释为示范效应,即民众对名人的行为有认同心理,既然他/她这么做了,我也可以这么做。无论是名人还是身边的亲友,其行为可能都是一种榜样作用。另一种解释是"人以群分"。既然与有自杀行为史者交往甚密,或者是某个名人的粉丝,那么他们可能与名人或亲友有着类似的特质,而这些特质可能是自杀行为的易感素质。

4. 自杀手段的可及性　自杀意念可能产生于各种各样的原因,但自杀行为的实施需要借助一定的方法或工具,否则只会停留在自杀意念上。曾有学者提出,个体有自杀意念并足够强烈(有各种自杀的准备或计划)后,是否具备自杀能力是最终实施自杀行为的决定因素。能否获得致命的自杀方式是自杀能力的主要内容。

最容易获得哪些自杀方式,尤其是高致命性的自杀方式,不仅决定了常见的自杀方式分布,还影响自杀未遂和自杀率的高低。美国是购买枪支自由度很高的国家,使用枪支是美国男性最常见的自杀方式。中国和南亚农业国家,服农药是最主要的自杀手段。

五、自杀预防

第66届世界卫生大会通过了世界卫生组织提出的精神卫生行动计划。自杀预防计划是整个计划的一部分,旨在实现到2020年各国自杀率下降10%的目标。近年来人们对自杀行为的认识已经越来越深入,生物、心理、社会、环境和文化因素之间的相互作用在自杀行为的发生中起着重要的作用。

针对自杀行为的危险和保护因素,我们可以从多方面努力开展自杀预防和干预工作,如许多国家已将自杀去罪化,这使得有自杀意念或行为的人更放心去寻求帮助。

(一) 自杀行为的复杂性与三级预防

由于自杀行为的高度复杂性,需要系统化的自杀预防措施。针对自杀行为危险因素的预防策略有三种,大致可以与疾病的三级预防对应。一级预防即"通用的"预防策略,这是面向全人群的干预措施,如限制自杀手段的可及性、促进心理健康、提高卫生保健服务的可及性、促进经济发展和社会公平以及促进媒体负责任地报道自杀问题。二级预防即"选择性的"预防策略,它主要面向高危人群,如受到冲突或灾难影响的人、自杀者亲友以及难民和移民等,通过提高精神疾病的诊治率、自杀者亲友支持活动以及向高危人群提供服务,如热线来实现的。三级预防即"针对性的"策略面向的是特定高危个体,为他们提供各种支持,对离开医疗机构的自杀未遂者进行随访,培训卫生工作人员以提高识别和处理精神障碍和物质使用障碍的能力。

(二) 一级预防的常见措施

通用预防策略旨在降低全人群的危险因素水平或者暴露比例,从而使人群中达到或超过实施自杀行为危险程度阈值的人口比例降低,通过降低全人群的自杀风险水平而实现预防自杀的目的。该策略的实施无需鉴别个体的实施自杀行为危险程度,可以有效降低国家或某个地区的自杀率水平;缺点是需要在大范围内开展相应干预活动,各种成本较高。常见的自杀行为一级预防措施如下。

1. 限制自杀手段的可及性　限制自杀手段的可及性是迄今为止少数被证明有效的自杀预防措施之一。以往各国的自杀预防经验也表明,对自杀手段的可及性加以限制,可以有效降低自杀率。如英国在20世纪50~70年代对家用煤气进行降毒处理,20年间使用煤气自杀的比例从13%降到了不到1%。后来英国给地铁安装屏蔽门、扑热息痛的小包装化,美国增加购买枪支的难度、给自杀例数较多的高楼或桥梁安装防护网,中国和斯里兰卡的农药减毒和控制使用等尝试都取得较好的效果。限制某种自杀方式可及性降低采用该方式自杀行为发生率的同时,并没有导致采用其他替代方式自杀的上升,最终降低了整体自杀率。

2. 宣传教育　由于社会和个人对自杀和精神疾病的耻辱感，有强烈自杀意念或精神疾病者不敢或者不愿意求助。通过宣传教育，改变公众对自杀和精神疾病的歧视态度，让大家知道自杀是可以预防的，以及有自杀想法或精神疾病的人可以到专业机构寻求帮助，将有效减少自杀行为的发生。

由于文化习俗等原因，有些地区人们往往将自杀行为当作一种解决问题的有效方式。向群众提供健康教育讲座，传授应对技巧，可以帮助人们较好地应对困难，避免采用极端的行为来解决问题。

媒体不恰当地报道自杀案例会导致某些地区和时段的自杀率增高。如果媒体出于各种原因，对自杀案例特别是名人自杀案例极力渲染，详细描述各种细节，会诱发一些模仿自杀行为的发生。因此媒体合理地报道自杀案例，例如避免描述自杀方式和现场情景，指出可能的自杀原因如抑郁或者重大生活事件，并指出哪些方法可以解决这些问题，不仅不会导致自杀率上升，而且还有可能减少自杀行为的发生。

3. 增加各种卫生服务　即使在我国，精神疾病也是最主要的自杀死亡和自杀未遂的危险因素。提升精神卫生服务的覆盖面和利用度，如新建精神卫生医院或者综合医院增设精神心理科，让精神疾病病人及早得到诊治，有助于降低全人群的自杀行为风险水平。

我国农村地区，有相当比例的自杀死亡案例可能是"失败的自杀未遂"，即本以为不会致死但由于救治不及而死亡。提高农村地区对农药中毒的救治水平，以及让中毒者尽早得到救治，有利于降低因自杀致死的比例，从而降低自杀率。

4. 推动经济发展与社会公平　有专家推测，我国近年来自杀率下降的原因可能与经济的蓬勃发展有关。经济发达地区可以获得的各种社会资源如生活和医疗保障较多，可以支持人们渡过难关，从而避免自杀行为的发生。城市建设和乡村城镇化过程，使农村相对富余的劳动力获得了更多的就业机会。特别是农村女性因此获得了更多的工作机会和经济收入，社会和家庭地位明显提高。经济和社会地位的提升不仅是保护因素，还间接减少了一些如贫困、受欺凌等生活事件的发生。增加社会保障对贫困地区以及留守家庭、失独家庭、空巢家庭、独居老人的覆盖度和保障力度，有助于这些弱势群体解决实际问题，有利于减少自杀行为的发生。

5. 常用的社区/校园自杀预防措施　在社区或者校园，通过培训非专业人员，提高社区或校园对自杀风险的识别率和转介率，是实践证明有效的自杀预防措施。守门员培训计划（gatekeeper training）就是其中的代表，重点在于识别高危人群。专业人员的日常工作不可能每天深入到每一个社区观察每一个人的风险，而学校老师、辅导员、同学、社区居民在这方面可以起到专业人员"延伸出去的手"的作用。通过培训改变他们对自杀行为和精神疾病的态度，掌握有关基本知识、沟通和提问技巧和转介方法等内容，从而提高对高自杀风险个体的有效识别和及时诊治。

力量之源（source of strength）是美国另一个常见的自杀预防措施，重点是增加保护因素的作用。该措施的要点是，大家推选出若干值得信任的人并加强与之联系沟通；通过各种形式活动强化大家"有困难去找他/她"的意识；通过培训掌握应对问题的技能。通过这些措施，提高一个大团体的凝聚力，特别是人们与若干个重点人的联结；以及整个群体用积极的方式解决问题的倾向。

上述两种措施的真正落实要依靠一些核心人物，他们往往是乐于助人、受到大家的喜欢和信赖的伙伴或同伴。具有这些特征的人容易将周围的人凝聚在一起，并且大家愿意向他/她吐露心声。群众和学生的提名是寻找这些核心人物的有效方法。

（三）二级预防的常见措施

选择性预防措施是针对自杀行为重点或高危人群的相对广泛措施，而不是具体某个可能实施自杀行为的个人采取的具体干预措施。主要有提高精神疾病的有效诊治率以及其他各种心理危机服务。二级预防的常见措施如下。

1. 提高对抑郁等精神问题的识别和治疗率　虽然多数实施自杀行为的人当时有各种精神问题，但是其中大多数都没有接受过系统的诊治。与自杀行为关系极为密切的抑郁症病人，往往都是就诊于非精神专科。通过培训，提高非精神专科医生对精神疾病特别是抑郁症的识别、诊断以及治疗水平,有利于病人的精神问题及早得到处理。另外,对可能有精神疾病的病人进行诊治过程中,加强对其自杀风险的评估也是必要的自杀预防措施。

2. 提供危机干预服务 许多自杀行为的实施都有急性生活事件的诱发,或者是处于长期心理压力之下造成的。为这些高危人群(处于长期心理压力、急性生活事件之中)提供心理支持服务是必要的。热线电话有方便易获得且不受地域限制的优点,是一种重要的自杀预防措施。目前国内各省市在国家卫生和计划生育委员会的支持下建立的心理援助热线都具有自杀预防的职能。对于每一个来电者,评估其实施自杀行为危险程度应当是常规内容。对于可能有高自杀危险的来电者加以针对性的心理干预及后续随访。

重大灾难事件后的心理危机干预不仅有助于当时各种问题的顺利解决,也是一种重要的自杀预防措施。心理危机干预应当是所有重大事件发生后的常规内容。有关具体内容在本章第一节、第二节已有相应叙述。

其他的二级预防内容还有加强对自杀者亲友的心理健康教育和社会心理支持活动。通过各种形式的小组活动,让他们彼此分享亲友自杀后自己的内心体验,让他们明白自己的感受并非独特或者病态的。这些活动本身也是一种形式的社会支持,在此不再赘述有关内容。

(四)三级预防的常见措施

"针对性"的自杀预防策略措施是针对具体某个高危个人的具体干预措施,如已经识别出有自杀意念甚至有具体自杀计划的个体或者同事、朋友等。

1. 对精神疾病病人的治疗 有抑郁发作、命令性幻听、自杀意念或者伴有抑郁情绪的其他精神疾病病人是自杀高危人群中的高危个体。对这些病人进行充分治疗是必要的预防措施。目前有循证依据的可预防自杀的药物有氯氮平和碳酸锂;认知行为治疗也可能是有效的预防措施。虽然有黑框警告,但目前证据还是支持对成年抑郁症病人使用抗抑郁剂,包括 SSRI 类抗抑郁药物治疗;但是对不满18 周岁的青少年抑郁病人,要慎用 SSRI 类药物。除了个体化的治疗外,给病人提供安全的场所,减少自杀工具的可及性等属于一级预防的措施仍然必要。

2. 识别个体的自杀意念与干预

(1)个体自杀危险程度评估:在工作中不敢评估自杀风险特别是不敢询问对方自杀意念,一方面是社会态度、忌讳和隐私顾虑,另一方面是担心询问自杀相关问题会诱发对方产生自杀意念。其实这种担心顾虑是多余的,询问相关问题并不会诱发自杀意念。有自杀意念特别是意念很强烈的人,其内心痛苦而又矛盾,既想得到别人的支持帮助又因各种原因不敢吐露心声,进而感到无望和无助的情况下实施自杀行为。而如果有人询问并与他/她谈论相关话题,他/她会觉得终于有人理解其痛苦感受,觉得有人支持和帮助他/她,反而会降低自杀的风险。

询问是否有自杀意念及其强烈程度需要一些技巧,单刀直入地询问并不合适,会让对方感觉到冒犯。在一般交流沟通并有一定的信任感后,可以适度谈论有关话题,如果对方流露出负性感受如无助、孤独、无望时,可以逐步切入主题,询问其有无感到其他人支持、生活的意义、痛苦程度等,最终问及有无自杀的想法。整个过程需要 5~10 分钟不等,视具体情况而定。如果有自杀意念,还应进一步询问具体计划,如时间、方法选择等,以便评估危险程度。

由于自杀行为的影响因素众多,所以评估个体实施自杀行为危险程度时要综合考虑多方面的因素。除了前述的了解自杀意念及计划外,还要充分评估如下内容。

1)抑郁情绪及其严重程度,如果评估者具备专业知识还要评估有无幻听和妄想症状。

2)有无物质滥用情况。

3)有无急性和(或)慢性生活事件。

4)其本人和亲友的自杀行为史。

5)痛苦感和无望感。

此外,还要综合考虑性别、年龄、工作和经济状况等。对于近期是否会实施自杀行为的危险程度还要考虑其身边是否有容易获取的自杀工具或方法(如住在高楼且窗户无护栏等)。

(2)个体的自杀干预:对于有证据显示其自杀行为危险程度较高,甚至可能即将实施者,除了必要的转介和专业机构的诊治措施外,还要落实下述各种干预措施。

提供安全保护如安排人24小时陪护;婉转与其沟通,让其远离各种可能的自杀工具(药物、农药或其他有毒物品、刀片等)或场所(高楼的窗台);联系家属朋友等可利用的社会资源以便于其获得必要的社会支持。

对于其他有自杀意念或存在一定程度实施自杀行为者,可以从下述几个方面进行干预。这些干预措施也适合于高自杀行为危险程度者,可以和前述措施一起采用。

每一个有自杀意念甚至计划实施自杀行为者,都有如下心理特征:①矛盾性,即想死和想活的念头在展开拉锯战,这种矛盾性为干预提供可能;②冲动性,虽然有长期或强烈的自杀意念,但行为的最终实施往往具有冲动的特点,拖延时间有时可以降低行为实施的可能;③思维僵硬性,在自杀意念强烈时,思维和行为比较僵硬和局限,以为自杀是唯一出路而不考虑其他可能;④不甘心,即便自杀意念非常强烈,他们也频频向外界释放信号,希望有人帮助自己,遗憾的是往往会被人忽略。自杀干预要围绕这几个特征进行,才有针对性并且有效。

有自杀意念者释放信号的目的还是希望有人能够支持和帮助他/她,此时冷静地和他/她谈论这个话题,并且给予充分的情感支持,让其感觉到还有希望解决困难。利用其矛盾心理,逐步增强其想活下去的愿望。但是空泛地说"如果他(她)死了,家人朋友会很难受"之类的话语并无效果,因为这些内容他们早已经想过多次。如果还在干巴巴地"炒冷饭",只会让其感觉到没有被理解和尊重。此时需要和他/她一起讨论,让其自己寻找活下去的理由。

用自杀未遂者自己的话来描述,在其自杀意念强烈时,脑子里一片空白,似乎除了自杀没有其他想法,也没想过其他任何可能。因此与其深入讨论自杀行为以外的问题解决方法,可以有效地打破其思维的僵硬性,有效降低自杀行为实施的可能性。必要的时候,可以和有自杀计划者商量,让其许诺在一定的时间段里不实施自杀行为,或者在实在"无路可走的情况下",尝试用其他方法如拨打热线等,而不是直接实施自杀行为。

面对有自杀意念者的"要做"与"不要做"见表11-2。

表11-2 面对有自杀意念者的"要做"与"不要做"

要做	不要做
重视别人释放的有关信息	忽略别人想自杀的信号
镇定、理解	震惊、害怕、嘲笑
表示出关心,谈论其内心感受,整理思绪	觉得其困难不大,有此想法是没事找事,纯属多余
正常化其想法而不是行为	"一切都会过去"或者"你死了,他们会很痛苦"
帮助寻找其他的解决途径或达成不自杀协议	用激将法刺激其自杀
一起寻找可以提供支持者	许诺保密,不告诉任何人
陪伴,劝离自杀工具或场所	任其独处

3. 自杀未遂后的干预 曾有自杀未遂史者是今后再次实施自杀行为的高危个体,向他们提供充分的支持和心理干预可以有效预防再次自杀行为的发生。通过定期或不定期的电话随访、邮寄慰问卡片等方式提供支持,让其知晓可利用的资源,可能有效,但目前没有一致的证据。主动向他们提供简短的心理支持服务可能效果更佳。

(五)国家与地区的自杀预防策略

建立国家自杀预防策略是减少自杀的系统化方法。国家策略标志着政府对自杀问题的明确承诺。迄今为止已有28个国家在政策方面建立了国家自杀预防策略;每年9月10日国际自杀预防协会在全球范围内组织预防自杀日的相关活动。根据我国的具体情况,全国或者省市层面上的自杀预防策略重点要关注以下目标:

(1)促进社区居民心理健康和社会凝聚力,提升应对技巧。

(2)加大对自杀预防活动的支持。

(3)降低自杀工具特别是农药的可及性和致命性。

(4)构建对高危人群的社会支持网络。

(5)开展社区筛查项目,识别高危个体。

(6)唤醒公众对自杀和精神卫生的意识。

(7)提高精神卫生服务的质量与可利用度。

(8)为自杀未遂者及自杀者亲友提供针对性的服务。

(9)增加对自杀预防活动的科学研究。

(10)完善和推广自杀行为监测系统。

(11)增加对自杀预防活动和研究的各种投入,包括经费、人力、场地等。

(童永胜)

 思考题

一、选择题

1. 影响心理危机严重程度的主要因素中,不包括

    A. 灾难性质　　　　　　B. 地域　　　　　　　　C. 灾难强度与范围

    D. 持续时间　　　　　　E. 社会资源

2. 在心理危机干预工作中,急需干预的重点人群是

    A. 儿童　　　　　　　　　　　　B. 老人

    C. 救援人员　　　　　　　　　　D. 直接卷入灾难的幸存者

    E. 家属

3. 以下哪个不是我国自杀率模式的特征

    A. 农村高于城市　　　　B. 老年人自杀率高　　　C. 男女比例3:1

    D. 男女大致相当　　　　E. 近年来快速下降

4. 以下哪个措施无益于自杀预防

    A. 禁止自杀　　　　　　B. 控制自杀工具　　　　C. 宣传教育

    D. 增加卫生服务　　　　E. 心理热线

5. 如果有个好朋友告诉你,她/他想自杀,正确的做法是

    A. 觉得是开玩笑　　　　　　　　B. "骂"他/她怎么还不去死

    C. 答应保密　　　　　　　　　　D. 让她/他自己一个人冷静一下

    E. 跟她/他谈心,寻找解决问题方法

6. 灾难后心理危机最常见的临床表现是

    A. 抑郁　　　　　　　　B. 焦虑　　　　　　　　C. 警觉性增高

    D. 幻听　　　　　　　　E. 妄想

7. 心理危机干预的总体原则中,哪项说法不正确

    A. 多方协作　　　　　　　　　　B. 保持心理危机干预独立性

    C. 保护受干预者利益　　　　　　D. 科学对待心理危机干预

    E. 重点关注伤员

8. 儿童心理危机特别要注意的干预要点是
     A. 保证安全   B. 充足的食物   C. 寻找家人
     D. 回复熟悉的生活状态   E. 送到外地抚养

9. 在我国,决定自杀行为结局(是否死亡)最主要的因素是
     A. 自杀方式   B. 性别   C. 年龄
     D. 有无精神疾病   E. 城乡差异

10. 我国女性自杀率相对较高的主要原因是
     A. 地位低下
     B. 太多女性实施自杀行为
     C. 体质差
     D. 情绪不稳定
     E. 由于女性也有较高比例选择农药自杀,导致致死率较高

二、填空题

1. 急性期个体心理危机干预的基本原则有＿＿＿＿＿＿、＿＿＿＿＿＿、＿＿＿＿＿＿。

2. 在心理危机评估阶段,三维筛选模型着重于＿＿＿＿、＿＿＿＿、＿＿＿＿三个方面。

3. 有自杀意念甚至计划的人,实施自杀行为前有＿＿＿＿、＿＿＿＿、＿＿＿＿、＿＿＿＿等方面的心理特征。

4. 自杀预防策略可以分为三种,即＿＿＿＿＿＿、＿＿＿＿＿＿、＿＿＿＿＿＿。

5. 与自杀行为有关的精神心理因素主要有＿＿＿＿＿＿、＿＿＿＿＿＿、＿＿＿＿＿＿、＿＿＿＿＿＿等四类。

三、问答题

1. 在心理危机干预工作中,需要注意哪些要点?

2. 在我国,自杀行为常见的危险因素都有哪些?

3. 如果有人告诉你她/他想自杀,如何评估其自杀风险以及如何进行干预?

第十二章

心 理 康 复

心理康复通过应用系统的心理学理论与方法,从生物-心理-社会角度出发,对病人的损伤、残疾和残障问题进行心理治疗,帮助病人减少心理创伤,从而更好地适应现实。在病人的个体功能康复和提高生活水平上起着重要作用。本章将详细阐述心理康复的内涵,康复中病人的心理特征及其影响因素,并介绍促进心理康复的技术,以及特殊病人的心理康复方法。

第一节 概 述

一、康 复 医 学

康复(rehabilitation)是一个过程,通过综合协调医学的、教育的、社会的、心理的和职业的各种方法,使病、伤、残者(包括先天性残疾者)达到和维持他们最佳的生理、感官、智力、心理和社会功能水平,得到独立和自我决定的能力。

康复医学(rehabilitation medicine)是应用医学方法为康复服务的专业性学科,以病人为主体,以恢复功能为主,以人的生存质量为主,使有障碍存在的病人最大限度地恢复功能,回到社会中去。康复医疗贯穿在临床治疗的整个过程,使临床医学更加完善。康复的目的是让病人得到最高水平的康复并重返社会。

医学模式已经发生了显著转变,从以前的生物医学模式转变为生物-心理-社会医学模式,新的医学模式强调心理社会因素对人身心健康的重要影响,认为人的身心相互作用、相互影响。在临床工作中,我们经常发现心理行为与病损伤残之间常常交互影响,形成恶性循环。例如,负性应激事件可以导致情绪强烈波动,诱发高危病人发生脑血管意外,脑部损伤不仅可以导致躯体的运动、感觉障碍,造成生理功能障碍,而且可以直接或间接引起恐惧、焦虑、抑郁、激越等负性情绪,而这些负性情绪又会进而增加脑血管意外发生的风险。还有一些病人,虽然生理功能已经恢复,但仍然存在的负性情绪使病人一直不能走出病人身份而不能表现出该有生理、生活、学习/工作和社会功能。因此,为了使病人的功能康复向实用化、多层次化的方向发展,为了使病人得到最佳水平的康复,在康复中,不仅要处理生物学因素,还要进行心理社会功能的康复。

二、康复心理学

康复心理学(rehabilitation psychology)是心理学的一个特殊领域,通过运用心理学的原理和方法,研究残疾和慢性健康问题人群的心理变化的规律性,分析心理因素在残疾和疾病的发生、发展中的作用;并利用这些理论和技术促进病人逐渐接受残、病的现实并逐渐适应,减少或愈合心理创伤;同时激发其潜能、发挥其机体的代偿能力,使其丧失的功能获得恢复和改善,重新回归社会。

康复心理学起源于美国。第二次世界大战后,美国政府成立了多种康复机构,其中包括康复心理学的工作机构。20 世纪 50 年代初期,康复心理学得到公认和发展,同时产生了康复心理学的组织,美国心理学会成立了"失能的心理因素全国理事会"。在此基础上,美国心理学会在 1956 年成立了第 22 分会——康复心理分会。

1978 年以后,康复医学和医学相关的心理学在我国医学院校得到普遍开展,康复心理学在我国得到快速发展。1994 年中国康复医学会成立了康复心理学专业委员会,推动了我国的康复心理工作。2008 年汶川地震发生后,政府、机构深深意识到心理康复的重要性,积极推动了我国康复心理学的需求意识、研究和人才培养。但传统的重视生物学、忽视心理学的观念使病人仍对心理康复不够重视,同时,康复机构也缺少专职的心理康复工作人员。

三、心理康复

(一) 心理康复的定义

心理康复(psychological rehabilitation)是应用系统的心理学理论与方法,从生物-心理-社会角度出发,对病人的损伤、残疾和残障问题进行心理治疗,帮助病人减少心理创伤,更好地适应现实,促进机体功能康复,提高病人的心理健康水平和社会功能水平,从而尽快回归家庭和社会。

(二) 心理康复的对象

先天性残疾、外伤性残疾病人等伴有显著的躯体残疾,工作、学习功能受损,甚至自理的生活功能可能受损,病人的自主性和自尊显著下降,往往表现出自卑、抑郁、绝望等多种严重的负性情绪,他们是心理康复的主要对象之一。

医学科学的发展使得很多严重的急性病病人经抢救得以生存,但可能残留有肢体或某系统脏器功能障碍等各种后遗症,转为慢性病病人。以当前医学水平,不少疾病不能得以痊愈而成为慢性病,如糖尿病、心脑血管病、类风湿关节炎等。慢性病病人长期处于患病状态,不仅活动能力受到不同程度的限制,而且常常因病理生理过程的影响而产生各种心理障碍。如前所述,心理障碍与躯体障碍的病情相互影响,可能形成恶性循环。因此,在慢性病的康复中,心理康复也是重要的工作手段之一。

此外,目前全球人口的老龄化问题越来越受各界关注,老龄化已经成为当前社会的主要问题。我国"未富先老"的人口问题更是日益突出。老龄化带来老年病病人的增加,老年人及老年病病人的心理康复已经成为老年医学和康复心理学的主要课题,根据老年人的生理心理特点对老年病人进行心理康复具有特殊意义。

(三) 心理康复工作的内容

心理康复的工作一般包括以下两部分。

1. 心理评估 采用心理测量的各种手段,对康复对象心理行为的改变情况和心理特征作出正确评估,掌握其心理障碍的性质和严重程度,了解其康复过程中心理行为的变化特点和规律,澄清病残前的心理问题和病残后的心理问题,分析心理行为与病残的发生、发展的关系。心理测量的种类多样,包括智力测验、情绪(焦虑、抑郁等)评定、神经心理测量等,详见第三章叙述。

2. 心理咨询和治疗 根据心理评估结果,制订相应方案,对康复对象开展针对性的心理咨询和治疗,给病人以心理支持,特别是帮助他们克服紧张、焦虑、恐惧、绝望、抑郁等常见心理问题。在急性期,工作的重点是危机治疗,帮助病人安全度过短期内出现的情绪危机,预防自伤、自杀,使病人能够接受治疗和康复。在慢性期,应使病人逐渐接受现实,减轻痛苦感,促进病人发挥心理因素在康复中的积极作用。几乎各种心理治疗技术都可以运用于心理康复中,其中认知矫正和行为技术的应用最广泛,详见第五章和本章第三节叙述。

(四) 心理康复在康复中的作用

心理康复在功能康复中的作用日益显现。功能康复通常分为 5 个层次,包括日常生活活动能力(生活自理、走动、言语沟通)、学习和劳动能力(认知、作业、职业技能)、家庭生活能力(心理适应、调节能力)、社会生活能力(心理、社会适应能力)、良好的生活质量。心理康复在高层次的功能康复中有着重要作用,在医学康复、社会康复、教育康复、职业康复等领域都发挥着重要作用。

1. 心理康复在医学康复中的作用　医学康复的对象中残疾人、慢性病病人和老年病病人均有不同程度的心理障碍,如性格改变、焦虑、抑郁、自卑、绝望、否认、易激惹等。如前所述,心理和躯体是相互影响、相互制约的关系,要解决康复对象的躯体医学问题,解决其心理问题具有重要的意义。同时,现代康复医学的最终目标为"全面康复、重返社会",心理康复作为医学康复的一部分也是必不可少的。因此,心理康复对病残病人恢复机体功能、克服障碍,以健康的心理状态充分平等地参与社会生活具有重要意义。

2. 心理康复在教育康复中的作用　为了能够自立并重返社会,康复对象需要接受教育。由于伤残的剧烈打击,病残除了需要克服躯体障碍外,还要克服心理障碍,接受现实。由于病残者的自卑、敏感、挫折感、逆反心理,使其对康复教育很难接受或者依从。这时就需要对其进行心理评估,根据其心理特点,有针对性地制订心理康复,通过心理治疗消除或缓解其绝望、逆反心理,建立康复的信心,使其愿意接受康复教育。同时,根据其心理特点,有针对性地制订教育康复方案,使教育康复方案也更易于被其接受。

3. 心理康复在职业康复中的作用　职业康复就是要帮助康复对象克服自身心、身功能障碍,和健全人一样平等地参加社会劳动,实现自身价值,真正做到全面康复、重返社会。在进行职业康复前,需要对康复对象的能力、适应性及其心理状态进行详细的测量和评估,以便更有针对性地进行职业咨询,在职业康复中,心理学理论具有重要的指导意义。同时,很多病残病人受焦虑、抑郁等负性情绪或者长久的病人身份的影响,很难进入职业康复的角色,这同样需要以心理康复做基础。

4. 心理康复在社会康复中的作用　高层次的康复要求"全面康复、重返社会"。但是,病残病人因为躯体外形的变化和功能的残缺容易有显著的自卑和病耻感。而现实社会也容易对这些病残病人存有歧视,他们容易受到耻笑或者在参加社交活动或求职中受到不公平待遇,这些不良的社会刺激会加重病残者的心身功能障碍。因此,要使病残者真正有勇气重新返回社会,需要帮助他们克服重重心理障碍。

总之,心理康复在病残者各方面的康复过程中都扮演着重要的作用。

(魏钦令　李雷俊)

第二节　康复过程中的心理特征

一、病残后病人及照料者的心理特征

心理特征是指一个人心理过程进行时经常表现出来的稳定的特点。病残导致病人生理损伤,某些功能的丧失和随之而来的社会角色、经济收入等改变,以及社会上某些不正确的价值观所带来的不公正的态度,使得很多病人心理特征会发生明显的改变。同时,照料者需要长期面对病残者,受繁重的生活护理、医疗费用的支出、社会交往减少、社会支持水平不足、病人的病残程度等因素的影响,照料者承受着巨大的心身双重压力,其心理特征也会发生改变。

(一) 病人的心理特征

由于受到生物因素、心理因素、社会因素等多方面的影响,使病人在疾病发展和残疾形成过程中认识活动、认知评价、情绪、行为等心理特征都在发生转变。

1. 认识活动方面　认知活动是在大脑作用下人们输入、储存、加工和编码各种信息的活动,即人脑对客观事物的现象和本质的反应过程,包括感觉、知觉、记忆、思维、想象等。病残后由于病人生理功能的损伤或丧失,会导致某些认识活动发生变化。

在感知觉方面,病人可以表现为迟钝,也可有过于敏感的情况。例如,有些病人品尝不出食物的味道,或对既往感兴趣的事物在病中则感受浅表而淡漠;另一些病人可能由于异常关注病情变化,注

意力高度集中于自身,从而对某些刺激感受性增高,对身体的生理活动方面的变化极为敏感。

病人的记忆力常可受到疾病的影响,有些病人不能准确地回忆病史,不能记住医嘱,做事丢三落四。

病人的逻辑思维能力也可受到影响,如分析力、判断力下降等。一些病人在医疗问题上往往表现出犹豫不决。也有的病人不能正确地判断身边的事物。有时人们正常的说笑也会导致病人的错误理解,引起病人厌烦、疑惑或愤怒等。

病人在病中往往存在积极或消极的想象。这种想象促使病人将康复或生死寄托于医术高超的医生及先进的治疗方法,幻想着医疗奇迹的出现,但也可能为不良的治疗后果而忧心。

在认知评价方面,病人的个人经历、适应能力、不同文化背景,对残疾的认识评价也不同。认知评价影响个体面对应激性事件时的心理和行为反应。对躯体残疾的错误认知评价将阻碍康复的过程。病人常见的错误认知评价包括以下几方面。

(1)否认:身体的残疾会给个体带来巨大的心理压力,因此很多病人面对身体残疾的现实时,最初的反应常常是否认。否认(denial)是一种常见的心理防御机制,但是过度防御会阻碍个体准确了解和接受现实,对疾病的康复不利。例如,有些癌症或白血病病人抱有侥幸心理,怀疑自己的检查、透视、化验报告结果是医务人员工作失误弄错了,因而不及时求医诊治,延误了病情,失去了可能康复的机会。

(2)认同延迟:病残发生后,病人不但失去了过去的工作和地位,同时也失去了许多能带给他们愉快的行为能力,而且还要开始接受病残带来的不良刺激,如疼痛和各种躯体不适、感觉缺失和功能丧失等,短期内很难适应;另外,有时康复治疗同样也会带来痛楚,病人很可能会把残疾和随后与其有关的康复治疗都看成是不良刺激,以回避他认为是惩罚的各种活动,而不愿意参加康复治疗,这种现象叫认同延迟(identification delay)。认同延迟的病人往往采取逃避的方式,拒绝治疗或总是迟到,也可能由于愤怒和反抗而仓促自动离院。

(3)对失能的错误评价:躯体残疾会使病人丧失某些功能,如丧失行走功能、不能从事自己感兴趣的活动等。由于缺乏相关知识,病人及其家属对于功能丧失的认识往往不正确,可能夸大、曲解或者过分轻视功能丧失的程度,从而严重影响到病人对残疾的适应以及对康复计划的执行。

(4)关于性功能的错误认知:由于受到我国的传统文化的影响,对于残疾后的性功能障碍,病人和家属可能根本未曾考虑,或者暗自考虑却羞于公开讨论,因而有关的错误认识容易被医务人员忽略,导致病人焦虑、生活质量下降、夫妻关系紧张等问题得不到及时解决。有些夫妻在女性切除子宫或卵巢后自动放弃了性要求和性生活。肾病或肾移植之后病人可能被迫或自动放弃了性生活。还有些残疾者并无生理或解剖方面的功能缺陷,却由于自卑等心理而产生性功能障碍。性功能障碍或丧失会导致个体严重的焦虑或抑郁,影响夫妻感情和生活质量。医务人员应当对此类错误认知加以注意,给予针对性处理。

(5)关于治疗、康复手段等的错误认知:某些病人及其家属对卫生保健和康复治疗等方面缺乏认识和理解,受到陈腐传统观念和某些错误理论的影响,常出现以下错误认知,作出愚昧的、不利于康复的行为。

1)偏见:多见于文化水平较低、缺乏卫生科学知识人群。例如,截瘫病人有小便潴留时应行膀胱造瘘,但由于认识的偏差而拒绝手术,最后病人死于尿毒症;也有的病人不愿下床活动和锻炼,认为"能下床活动,还算什么病",最终由于长期卧床引起肢体的肌肉萎缩及各种心理和生理功能退化。

2)偏信:由于有偏见,就易偏信。对医师的科学指导不相信,反而对江湖医师或骗子的"灵丹妙药""祖传秘方"、巫医神汉的鬼话和非医务人员的不科学建议坚信不疑;也有人虽不全信,但往往抱着"试试看"的心理,结果上当受骗,延误治疗及康复。

3)宿命观:一些病人在不幸面前,往往有自怜、自责或罪孽感,误认为生病是命中注定,是祖宗不积德的报应,罪延子孙;有的甚至自卑、自责,把自己视为等外公民,甚至没有求治和康复的信心与要求。

2. 情绪情感方面 病残后病人在心理上的变化,最明显的是情绪情感改变。由于残疾,多伴有形象的破坏,因而就出现对自我形象的不满意,自卑、羞愧、孤独,不愿参加社交活动,自我封闭,由此引起空虚感、孤独感、焦虑、抑郁、悲观、绝望甚至自暴自弃,缺乏康复信心。

(1)焦虑:是应激后最常出现的情绪反应,是人预期将要发生危险或不良结果时所表现的紧张、恐惧和担心等情绪状态。在心理应激条件下,适度的焦虑可提高人的警觉水平,伴随焦虑产生的交感神经系统的激活可提高人对环境的适应和应对能力,是一种保护性反应。但如果焦虑过度或不适当,就是有害的心理反应。病残者常常会担心疾病无法好转、治愈遥遥无期,进而整天心烦意乱,惶惶不安。

(2)恐惧:是认为对自己有威胁或危险的刺激存在所引起的负性情绪状态,伴有交感神经兴奋,肾上腺髓质分泌增加,全身动员。引起恐惧的原因主要有患病的事实,害怕疼痛以及对病后的生活或工作能力的顾虑等。病人恐惧情绪与个体认知评价有关,认为对自己伤害、影响越大的因素,越是恐惧它的到来。不同年龄、经历的病人,对疾病的恐惧是不同的。儿童病人的恐惧多与和亲人分离、陌生环境、疼痛相关;成年病人的恐惧多与损伤性检查、手术疼痛和预后难料、将来的生活能力等有关。恐惧情绪会极大地影响治疗进程与效果。

(3)抑郁:病残后,病人可产生"反应性抑郁",表现为闷闷不乐、忧愁、压抑、悲观、失望、自怜甚至绝望;这类病人对周围的事物反应迟钝、冷漠,失去生活的乐趣,严重者有轻生的念头或行为。病人产生抑郁情绪,除个性因素外,主要由缺乏治疗的信心、自己认为治疗不顺利、与期望不符所致。长期严重的抑郁是对病人最严重的危害之一。抑郁可增加医生为病人作出诊断的难度,也会降低病人的免疫功能,延缓痊愈的正常进度,甚至可能引起并发症;还会减少病人所能获得的社会支持,妨碍病人同医务人员的合作。

(4)愤怒:是与挫折和威胁有关的情绪状态,由于目标受到阻碍,自尊心受到打击,为排除阻碍或恢复自尊,常可激起愤怒。愤怒时交感神经兴奋,肾上腺分泌增加,因而心率加快,心排血量增加,血液重新分配,支气管扩张,肝糖原分解,并多伴有攻击性行为。病人的愤怒既可见于对患病本身的无奈,也见于治疗受挫或对医疗环境的不满。例如,医疗条件限制而疗效不佳、医务人员的服务态度差、技术水平低,或认为医院管理混乱等。此外,病人的愤怒也可来自医院和医疗之外的事件。国外学者报告,愤怒情绪并非皆为负性作用,它可导出病人的积怨,有利于病人的康复。当然,过度与持续的愤怒情绪对任何病情都不利,需要有针对性地予以解决。

(5)自卑:残疾人在学习、生活和就业等方面所遇到的困难远比普通人更多,且难以得到足够的理解和帮助,甚至常常受到厌弃、歧视,极易使他们产生自卑情绪。

(6)孤独感:孤独感是残疾人普遍存在的情感体验,由于生理和心理方面的某些缺陷,残疾人的行动受到不同程度的限制,其行为容易受到挫折。残疾人的活动场所太少,且在许多场合常常受到歧视,使他们不得不经常待在家里,久而久之便产生了孤独感。

3. 行为反应方面 病残后病人常见的行为反应有以下几种。

(1)逃避与回避:病残者在亲朋好友探视时会被怜悯同情,而那些身体残疾的病人在外出时更是会被陌生人另眼看待,为了摆脱由此产生的自卑和愤怒,有些病残者往往会拒绝外出及会客,整日独自待在家中,以减少情绪应激及自我烦恼。

(2)退化与依赖:当受到挫折时,一个人重新表现出已放弃的早年行为或幼稚的举动来处理当前所碰到的困难。退化行为主要是为了获得别人的同情、支持和照顾,以减轻心理上的压力和痛苦。退化行为会伴随产生依赖心理和行为,同时由于病人原来的社会身份被病人身份取代,进入病人角色之后,便习惯于依赖他人的关心和照料,也会因为解除了某些责任或约束而得到某些利益,这种"继发性获益"更加强化了病人在心理上对疾病的习惯化。表现为长期依赖于医务人员的治疗和他人的照料,在治疗和康复的过程中,被动、不重视自我调节和自我训练,阻碍了主观能动性的发挥,而不利于康复。退化与依赖多见于病情危重经抢救脱险后的病人以及慢性病病人之中。这些病人与回避病人相反,时时处处离不开人,把自己放在弱者的位置,希望一直得到别人的怜悯。

(3)敌对与攻击:这两者共同的心理基础是愤怒。敌对是内心有攻击的欲望,表现出来的是不友好、谩骂、憎恨或羞辱别人。攻击是在应激下个体以攻击方式作出反应,攻击的对象可以是使自己受挫的人或事物(如医务人员、家属或医疗设施),称作"外惩型";也可以是自身,如果一位病人认为治疗受挫是因为自己没听医生的话,便可导致自怨、自责、自恨、自伤甚至自杀,称作"内惩型"。有时病人由于某种原因不能或不便对某一对象实施直接的攻击,于是便将攻击矛头转向无关的人或事物,称作"转移性攻击",被攻击者就成为"替罪羊"。

(4)无助与自怜:无助是一种无能为力、无所适从、听天由命、被动挨打的行为状态,通常是在经过反复应对不能奏效,对应激情境无法控制时产生,其心理基础包含了一定的抑郁成分。无助使人不能主动摆脱不利的情境,从而对个体造成伤害性影响,故必须加以引导和矫正。自怜即自己可怜自己,对自己怜悯惋惜,其心理基础包含对自身的焦虑和愤怒等成分。

(5)物质滥用:某些病残者的心理冲突会以习惯性的饮酒、吸烟或服用某些药物的行为方式来转换自己对疾病的行为反应方式。尽管这些物质滥用对身体没有益处,但这些不良行为能使自己暂时麻痹,从而短时摆脱自我烦恼和困境。

(二)照料者的心理特征

照料者即承担病残者主要照料任务的人员,包括家庭成员、护理员、社会志愿者等,由于我国医疗服务保障体系还不够健全及受传统文化的影响,大多数病残者的照料者为家庭成员,主要为配偶、子女、父母及其他亲属等。照料者心理特征的转变主要表现在以下几个方面。

1. 抑郁 照料者承担了繁重的生活护理,还要予以病残者精神上的安慰。由于病残者家庭、社会角色的改变,许多家属在照料病残者的同时需要承担更多的家庭、社会责任,同时日常解决病残者疾病及其他问题时常常会遇到各种不同的困难,使得照料者及家属心理上增添了不少压力,出现闷闷不乐、对生活失去兴趣、丧失信心等消极情绪状态,伴有失眠、食欲减退、体力下降等。抑郁的发生往往与病人病残的性质、程度及社会支持程度相关。

2. 焦虑 慢性病及残疾的治疗过程漫长,疗效改善往往缓慢,照料者担心病残对病人带来的不良后果,又担心未来的家庭、社会生活方面受到严重而持久的影响,常出现紧张担心、烦躁不安的情绪状态。焦虑的发生往往与急性不良生活事件或疾病的发生、家庭经济收入水平、病人病残的性质及程度相关。

3. 敌对 家属付出越多越想看到病人能逐渐好转,当意识到病人残疾已成为现实、不可避免时,有些家属往往会把病人的病残视为一种老天不公正的待遇,愤怒不平,仇视他人、社会;有敌对、攻击行为的病人有时会发生毁物、打人、辱骂照料者的行为,长此以往,照料者觉得憋屈,会和病人发生冲突。

4. 幸福感下降 家庭里突然出现了病人、残疾人,家庭结构、成员角色等发生变化,照料者除照顾病人外,还需承担更多的家庭、社会责任,自我支配的时间较少,原有的社会交往、娱乐休闲活动、家庭欢乐明显减少,照料者会出现疲劳、无趣、幸福感下降。

二、影响康复中病人心理状况的因素

康复对象的心理状况除了与他们的人格密切相关以外,还受多种因素的影响。了解这些影响因素可以更好地掌握病人的心理状况,及时、有效地帮他们解决问题。

(一)疾病和病人自身因素

1. 病残的病程及不同阶段

(1)急性生活事件或急性发病:病人往往缺乏思想准备,这样应激刺激在极短的时间内达到极高程度,会突然性地突破情绪心理防线,使机体丧失适应能力,进而导致躯体生理学方面变化。此类病人多表现为焦虑、惧怕、依赖心理,突发病残病人心情十分焦急,希望立即得到良好的救治,又会因害怕误诊或处理不当而导致严重后果而产生"提心吊胆"的惧怕心理。

（2）慢性疾病：慢性刺激接踵而来，或某种慢性刺激导致长期的不良心境，压抑的情绪反应得不到必要的疏泄等，以持续累积的方式逐渐攻克心理防线，使机体损失自我调节功能，失去心理平衡，导致自主神经系统活动的紊乱和身体器官或组织的病理性改变。病人面对病残的长期折磨和显效缓慢的现实，心理变化较为复杂，有的表现为抑郁情绪，悲观失望、对未来丧失信心；有的表现为怨天尤人，将自己的不幸归因于他人或上天的不公；有的习惯了别人的关心和照顾，形成病人角色强化。

（3）手术病人的术前及术后：手术会引发疼痛，有一定的风险。多数病人缺乏医学知识，对于即将经历的麻醉、手术以及术后的情况所知甚少，茫然无措。因此无论手术大小，术前病人常有恐惧、焦虑、紧张、疑虑的心理；术后病人的首要心理需要是了解手术的效果，同时由于刀口疼痛等因素，多出现烦躁不安。术后出现身体残缺或功能障碍的病人有巨大的心理压力，如担心受他人歧视、担心自己以后的生活受到影响等，会出现抑郁、恐惧情绪。

2. 病残的类型和程度　病残的类型及对躯体功能、工作能力、社会功能影响的程度不同，引起的心理反应也不同。病残的预后对病人心理状况的影响尤其需要重视。如脑卒中病人焦虑、抑郁的发生率较高；功能无法恢复的残障、癌症等"不治之症"者，长期被负性情绪所控制。某些特殊功能障碍，如性功能障碍或性器官的切除等对康复病人心理状况的影响也不可忽视。

3. 残疾者的年龄　不同年龄的残疾病人，由于其所处的发育阶段、需要完成的发展任务、承担的社会责任等因素不同，会有不同的心理问题。

（1）残疾儿童因发生残疾的时间较早，受社会环境和教育的影响，其认知、情感、人格及智能方面的发展都受到较大的影响，甚至会影响其社会化过程。

（2）青年人处于人生中发展最为迅速、问题最为复杂、心态最为矛盾的阶段，一旦发生病残，发展、恋爱、婚姻、职业都会受到显著影响，从而导致整合不良、阻碍社会化，因此心理反应可能更为激烈，心理变化更为多样。

（3）中年人是社会的中坚力量，同时扮演着多种社会角色。病残后将会导致其社会角色功能、社会家庭责任等受损，因此其心理变化复杂而多样。

（4）老年病人因其生理功能明显衰退、社会地位发生变化以及各种生活事件的影响等，更容易出现情绪的变化，出现自责和无用的不良认知。

4. 病残者的心理因素

（1）人格特质：对不幸遭遇的态度，对挫折、残疾和病痛的反应强度都与人格特质有一定的关系。不同人格特质的人在病残后会有不同的反应。

内向的人对残疾的现实会默默忍受，外向的人可能会因此而烦躁不安、愤怒怨恨。有些人乐于以病人身份自居，以有病来博取同情；有些人有病却不告诉别人，尽量隐瞒；有些人一有病痛就立即四处求医，吃药打针；有些人却讳疾忌医，得过且过。需要注意的是，残疾事件本身也可能造成病人人格的改变。

（2）人生观与价值观：人生观与价值观不同，对各种事物的看法和态度就不同，这种不同在面对残疾时也会表现出来。有些人因残疾而心理崩溃，一蹶不振，只在自己的小圈子里打转，变得自私自利或自暴自弃；有些人却不被残疾和困难所压倒，变得更加坚强，积极调整适应，更努力地投入到工作和生活中。

（3）个人文化修养：个人的文化修养不同，对待残疾的态度也会不同。一般来说，文化程度较高的，对残疾较能理解，较能正确对待；而文化程度较低的则容易责怪他人。当然，也有些文化程度较高的人对残疾一知半解，会以自我为中心而向医务人员提出不恰当的要求；有些文化程度较低者却认为只能如此而无所要求。

（二）社会因素

近年来的研究表明，社会支持在减弱压力的影响、帮助人们应对压力以及增进健康方面，都起到非常重要的作用。对于病残者而言,家庭成员、工作单位、社会保障系统和医务人员,都是他们的社会支持系统。社会支持系统质量的高低,对于个体的康复有重大影响。

1. 家庭成员对病残者的态度　父母、配偶、子女是最亲近的人,他们的态度对病残者有举足轻重的影响,对病残者的康复起到决定性的作用。患病后工作和生活能力都可能受到影响,严重者还会丧失工作、生活能力。病残者的自尊心、自信心受挫,常常会感到焦虑、抑郁、孤独、悲观、依赖感增强等,这时最需要亲人的关怀和帮助。如果家人缺乏同情、关心、爱护、体贴和帮助,对病残者感到厌烦,缺乏应有的照料、关心和经济上的支持,甚至把家庭的一切不幸都怪罪于病残者,往往会给病残者的心理造成重大打击,使病残者产生伤心、悲观、绝望等不良情绪,对治疗和康复失去信心和耐心,不配合治疗,对康复极为不利。

2. 工作单位对病残者的态度　如果工作单位对病残者缺乏同情、关心,视病残者为累赘、负担,对他们因患病而造成的各种困难,尤其是经济上的困难不予解决,会给病残者的生活造成许多困难,使之难以顺利康复。

3. 社会对病残者的态度　如果社会对病人和残疾人采取不闻不问的态度,甚至厌恶、嫌弃、嘲弄、侮辱他们,会使病人和残疾人感到愤懑、屈辱、自怜、悲观、抑郁、恐惧等,不利于病人和残疾人的康复。

残疾人和病人生活、就业能力差,非常需要社会向他们提供生活必需品和基本的医疗条件以维持生存。如果没有基本的社会保障,就会使残疾人和病人处于十分艰难的境地,感到悲观、抑郁、恐惧,对前途丧失信心,失去生活的勇气。应建立和健全社会支持系统和社会保障系统,保障残疾人和病人的基本生活条件和医疗条件。建立社会保险、福利和康复医疗机构,培养大量的、训练有素的康复医学家、康复心理学家、社会工作者,以及为残疾人和病人服务的志愿人员,对残疾人和病人进行康复训练和职业训练,鼓励他们做一些力所能及的事,以增强谋生能力,动员全社会的人给残疾人和病人以有利的支援。

4. 医源性因素　在治疗和康复的过程中,各种医源性因素也会对病残者的心理产生影响。

(1)医务人员的心理品质:如果医务人员工作认真负责、尊重病人、待病人如亲人,就会对病人的心理产生积极的影响,有利于病人的康复;反之则会对病人的心理产生消极的影响,不利于病人的康复。

(2)医务人员的言语:医务人员的语言必须准确规范,不能存在语法、语音和语义上的错误,口齿要清楚,语言要通俗易懂,以免使病人听不懂而产生疑惑、误解,引起焦虑、恐慌、悲观等消极情绪。要避免使用伤害性语言,有时医务人员有意无意的言语引起了病人的消极情绪,这通常是消极的暗示作用所致。要避免医务人员之间、医务人员和病人之间或病人和病人之间通过语言而互相产生消极的暗示。医务人员要避免在病人面前窃窃私语,以免引起或加重病人的猜疑,给病人带来痛苦或其他不良后果。

(3)医疗操作水平:医务人员在临床的各种医疗操作中,如果能做到认真负责、精益求精、沉着冷静、果断、轻柔,以严肃的态度、严明的纪律对待工作,就会使病人感到放心,有安全感,感到温暖,产生积极良好的情绪。如果医务人员在医疗操作中粗暴、草率、不认真、不熟练,给病人增加了许多本来可以避免的痛苦和伤害,就会使病人对各种医疗操作产生恐惧和厌恶,惧怕康复训练,在康复过程中形成心理阻力,不利于病人的康复。

(4)治疗的程序过于复杂、费时,药物副作用太大:如果所用的治疗程序过于烦琐、复杂、耗费的时间太长,给病人造成的痛苦太大,就容易使病人产生厌烦和疲劳感,病人不愿意坚持治疗,从而中途退出治疗。药物副作用太大,用药前又未先向病人说明,当副作用出现时,病人可能由于不能耐受而不能坚持治疗,影响康复。

(5)治疗费用过高:医疗费用过高,会给病人造成很大的经济压力和心理压力。高昂的医疗费用还会给病人的家庭和亲属造成沉重的负担,使病人产生内疚和自责。有时过高的医疗费用会使病人放弃康复治疗,并产生悲观、绝望的情绪。

第三节 促进心理康复的方法

康复心理治疗的主要目标是让病人及其家庭对由于病残带来的改变更容易适应和作出调整。病人认识到疾病带来的后果，修正病前已形成的行为处理方式，重新审视和构建新的人生观和价值观，学会新的情绪和认知管理功能，运用到现实的人际关系模式中，修正人际关系，适应功能已经丧失的现状。而与病人相关的人（家庭成员、朋友、同事等）也需要适应这个现状，度过对此的情绪反应，有效地调整，改变以往的交流和共处方式。

一、病人和照料者心理健康教育

心理健康教育是一种有科学循证的治疗方法，是通过提升病人和照料者对疾病的理解和认识来增加他们对治疗的参与率。

病人心理健康教育内容：通过各种医学相关知识的宣教，提高病人对疾病的认识，帮助病人树立战胜疾病的信心。具体而言，可以包含一般的卫生保健知识，人的行为与心理-社会因素同疾病的因果关系，如何克服不良卫生行为习惯形成健康生活方式，认识疾病带来的改变，指导调整及应对的策略，教育病人维护自身权利等。

照料者心理健康教育内容：为照料者提供知识、心理和技能方面的支持。包括帮助照料者了解疾病相关及康复相关知识，提供最合适的药物管理方式，向照料者提供系统的解决问题的技能训练，提高对病人的照料能力及应对技巧，指导对病人的正确认识、理解、期望和态度，指导照料者为病人创造较佳的康复环境及发挥积极的监护作用，对照料者心理问题的适当治疗，评价家属在支持病人方面所具有的力量和限制，鼓励家庭扩展他们的社会支持网络等。

二、建立心理康复的应对支持系统

应对是人们为应付心理压力或挫折，有意识地作出的认知性和行为性的努力。应对可以通过调整自身的价值系统、改变自己对挫折的认知和情绪反应，借以减少精神痛苦，维护自尊心，求得内心平衡。它受个体的认知评价、生活经历、人格特质及社会支持等诸多因素的影响。

（一）建立个体应对系统

病残改变了病人的生理、心理和社会状况，会出现复杂而多样的心理问题。通过接受系统的心理治疗，可以帮助病人建立积极的个体应对系统。

1. 培养积极的情绪状态　通过心理的和社会的支持和一定的指导措施，鼓励病人培养起乐观、自信、顽强、自尊的心理状态，以促进机体的抗病能力和发挥器官肢体的代偿功能。例如，拓展业余爱好、外出旅游、组织残疾人参加文艺工作队、残疾人运动会等。

2. 动员心理的代偿功能　人类的心理活动功能有很大的潜力。当人们不幸丧失了某种心理功能，而其他心理功能会予以代偿。通过各种活动，残疾人可以加强对身体的控制能力，改变对身体的消极观念。例如，在现实生活中，盲人充分发展了听觉和触觉的功能，使其维持了与环境的适应，并能和其他人交往。有的无臂人经过锻炼后，可以用足穿针引线，绣花作画，并能做到生活自理。

3. 纠正错误认知活动，建立正确的求医行为　错误的认知活动，会歪曲客观事实，干扰和阻碍康复过程的进行。纠正的方法主要靠宣传、讲科学、介绍卫生保健知识，与愚昧落后作斗争；揭露、批判、制裁一切散布迷信活动的诈骗行为，清除引人误入歧途的舆论，指导病人正确的求医行为。社会也应提供求医条件和求医途径。

4. 正确运用心理防御方式　正确的心理防御方式可以帮助病人树立勇气去适应困难和寻求新的出路，对付人生的不幸遭遇。善于运用成熟的心理防御机制（如幽默、升华等）的病人，能较好地康复，同样可以在人生旅途上留下光辉的足迹。

（二）建立专家协助支持机制

心理康复是一个长期的调节过程，病人在这个过程中要接受专家的指导与帮助，逐渐摆脱消极心理的影响，建立起积极的人生目标。心理治疗不同于其他临床医疗，有其自身的特殊性。在这种特殊性中，专家运用心理学的原则与方法，治疗病残发生后病人的各种心理困扰，包括情绪、认知与行为等问题，以解决病人所面对的心理障碍，减少焦虑、抑郁、恐慌等精神症状，改善病人的非适应社会的行为，建立良好的人际关系，促进人格的正常化，较好地面对人生，面对生活和很好地适应社会。

（三）建立社会支持应对系统

社会支持作为科学的专业术语最早被提出来主要是以精神障碍病人为研究对象的精神病理学所采用的一个概念，其具体含义是指社会各个部分，包括政府、社团组织、社区支持、家庭及社会关系网。

病残的康复过程常常是伴随残疾人和病人一生的过程，社会为他们提供支援的水平，社会保险、福利和康复医疗机构的条件，有无足够的、训练有素的康复医学家、康复心理学家、社会工作者以及为残疾人和病人服务的志愿人员（或积极分子），都会影响残疾人和病人的保障感和安全感。当残疾人和病人回到家庭与社会后，社区辅助系统的支持就显得非常重要了。要发挥社区中有关专家与相关人员的作用，在他们出现心理问题的时候，随时给予必要的支持与帮助，从而能够更好地为残疾人和病人的心理康复提供保障。

家庭作为在生活中同残疾人和病人联系最为密切的一级组织，它所提供的支持是最为全面、入微的，不仅包括经济支援、训练帮助、日常照料等，还包括情感、交流等非正式的社会支持。良好的家庭支持能使病人病情稳定，增强自理能力，积极主动参与康复治疗，保持正常的人际交往，得到应有的尊重和帮助，维持良好的社会功能，促进康复。故家庭支持程度及家属的认识水平与残疾人和病人的康复、生活质量、预后密切相关。

残疾人和病人生活在一定的群体之中，相关人员的态度对于其心理状态同样有着重要的影响，特别是同事、邻居、同学等这样一些联系比较密切的人员的态度对于其心理状态的调节是十分重要的。因此，心理康复不仅要重视残疾人和病人本身的心理及其变化，也要注意上述人员的心理辅导工作，让他们理解残疾造成的心理问题，并且要解除由于家庭与小团体中出现残疾人和病人而造成的心理压力，从而为残疾人和病人的心理康复创造一种良好的心理氛围。

三、促进心理康复的技术与方法

运用各种心理学技术和方法，使康复对象的心理功能得到不同程度的补偿，减轻或消除症状，改善情绪，调整心理状态，达到全面康复的目标。促进心理康复的技术和方法有很多，常用的有以下几种。

1. 行为治疗　行为治疗在康复医学中应用最为普遍，是以行为学理论为指导，按一定的治疗程序来消除或纠正人们异常或不良行为的一种心理疗法。行为治疗强调病人的异常行为或生理功能可以通过条件反射作用的方法，即学习的方法来矫正或消除，或者可以建立新的健康的行为来替代它们。如病残后，病人对疾病不能坦然面对而常常感到痛苦、焦躁不安、悲观失望，且常倾向于责备他人，缺乏自信，通过采取放松训练、奖励法等行为治疗，能缓解病人内心冲突，调节情绪。行为治疗主要有系统脱敏法、冲击疗法、标记奖励法、放松训练等。详见第五章相关叙述。

2. 支持性心理治疗　所有心理治疗都给予病人某种形式和某种程度上的精神支持。支持心理疗法通过给病人解释、鼓励、保证、指导以及促进环境的改善等五个阶段的治疗，了解病人心理问题的症结所在，及时对问题作出透彻的分析和适当的解释，帮助病人克服残疾后的负性情绪，缓解心理危机，充分发挥病人的潜能，顺利完成康复计划。

3. 认知疗法　认知疗法可以改变适应不良性认知，以促使心理障碍解除为目标。在康复心理学中认知治疗用于消除康复对象的自觉症状和慢性疼痛，改善他们的社会交往和生活障碍，使他们对康复采取积极配合的态度。对于残疾人和慢性病病人，要让他们接受疾病存在和残疾的事实，用"既来之则安之"的态度去对待,既不要自怨自责,更不要怨天尤人。要看到适应能力可通过锻炼而改善,且能使器官功能处于一种新的动态平衡,从而更好地执行各种康复措施。激发其奋发向上的斗志,积极主动地克服困难,争取各项功能的最佳康复。具体操作方法详见第五章。

4. 人本主义疗法 设身处地地理解病人的独特世界观,鼓励病人完全地自我接纳、充分地自信,使病人认识到自身的各种潜能和需要,调动出积极性。

5. 团体心理治疗 在团体心理治疗中治疗者运用各种技术并利用集体成员间的相互影响,给康复对象提供帮助别人、与人交流的机会,使他们敞开心扉,倾吐苦恼,有助于克服孤独感和隔离感,彼此相互鼓励,增强康复的信心。同时还可改善人际关系,培养社会生活能力,达到消除症状并改善人格与行为的目的。

6. 家庭心理治疗 家庭心理治疗是指将家庭作为一个整体进行心理治疗,治疗者通过与某一家庭中全体成员有规律的接触与交谈,促使家庭发生变化,调整家庭成员面对家庭内突然出现了残疾人和病人所带来的心理问题,取得家庭成员在康复过程中的协作,并通过家庭成员影响病人,减轻或消除症状,保证康复的顺利进行。

7. 生物反馈疗法 作为一种非药物治疗手段,可以使康复对象积极主动地学习矫治自己的疾病。利用生物反馈仪帮助病人认识到各种心理因素与躯体变化的关系,客观地了解心身变化与环境因素,如紧张与放松的关系,提高他们自己对应激反应的认识,增强随意控制和调节生理变化的能力。

8. 运动治疗 运动可以促进新陈代谢,同时疏泄负性心理能量,减轻病态体验,克服焦虑、抑郁或恐惧等恶劣情绪,纠正病态行为。治疗者指导病人进行针对性的运动锻炼,通过运动过程中对眼、手、足等锻炼,提高动作的准确性、协调性、敏捷性和灵活性,改善活动能力和适应能力,调动病人主观能动性。而且运动可让人体验到成功的喜悦和满足感,使人自信快乐,利于病人把注意力转向外界,摆脱症状的控制,缓和敌意和冲动行为,促进人际交往,提高生活质量。如健身舞使病人在动感的音乐声中,躯体得到尽情的舒展,注意力得到加强,同时可以提升病人内心对美的感受,使其心情愉悦。

9. 作业疗法 作业疗法是应用有目的的、经过选择的作业活动对身体上、精神上、发育上有功能障碍或残疾者进行评估、治疗、训练的过程。如指导病人进行日常生活活动能力训练、认知和感知作业的训练、娱乐活动训练等。作业疗法训练病人成为生活中的主动角色,积极进行必需的生活活动,而不是被动地成为他人的负担,通过训练病人改变以往看问题的眼光和对事物的领悟,把新的理念和知识变为习惯,帮助病人的功能障碍恢复,提高生活自理能力,全面调节病人的情绪障碍。

10. 音乐治疗 音乐治疗采用心理治疗的理论和方法,通过各种专门设计的音乐行为,使病人经历音乐体验,达到消除心理障碍、恢复或增进心身健康的目的。如针对脑卒中后焦虑病人制订一套合理的音乐治疗方案,在温馨、安静的环境内,根据病人的喜好选择舒缓、轻柔的音乐,采取舒适的姿势,闭目、放松,以转移病人对病残的注意力,缓解焦虑的情绪。

11. 绘画治疗 绘画治疗是让病人透过绘画的创作过程,利用非语言工具,将混乱、不解的感受导入清晰、有趣的状态。可将无意识压抑的感情与冲突呈现出来,并且在绘画的过程中获得舒解与满足,从而达到治疗的效果。尤其适用于不善言谈或语言功能受损的病人,如自闭症、失聪、脑损伤后失语的病人等。

(刘 莉 张 宁)

第四节 特殊类型病人的心理康复

心理康复的对象主要包括残疾人、伴有各种功能障碍以至于影响正常生活、学习和工作的慢性病病人以及老年病病人,例如脊柱损伤、脑外伤、脑卒中、神经肌肉失调、截肢、失聪、失明、其他感觉功能障碍、慢性疼痛、癌症、艾滋病、精神发育迟滞、重性精神障碍等。由于篇幅所限,我们仅就少数几种进行讨论。其中心身疾病等慢性病病人的心理康复会在本书心身疾病一章阐述,精神疾病病人的心理康复详见《精神病学》相关章节,在此不再涉及。

一、肢体功能障碍的心理康复

（一）常见原因

多种原因可能引起肢体功能障碍,常见的原因如下。

1. 脊髓损伤　脊髓损伤(spinal cord injury)是指由于外界直接或间接因素导致脊髓损伤,出现相应节段损害所支配的各种运动、感觉和括约肌功能障碍、肌张力异常和病理反射等改变。SCI病人行动能力下降,常见脊髓休克、膀胱功能障碍、感觉障碍、肺功能下降、压疮、泌尿系统感染、性功能障碍等。全球各国的脊髓损伤发病率大致相同,每百万人口每年发病为30~40例,其中我国每年大约发生5万例。造成损伤的原因多为车祸、高空坠落、外力冲击等突发事件。

2. 截肢　截肢最常见的原因是周围血管病,大多由糖尿病引起。此外,严重的感染、创伤、肿瘤、先天性肢体发育异常、神经疾病所引起的肢体运动感觉障碍合并营养障碍也是常见原因。

3. 脑卒中　脑卒中是一组突然起病、以局灶性神经功能缺失为共同特征的急性脑血管疾病。脑卒中的致残率、死亡率高,严重影响病人的生活质量,很容易出现心理危机和严重的抑郁障碍。

4. 脑外伤　头部突然快速加速或减速,被硬物突然击中或撞击硬物,易造成脑组织的损伤。不同区域的脑外伤可引起不同的症状,局灶性症状包括运动、感觉、言语、视觉、听觉等异常。

（二）常见心理障碍

长期肢体运动障碍会引起病人生活、学习、工作和社交的不便,遭受周围"异样"的眼光,而病人自身因为体像和功能的异常而自卑,对外界也变得较敏感,自我发展容易受阻,较难适应残疾后的生活,出现抑郁、焦虑等心理障碍。脑外伤和脑卒中等脑组织损伤也可以直接引起器质性精神障碍。常见的心理障碍包括以下几方面。

1. 抑郁　长期肢体运动障碍引起病人情绪低落、兴趣减退、意志活动减退,对康复悲观绝望,有时表现出激越、发脾气、拒绝配合治疗。

2. 焦虑　因肢体运动障碍,导致自我料理能力、经济能力、照顾家庭的能力等均下降,有时面临着生存压力,病人容易出现对身体、对生活的紧张、担心。此外,脊髓损伤的病人表现出的社交焦虑甚至恐惧较多。

3. 幻肢痛　幻肢痛(phantom limb pain)和截肢后的适应困难有关,是截肢肢体的疼痛经历。患肢痛的特性是多重复合的,但是多被描述为间断的痛性痉挛或者烧灼痛。幻肢痛在手术后最初6个月内经常发生,频率和强度逐渐降低。持续超过6个月的幻肢痛常常变为慢性疼痛,难以治疗。幻肢痛往往会引起抑郁的发生或加重抑郁的程度。

4. 急性精神障碍　在脑外伤的早期,有时会出现谵妄,主要表现为伴有幻视、幻听、妄想的兴奋躁动状态。此外,各种突然的外伤也可能引起急性应激性精神障碍,表现出幻觉、妄想、情绪不稳、焦虑、恐惧等。

5. 创伤后应激障碍　对病人突然的剧烈心理打击会引起病人对事发经过的高度警觉,对相关场景的回避,不良刺激在脑海里的反复再现。这种高度警觉状态会进一步加重病人对躯体运动、感觉障碍的认知。

6. 认知障碍　脑外伤或脑卒中后往往会出现注意力障碍、记忆障碍、理解障碍、计算力障碍、遗忘等。

7. 人格改变　脑外伤或脑卒中后病人的人格会发生一定的变化,如孤僻、固执、自我为中心、偏执、多疑、易激惹、撒谎、廉耻感下降、行为不注意公共道德和法规等。

（三）心理康复

如前所述,心理康复的内容包括两部分:心理评估和综合治疗。

1. 心理评估　综合应用多种心理测评工具,明确病人的心理问题。有关情绪与人格相关的测评工具,详见第三章。疼痛是伤残后常见症状,与病人的心理障碍关系密切,需要进行多轴评估,可用量表有视觉模拟评分量表(visual analogue scale)、麦吉尔疼痛问卷(McGill pain questionnaire),以及简式麦吉尔疼痛问卷(short form of McGill pain questionnaire)。病残病人常会出现物质滥用,可以用密歇根酒精依赖筛查量表(Michigan alcoholism screening test)。截肢病人的体象障碍对病人影响显著,可以用截肢后体像量表进行评估。脑外伤和脑卒中病人的认知功能障碍需要重点评估,以预测其康复结果。常用的神经心理学测验、瑞裘认知功能指数常用来评估病人的认知功能。残疾等级量表、功能独立性评定量表常用来评估病人的肢体、智力的残疾程度。

2.心理康复的方法　从病人有意识接受治疗和康复开始,心理康复就应该尽早介入。根据病人的心理状况综合选择心理教育、心理治疗、应对指导、朋辈咨询、职业教育等方法改善病人的心理问题,必要的时候选择抗抑郁、抗焦虑等精神药物。

在病残的早期,病人往往难以接受心理康复,有时对躯体治疗和康复也抱着逆反的心理,拒绝治疗。此时情绪的宣泄、支持性的心理治疗、解释性的心理治疗、心理教育可以使病人逐渐缓解病人绝望、自我放弃、对立的情绪而逐渐接受治疗。

对于抑郁、焦虑、恐惧等负性情绪,可以选用认知矫正、松弛训练等行为疗法或者认知行为疗法,严重者需用抗抑郁药物和抗焦虑药物。

格威尔茨(Gevirtz C)简略概括了六类幻肢痛治疗方法:预防性镇痛(术前)、药物治疗、物理治疗、镜盒技术、心理及外科治疗。镜盒是一个中间有两面背对背镜子的盒子,由拉马钱德兰(Ramachandran VS)发明,用于缓解幻肢痛。原理在于使病人感到他们并没有被截肢。病人把他完好的那一半肢体放在一边,残肢放在另一边,接着病人看向完好肢体所在的那边的镜子,并做"镜面运动",就像交响乐指挥的动作,或是我们鼓掌时所做的那样。由于病人看到的是完好的肢体运动的反射图像,看上去就像是残肢也在一起运动。通过使用这种人工的视觉反馈,病人有可能可以"移动"幻肢,并且将它从可能的疼痛位置移开。由于这种视觉反馈可以引出运动的直觉,Ramachandran 和罗杰斯-拉马钱德兰(Rogers-Ramachandran D)将它描述为一种视觉与动觉的共感。心理治疗方法中,认知行为治疗是相对有效的方法。解决儿童和青少年幻肢痛最开始的策略包括忽略和按摩肢体。

朋辈咨询(peer counseling)就是让病残病人与有类似损伤经历的同辈人互动,通过行为模式和情感支持,获得帮助。小组可以就病残后的生活、工作等展开话题,从而分享问题、减少孤独感、降低病耻感、增强康复动机。常见形式为一对一,时机、对象的选择很重要,需要心理医生的介入。

二、感觉器官功能障碍的心理康复

人类的感觉器官使人类认识了多姿多彩的世界,更是保证能够从外界获得基本信息以帮助人体能够从事生活、学习、工作等运动。感觉障碍的致残性同样会引起显著的心理问题。

听觉的重要性仅次于视觉,人脑从外界接受的信息中约有10%以上通过听觉获得。视觉障碍、听觉障碍引起的心理问题最显著,嗅觉障碍、味觉障碍也会引起一定的心理障碍。

(一) 感觉器官功能障碍病人的常见心理问题

视觉障碍是对病人阅读、户外运动、休闲娱乐活动的参与和购物时活动限制最严重的领域,活动和定向功能受限使得他们易于跌倒,继发骨折等其他问题。病人对视觉障碍的适应不良对社会心理的影响也是显著的。病人对视觉丧失的心理调整程度具有显著差异。即时的和长期的调整困难包括抑郁和焦虑等负性情绪、躯体不适感、行为困难、物质滥用、人际关系障碍和阈下偏执狂,也可以表现出易激惹、敏感、自卑、社会孤立和退缩以及自杀观念。

对于所有的听觉障碍病人来说,最大的障碍在于缺乏和听觉正常者的多方交流。听力丧失引起人际交往的困难并导致严重的社会问题,特别是孤立和歧视,生活质量下降。成年发生的听觉丧失是一种毁灭性的经历,许多病人会经历随之而来的心理、社会和工作的严峻考验。病人通常有较高的抑郁、悲伤、焦虑和偏执的发生率;同时,他们越来越少参加社会活动,并且体验到更强烈的不安情绪。

因为困难过大而不愿倾听和理解谈话,他们内心的苦恼、忧虑和焦躁常常投射到家属、工作人员或不相干的事物上,在突发性耳聋中尤其是这样。

聋-盲双重感觉障碍使病人对外界的感知功能显著下降,对病人及其家庭造成了巨大的情感、经济和社会负担。工作、婚姻、亲子关系、朋友和社会化模式常被客观和主观(恐惧、烙印)的感觉丧失所破坏。孤立和依赖感越来越严重,自卑、自责、悲观、抑郁、焦虑、恐惧、易激惹等负性情绪更加严重,有时更加敏感、偏执、多疑。

嗅觉和味觉障碍对人的影响可能不如视觉和听觉障碍那么大,但仍可能影响生活的质量,引起抑郁、焦虑等负性情绪。

(二)感觉障碍的心理康复

在对感觉障碍病人的心理康复中,要重视沟通的技巧和方法。

当与视觉障碍会面时首先自我介绍,离开时要有声音或动作示意;指挥方位要清楚准确;对其讲话时先叫他(她)的名字,提示正在与他(她)说话;讲话时保持正常的语调和语音;不断告诉他(她)周围环境所发生的变化;不断向他(她)解释你所看到的一切;做他(她)的眼睛,而不是做他(她)的手。

当与听觉障碍病人交流时,询问病人自己喜欢的交流方式,如果是手势语,找手语专业或有资质的翻译合作;与病人进行热情和直接的交流,尽量多地长时间目光接触,转移话题时要清楚地表示;清楚唇读的有效性有限、易于疲劳,在交谈中多增加视觉的元素,如手势、使用简单的关键词和语法、画画等视觉辅助方法;当讲话时,保证病人尽可能看清你的脸,不要站在强光源对面;避免在对耳聋病人检查时同时进行解释,先沟通后行动。

为了减少感觉障碍的多疑,与病人的交流要尽可能简洁、明确,减少误会,这样能减少病人的交流困难感和病耻感,减少病人的抑郁、焦虑等负性情绪。支持性心理治疗、认知治疗、行为治疗同样有助于缓解病人的适应不良和抑郁等负性情绪。

三、老年病人的心理康复

老年人随着年龄的增长,身心开始出现退行性改变,加之所处生活环境及社会支持系统的不断变化,如丧偶、空巢等,其心理康复具有一定特殊性,详情参见第八章。

四、残疾儿童的心理康复

(一)残疾儿童的心理问题

儿童期个体的生理和心理都处于快速发育阶段,大脑的结构和功能尚在发展之中,缺乏对自主神经和情绪活动的有效调节,极易受到自身及其生活环境的影响而导致心身问题。对于患有严重疾病出现各种残疾的儿童,身体的伤痛、机体的功能障碍、反复的失败经验和较多的自尊心受挫使他们经常处于惶恐、焦虑和无助的负性情绪中,不可避免地出现多种心理问题,如自卑、胆怯、退缩、依赖、孤僻、自我为中心、适应能力差、多疑、偏执、易激惹和自伤、攻击的冲动行为等,同时造成人格发展的偏差。上述心理问题和人格偏差反过来又会直接影响身体的发育、智力的发展和适应能力的学习。

(二)残疾儿童的心理康复

及早对这类儿童进行心理康复,逆转其不良的行为习惯,帮助他们正确面对自身的疾病和残疾,不仅关系到康复治疗的成败,还对患儿能否健康成长并融入社会起着至关重要的作用。病残儿童的心理康复包括心理问题的早期治疗、心理问题的治疗和心理康复支持体系的建立。

1. 残疾儿童心理问题的早期治疗 在对儿童进行康复的过程中要注意观察儿童有无心理问题的高危因素,有无情绪和行为的异常变化,及早发现并进行治疗。早期治疗手段主要为心理咨询、心理辅导及健康教育,包括向残疾儿童家长及较大的残疾儿童介绍疾病的相关知识及残疾可能带来的不良影响,帮助残疾儿童家庭及病残儿童树立正确的"残障观",积极寻求可能的矫正方法,将残疾控制在最低水平上;树立正确的"教育观",对残疾儿童的教育既不过严也不过宽;尽早让残疾儿童参与适合的社会生活;及时发现并矫正残疾儿童的自卑、焦虑、孤僻、易激惹等不良情绪和行为。

2. 残疾儿童心理问题的治疗　当残疾儿童出现情绪障碍、不良行为习惯及社会适应不良时,应选择相应的心理治疗技术和方法,及时治疗。治疗方法包括一般的心理咨询和辅导、认知治疗、行为治疗、家庭治疗和集体治疗。由于儿童本身的特点,同时可以选择一些特殊治疗,如游戏治疗、沙盘游戏、艺术治疗和感觉统合训练。

3. 残疾儿童心理康复支持系统的建立　残疾儿童易有无助感、自卑感、被冷落感、被排斥感和病耻感等,支持系统将会特别有助于无助感的缓解。支持系统主要包括家长支持-亲子关系、社会支持和教育支持等。

(魏钦令　李雷俊)

 思考题

一、单选题

1. 康复医学中应用最为普遍的心理治疗方法是
　　A. 支持性心理治疗　　　　B. 行为治疗　　　　　　C. 认知疗法
　　D. 团体心理治疗　　　　　E. 精神分析疗法

2. 以下哪一方面不是照料者心理特征的转变主要表现
　　A. 物质滥用　　　　　　　B. 抑郁　　　　　　　　C. 焦虑
　　D. 幸福感下降　　　　　　E. 敌对

3. 以下哪种治疗又名满灌法
　　A. 系统脱敏法　　　　　　B. 标记奖励法　　　　　C. 生物反馈疗法
　　D. 冲击疗法　　　　　　　E. 暴露疗法

4. 对于幻肢痛,相对有效的心理治疗方法是
　　A. 精神分析疗法　　　　　B. 认知行为治疗　　　　C. 人本主义疗法
　　D. 森田疗法　　　　　　　E. 生物反馈疗法

二、多选题

1. 心理康复的对象包括
　　A. 断肢病人　　　　　　　B. 耳聋病人　　　　　　C. 中风病人
　　D. 长期糖尿病病人　　　　E. 心脏病病人

2. 病残后病人以下哪些方面心理特征可能会发生改变
　　A. 认识活动　　　　　　　B. 认知评价　　　　　　C. 情绪情感
　　D. 行为反应　　　　　　　E. 意志活动

3. 以下哪些方法属于行为治疗
　　A. 冲击疗法　　　　　　　B. 系统脱敏法　　　　　C. 音乐疗法
　　D. 标记奖励法　　　　　　E. 自由联想

4. 以下哪些是影响康复中病人心理状况的医源性因素
　　A. 医务人员的心理品质　　　　　　B. 医务人员的言语
　　C. 医疗操作水平　　　　　　　　　D. 治疗费用过高
　　E. 病人病情发展

三、填空题

1. 病残后病人常见的情绪情感改变为_____、_____、_____、_____、_____、_____。

2. 影响康复病人心理状况的社会因素有_____、_____、_____、_____。

3. 病人常见的错误认知评价是_____、_____、_____、_____、_____。

4. 病人心理健康教育内容主要包含 _____、_____、_____、_____、_____、_____六个方面。

5. 幻肢痛和截肢后的_____有关,是截肢肢体的疼痛经历。

四、名词解释

1. 康复心理学

2. 心理康复

3. 应对

4. 家庭心理治疗

5. 心理特征

五、问答题

1. 心理康复在康复中的作用体现在哪些方面?

2. 病残后病人常见的行为反应有哪些?

3. 简述运动治疗在心理康复中的作用。

4. 什么是镜盒技术?

5. 在对感觉障碍病人的心理康复中,沟通的注意事项有哪些?

6. 简述残疾儿童心理问题的早期治疗。

第十三章

临终关怀与居丧安抚

无论医学发展到什么程度,总有人因医治无效而面临死亡。不管死亡是突然发生的,还是久病造成的,都会给个体带来不同程度躯体和心理上的双重折磨,给家属带来沉重的打击。尽管死亡将剥夺生命的一切期望和欢乐,但每个人都无法逃避死亡,最终都要走向人生旅途的终点。让个体舒适、宁静、坦荡地面对死亡,并尽可能减轻病人临终前身体和心理上的痛苦,增强临终心身适应能力,提高临终生活质量,维护临终者的尊严,死后给予及时妥善的料理,并给予家属和挚友以心理支持,是医务工作者应尽的职责,本章将对这两大主题展开介绍。

第一节 临终关怀概述

一、定　义

临终关怀译自英文的 hospice care,hospice 与医院(hospital)均源于拉丁语"hospitium",原意是"小旅馆""客栈"或提供膳宿的"住所",同时也代表了对客人的热情接待,即表示主人与客人之间亲密、善意、友好的关系。在很长一段时间里,hospice、hospital、hostel(客栈)和 Hotel-Dieu(上帝预备的旅馆)等概念在很大程度上可以相互转换使用,只是后来才有了特定的含义。

目前,临终关怀是一种特殊的卫生保健服务,指由多学科、多方面的准专业人员组成的临终关怀团队,为当前医疗条件下尚无法治愈的临终病人及其家属提供全面服务的舒缓医疗和护理,以使临终病人缓解极端的病痛,维护临终病人的尊严,得以舒适安宁地度过人生最后的历程。换言之,临终关怀团队的任务并不是使病人康复,而是使病人在有限的生存期间内,在充满人间温暖的氛围中,安详而平和、舒适而尊严、无憾无怨地离开人世。

综上所述,临终关怀可以定义为,对生存时间有限(6 个月或更少)的临终病人提供医疗及护理,以减轻其疾病的症状,延缓疾病发展,维护其尊严,使其舒适地度过人生最后阶段的一门新兴学科。临终关怀不追求猛烈的、可能给病人增添痛苦的、或无意义的治疗,但要求医务人员以熟练的业务和良好的服务来控制病人的症状。由于临终关怀必然要涉及各种症状的姑息治疗,所以在肿瘤科领域,它和姑息治疗往往是同义语。

（一）临终关怀的内涵

进一步分析,临终关怀定义包含以下三层意思。

第一,临终关怀是一种特殊的缓和医疗护理服务项目,服务对象是目前医学条件下尚无救治希望的临终病人,目的在于缓解临终病人极端的心身痛苦,维护病人的生活尊严,以及增强人们对临终生理、心理状态的积极适应能力,帮助临终者安宁地度过生命的最后阶段。同时,对临终者家属提供包括居丧期内的生理、心理慰藉和支持也是临终关怀的特色服务内容。

第二,临终关怀学科是一门新兴、交叉的学科。这门新兴学科主要是研究临终病人的生理、病理及心理发展规律,研究如何为临终病人及其家属提供全面的照护,以便使临终病人能够在没有病痛折磨的情况下安宁舒适地离开人世,家属也能够较为平静地度过居丧期,重新面对新的生活。临终关怀又可分为临终医学、临终护理学、临终心理学、临终关怀伦理学、临终关怀社会学、临终关怀管理学等分支学科。临终关怀所形成的新兴交叉学科——临终关怀学充分体现了现代医学模式(生物-心理-社会医学模式)的特色。

第三,临终关怀还可以指一种缓和的医疗护理机构及其组成形式。临终关怀机构可以根据需要以临终关怀院型、临终关怀病房型、临终关怀社区型和临终关怀家庭型等多种形式存在。临终关怀有着特殊的组成形式,其执行者是由医生、护士、心理学家、社会工作者、神职人员和志愿者等多方人员组成的团队,在不同条件下从各方面为临终者及其家属服务。当前国内外着重从组织形式如临终关怀院、临床操作如缓和疗法(palliative treatment)、护理如临终照护(terminal care)三方面对临终关怀进行研究,这三个方面从不同学科和侧面构成了临终关怀这一特殊缓和连续的整体概念。

(二) 临终病人的范围

凡诊断明确、治愈无望、估计生命期为 3~6 个月的疾病晚期病人,都属于临终病人的范围:①患恶性肿瘤晚期者;②脑卒中偏瘫并发危及生命疾病人;③衰老并伴有多种慢性疾病、全身情况极度衰竭即将死亡者;④严重心肺疾病失代偿期病情危重者;⑤多脏器衰竭病情危重者;⑥其他处于濒死状态者。

二、历史沿革

据史料记载,最早的 hospice 可以追溯到公元 4 世纪,一名叫法比奥拉(Fabiola)的罗马贵妇人在自己家为贫穷者提供食物和饮料,为贫穷的病人提供照护。中世纪的 hospice 多隶属于宗教团体,是一种慈善服务机构。当时教堂或修道院的神职人员由于信仰的缘故,往往在修道院旁附设房间,用于照顾长途跋涉的朝圣者或客商,无偿地为贫困病患服务。直到 17 世纪,临终关怀在欧洲才重新兴起,法国康奈利(Connelly J)夫人创建了一个专门照护临终病人的机构,并以 hospice 命名。现代临终关怀的建立是以桑德斯(Saunders DC)博士及其 1967 年创办 St. Christopher 临终关怀医院为标志的。从此,临终关怀事业进入了一个新阶段,世界上许多国家和地区开展了临终关怀服务实践和理论研究,20 世纪 70 年代后期,临终关怀传入美国,20 世纪 80 年代后期被引入我国。目前英国、美国、澳大利亚等许多国家已经建立了较为完善的临终关怀服务体系,呈现出政府重视、民众参与度高、服务机构规模大及服务模式多样化等特点。我国的临终关怀事业刚刚起步,但已进入一个全面发展阶段。由于受传统文化观念、经济发展水平等因素的影响,我国临终关怀事业发展缓慢且不平衡。目前我国大约有 100 多家临终关怀机构,有几千位从事这项工作的人员。医科院校的临床医学专业、护理专业、公共卫生专业、全科医生专业、在职医生、护士的继续教育系列中亦有开设临终关怀课程。

三、意　义

临终关怀是一项符合人类利益的崇高事业,对人类社会的进步具有重要的意义。

1. 临终关怀符合人类追求高生命质量的客观要求　随着人类社会文明的进步,人们已不仅仅满足于平均寿命的延长,而对生命的质量和死亡质量提出了更高的要求:像迎接新生命、翻开人生历程的第一页一样,送走、合上人生历程的最后一页,画上一个完美的句号。临终关怀正是从这一愿望出发,使用各种方法提高临终病人的生命质量,减轻病人及其家属的痛苦,使病人在死亡时获得安宁、平静、舒适,让家属在病人死亡后不留下遗憾和阴影。

2. 临终关怀是社会文明的标志　每一个人都希望生得顺利,死得安详。临终关怀正是为让病人尊严、舒适地到达人生彼岸而开展的一项社会公共事业,它是社会文明的标志。

3. 临终关怀体现了医护职业道德的崇高　医护职业道德的核心内容就是尊重病人的价值,包括生命价值和人格尊严;临终关怀则通过对病人实施整体护理,用科学的心理关怀方法、高超精湛的临床护理手段以及姑息、支持疗法最大限度地帮助病人减轻躯体和精神上的痛苦,提高生命质量,平静地走完生命的最后阶段。医务人员作为具体实施者,充分体现了以提高生命价值和生命质量为服务宗旨的高尚医护职业道德。

第二节 临终关怀

一、临终病人的心理特点

1969 年,库伯勒-罗斯(Kubler-Ross E)出版 *On Death and Dying* 一书。她经过两年多的时间,通过访谈、观察法对 400 名临终病人进行了深入的研究,总结出临终病人从获知病情到濒临死亡时的心理反应过程,并将其分为五个阶段。

1. 否认期(denial) 当病人得知自己的病情时,他们的第一反应通常是否认现实,他们会认为医生诊断有误,不承认自己的病情,希望有治疗的奇迹出现。在这个阶段,病人通过否认的防御机制暂时减轻内心的痛苦。

2. 愤怒期(anger) 当病情被证实后,病人意识到生命岌岌可危,开始埋怨命运,产生"为什么是我""这不公平"的愤怒反应,经常出现悲愤、烦躁、无故的暴怒、发脾气,甚至敌视周围的人、训斥医务人员、不配合治疗等。

3. 妥协期(bargaining) 病人承认了患病的事实,积极配合治疗,设法阻止死亡到来,延长生存时间。病人对治疗态度积极,非常合作和顺从,为了延长生命会向医生寻求各种治疗的方法,急于了解病情和治疗方案,只要能治好疾病,不惜一切代价。

4. 抑郁期(depression) 随着病情的进展,当相关治疗方案都已无效,病人知道自己生命垂危时,开始出现强烈的悲伤和无助感,这时病人不愿多说话,不愿意与人见面,大部分时间都表现为极度沮丧、消沉。

5. 接受期(acceptance) 当病人确信死亡已不可避免,想从极度疲劳中挣脱出来,此时病人反而沉静下来地等待死亡的来临。病人能够以比较平静的态度面对现实,接受即将面临死亡的事实,开始处理相关事宜,希望安静地休息。这个阶段病人的需求就是没有痛苦地死去。

上述五个心理反应阶段,因人而异,有的可以重合,有的可以提前,有的可以推后,也有的可以始终停留在否认期。美国的一位临终关怀专家就认为"人在临死前精神上的痛苦大于肉体上的痛苦",因此,一定要在控制和减轻病人机体上的痛苦的同时,做好临终病人的心理关怀。

二、临终关怀的原则

1. 以舒缓疗护为主 对临终病人的治疗与护理,本着舒缓疗护的原则,不以延长病人的生命时间,而以对病人的全面照护为主,首先提高病人临终阶段的生命质量,维护病人临终时作为人的尊严与价值。病人处于不可逆转的临终状态时,在健康和疾病交织的人生过程中,一般观念所强调的"治疗"已失去了意义,因为任何的"治疗"都能使疾病好转或痊愈。所以我们对病人临终阶段的一切处置,与其称为临终"治疗",还不如称为临终"舒缓疗护",即让病人经过舒缓的治疗和护理过程,其疼痛等临终症状得以缓和与改善,从而获得一种舒适安宁的临终状态。

2. 全方位的照护 要对以临终病人为中心的所有相关人等及事宜加以必要的照顾、协助和安抚。主要包括对临终病人生理、心理、社会等方面的全面照护与关心;为病人及家属提供 24 小时的全天候服务;既照顾病人,又关心病人的家属;既为病人生前提供医护服务,又为病人死后提供丧葬服务等。

3. 人道主义 临终关怀服务人员要对临终病人提供更多的爱心、同情与理解,尊重他们做人的权利与尊严,这既包括尊重他们选择安乐活的权利,也包括尊重他们选择死亡时的安乐状态的权利。尽可能地了解和满足病人的各种需要,特别是控制病人的疼痛及其他临终症状,使病人处于舒适的状态。

4. 适度治疗　一般临终病人的基本需要有 3 个,即尽量保存生命和延长生存时间,解除临终阶段的心身痛苦,无痛苦的死亡状态。既然临终病人保存生命无望,那么,在对临终病人进行症状控制时,所使用的一般情况下的"治疗"手段,其宗旨不以延长病人生存时间为主,而是为了解除或减少病人的痛苦、提高临终病人临终阶段的生命质量。

三、临终关怀的内容

（一）临终关怀机构的核心服务

1. 舒缓性医疗服务　高素质的医护团队是实现临终关怀服务宗旨的重要保障,临终关怀需要拥有一定数量的掌握临终医学理论和技术方法的医生和护士以及其他团队成员,常规地为临终病人提供内容充实的舒缓性医疗照护,有效地控制和缓解疼痛等不适症状。尽管在临终关怀范畴内"治疗"的目的只是为了暂时地缓和病人的症状,并不求得好转或痊愈,然而这些措施仍然是十分必要的,是临终关怀的核心服务内容之一,因为这可以使病人免除许多症状的折磨。

2. 临终护理　临终关怀团队中的护理人员根据临终病人的需求,常规地为他们提供符合临终关怀质量要求的临终生活护理、症状护理和心理护理,同时能够向临终病人的家属提供有效的社会支持。临终关怀事业的创立者 Saunders 博士最早是一位护士,正是她在护理临终病人的过程中,看到许多临终病人得不到良好的照顾和护理,才立志要创立一门学科,专门使临终病人获得良好的照护。所以人们一致认为护士是临终关怀团队中的主要成员。

3. 临终心理咨询　为临终病人及其家属提供临终心理咨询,有针对性地解除他们的心理痛苦,促进他们的心理康复,是临终关怀的基本目标之一。因此临终关怀机构必须能够常规地向临终病人及其家属提供临终心理咨询。

4. 社会支援　临终关怀中的社会支援又称"临终关怀社会服务",是临终关怀机构努力争取的支持,包括政府机关的财务拨款、慈善团体的物资资金赞助以及个人的捐赠等。临终关怀工作者除了自己身体力行外,还要争取社会有关方面对临终病人及其家属的支持和帮助,这样可以直接或间接地向接受服务的临终病人及其家属提供各种社会支援。现在我国许多城镇开展社区服务,其中也包括临终关怀服务,这也是社会支援的形式之一。

（二）临终病人的症状控制

临终病人大多患有一种或多种疾病,这些疾病的病理变化严重地干扰病人的正常生理过程,给病人带来疼痛等诸多的躯体不适症状。因此,在临终关怀中,对于临终病人症状的控制就具有十分重要的意义。

1. 临终病人症状的控制原则　首先是医学和方法论原则,即在对临终病人的症状进行控制时,注意提高病人的舒适度,重视病人的主诉和相信病人的主诉,用整体论方法分析处理症状以便进行正确控制,注意根据病情调整疗护的措施与方法。其次是生命伦理原则,即在进行临终症状控制时,应坚持"生命神圣论""生命质量论"与"生命价值论"相统一的原则,坚持知情同意原则,坚持病人权利第一的原则,坚持社会卫生资源公正分配的原则。

2. 临终疼痛症状的控制　疼痛是临终病人特别是癌症临终病人常见的症状之一,疼痛控制的基本原则是以提高病人的生活质量为宗旨,采用综合治疗方法,遵循癌痛药物治疗的基本原则和要求,即采用疼痛药物治疗的"三阶梯"方法;按照"时钟"给药而不是按照"必要时"给药。

3. 临终其他常见症状的控制　包括临终胃肠道症状控制、临终呼吸系统症状控制、临终心脑血管症状控制、临终泌尿系统症状控制、临终皮肤症状控制、临终精神神经症状控制以及其他临终症状的控制等。这些症状的控制对于提高临终病人的生活质量,真正达到临终关怀的宗旨具有极大的实际意义。

（三）临终病人的心理治疗

临终病人在心理方面的需求有时会远远超过对药物治疗的需要，所以，医务人员和家属应该利用各种确实有效的方法，给予他们心理上的支持和照护，使他们能够坦然地面对即将死亡的现实，正确认识人生价值，而临终所受到的关怀和照护，使之深切地感受到自己的尊严和人世间的温暖，最终满足地离开人世。

1. 根据临终病人心理特点进行心理照护　临终关怀医务人员可以依据罗丝（Ross EK）提出的临终-心理理论对临终病人的心理特点加以掌握，这个理论认为临终病人面临死亡的时候，其心理发展过程可以分为否认、愤怒、妥协、抑郁和接受五个阶段，临终病人处在不同的阶段中可以表现为不同的心理特征，临终关怀医务人员可以针对不同的临终心理进行心理照护。

（1）否认期：在否认期，护士应理解病人，采取相应的回避态度，不必急于将实情告诉病人，以达到不破坏病人的防御心理的目的。护士应根据病人的接受程度，使用不同的方法，仔细地倾听病人的谈话，让病人感受到护士的关心和支持，减轻其心理痛苦，并因势利导，循循善诱，使病人逐步面对现实。

（2）愤怒期：护士要了解病人的愤怒不是针对护士的，而是对死亡的害怕、无助、悲哀的一种发泄。护士对病人要更加宽容、真诚和体贴，不要对病人采取任何个人攻击性或指责性行为，应适时地聆听、沉默，让病人表达及宣泄其情绪。很多情况下，通过行动上的表达向病人传递关怀，比语言更能缓解病人愤怒的情绪。此外，护士应尽量多陪伴病人，满足病人的心理需求。

（3）妥协期：护士需要仔细观察病人的行为，选择恰当的时机了解病人对于生与死的态度和当前的想法，同时有针对性地安慰病人，尽量维持病人内心的希望，并及时满足病人的各种需要，努力为病人减轻痛苦，缓解症状。

（4）抑郁期：护士应仔细评估病人的抑郁情绪，给予其关心和照顾。同时为病人创造一个安静的环境，鼓励病人自由表达自己的悲伤情绪，使病人能顺利度过抑郁期，防止病人自伤、自杀等行为的发生。

（5）接受期：处于接受期的病人，已经完全接受了将要死亡的现实，护士应为病人提供安静舒适的环境，尊重病人的选择，让家属继续陪伴病人，不要强求病人与其他人接触，给予病人最大的支持，尽量提高病人临终前的生活质量，协助病人完成未了的心愿，使病人平静地度过生命的最后时光。

2. 临终病人心理治疗　临终病人已由治愈需要转向情感需要和对症状的控制、舒适的需要，此时给病人情感和心理上支持，往往比生理上的治疗更重要。常用的心理治疗方法如下。

（1）心理支持法：将临终病人的情绪反应看作一种正常的、健康的适应性反应，千万不要反击他们，对他们某些不礼貌行为应忍让，并给予理解、宽容和关爱。倾听其心声，了解其心愿，满足要求，给临终者以亲人般的温暖和关爱。帮助临终者与家人、亲朋联系，以体现生存价值，减少孤独感。帮助正确认识疾病与死亡，积极配合诊断治疗，激发病人潜在的生存意识，以脱离痛苦和恐惧，恢复一定程度的和谐与平衡，尽可能在舒适和放松的感受中走完人生旅程。

（2）面对死亡，陪伴"旅行"："陪伴人生最后的旅程"是现代临终心理关怀的基本方法之一。它体现了人与人之间真诚的、实实在在的平等坦率信任的关系。临终者所面对的最大的威胁是死亡的威胁。为了实现临终心理关怀的目标，我们必须帮助病人勇敢面对死亡。只有面对死亡，经历死亡威胁才能使临终者从恐惧愤怒、焦虑和抑郁等不良情绪中解脱出来。

（3）运用音乐疗法，增进临终关怀：即将走向生命终点的病人，情绪是复杂的，常有焦虑、抑郁和恐惧。音乐疗法可以帮助临终者平静安详地离去。临终者静听音乐后，收缩压明显下降，焦虑和抑郁明显改善，同时音乐疗法还能减轻化疗引起的恶心、呕吐。遇到沟通困难的病人，医务人员及家属可用微笑的表情，安抚临终者让其听音乐，使之情绪稳定。

（4）度过危机：临终心理关怀需要从不同的层次水平提供关怀与帮助，促进临终者面对危机，发展自我，超越自我。

3. 临终心理疗护的原则与方法　临终心理疗护原则主要是发展一种缓和的临终心理疗护模式和

做到无条件积极关怀。临终心理疗护的方法包括:做好基础护理,这是心理疗护的基础;解除临终病人的苦闷与恐惧;满足临终病人的心理需要;尊重临终病人的各种权利;帮助病人正视死亡以平静地度过临终阶段等。

四、临终关怀的过程

(一) 病情诊断

由两名医生进行病人的病情诊断,确定病人符合临终关怀服务的标准。

对于终末期绝症病人,即使给予最好的关怀、照顾和治疗,他的生命也接近了尽头。然而,对病人的护理仍需要持续,只是焦点转移到了如何提高病人的生活质量,使病人尽可能舒适、愉悦地度过人生的最后阶段。根据疾病的性质和病人的具体情况,终末期可持续数周或数月至几年。在此期间,临终护理能为病人提供药物和治疗以控制疼痛和其他症状,如便秘、恶心、气短等。

临终关怀没有年龄限制,任何人在生命的晚期都可以享有临终关怀服务。但是,即便是有多年相关经验的医务人员,也经常发现临终关怀具有独特的挑战性,因为日常的简单护理往往与复杂的临终决策以及丧亲的痛苦体验结合在一起。何时开始临终关怀并没有一个明确的时间点,在很大程度上因人而异。对于阿尔茨海默病病人,医师在诊断时应尽可能提供疾病的分期信息,为把握疾病的进展和规划、选择相应的护理提供参照。而对于其他绝症病人,如果出现以下迹象,就应考虑与家属商讨临终关怀相关事宜:病人多次接受急诊治疗,但病情仍然不断恶化,严重影响了病人的生活质量;在过去一年中,病人多次因相同或者不断恶化的症状到医院就诊;病人希望留在家中,而不愿住院;病人拒绝继续接受治疗。

(二) 协助病人作出临终护理的决定

研究表明,接受临终关怀的病危病人比未接受临终关怀的病危病人平均寿命长 29 天。如果医务人员、家属和亲友在病人的临终阶段能明确其对治疗的偏好,就可以把所有的精力都投入到关怀和照料病人上。然而,为了确保能准确了解病人的真正意愿,向病人交代病情,与病人本人探讨他的治疗意愿,并尊重病人的自决权,让病人作出决定是非常必要的。在作出最后决定后,让病人签署《选择接受临终关怀表》,如果病人没有签字的能力,则委托其家属代签。在这一过程中,应遵循以下几点原则:

1. 早做准备 尽早与病人关于病情、治疗和临终遗愿等问题进行讨论可以极大地缓解其临终旅程的压力。对于临终关怀和治疗服务、病人的精神状态和心理体验,以及祭奠传统等,在病人需要前就应事先考虑。

2. 在家属参与下寻求财务和法律咨询 相关法律文件,如生前遗嘱、授权书等都能表达病人对未来医疗保健方面的意愿,使所有家庭成员都能了解其治疗决定。

3. 重视病人的意愿 如果病人事先没有立下遗嘱或预先没有明确治疗意愿,应列出以往表达病人意愿的对话和行为,根据对病人愿望的了解和病情信息来指导病人进行选择。治疗、安置和决策时要尽可能考虑到怎样对病人才是最有利的。

4. 解决家庭矛盾 由于亲人每况愈下的病情而产生的压力和悲伤情绪容易引发家庭成员之间的冲突。如果成员间不能就生活安排、医疗或临终指示等方面达成共识,可以向有经验的医师、社工或临终关怀专家寻求协助。

5. 与家人沟通 选取一个主要决策者来管理信息和协调家庭成员的参与和支持。即使家人已经明确了病人的意愿,在选择接受维持或延续生命治疗时,还是需要沟通和协调的。

如果这一过程中涉及儿童家属,也应尽力考虑到他们的感受。应将病情信息较真实地、以适合儿童接受的方式传达给孩子,使他能够了解大人的情况和生活中所发生的变化。可以利用画图或玩偶等来模拟感情,或者通过讲故事等他们容易理解的方式来跟他们解释现有的状况。

(三) 转院

转院即将病人转移到临终关怀机构。病危病人日益恶化的健康状况以及临终 24 小时护理往往意味着主要护理人员将需要额外的住家帮助或者需要将病人安置在临终关怀或其他护理机构。在很多情况下,临终病人更愿意留在家中,在舒适的环境中与家人或亲人在一起。然而,每个病人和每个家庭的需求都不一样,多种变化对一个病危病人来说可能会难以接受,特别是对晚期的阿尔茨海默病或其他痴呆症病人。在病人进入疾病的末期之前,他们都还比较容易适应一个新的家庭或护理环境,因此,提前做好规划是非常必要的。

虽然大多数情况下,病人偏向于在家里接受临终关怀,在临终关怀人员的帮助下,和亲人更充分地享受最后的共同时光。但在临终关怀机构更有利于病人充分利用医疗资源,在现场接受即时、专业和全面的治疗和护理。

如果病人要在家接受临终护理,家庭成员需在医师和临终关怀医务人员的监督下承担主要护理人工作,而临终关怀团队需定期拜访和评估病人的病情并提供额外的护理和服务,例如物理治疗、洗澡或其他个人护理服务。决定在家里还是临终关怀机构接受临终护理,需要家属明确以下问题,系统评估自己是否具有在家中妥善照顾一个病危病人的能力:①病人有无事前提及在家护理的意愿;②是否能提供可靠的 24 小时护理;③家里是否能容纳病床、轮椅和床头便桶;④交通状况能否应付日常需求和紧急情况;⑤能否获得专业的日常和紧急护理方面的帮助;⑥能否抬起、移动病人;⑦能否兼顾其他家庭成员以及病人的需求;⑧是否已经做好照顾卧床病人的心理准备。

（四）组建临终关怀小组,配备人员

虽然世界各地的具体的临终关怀服务可能提供不同的设施,但一般都包括一个临终关怀跨学科团队(Interdisciplinary Team,IDT),其核心成员包括临终关怀医务主任、主治医师、护士、社会工作者和律师。临终关怀小组要了解病人的年龄、工作、爱好、家庭状况、躯体状况、心理状态等情况,对病人实施关怀和护理以达到以下目标:

1. 实用的关怀和帮助　病人可能已经失去说话、起坐、走路、进食或感知世界的能力。其日常活动,如洗澡、进食、如厕、穿衣和转身等都需要帮助,从而加大了护理人员的工作强度。这些任务都可以由个人护理助理、临终关怀团队或医师定制护理服务提供支持。

2. 精神支持、舒适和尊严　即使病人的认知和记忆功能在减退,他们仍然能感知到害怕或平和、关爱或寂寞以及悲伤或安定。无论病人身处家中或是医院还是临终关怀机构中,最有用的治疗措施就是减少病人的不适以及在病人和亲人之间建立有意义的联结。

3. 短期暂替护理　短期暂替护理可以暂缓病人和家属临终护理的压力。包括临终关怀志愿者陪护在病人旁几个小时,以便家属能抽出时间去处理其他事物,包括必要的社交,或者让在家里护理的病人短暂住在临终关怀机构中等。

4. 哀伤支持　预知亲人的死亡可产生从缓解到悲伤再到麻木的复杂情绪体验。在病人去世之前,咨询相关专家或心理咨询师可以帮助亲人对未来的丧亲之痛做好心理准备。

（五）制订工作目标和计划

如同妇产科医生和助产师在生命的开端提供支持和专业技能一样,临终关怀提供者在病人生命的尽头提供专业知识和支持。病危病人的身体和精神状态通常已经非常虚弱,接受临终关怀和姑息治疗而不是接受根治性治疗,反而可以避免过度治疗带来的危害。

临终关怀小组核心成员召开第一次工作会议时,主要讨论病人的生理、心理状况,评估病人的需求,制订未来两周的工作目标和计划。最基本的目标是减轻病人的躯体和心理痛苦,提高病人生命质量。制订工作计划是实现工作目标的首要步骤。临终关怀团队可以根据每个病人的个人需要制订疼痛管理和缓解症状的护理计划,为他们提供所需的姑息药物和医疗用品及设备。目的是根据病人的需求、愿望和信仰等提供情感和精神支持。此外,还可以给病人亲人提供情感和精神的支持,包括悲伤辅导。

相对于在医院,在家接受临终护理往往需要更有力的监控手段。除了关注病人的身体状况和舒适度外,临终关怀还需要注重病危病人及其家属的情感需求和精神状态。临终关怀计划也给家属护理者提供很大的支持和培训,有助于减轻很多病人由于给亲人带来很重负担的负疚感。

（六）临终关怀的具体实施

具体实施中要依照计划开展工作并随时进行调整,小组成员各有分工,相互配合,共同为临终病人服务。医生负责观察病人的病情及抢救工作,护士对临终病人实施常规护理及心理护理,社会工作者主要负责与临终病人沟通交流及争取资源实现工作计划等。根据不同病人的具体情况和护理的不同阶段,临终关怀小组可以提供任意组合的以下服务。

1. 护理 专业护士将会监测病人的症状和用药状况,帮助病人和家属明了所发生的状况。同时,护士也是病人和家属与医师间的桥梁。

2. 社会服务 社工将为病人和家属提供策略和建议,并作为病人的社区代表,以确保病人能获得所需要的资源。

3. 医师服务 病人医师需要审批护理计划,并与临终关怀团队一起工作。在一个完整的临终服务计划中,需要一位临终关怀医疗主任作为主治医师、病人和临终关怀团队的顾问和资源。

4. 精神支持和咨询 精神关怀是个人过程,其包括帮助病人探索死亡的意义、解决"未竟的事业"、与亲人道别以及执行特定的典礼或仪式。

5. 护工或家属 护工可提供如洗澡、剃须和指甲护理等个人护理服务,而家属则可能帮忙做轻家务和准备食物等。

6. 训练有素的志愿者支持 护理志愿者早已成为临终关怀的重要力量。他们可以倾听、给病人和家属提供体恤支持,也可以帮助完成日常的活动,如购物、带小孩和乘车等。

7. 物理、功能治疗 这些临终关怀专家可以帮助病人开发新的方法来完成一些日常活动,这些活动因为疾病而对病人而言变得很困难,如走路、穿衣和自己进食等。

8. 短期暂替照顾 短期暂替照顾可以将病人家属从高强度的护理中暂时释放出来,给护理者一个喘息的时间。

9. 住院诊疗与临终安排 同样的道理,即使在家中照顾病人,也可能需要将其送往医院或临终关怀住院机构。有时,病人会被给予医疗治疗以减轻死亡过程中的痛苦,如静脉滴注止痛药物等,此时病人需要全天的监护。因此,医疗机构可能是更好的选择。临终关怀团队将安排病人住院护理并参与到病人的治疗中。在病人即将死亡的时候,暗示病人家属病人可能会离去,向病人家属转达病人对家属的期待和愿望,并鼓励病人家属与病人做最后的道别。完整的道别有助于病人家属在病人去世后摆脱痛苦,开始新的生活。

10. 居丧照护 丧期是指在失去亲人之后的哀悼期,临终关怀团体将帮助死者家属度过这个悲伤时期。临终关怀小组帮助病人家属安排丧葬,鼓励他们在葬礼上与死者告别,妥善处理逝去病人的遗物,在第一年的特定时期派遣一位训练有素的志愿者或顾问访问死者家属,以及打电话、写信和派遣支持团体等。如有必要,临终关怀也可以向家属提供医疗或其他专业服务。

（七）效果评估

效果评估主要包括对病人的评估、对病人家属的评估、对临终关怀各组员的评估、对自己的评估、对临终关怀机构的评估以及对整个临终服务的评估。在提交结构性评估数据之前,每个临终关怀机构都需要了解他们的质量评估和改进计划中的所有指标,因此将指标列成清单有助于推动这一过程。以下两个标准用来确定每个指标是否该被纳入结构性评估报告中,一个指标需同时符合其中两条标准才能被列入评估报告。

标准一:这是一个质量指标么？如果"是",继续回答标准二;如果"否",这一指标将不能被纳入结构性措施评估报告中。质量指标是具有明确定义的可测量的用于度量护理质量的参数。例如,"使所有病人免受痛苦"不属于质量指标,因为其没有明确定义,也不可测量。相反,"入院48小时内筛选出的疼痛病人的比例"是一个良好的质量指标。

标准二:这是一个与病人护理相关的质量指标吗？如果"是",继续标准三。如果"否",这一指标不能被纳入结构性措施评估报告中。病人护理相关质量指标涉及病人护理的多个方面,包括症状管理(如疼痛、呼吸困难、恶心、焦虑和抑郁);护理协调,如转换过程的管理或沟通;病人安全,如跌倒、药物治疗过失或感染等;如果病人有治疗偏好或替代决策者提供了相关文件,则根据病人或家属的偏好提供照顾。

特别需要注意的是,对于每一个符合条件的质量指标,都应该界定其适用的护理范围和主题。护理范围共有 10 个基本主题,其中 3 个基本范围包括不同子主题(表 13-1)。

表 13-1　临终关怀的护理及本主题及其子主题

护理基本主题	相关子主题
病人安全	感染
	跌倒
	用药安全性
	压疮/压伤
	事故率
	病人或家属的评价
身体症状管理	疼痛
	呼吸困难
	恶心
	肠道管理
	其他身体症状
护理协调和转换	—
病人/家属偏好	—
沟通/教育	—
病人/家属对护理和/服务的经历/评价	—
精神护理	—
护理机构和过程	—
社会心理状态	抑郁
	焦虑
	社会支持的评估和管理
	心理困扰的评估和管理
	其他社会心理
悲伤、丧亲和情绪支持	—

（八）结案

将临终关怀所有的材料汇总后送到档案室存档。

(杨艳杰)

第三节　居丧安抚

一、居丧者悲伤心理的发展过程

当临终病人死亡后,其配偶或子女可以称为居丧者。但是在病人死后处于悲伤情况的家属不一定局限于这个范围,而且所谓"居丧者"的悲伤也不一定是在病人死后才开始,所以我们仍在居丧悲伤的论述中,使用临终病人家属一词,亦即居丧者的意思,但其可含纳所有为临终病人生前与死后而悲伤的家属亲友。

临终病人家属的悲伤表现有着一定的发展过程,许多学者对此进行了深入的研究,得出了各自独到的见解,并建立了相关的居丧悲伤心理发展理论,如斯潘格勒(Sprangler JD,1988)悲伤反应四阶段理论。Sprangler 通过研究,将悲伤反应分为四个阶段,并提出每个阶段在认知、情感、身体、社会关系、防卫机制等方面一般会出现的具体反应。

1. 震惊阶段 一般经历数小时至一周。在认知方面可能出现思考缓慢或解组、思考闭塞、自杀意念;在情感方面有心灵麻木、感觉能力迟钝、情绪爆发、安乐感、歇斯底里症状等;身体可能有麻木、非现实感、活动过多或过少;社会关系可能会出现被动的人际关系,缺乏对他人的觉察。

2. 追思阶段 认知上出现思念、寻找或梦见死者现象;在情感上有忧伤、恐惧、愤怒、解脱、急躁等反应,或出现罪恶感;身体表现为不适、胸痛、失眠、疲劳、呕吐、体重改变等;对社会的依赖性增强,迫切寻求帮助。

3. 解组阶段 在认知上表现复杂,可能出现漫无目的、思考缓慢,也可能表现为对周围事物失去兴趣,自尊降低,易有发生意外的倾向;忧伤、孤独、冷漠或愤怒是这一阶段的情感特点;身体表现为抵抗力降低,易发生疾病,在自我中往往存在着死者的感觉;社会关系上出现不愿接触人群、遇事退缩、缺乏进取心和兴趣。

4. 重组阶段 在此阶段多表现为对死者的回忆,在这些回忆中多含有欢乐的成分,居丧者渐渐恢复以往的社交功能,自己能够发现生命的新意义;出现能够同时体验忧伤与快乐的情感反应,身体恢复到以前的生理功能水平;更新或建立了新的社会关系,对事物有了新的兴趣。

临终病人家属经历上述四个阶段,大约需要一年时间。有时许多年之后,仍会偶然触景生情,思念失去的亲人,再度出现伤感,但这时的"悲伤",已经融进了许多令人快乐的思念,即思念与亲友在一起的幸福时光,或回忆失去的人曾给予自己的令人难忘的关怀与帮助,这种思念与感觉会作为临终病人家属新生活的一个组成部分。

也有其他的社会心理学家如 Parkes CM 等也提出近似的理论,包括麻木、渴望、颓丧及复原阶段;还有学者提出过更为详细的悲伤期阶段理论,包括震惊、麻木、情绪失控、负罪感、失落与寂寞、解脱以及(面对现实)重组等七个阶段。

二、居丧者悲伤心理辅导的原则

1. 强烈的悲伤需要辅导 悲伤可以成为精神平衡上的重大伤害,特别在悲伤反应受到压抑时,会造成行为的明显改变、严重的情绪困扰及对家庭和睦的破坏。性格温和的人可能因为强烈的悲伤,而对特定对象表现出敌意,或对朋友、家人感到厌烦,或作出危害社会的事情。

对早年失去父母的儿童,一般到成年或成家后悲伤才能渐渐消失。中年丧偶者的再婚则是最主要的问题,再婚一定程度上可以冲淡昔日的悲伤。失去孩子的家庭有可能因为所产生的情绪困扰对家庭关系造成影响,甚至可能造成离婚,因此当悲伤不寻常地强烈持续很长时间的时候,则需要专家咨询的帮助。

2. 悲伤的消除依赖于多种因素 悲伤的持续期自丧亲一周后开始,持续时间长短不一,并与临终病人家属的年龄、文化背景、社会地位、心理状态及经济收入等有关。一般人要消除居丧体验带来的悲伤,恢复正常的生活,大约需要六个月到一年的时间。消除悲伤的程度和速度依赖于多种因素,不仅和个体直接有关,而且和亲人死亡时的情景、对待死亡的态度以及与死者关系的密切程度等因素相关。

研究表明,对于悲伤的过分压抑和不承认,或者一味地通过埋头工作转移注意力,会带来严重后果。悲伤的释放越延迟,造成的不良生理症状越多,对健康危害越大。

3. 尽量满足居丧者的需要 丧亲是人生中一个痛苦的经历,此时应尽量满足家属的要求。如果无法做到,应善言相劝,耐心解释,以取得他们的谅解与合作。

临终关怀医务人员应该注重对临终病人家属进行心身照护,要花费精力和时间帮助家属以积极的态度去面对现实、面对生活,并向他们提供必要的信息及更多的服务,对某些家属的过激言行应给予宽容和谅解。

4. 鼓励亲属相互安慰 要通过观察发现临终病人家属中的"坚强者",鼓励他们去安慰其他亲友,临床关怀小组对死者家属要进行追踪式服务和照护,医务人员应该清楚哪些成员最需要帮助,需要哪些方面的照护,并定期进行访视。

5. 必要时予以治疗 一些家属由于过度的哀痛和悲伤,可能造成精神上的创伤和心理方面的障碍,甚至会诱发其他疾病,所以应给予必要的治疗。研究显示,丧失至亲者在一年的居丧期中的死亡率比年龄性别相同的其他人群要高出 10 倍。悲伤所造成的情绪压力不仅能降低人的免疫力,还能影响到一个人的生存意志,所以对家属进行心理疏导是很有必要的。

一般来讲,病人死后一周内是家属悲伤的顶峰时期,强烈的悲伤会使家属的主观意识和判断力下降,甚至会出现暂时性意识丧失,这一时期应有专人守候在身边照护,以防意外。对生活不能自理者,则照顾其起居饮食,对拒绝进食者给予补液或其他对症治疗。

三、对居丧者悲伤辅导的目标

1. 增加对实际情况的了解 许多人在自己的亲人死亡后,往往不愿面对现实,甚至逃避现实。所以应该帮助家属了解所面对的丧失亲人的实际情况,增加对失去亲人的认可。只有在家属开始面对亲人死亡的现实时,临终关怀小组才能够有效地开展悲伤辅导。

2. 处理情绪 家属在居丧期表现的各种悲伤情绪,包括正常的悲伤或病态的悲伤需要加以辅导,使其逐渐减弱以至消退。许多家属在悲伤的时候往往不知所措,辅导者的安慰、鼓励和支持犹如雪中送炭,可以使之对自己失态情绪做正确处理,顺利度过居丧期。

3. 克服再适应障碍 在失去亲人之后,临终病人家属不仅要面对心理上的悲伤和哀痛,而且随之需要面临许多失落后的再适应问题。悲伤表现中的许多情况,需要在心理上获得辅导后,才能够正确处理。临终关怀小组要帮助临终病人亲属处理好所面临的各种生活问题,克服障碍,建立新的生活秩序。

4. 健康地撤离感情 家属对死者的感情眷恋,是悲伤持续不断的重要原因,也是建立新生活的主要障碍。居丧辅导的最终目标,就是设法使临终病人家属健康地从死者撤离情感,进而顺利地将情感投入到另一种关系中。

四、对居丧者悲伤辅导的实施

1. 陪伴和聆听 获知亲人死亡信息后,许多家属的最初反应是麻木和不知所措,此时临终关怀医务人员最好的方法是陪伴、抚慰和认真地聆听。此时做家属的好听众,很可能比做一个好的说教者更为重要。医务人员在聆听的时候可以紧握着他们的手,并通过其他诱导方式让家属毫无保留地宣泄内心的痛苦。

2. 协助哭泣释放 哭泣是临终病人家属最常见的情感表达方式,此时的哭泣不是一种懦弱或束手无策的表现,而是一种很好的舒解内心忧伤情绪的方法,所以应该给予一定的时间,创造一定的场所,让家属能够自由痛快地哭出来。

3. 协助表达愤怒情绪及罪恶感 有时临终病人家属会认为上天太不公平,表现出对命运或医务人员的愤怒,医务人员应鼓励他们以多种方式来发泄悲愤。此外,因丧失亲人而产生心虚及罪恶感是难免的,家属常常自责对死者照顾不周,未尽到责任。医务人员应该通过具体的问题,协助他们将自责和内疚表达出来,帮助他们排除因悲伤而产生的非理性的、不符合现实的认知和想法。

4. 协助完成葬礼 根据死者的遗愿和家属的要求,临终关怀医务人员应该帮助死者家属办好追悼会或遗体告别仪式,帮助家属接受"死者已逝"的事实,给他们表达对亲人的尊敬和悲哀的机会。同时葬礼仪式本身也表现出社会群体对死者的一种缅怀。

5. 协助解决实际困难 病人去世后,死者家庭中会有许多实际问题需要处理。临终关怀医务人员应深入了解他们的实际困难,并积极地提供切实的支持和帮助,如生活经济困难问题、家庭分解后子女抚养教育问题、遗产分配中的法律问题等,均需通过社会支持等给予协助。

6. 协助独立生活 协助临终病人家属在失去亲人后勇敢活下去,并适时地激发家属的家庭责任感及社会责任感,鼓励他们担负起应尽的责任,引导他们发挥独立生活的潜能,并作出决策去处理所面对的各种实际问题。但在居丧期不宜作出重大的决定及生活方式的改变。

7. 协助建立新的人际关系 协助死者家属对死者作出感情撤离,逐步与他人形成新的人际关系。这样可以填补其内心的空虚,并使死者家属在新的人际关系中得到慰藉和欢乐。需要注意的是,这一条的实施要掌握好时间。

8. 协助培养新的兴趣、鼓励参加各种社会活动 协助家属重新建立新的生活方式,寻求新的经历与感受。要鼓励家属参加各种社会活动,活动本身就是复原,活动本身就是一种治疗。通过与朋友、同事一起看电影、听音乐、聚餐、聊天等,使家属得以抒发内心的忧闷,获得心理的安适,从悲伤中解脱出来。在悲伤疏导过程中还应注意到家属在文化程度、宗教信仰、人格特质、兴趣爱好、悲伤程度、悲伤时间及社会风俗等方面的个体差异。

五、对居丧者具体的心理治疗

临终病人的家属一般不能接受自己的亲人将要离开人世的事实,越接近死亡,亲属越想努力拖住病人微弱的生命之光,推迟死亡的到来。临终关怀小组应以高度的同情心、爱心,给予临终病人家属心理安慰与支持,协助他们解决有关的心理、社会问题,并帮助做好居丧服务。这在很大程度上可以减轻亲人亡故对家属生活、工作及情绪的影响。

在病人亡故前,对具有积极心态的家属,可采用解释的方式进行必要的死亡教育,耐心向他们解释病情,说明病情发展的必然趋势。同时,让家属尽可能做一些力所能及的照顾,如多与病人沟通、陪伴病人等。临终者最需要的是被真正的爱,尤其是在生命的终点,最需要的是家人的关心和陪伴。对家人为临终病人所做的事情给予积极的鼓励,并尽可能地帮助他们解决实际的生活问题,以避免因相关原因给情绪心理带来不良刺激,使其在临终病人的临终阶段,能顺利地完成照顾工作。对具有消极心态的临终病人家属,可采用移情方式,使其对临终病人能有重新认识,最终减轻强制心理的作用,自觉地服侍好临终病人,使其愉快地走完人生旅途。对具有强制心态和惧怕心态的临终病人家属,可采用移情与解释相结合的方式,使他们能够正视现实,正确地认识临终病人的疾病及其他问题,以平衡自己的心理状态。

如果一般性的心理疏导收效不明显,说明临终病人亲属可能已经发生了心身疾病,此时可能需要专业的心理治疗,甚至药物辅助治疗。其中心理治疗常用的疗法如下。

(1)行为治疗:就是让家属学会和适应新的反应方式,消除或克服旧的病态反应方式,以纠正、克服或消除病态症状,帮助其控制自己的行为,进行有条件的消退和条件对抗。

(2)自我训练治疗:所谓自我训练,就是以自我中和的方法为主,进行自我矫正,是以自我功能去平衡失调的方法,必要时可用训练特定器官的方法去进行。自我中和是用以解除受压抑的心身症状的方法,可采取自我释放、自我疏泄及自我语言表达方式等方法。

(3)生物反馈治疗:是指有条件地选用生物反馈装置,借助仪器让家属通过学习来改变自己的行为或矫正内脏的反应。

(鲁燕霞 杨艳杰)

思考题

一、选择题

1. 临终病人的范围包括
   A. 生命期约在 9 个月内　　　　　B. 生命期约在 10 个月内
   C. 生命期约在 6 个月内　　　　　D. 生命期约在 12 个月内
   E. 生命期约在 8 个月内

2. 临终病人家属经常思念、寻找或梦见死者,每天情绪都很忧伤,他处于悲伤反应的
   A. 震惊阶段　　　　B. 追思阶段　　　　C. 解组阶段
   D. 重组阶段　　　　E. 否认阶段

3. 临终关怀的执行者包括
   A. 护士、心理学家、社会工作者　　　B. 护士、医生、社会工作者
   C. 心理学家、护工、病人家属　　　　D. 医生、护工、病人家属、心理学家
   E. 医生、护士、社会工作者、心理学家

4. 居丧者悲伤心理辅导的目标不包括
   A. 增加对失落的实际了解　　　B. 处理所表现出的情绪
   C. 克服各种再适应障碍　　　　D. 健康地对死者撤离感情
   E. 迅速回归正常生活

二、填空题

1. 库伯勒-罗斯将临终病人的心理反应过程可分为_____、_____、_____、_____、_____五个阶段。

2. Sprangler 将临终病人的家属的悲伤反应分为_____、_____、_____、_____四个阶段。

3. 临终关怀的原则包括_____、_____、_____和_____。

4. 临终关怀机构的核心服务包括_____、_____、_____和_____。

参 考 文 献

［1］龚耀先. 心理评估. 北京:高等教育出版社,2003.

［2］顾海根. 心理与教育测量. 北京:北京大学出版社,2007

［3］李占江. 临床心理学. 北京:人民卫生出版社,2014.

［4］刘新民. 变态心理学. 2 版. 北京:人民卫生出版社,2013.

［5］钱明. 健康心理学. 2 版. 北京:人民卫生出版社,2013.

［6］王伟. 临床心理学. 北京:人民卫生出版社,2009.

［7］王伟. 心理卫生通论. 北京:人民卫生出版社,2016.

［8］卫生部疾病预防控制局. 灾难心理危机干预培训手册. 北京:人民卫生出版社,2008.

［9］杨艳杰. 护理心理学. 4 版. 北京:人民卫生出版社,2012.

［10］姚树桥. 心理评估. 2 版. 北京:人民卫生出版社,2013.

［11］曾文星. 心理治疗:督导与运用. 北京:北京大学医学出版社,2008.

［12］中国心理学会. 中国心理学会临床与咨询心理学专业机构和专业人员注册标准. 心理学报,2007,39:942-946.

［13］朱志先. 现代心身疾病治疗学. 北京:人民军医出版社,2002.

［14］American Psychiatric Association. Practice guideline for the treatment of patients with acute stress disorder and posttraumatic stress disorder. Washington DC:American Psychiatric Association,2006.

［15］Barlow DH. The Oxford Handbook of Clinical Psychology. New York:Oxford University Press,2011.

［16］Chai H,Xu S,Zhu J,et al. Further evidence for the fifth personality disordered higher-trait:a correlation study using normal and disordered personality measures. Psychiatry Res,2012,200:444-449.

［17］Crawford MJ,Thana L,Farquharson L,et al. Patient experience of negative effects of psychological treatment:results of a national survey. B J Psychiatry,2016,208:260-265.

［18］Hawton K,Heeringen K. Suicide. Lancet,2009,373:1372-1381.

［19］Hunsley J,Lee CM. Introduction to clinical psychology-an evidence-based approach. Wiley & Sons Inc,2010.

［20］Linden M,Schermuly ML. Definition,assessment and rate of psychotherapy side effects. World Psychiatry,2014,13:303-309.

［21］Scobbie L,Wyke S,Dixon D. Identifying and applying psychological theory to setting and achieving rehabilitation goals. Clin Rehab,2009,23:321-333.

［22］Trull TJ. Clinical Psychology,7th ed. Belmont,CA:Wadsworth/Thomson Learning,2005.

［23］Wang Z,Neylan TC,Mueller SG,et al. Magnetic resonance imaging of hippocampal subfields in post-traumatic stress disorder. Arch Gen Psychiatry,2010,67:296-303.

中英文名词对照索引